外科常见疾病
临床诊治概要

吴 浩 黄 为 高 陈 徐宏博 主编

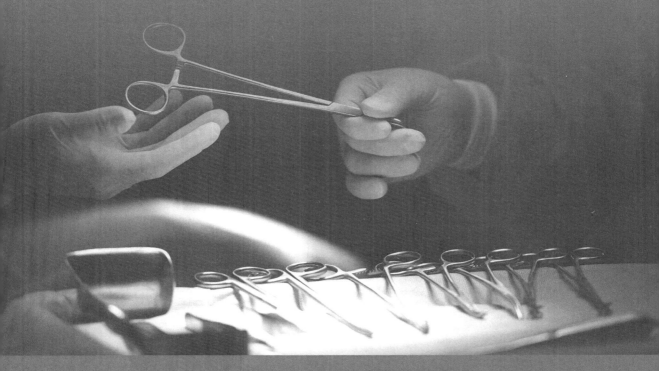

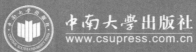

中南大学出版社
www.csupress.com.cn

编 委 会

主　编

吴　浩　黄　为　高　陈　徐宏博

副主编

赵　悦　徐　健　赵凯亮　吴安邦

编　者（以姓氏笔画为序）

吴安邦　湖南省肿瘤医院

吴　浩　中南大学湘雅三医院

陈　鹏　通辽市科尔沁区第一人民医院

赵凯亮　武汉大学人民医院

赵　悦　咸阳市第一人民医院

徐宏博　中南大学湘雅三医院

徐　健　重庆大学附属肿瘤医院

高　陈　中南大学湘雅二医院

黄　为　中南大学湘雅三医院

前　言

　　近年来,随着医学科学飞速发展。在临床上,新理论、新技术、新方法不断涌现,为了全面反映外科学科发展水平和当前临床现状,根据客观形势的变化情况编写本书,既是时代迅猛发展的迫切要求,也是学科逐步完善的必经步骤。

　　本书广泛收集了国内外外科领域有关的文献资料,重点介绍了各类外科疾病的发病原因、发病机制、诊断及治疗。本书紧密结合临床实际,内容丰富翔实,文字精练,便于查阅,适用于广大医学院校师生及临床医疗工作者参考阅读。

　　由于本书编写时间有限,遗漏和不足之处在所难免。对书中存在的疏漏之处,恳请各位专家、医学界同仁批评指正,以便今后再版时修正完善。

编　者
2023 年 4 月

目　　录

第一章　甲状腺外科疾病

第一节　甲状腺肿

一、概述

甲状腺肿是指良性甲状腺上皮细胞增生形成的甲状腺肿大,分为非毒性甲状腺肿和毒性甲状腺肿。非毒性甲状腺肿,也称为单纯性甲状腺肿,是指非炎症和非肿瘤原因,不伴有临床甲状腺功能异常的甲状腺肿。如果一个地区儿童单纯性甲状腺肿的患病率超过 10%,称之为地方性甲状腺肿。甲状腺肿形成结节后称非毒性结节性甲状腺肿,结节的甲状腺素合成与分泌功能可正常(温结节)或降低(冷结节)。如结节的分泌功能升高(热结节),则称为毒性结节性甲状腺肿。

(一)病因和发病机制

单纯性甲状腺肿的病因可分为:①甲状腺素原料(碘)缺乏或过量;②甲状腺素需要量增高;③甲状腺素合成和分泌障碍。环境缺碘是引起单纯性甲状腺肿的主要因素。高原、山区土壤中的碘盐被冲洗流失,以致饮水和食物中碘含量不足,因此,我国多山地区的居民患此病较多,故又称"地方性甲状腺肿"。由于碘的摄入不足,无法合成足够量的甲状腺素,便反馈性地引起垂体促甲状腺素(TSH)分泌增高并刺激甲状腺增生和代偿性肿大。初期因缺碘时间较短,增生、扩张的滤泡较为均匀地散布在腺体各部,形成弥散性甲状腺肿。随着缺碘时间延长,病变继续发展,扩张的滤泡便聚集成多个大小不等的结节,形成结节性甲状腺肿。有的结节因血液供应不良发生退行性变时,还可引起囊肿或纤维化、钙化等改变。有的过度增生的结节可发生恶变。有些青春发育期、妊娠期或绝经期的妇女,由于对甲状腺素的生理需要量暂时性增高,也可发生轻度弥散性甲状腺肿,称生理性甲状腺肿。这种甲状腺肿大常在成年或妊娠以后自行缩小。

甲状腺肿的患病率和甲状腺体积随着碘缺乏程度的加重而增加,补充碘剂后甲状腺肿的患病率显著下降。碘与甲状腺肿的患病率呈 U 形曲线,即碘缺乏时,甲状腺肿的患病率增加,称之为"低碘性甲状腺肿";随着摄碘量的增加,甲状腺肿的患病率逐渐下降,达到 5% 以下(即U 形曲线的底端);如果碘摄入量继续增加,甲状腺肿的患病率则回升,这类甲状腺肿被称为"高碘性甲状腺肿"。

(二)临床表现和诊断

甲状腺肿一般无明显症状。甲状腺呈轻、中度肿大,表面平滑,质地较软。重度肿大的甲状腺可引起压迫症状,出现咳嗽、气促、吞咽困难或声音嘶哑等。胸骨后甲状腺肿可使头部、颈部和上肢静脉回流受阻。甲状腺肿可以分为三度:外观没有肿大,但是能触及者为Ⅰ度;既能看到,又能触及,但是肿大没有超过胸锁乳突肌外缘者为Ⅱ度;肿大超过胸锁乳突肌外缘者为Ⅲ度。彩超是确定甲状腺肿的主要检查方法。

二、单纯弥散性甲状腺肿

单纯性甲状腺肿主要是指非毒性甲状腺肿,包括自身免疫及炎症引起的甲状腺肿、地方性甲状腺肿和散发性甲状腺肿。

(一)常见病因

1.碘缺乏

环境性缺碘是引起单纯性甲状腺肿的主要因素。外源性碘供给充足是维持正常甲状腺功能的必要条件,在生理条件下,碘进入甲状腺,在甲状腺过氧化物酶的作用下氧化为活性碘,然后碘化甲状腺球蛋白的酪氨酸残基,经过耦联生成有生物活性的三碘甲状腺原氨酸(T_3)和四碘甲状腺酪氨酸(T_4),最后甲状腺球蛋白裂解释放和分泌出 T_3、T_4。正常情况下,碘平衡由营养源维持,成人每天需要 $100\sim300\ \mu g$,鱼和海产品是高碘食物,牛奶、鸡蛋、肉中碘含量很少,而大多数水果和蔬菜中几乎不含碘。高原、山区土壤中的碘盐被冲洗流失,以致饮水和食物中含碘量不足,因此我国多山地区的居民患此病较多,因此又称为"地方性甲状腺肿"。由于碘的摄入不足,无法合成足够量的甲状腺素,便反馈性地引起垂体 TSH 分泌增高并刺激甲状腺增生和代偿性增大。初期因缺碘时间较短,增生扩张的滤泡较为均匀性地散布在腺体各部,形成弥散性甲状腺肿,随着缺碘时间延长,病变继续发展,扩张的滤泡便聚集成多个大小不等的结节,形成结节性甲状腺肿,有的结节因血液供应不良发生退行性变时,还可引起囊肿或纤维化、钙化等改变。

2.致甲状腺肿物质

除了碘缺乏以外,环境和食物中的一些物质也可以引起地方性甲状腺肿。

3.高碘

经常摄入超过生理需要量的碘可以导致高碘性甲状腺肿,根据流行病学的特点,高碘性甲状腺肿可以分为散发性和地方性两大类。

根据高碘摄入的途径,地方性高碘性甲状腺肿可以分为食物性及水源性两类。

散发性高碘性甲状腺肿大多为应用含碘的药物引起,如服用碘化钾合剂、结膜下注射碘化钠、碘化油造影或者饮用浓度过高的碘消毒饮水等。

发病机制:大多数人认为高碘性甲状腺肿的发病主要是由于碘阻断效应,又称为 Wolf-Chaikoff 效应。无论是正常人或是各种甲状腺疾病患者,给予较大剂量的无机碘或有机碘时,可以阻止碘离子进入甲状腺组织,这种现象称为碘阻断。目前多数人认为是碘抑制了甲状腺内过氧化酶的活性,从而影响甲状腺合成过程酶的活化、酪氨酸的活化及碘的有机化过程。对过氧化酶的作用方式,有学者认为甲状腺内过氧化酶蛋白质的游离部分有 2 个活性基的酶,这个酶在 H_2O_2 作用下失去 2 个电子变成复合物Ⅰ。复合物Ⅰ的一个活性基与 I^-(碘离子)结合并将 I⁻氧化为 I(碘原子)。这个带有碘原子的复合物称为复合物Ⅱ。复合物Ⅱ的另一个活性基再与活化的酪氨酸结合即形成 MIT(一碘酪氨酸),并重新释放出游离的过氧化物酶。这就是碘的活化、酪氨酸活化与碘的有机化过程。当机体摄入过多碘时,过氧化物酶形成复合物Ⅱ后,碘同时占据了过氧化物酶原来用于催化酪氨酸的活性基,变成了 I(碘原子),因而 I(碘原子)与原有的 I(碘原子)结合氧化为 I_2,使 I(碘原子)与酪氨酸的结合无法完成(即碘的有机化),不能形成 MIT 或 DIT,进而使 T_3、T_4 的合成减少,反馈性地使垂体前叶分泌更多的 TSH,促使甲状腺增生与肥大,形成甲状腺肿。另外,碘还有抑制甲状腺激素的释放的能力,因为甲状腺激素释放时,甲状腺球蛋白中的二硫键(S—S)要先在还原型谷胱甘肽酶的作用下还原成巯基(—SH),才能被溶酶体的酶水解,然后释放出甲状腺素。但产生还原型谷胱甘肽需要谷胱甘肽还原酶,而碘对该酶有抑制作用。因而抑制了甲状腺素的释放,依上述同理,引起甲状腺肿大并可导致甲状腺功能减低。

碘阻断效应常是暂时的,而且机体可以逐步适应,这种现象称为碘阻断脱逸。这就是大多数人大剂量服碘剂后并不发生高碘性甲状腺肿的原因。

多数人认为高碘性甲状腺肿,即阻断效应容易发生在甲状腺本身有异常的患者,如甲状腺功能亢进、桥本甲状腺炎、甲状腺功能亢进且长效甲状腺刺激素(LATS)、抗甲状腺球蛋白抗体、抗微粒体抗体、甲状腺刺激抗体或甲状腺抑制抗体同时存在时,自身免疫性甲状腺炎、有隐性甲状腺激素合成障碍、甲状腺功能亢进的患者用放射性碘(¹³¹I)或手术治疗后等,因机体对碘阻断常失去适应能力,易导致高碘性甲状腺肿。

4.细菌感染

饮用被大肠埃希菌污染的水可以引起地方性甲状腺肿。

5.微量元素

锌、硒等微量元素的缺乏可诱发单纯性甲状腺肿。

6.生理因素

有些人在青春期、妊娠期或者绝经期,由于对甲状腺素的生理需要量暂时性升高,也可发生轻度弥散性甲状腺肿,称为生理性甲状腺肿。

单纯性甲状腺肿的病因可分为 3 类:①甲状腺素原料缺乏(碘缺乏);②甲状腺素需要量增加;③甲状腺素合成和分泌障碍。

(二)临床表现

1.甲状腺肿大或颈部肿块

单纯性甲状腺肿的女性患者多见,甲状腺肿大是单纯性甲状腺肿的特征性的临床表现,患者常诉颈部变粗或者衣领发紧,甲状腺功能和基础代谢率除了结节性甲状腺肿可以继发甲状腺功能亢进外,大多正常。甲状腺位于颈前部,易于向外生长,有时可以向下发展进入胸骨后。因此,甲状腺不同程度的肿大和肿大结节对周围器官引起压迫症状是本病的主要临床表现。

早期甲状腺呈对称弥散性肿大,腺体表面光滑,质地柔软,随吞咽上下活动,随后在肿大腺体的一侧或两侧可以扪及多个(单个)结节,当发生囊肿样变的结节并发囊内出血时可以引起结节迅速增大。

2.压迫症状

(1)压迫气管:轻度气管受压通常无症状,受压较重可以引起喘鸣、呼吸困难、咳嗽,开始在活动时出现,以后发展到静息时也出现。胸骨后甲状腺肿引起的喘鸣和呼吸困难常在夜间发生,可随体位改变而发生(如患者上举上肢)。

(2)压迫食管:食管位置靠后,一般不易受压,如甲状腺向后生长可以压迫食管引起吞咽困难。

(3)压迫喉返神经:单侧喉返神经受压可以引起声带麻痹、声嘶,双侧喉返神经受压还可以引起呼吸困难。喉返神经受压可以为一过性也可以为永久性。出现喉返神经的症状时要高度警惕恶变的可能。

(4)压迫血管:巨大甲状腺肿,尤其是胸骨后甲状腺肿可以压迫颈静脉、锁骨下静脉,甚至上腔静脉可以引起面部水肿,颈部和上胸部浅静脉扩张。

(5)压迫膈神经:胸骨后甲状腺肿可以压迫膈神经,引起呃逆,膈膨升。膈神经受压很少见。

(6)压迫颈交感神经链:胸骨后甲状腺肿可以压迫颈交感神经链,引起 Horner 综合征。颈交感神经链很少受压。

此外,结节性甲状腺肿可以继发甲状腺功能亢进,也可以发生恶变。

(三)诊断

检查发现甲状腺肿大或结节比较容易,但临床上更需要判断甲状腺肿及结节的性质,因此应仔细询问病史,认真检查。

实验室检查:目的是判断甲状腺的功能状态,甲状腺肿可以伴有临床或亚临床甲状腺功能减退,也可以伴有临床或亚临床甲状腺功能亢进。一般检查血清 TSH、T_3、T_4、甲状腺过氧化物酶自身抗体(TPOAb)、甲状腺球蛋白抗体(TgAb)。

主要的辅助检查如下。

1.颈部 B 超检查

B 超是诊断甲状腺肿最常用的方法。必要时还可以同时进行细针穿刺细胞学检查。

2.颈部 CT 和 MRI

对胸骨后甲状腺肿有较高的诊断价值,但是价格较高。

3.核素成像

可以评价甲状腺形态及甲状腺结节的功能。弥散性甲状腺肿可见甲状腺体积增大,放射性均匀分布,结节性甲状腺肿可以见温结节或者冷结节。

4.细针穿刺细胞学检查

不需要常规行细针穿刺细胞学检查,但对 B 超显示为低回声的实质性结节、钙化结节、生长迅速的结节应进行细针穿刺细胞学检查。是术前判断甲状腺结节病理性质最有效的检查。敏感性为 65%~98%,特异性为 72%~100%。

(四)治疗

1.补碘

(1)碘预防:防治地方性甲状腺肿的最有效的方法是补碘。食物中加入碘盐是最简单有效的方法,我国已于 1994 年制定了应用加碘盐的法规。WHO 推荐的碘摄入标准为:≤1 岁, 50~90 $\mu g/d$;1~11 岁,90~120 $\mu g/d$;≥12 岁,150 $\mu g/d$;妊娠期和哺乳期妇女,200 $\mu g/d$。考虑到加碘盐在储存和烹饪时有碘丢失,盐中碘的浓度为 20~40 mg/kg,即碘酸盐 34~66 mg/kg。有些地区由于社会经济条件或地理条件的限制,无法推广加碘盐,可以用碘化油替代。

(2)碘治疗:对于已经患有单纯性甲状腺肿的患者仅靠加碘盐不够,应加用碘化钾片剂。经碘治疗 1 年后,单纯性甲状腺肿的体积可以缩小 38%,但对于年老、病程较长的结节性甲状腺肿患者效果较差。

另外,补碘的不良反应主要有碘甲状腺功能亢进、自身免疫反应等。

2.TSH 抑制治疗

除了补碘外,可以口服 L-T_4,儿童减量,妊娠期、哺乳期女性适当加量。

TSH 对单纯性甲状腺肿疗效较好,对结节性甲状腺肿疗效较差,且外源性 T_4 加上自主功能性结节分泌的 T_4、T_3,可以引起甲状腺功能亢进。

长期 TSH 抑制治疗可以引起心房纤颤和骨矿物质丢失,因此,老年人及绝经期妇女应慎用。

TSH 抑制治疗过程中,应常规检测血清 TSH 水平,应将血清 TSH 水平控制在正常范围的低限水平,以免发生甲状腺功能亢进和骨质丢失。

3.^{131}I 治疗

可以使甲状腺体积缩小,在欧洲应用较多,在美国主要应用于毒性甲状腺肿的治疗,适用于有手术禁忌证的患者。^{131}I 可以致永久性甲状腺功能减退。

4.手术治疗

单纯性甲状腺肿需要行手术治疗的不多,手术治疗的主要目的是解除局部压迫症状。

三、结节性甲状腺肿

结节性甲状腺肿实际上是地方性甲状腺肿和散发性甲状腺肿的晚期表现。因此,在病因、临床表现、诊断上与单纯性甲状腺肿基本相同,不同之处在于结节性甲状腺肿可更大或对周围器官的粘连或压迫更重。

(一)不治疗、临床随访

对于部分结节性甲状腺肿的患者,如果甲状腺肿生长缓慢,局部无症状,甲状腺功能正常,可以不给予特殊治疗,临床密切随访,定期体检、B 超检查,观察甲状腺肿生长情况,必要时可以行穿刺细胞学检查。另外,要定期检测血清 TSH 水平,及早发现亚临床甲状腺功能亢进或甲状腺功能减退。

(二)治疗

1.TSH 抑制治疗

TSH 对单纯性甲状腺肿疗效较好,对结节性甲状腺肿疗效较差。

TSH 治疗前应常规检测血清 TSH 水平,若血清 TSH 正常,可以进行 TSH 抑制治疗;若血清 TSH<0.1 mU/L,则提示有亚临床甲状腺功能亢进,不应进行 TSH 抑制治疗。一般认为 TSH 抑制治疗时应定期检测血清 TSH 水平。治疗时血清 TSH 抑制到什么水平,目前尚无定论,一般认为,抑制到正常范围的下限即可。

可以口服甲状腺素片或者 L-T$_4$,以反馈性抑制垂体分泌 TSH。剂量:成人甲状腺素片 40~80 mg/d,或者 L-T$_4$ 50~100 μg/d,儿童减量,妊娠期、哺乳期女性适当加量。

根据血清 TSH 水平调整剂量,如果 TSH 达到抑制水平,甲状腺肿大无明显缩小,应停用。

长期 TSH 抑制治疗可以引起心房纤颤和骨矿物质丢失,因此,老年人及绝经期妇女应慎用。

TSH 抑制治疗的禁忌证:①亚临床甲状腺功能亢进;②不稳定心绞痛;③不规则房性心动过速。

2.[131]I 治疗

可以使甲状腺体积缩小,在欧洲应用较多,在美国主要应用于毒性甲状腺肿的治疗,适用于有手术禁忌证的患者。[131]I 可以致永久性甲状腺功能减退。

3.手术治疗

手术治疗的主要目的是解除局部压迫症状,并能取得可靠的病理资料。

四、甲状腺肿的手术指征与术前准备

(一)手术指征

1.适应证

巨大甲状腺肿,影响工作和生活;出现压迫症状;胸骨后甲状腺肿;结节性甲状腺肿不能排除恶变者;继发性甲状腺功能亢进;较大的地方性甲状腺肿药物治疗无效者。

2.禁忌证

轻度的单纯性甲状腺肿;儿童期、青春期、妊娠期患者;合并重要脏器严重器质性疾病的患者。

(二)术前准备

1.常规术前准备

评估患者一般情况,详细询问病史,针对合并疾病进行特殊术前准备,同时积极进行心理准备及生理准备。完善术前辅助检查(实验室检查、X 线、心电图、B 超、CT 或 MRI 等),术前评估及辅助检查均无手术禁忌者,择期行手术治疗。

2.针对甲状腺疾病本身的术前准备

肿物较小者无须针对性准备,对于巨大甲状腺肿或者胸骨后甲状腺肿需行颈部强化 CT 或 MRI,评估肿物位置及与周围器官关系,判断胸骨劈开及血管置换可能性,必要时与胸外科及血管外科联合手术。

第二节　甲状腺功能亢进

　　甲状腺功能亢进症简称甲亢,是由多种因素引起的甲状腺激素分泌过多所致的一种常见内分泌病;常分为原发性甲亢、继发性甲亢和高功能腺瘤。多数甲亢起病缓慢,亦有急性发病,发病率约为 31/10 万;原发性甲亢最常见,占 85%～90%,表现为甲状腺弥散性、两侧对称性肿大,常伴有眼球突出,故又称"突眼性甲状腺肿"。发病年龄多在 20～40 岁,女性多见,男女之比为 1∶4 左右。继发性甲亢较少见,指在结节性甲状腺肿的基础上发生的甲亢,患者年龄多在 40 岁以上,腺体呈结节性肿大,两侧多不对称;无突眼,容易发生心肌损害。高功能腺瘤较少见,腺体内出现单个或者多个自主性高功能结节,无突眼,结节周围的甲状腺组织呈萎缩性改变。

一、病因

　　本病的病因和发病机理至今尚未完全阐明。目前多数认为原发性甲亢是一种自身免疫性疾病,近代研究证明:本病是在遗传的基础上,由感染、精神创伤等应激因素诱发,属于抑制性 T 淋巴细胞功能缺陷所致的一种器官特异性自身免疫病,与自身免疫性甲状腺炎等同属自身免疫性甲状腺疾病。有调查表明,60% 的患者有家族遗传倾向。

　　至于继发性甲亢和高功能腺瘤的原因,也未完全明了,可能与结节本身的内分泌紊乱有关。

二、临床表现

　　1.高代谢症候群

　　患者可表现为怕热多汗,皮肤、手掌、面、颈、腋下皮肤红润多汗。常有低热,严重时可出现高热。患者常有心动过速、心悸、食欲明显亢进,但体重下降,疲乏无力。

　　2.甲状腺肿

　　不少患者以甲状腺肿大为主诉,甲状腺呈弥散性对称性肿大,质软,吞咽时上下移动。少数患者的甲状腺肿大不对称,或肿大不明显。

　　3.眼征

　　眼征有以下几种。

　　(1)眼睑裂隙增宽,少眨眼睛和凝视。

　　(2)眼球内侧聚合困难或欠佳。

　　(3)眼向下看时,上眼睑因后缩而不能跟随眼球下落。

　　(4)眼向上看时,前额皮肤不能皱起。

　　4.神经系统症状

　　神经过敏,易于激动,烦躁多虑,失眠紧张,多言多动,有时思想不集中,但偶有神情淡漠、寡言抑郁者。

　　5.心血管系统症状

　　由于代谢亢进,使心率加快,心搏输出量增多,血循环加快,脉压加大,多数患者可有心悸、胸闷、气促,活动后加重,可出现各种期前收缩及房颤等。

6.消化系统症状

食欲亢进,但体重明显减轻为本病特征。二者同时出现,常提示患本病或糖尿病。本病引起腹泻是由于进食多而易饥,加上过多的甲状腺素分泌,兴奋胃肠平滑肌使蠕动增快,引起消化不良、大便频繁。一般大便呈糊状,含较多不消化食物,有时伴有脂肪消化吸收不良呈脂肪痢。由于营养吸收障碍与激素的直接作用,肝脏可稍大,肝功能可不正常,少数可有黄疸及 B 族维生素缺乏的症状。

甲亢引起的轻度腹泻比较常见,但通常不伴有痉挛性腹痛,食物消化也无明显障碍,仅个别病例以较严重的腹泻为主诉,这时,甲亢的常见症状与体征可不明显,患者可表现为感觉迟钝型甲亢,高度疲乏与衰弱,偶尔无明显甲状腺肿大,可致漏诊。患者极似晚期癌症或其他原因所致的恶病质,如不及时确诊与治疗,预后不良。

三、诊断

典型的临床表现包括甲状腺素过多引起的代谢增高和神经兴奋两大症候群。

1.代谢增高

表现为食欲亢进、体重减轻、心率加快、疲乏无力、喜凉怕热、皮肤温暖、潮湿多汗,还可以出现胸闷气短、腹泻便溏等症状。

2.神经兴奋

常表现为神经过敏、性情紧张、急躁、易激动、失眠多梦。病情严重者可出现忧郁、狂躁等精神失常表现。总之,本病诊断并不困难,若临床表现为心悸、自汗、食欲增加而体重减轻、情绪易激动、手抖、眼球突出及甲状腺肿大,即可做出初步诊断。

诊断主要依靠临床表现,尚需结合一些辅助检查,主要如下。

(1)基础代谢率测定:可根据脉率和脉压计算。一般在清晨,患者在安静、空腹时测量血压、脉率。常用的计算公式:基础代谢=(脉率+脉压)-111。基础代谢率正常为-10%～10%,轻度甲亢为 20%～30%,中度甲亢为 30%～60%,重度甲亢为 60%。

(2)甲状腺摄^{131}I 率测定:正常甲状腺 24 h 内摄取人体总^{131}I 量的 30%～40%。若在 2 h 内超过总^{131}I 量的 25%,或者 24 h 内超过总量的 50%,且摄^{131}I 高峰提前出现,都表示有甲亢。

(3)血清 T_3 和 T_4 测定:甲亢时,血清 T_3 可高于正常 4 倍左右,而血清 T_4 仅为正常的 2.5 倍,因此血清 T_3 更为敏感。另外,测定游离 T_3、T_4 更能反映甲状腺的功能状态。诊断甲亢的敏感性高低:$FT_3 > FT_4 > T_3 > T_4$。

(4)TSH 测定:TSH 是反映甲状腺功能的最灵敏的指标。T_3、T_4、FT_3、FT_4 升高时,TSH 降低为甲状腺性甲亢;TSH 升高为垂体性甲亢。

四、治疗

(一)手术适应证及禁忌证

1.原发性甲状腺功能亢进

文献报道,手术治疗的治愈率可达 90%,手术死亡率<0.1%,术后复发率约为 3%。

(1)结合《中国甲状腺疾病诊治》指南(2008 版)(以下简称指南)建议,甲状腺功能亢进手术适应证如下。

①甲状腺肿大压迫邻近器官(如气管受压致呼吸障碍、喉返神经受压致声嘶等)或胸骨后甲状腺肿或甲状腺明显肿大(Ⅲ度以上或甲状腺≥80 g)。

②ATD 治疗后复发,且甲状腺肿大Ⅱ度以上。

③^{131}I 相对低摄取(<40%);证实或怀疑为甲状腺恶性肿瘤(如细胞学检查怀疑或不能定性)。

④合并甲状旁腺功能亢进需要手术治疗的。

⑤计划在 4~6 个月怀孕的女性,尤其是伴促甲状腺素(TSH)受体抗体(TRAb)高值者(如在选择^{131}I 治疗后甲状腺功能无法恢复正常)。

⑥中到重度活动性 Graves 眼病(GO)。

(2)结合指南建议,甲状腺功能亢进手术禁忌证如下。

①青少年患者切除双侧甲状腺可能影响身体发育。

②甲状腺功能亢进症状轻,仅轻度甲状腺肿大。

③伴有严重心、肝、肾器质性病变的老年人,不能耐受手术者。

④合并恶性眼球突出,术后有可能加重者。

⑤相对禁忌证为术后复发,再次手术可能损伤周围的组织器官等。

指南新增加的内容认为,妊娠作为相对禁忌证,在需要快速控制甲状腺功能亢进症状和ATD 不能使用的情况下可行手术治疗。在妊娠早期和妊娠晚期应避免甲状腺切除术,因为在妊娠早期麻醉药物可致胎儿畸形、妊娠晚期能增加早产风险,甲状腺切除术在妊娠中期相对安全,但也不是零风险(4.5%~5.5%的早产可能)。

2.继发性及特殊类型甲状腺功能亢进

指南推荐的手术适应证:出现颈部压迫症状和体征,考虑合并甲状腺癌,合并甲状旁腺功能亢进须手术治疗者,甲状腺≥80 g,甲状腺肿扩展至胸骨下或胸骨后,不具备摄取放射碘能力须快速纠正甲状腺毒症状态。

TMNG 或 TA 选择手术前需权衡的因素与甲状腺功能亢进的手术治疗禁忌证类似。

(二)手术治疗的术前准备

术前准备是为了避免甲状腺功能亢进患者在基础代谢率高亢的情况下进行手术的危险,术前应采取充分而完善的准备以保证手术顺利进行和预防术后并发症的发生。

1.一般准备

对精神过度紧张或失眠者可适当应用镇静和催眠药以消除患者的恐惧心理。心率过快者,可口服利血平 0.25 mg 或普萘洛尔 10 mg,每日 3 次。发生心力衰竭应予以洋地黄制剂。

2.术前检查(除全面体格检查和必要的化验检查外)

①颈部 X 线检查,了解有无气管受压或移位;②详细检查心脏有无扩大、杂音或心律失常等,并做心电图检查;③喉镜检查,确定声带功能;④测定基础代谢率,了解甲状腺功能亢进程度,选择手术时机。

3.药物准备

药物治疗是术前用于降低基础代谢率的重要环节。

（1）抗甲状腺药物加碘剂：可先用硫脲类药物，通过降低甲状腺素的合成，并抑制体内淋巴细胞产生自身抗体从而控制因甲状腺素升高引起的甲状腺功能亢进症状，待甲状腺功能亢进症状得到基本控制后，即改服2周的碘剂，再进行手术。由于硫脲类药物甲基或丙基硫氧嘧啶，或甲巯咪唑（他巴唑）、卡比马唑（甲亢平）等能使甲状腺肿大和动脉性充血，手术时极易发生出血，增加了手术的困难和危险。因此，服用硫脲类药物后必须加用碘剂2周待甲状腺缩小变硬，血管数减少后进行手术。此方法可靠，但准备时间较长。

（2）单用碘剂：症状不重，以及继发性甲状腺功能亢进和高功能腺瘤也可开始服用碘剂，2～3周后甲状腺功能亢进症状得到基本控制（患者情绪稳定，睡眠良好，体重增加，脉率＜90次/min，基础代谢率＜20％），便可进行手术。但少数患者，服用碘剂2周后，症状减轻不明显，此时，可在继续服用碘剂的同时，加用硫氧嘧啶类药物，直至症状基本控制，停用硫氧嘧啶类药物后，继续单独服用碘剂1～2周，再进行手术。

需要说明：碘剂的作用在于抑制蛋白水解酶，减少甲状腺球蛋白的分解，从而抑制甲状腺素的释放，碘剂还能减少甲状腺的血流量，使腺体充血减少，因而缩小变硬。常用的剂量是复方碘化钾溶液，每日3次；第1日每次3滴，第2日每次4滴，以后逐日每次增加1滴，至每次16滴为止，然后维持此剂量。但由于碘剂只抑制甲状腺素释放，而不抑制其合成，因此一旦停服碘剂，储存于甲状腺腺泡内的甲状腺球蛋白大量分解，甲状腺功能亢进症状可重新出现，甚至比原来更为严重。因此，凡不准备施行手术者不要服用碘剂。

对于常规应用碘剂或合并应用硫氧嘧啶类药物不能耐受或无效者，有主张单用普萘洛尔或与碘剂合用作术前准备。普萘洛尔是一种肾上腺素能β受体拮抗药，能控制甲状腺功能亢进的症状，缩短术前准备的时间，且用药后不引起腺体充血，有利于手术操作，对硫脲类药物效果不好或反应严重者可改用此药。普萘洛尔因能选择性阻断各种靶器官组织上的β受体对儿茶酚胺的敏感性，抑制肾上腺素的效应而改善甲状腺功能亢进的症状。剂量为每6h口服给药1次，每次20～60 mg，一般4～7 d后脉率降至正常水平时，便可施行手术。由于普萘洛尔在体内的有效半衰期不到8h，所以最末一次口服普萘洛尔要在术前1～2h；术后继续口服普萘洛尔4～7 d。此外，术前不要服用阿托品，以免引起心动过速。

（三）手术治疗

甲状腺大部切除术对中度以上的甲状腺功能亢进是有效的疗法，能使90％～95％的患者获得痊愈，手术死亡率低于1％。手术治疗的缺点是有一定的并发症和4％～5％的患者术后甲状腺功能亢进复发，也有少数患者术后发生甲状腺功能减退。建议手术主要用于Graves病和毒性甲状腺肿。手术治疗的优点是具有非常高的有效性和具备组织病理学评估的可能性。在Graves病中，首选甲状腺全切除术以确保甲状腺完全切除和消除甲状腺抗原。在毒性甲状腺肿中，大型甲状腺肿压迫周围组织及疑似恶性肿瘤的甲状腺结节，应进行全甲状腺切除术。

（1）麻醉可用颈丛神经阻滞，效果良好，可了解患者发音情况，避免损伤喉返神经。但对于精神较易紧张的甲状腺功能亢进患者，建议首选气管插管全身麻醉，以保证呼吸道通畅和手术的顺利进行。

（2）手术应轻柔、细致、认真止血、注意保护甲状旁腺和喉返神经，还应注意以下几点。

①充分显露甲状腺腺体：应紧贴甲状腺上极结扎、切断甲状腺上动静脉，以避免损伤喉上神经；如要结扎甲状腺下动脉，则要尽量离开腺体背面，靠近颈总动脉结扎其主干，以避免损伤喉返神经。

②切除腺体数量：应根据腺体大小或甲状腺功能亢进程度决定。通常需切除腺体的 $80\%\sim90\%$，并同时切除峡部；每侧残留腺体以如成人拇指末节大小为适当（$3\sim4$ g）。腺体切除过少容易引起复发，过多又易发生甲状腺功能低下（黏液性水肿）。必须保存两叶腺体背面部分，以免损伤喉返神经和甲状旁腺。

③严格止血：对较大血管（如甲状腺上动静脉，甲状腺中、下静脉），应分别采用双重结扎，防止滑脱出血。手术也应常规放置橡皮片引流 $24\sim48$ h，并随时观察和及时引流切口内的积血，预防积血压迫气管，引起窒息。

④术后观察和护理：术后当日应密切注意患者呼吸、体温、脉搏、血压的变化；预防甲状腺功能亢进危象发生。如脉率过快，可使用利血平肌内注射。患者采用半卧位，以利呼吸和引流切口内积血；帮助患者及时排出痰液，保持呼吸道通畅。此外，患者术后要继续服用复方碘化钾溶液，每日 3 次，每次 10 滴，共 1 周左右；或由每日 3 次，每次 16 滴开始，逐日每次减少 1 滴。

（3）术后常见并发症。

①术后呼吸困难和窒息：多发生在术后 48 h 内，是术后最危急的并发症。常见原因如下。

a.切口内出血压迫气管：因手术时止血（特别是腺体断面止血）不完善，或血管结扎线滑脱所引起。

b.喉头水肿：主要是手术创伤所致，也可因气管插管引起。

c.气管塌陷：是气管壁长期受肿大甲状腺压迫，发生软化，切除甲状腺体的大部分后软化的气管壁失去支撑的结果。

后两种情况的患者，由于气道堵塞可出现喘鸣及急性呼吸道梗阻。

临床表现为进行性呼吸困难、烦躁、发绀，甚至发生窒息。如还有颈部肿胀、切口渗出鲜血时，多为切口内出血所引起。发现上述情况时，必须立即行床旁抢救，及时剪开缝线，敞开切口，迅速除去血肿；如此时患者呼吸仍无改善，则应立即施行气管切开；情况好转后，再送手术室做进一步的检查、止血和其他处理。因此，术后应常规地在患者床旁放置无菌的气管切开包和手套，以备急用。

②喉返神经损伤：发生率约 0.5%。大多数是手术处理甲状腺下极时，不慎将喉返神经切断、缝扎或挫夹、牵拉造成永久性或暂时性损伤所致。少数也可由血肿或瘢痕组织压迫或牵拉而引发。损伤的后果与损伤的性质（永久性或暂时性）和范围（单侧或双侧）密切相关。喉返神经含支配声带的运动神经纤维，一侧喉返神经损伤，大都引起声嘶，术后虽可由健侧声带代偿性地向患侧过度内收而恢复发音，但喉镜检查显示患侧声带依然不能内收，因此不能恢复其原有的音色。双侧喉返神经损伤，视其损伤全支、前支抑或后支等不同的平面，可导致失声或严重的呼吸困难，甚至窒息，需立即做气管切开。由于手术切断、缝扎、挫夹、牵拉等直接损伤喉返神经者，术中立即出现症状。而因血肿压迫、瘢痕组织牵拉等所致者，则可在术后数日才出

现症状。切断、缝扎引起者属永久性损伤,挫夹、牵拉、血肿压迫所致则多为暂时性,经理疗等及时处理后,一般在3～6个月逐渐恢复。

③喉上神经损伤:多发生于处理甲状腺上极时,离腺体太远,分离不仔细和将神经与周围组织一同大束结扎所引起。喉上神经分内(感觉)、外(运动)两支。若损伤外支会使环甲肌瘫痪,引起声带松弛、音调降低。内支损伤,则喉部黏膜感觉丧失,进食特别是饮水时,容易误咽发生呛咳。一般经理疗后可自行恢复。

④手足抽搐:因手术时误伤及甲状旁腺或其血液供给受累,血钙浓度下降至2.0 mmol/L,甚至以下,严重者可降至1.0～1.5 mmol/L(正常为2.25～2.75 mmol/L),神经肌肉的应激性显著增高,多在术后1～3 d出现手足抽搐。多数患者只有面部、唇部或手足部的针刺样麻木感或强直感,经过2～3周后,未受损伤的甲状旁腺增生肥大,起到代偿作用,症状便可消失。严重者可出现面肌和手足伴有疼痛感觉的持续性痉挛,每日发作多次,每次持续10～20 min或更长,严重者可发生喉和膈肌痉挛,引起窒息死亡。若切除甲状腺时,注意保留腺体背面部分的完整。切下甲状腺标本时要立即仔细检查背面甲状旁腺有无误切,发现时设法移植到胸锁乳突肌中等,均是避免此类并发症发生的关键。

发生手足抽搐后,应限制肉类、乳品和蛋类等食品摄入(因含磷较高,影响钙的吸收)。抽搐发作时,立即静脉注射10%葡萄糖酸钙或氯化钙注射液10～20 mL。症状轻者可口服葡萄糖酸钙或乳酸钙2～4 g,每日3次;症状较重或长期不能恢复者,可口服维生素D_3,每日5万～10万U,以促进钙在肠道内的吸收。口服双氢速甾醇(双氢速变固醇)(DT_{10})油剂能明显提高血中钙含量,降低神经肌肉的应激性。还可用同种异体带血管的甲状腺、甲状旁腺移植。

⑤甲状腺危象:是甲状腺功能亢进的严重合并症。临床观察发现,危象发生与术前准备不够、甲状腺功能亢进症状未能很好控制及手术应激有关。根据危象时患者主要表现[高热(>39℃)、脉快(>120次/min),同时合并神经、循环及消化系统严重功能紊乱,如烦躁、谵妄、大汗、呕吐、水泻等]反映出,本病是因甲状腺素过量释放引起的暴发性肾上腺素能兴奋现象。若不及时处理,可迅速发展至昏迷、虚脱、休克甚至死亡,病死率为20%～30%。治疗包括以下几项。

a.肾上腺素能受体拮抗药:可选用利血平1～2 mg肌内注射或胍乙啶10～20 mg口服。前者用药4～8 h后危象可有所减轻;后者在12 h后起效。还可用普萘洛尔5 mg加5%～10%葡萄糖注射液100 mL静脉滴注以降低周围组织对肾上腺素的反应。

b.碘剂:口服复方碘化钾溶液,首次为3～5 mL,或紧急时用10%碘化钠5～10 mL加入10%葡萄糖溶液500 mL中静脉滴注,以降低血液中甲状腺素水平。

c.氢化可的松:每日200～400 mg,分次静脉滴注,以拮抗过多甲状腺素的反应。

d.镇静药:常用苯巴比妥钠100 mg,或冬眠合剂Ⅱ号半量,6～8 h肌内注射1次。

e.对症支持治疗:发热者应积极物理降温,如湿袋、冰袋等,必要时可给予中枢性解热药或予以人工冬眠合剂(哌替啶100 mg,氯丙嗪50 mg,异丙嗪50 mg,混合后静脉持续泵入)。注意避免使用水杨酸类解热药,因其可增高患者代谢率,并促使游离T_3、T_4水平增高。

f.静脉输入大量葡萄糖溶液补充能量,吸氧,以减轻组织的缺氧。

g.有心力衰竭者,加用洋地黄制剂。

h.在 a～g 项常规治疗效果不满意时,可选用血液透析、腹膜透析、血浆置换等方式迅速降低血中甲状腺激素浓度。

第三节　甲状腺炎

一、急性化脓性甲状腺炎

Bauchet 第一次描述了急性化脓性甲状腺炎(AST),在无抗生素时期,AST 的发病率在甲状腺外科疾病中占 0.1%;抗生素应用后,AST 较少见。

(一)病因

甲状腺具有丰富的血管和淋巴管,而且甲状腺的包膜通常发育良好,腺体内含碘高,AST 不易发生。AST 的发生多在甲状腺结构异常的基础上,或存在甲状腺的其他疾病,如梨状窝瘘、甲状腺癌等,大都由口腔或颈部化脓性感染引起。机体免疫功能不全是 AST 发病的一个重要因素。目前已证实 AST 的发生主要与 2 种因素有关:一是胚胎鳃弓闭合不全等先天性畸形,临床上最常见的是梨状窝瘘;二是结节性甲状腺肿的囊性变。

引起 AST 的病原菌较多,常见的是链球菌、葡萄球菌、卡式肺囊虫和分枝杆菌,少见的病原菌感染则往往继发于机体的免疫功能不全或有特殊的病菌的接触史,如患有艾滋病、糖尿病、白血病或有羊及羊乳接触史的患者容易感染肺炎克雷伯菌、假丝酵母菌等。感染的途径包括血源性扩散、甲状腺周围组织的直接感染、甲状舌骨囊肿或瘘、食管裂孔。

(二)临床表现

临床上应区别急性甲状腺炎与急性甲状腺肿炎,前者少见,后者较常见。多数患者表现为突发性颈前区疼痛,局部红斑及皮温增高,肿胀和触痛。可伴有发热、吞咽困难或声嘶。炎症可累及单侧甲状腺或双侧甲状腺,有的仅限于峡部,炎症的后期可表现为局部肿胀,出现波动感,少数病例可出现搏动性肿物。感染局限在甲状腺肿的结节或囊肿内时,因不良的血液循环易形成脓肿。脓肿形成后治疗困难而且易压迫呼吸道引发呼吸困难,严重时危及生命。有资料报道,由于临床医师对该病认识不足,重视程度不够,早期易误诊为亚急性甲状腺炎,若使用糖皮质激素会导致感染扩散,加重病情,极易发生败血症或气管食管瘘,且一旦脓肿形成,短时间内即可压迫气管造成窒息,危及生命。据报道,病死率为 3.7%～12.1%。复发性 AST 多是由持续存在梨状窦-甲状腺瘘引起的。

(三)诊断

诊断依据如下。

(1)有上述临床表现。

(2)实验室检查发现周围白细胞增高、血细胞沉降率加快、C 反应蛋白增高。

(3)甲状腺的功能检查在细菌感染的 AST 患者中大都正常,但在真菌感染的病例中,甲状腺功能大多降低,而分枝杆菌感染的患者则多有甲状腺功能亢进倾向。

(4)甲状腺核素扫描时,可在90%以上的细菌感染患者及78%的分枝杆菌感染的患者中发现甲状腺冷结节。

(5)B超检查可发现甲状腺单叶肿胀或脓肿形成。

(6)X线检查可了解气管偏移或受压情况,有时可发现甲状腺及甲状腺周围组织中由产气细菌产生的游离气体。

(7)CT或MRI检查可发现纵隔脓肿。

(8)颈部穿刺标本进行细菌培养、革兰染色有助于确定感染病菌。甲状腺细针穿刺细胞学检查是AST最可靠的诊断方法。

(四)治疗

治疗方面,局部早期宜用冷敷,晚期宜用热敷。

1.抗感染

AST一经确诊应积极给予抗生素治疗,并需及早手术。AST的致病菌多为革兰氏阳性球菌,而近期的文献报道阴性杆菌或厌氧菌占有很大比例。因此,在抗生素的选用上应兼顾厌氧菌和需氧菌。梨状窝瘘管与甲状腺叶的关系非常密切,如确诊为梨状窝瘘所致的AST,应在控制甲状腺感染后手术处理原发病灶。对症状较重的患者,应采用静脉给药,对青霉素过敏的患者,可选用大环内酯类或氯霉素,有效抗生素的使用至少持续14 d。

2.切开引流、手术切除

早期使用抗生素治疗,可防止炎症进一步发展和脓肿形成。一旦脓肿形成,仅仅使用抗生素并不足够,在B超检查或CT发现局部脓肿时,须切开引流。如有广泛组织坏死或持续不愈的感染时,则应行甲状腺切除手术,清除坏死组织,并且不缝合伤口。

3.甲状腺激素替代治疗

在严重、广泛的AST,或组织坏死导致暂时性、长期性甲状腺功能减退时,应行甲状腺激素替代治疗。

4.B超引导下反复穿刺

此方法简单易行、安全有效,可按病情需要反复多次操作,直至脓腔吸收、没有脓液为止。降低了颈部切开导致的病程延长、创面医院内感染的概率,同时也避免了切口瘢痕影响美观。需要注意的是:①穿刺的针头到达皮下后,将针尖稍移位,再向甲状腺穿刺,保证拔针后甲状腺上的穿刺点和皮肤的穿刺点不在同一平面,这样可以尽可能阻止脓腔内的脓液渗出,防止医源性导致局部二次感染和甲状腺出血;②在病程晚期,局部炎症开始吸收,脓液稠厚带有絮状物,B超提示脓腔有分隔,可做多点穿刺并向脓腔中注入甲硝唑或生理盐水,稀释后再行回抽,更有利于脓液的抽尽和炎症的吸收。

(五)并发症

急性化脓性甲状腺炎的并发症较为罕见,可能有声带麻痹、心包炎、暂时性甲状腺功能减退、黏液性水肿、局部交感神经功能紊乱、AST复发、脓肿破入周围组织或器官(如气管、食管或纵隔内)、颈内静脉血栓形成和气管受压等。感染扩散可为局部或全身扩散,延误治疗或治疗失误可导致患者死亡。

二、亚急性甲状腺炎

亚急性甲状腺炎可分为亚急性肉芽肿性甲状腺炎和亚急性淋巴细胞性甲状腺炎。

(一)亚急性肉芽肿性甲状腺炎

亚急性肉芽肿性甲状腺炎,又称巨细胞性甲状腺炎、deQuervain甲状腺炎和亚急性痛性甲状腺炎,是一种与病毒感染有关的自限性甲状腺炎,一般不遗留甲状腺功能减退症;常发生于病毒性上呼吸道感染之后,是颈前肿块和甲状腺疼痛的常见原因,春秋季发病较多。病毒感染可能使部分甲状腺滤泡破坏和上皮脱落、胶体外溢引起甲状腺异物反应和全身炎症反应。

1.病因和病理

一般认为该病和病毒感染引起的变态反应有关,如柯萨奇病毒、腺病毒、流感病毒和腮腺炎病毒等,也可发生于非病毒感染(如Q热或疟疾等)。近年的研究发现,遗传因素也可能参与发病。发病前患者常有上呼吸道感染史,发病常随季节变动且具有一定的流行性。部分患者在疾病的亚急性期发现甲状腺自身抗体,疾病缓解后这些抗体消失,推测它们可能继发于甲状腺组织破坏。疾病早期,甲状腺滤泡上皮细胞的破坏及滤泡完整性的丧失,使已生成的甲状腺激素和异常的碘化物质一起从滤泡释放入血中,促使血 T_4 和 T_3 升高,形成破坏性甲状腺毒症,抑制 TSH 的分泌。由于滤泡上皮细胞的破坏,TSH 不能增加对碘的摄取,致使[131]I摄取率降低,出现该病特征性的血清甲状腺激素水平和甲状腺摄碘能力的"分离现象"。随着病情的发展,滤泡内贮存的之前生成的甲状腺激素已排尽,血中的 T_4 和 T_3 浓度下降,有时降至甲状腺功能减退水平,而 TSH 升高。疾病后期,多数患者的甲状腺功能恢复正常,仅少数发展为甲减。

甲状腺轻中度肿大,常不对称。甲状腺滤泡结构破坏,组织内存在许多巨噬细胞,包括巨细胞,因此又称巨细胞性甲状腺炎。

2.临床表现

该病多见于30~40岁女性。发病有季节性,如夏季是其发病的高峰。起病前1~3周常有病毒性咽炎、腮腺炎、麻疹或其他病毒感染的症状。甲状腺区明显疼痛,可放射至耳部,吞咽时疼痛加重。可有全身不适、食欲减退、肌肉痛、发热、心动过速、多汗等。体格检查发现甲状腺轻至中度肿大,有时单侧肿大明显,甲状腺质地较硬,明显触痛,少数患者有颈部淋巴结肿大。典型者的病期可分为早期伴甲状腺毒症、中期伴甲状腺功能减退症及恢复期三期。

3.实验室检查和辅助检查

(1)实验室检查:根据实验室检查结果,该病可以分为甲状腺毒症期、甲减期和恢复期。

①甲状腺毒症期:血清 T_4 和 T_3 升高,TSH 降低,[131]I摄取率降低,即该病特征性的血清甲状腺激素水平和甲状腺摄碘能力的"分离现象"。此期血沉多增快,血清 TPOAb 常一过性增高。

②甲减期:血清 T_3 和 T_4 逐渐下降至正常水平以下,TSH 高于正常值,[131]I摄取率逐渐恢复。

③恢复期:血清 T_3、T_4、TSH 和[131]I摄取率恢复正常。

（2）辅助检查：核素可见甲状腺肿大，但图像显影不均匀或残缺，也有完全不显影的。彩超可发现甲状腺体积增大，腺体内部病灶区呈低回声或不均匀融合，边界不清，形态不规则，并可有局限性钙化灶。

4.诊断

依据发病前有 1～3 周有上呼吸道感染史，甲状腺轻至中度肿大、疼痛及触痛明显，伴全身症状，红细胞沉降率（ESR）增快，血 T_4 和 T_3 升高，^{131}I 摄取率降低，呈"分离现象"，可确立诊断。但根据患者的就诊时间和病程的差异，临床表现和实验室检查结果各异。

5.治疗

该病多呈自限性病程，预后良好。患者应适当休息，轻型患者仅需应用消炎镇痛类药物（如阿司匹林、布洛芬、吲哚美辛等）；中重型患者可给予泼尼松每日 20～40 mg，分 3 次口服，能明显缓解甲状腺疼痛，8～10 d 后逐渐减量，维持 4 周。少数患者有复发，复发后泼尼松治疗仍然有效。针对甲状腺毒症表现者可给予普萘洛尔；针对一过性甲状腺功能减退者，可适当给予左甲状腺素钠片（优甲乐）替代治疗。发生永久性甲状腺功能减退者较为少见。

（二）亚急性淋巴细胞性甲状腺炎

亚急性淋巴细胞性甲状腺炎又称无痛性甲状腺炎、产后甲状腺炎、寂静型甲状腺炎或非典型性甲状腺炎。一般认为，该病的发生与自身免疫有关。

1.临床表现

该病多发生于 30～40 岁女性。主要表现为轻中度甲状腺功能亢进，可有心悸、怕热、多汗、乏力、体重下降等，但无突眼和胫前黏液水肿。甲状腺轻度肿大、无触痛、无血管杂音。甲状腺功能亢进持续时间短，多数于数月后恢复正常，少数发展为永久性甲状腺功能减退。

2.实验室和辅助检查

早期甲状腺滤泡破坏导致血 T_3、T_4 升高，ESR 正常或轻度增高，血清过氧化物酶抗体（TPOAb）升高，^{131}I 摄取率降低。彩超可发现甲状腺轻度肿大，腺体内弥散性或局灶性低回声。甲状腺穿刺活检显示弥散性或局灶性淋巴细胞浸润对该病有诊断价值。

3.诊断和鉴别诊断

对于产后 1 年内出现疲劳、心悸、情绪波动的甲状腺轻度肿大的妇女，应考虑该病的可能。根据骤然发病，伴甲亢表现但无甲状腺疼痛、^{131}I 摄取率降低、血 TPOAb 升高等，可诊断为该病。该病有时需与亚急性肉芽肿性甲状腺炎进行鉴别，后者有甲状腺区疼痛和触痛、复发率低，多与病毒感染有关，血沉明显增快，活检为肉芽肿性改变。

4.治疗

该病仅需对症治疗。无明显甲状腺功能亢进者不需特殊处理，症状明显者可口服 β 受体拮抗药（如普萘洛尔），不需使用抗甲状腺药物，禁用手术和放射性核素治疗。伴甲状腺功能减退者可给予左甲状腺素钠片（优甲乐）治疗 3～6 个月后停药，永久性甲状腺功能减退者需终身甲状腺激素替代治疗。

三、慢性淋巴细胞性甲状腺炎

慢性淋巴细胞性甲状腺炎（CLT）又称桥本甲状腺炎，是一种自身免疫性疾病，也是甲状腺肿合并甲状腺功能减退最常见的原因。由于自身抗体的损害,病变甲状腺组织被大量淋巴细胞、浆细胞和纤维化所取代。血清中可检出抗甲状腺球蛋白抗体、抗甲状腺微粒体抗体及抗甲状腺细胞表面抗体等多种抗体。组织学显示甲状腺滤泡广泛被淋巴细胞和浆细胞浸润,并形成淋巴滤泡及生发中心,本病多发生于 30～50 岁女性。

(一)病因与发病机制

CLT 的病因尚不清楚。由于有家族聚集现象,常在同一家族的几代人中发生,并常合并其他的自身免疫性疾病,如恶性贫血、糖尿病、肾上腺功能不全等,故认为 CLT 是环境因素和遗传因素共同作用的结果。环境因素的影响主要包括感染和膳食中的碘化物。近年来,较多的研究表明,易感基因在发病中起一定作用。

1.遗传因素

CLT 由遗传因素与非遗传因子相互作用而产生已成为人们的共识。甲状腺自身抗体的产生与常染色体显性遗传有关。在欧洲和北美,CLT 患者中 HLA-B8 及 DR3、DR5 多见;而日本人则以 HLA-B35 多见。徐春等用 PCR-SSCP 检测 30 例汉族 CLT 患者的 *HLA-DQA1* 及 *DQB1* 位点的等位基因多态性,发现 *DQA1-0301* 的频率明显高于正常对照,推测可能是中国人发病的易感基因。美国一个研究机构对 56 例患自身免疫性甲状腺疾病的高加索人家庭的基因进行了分析,鉴定出 6 个与自身免疫性甲状腺疾病相关的基因。其中,位于第 6 号染色体上的 *AITD-1* 基因与 Graves 病和 CLT 有关;位于第 13 号染色体上的 *CLT-1* 及第 12 号染色体上的 *CLT-2* 与 CLT 的发病有关。此后,他们采用全基因组筛选法研究了 1 个共有 27 位家庭成员的美籍华人家庭,发现 *D11S4191* 和 *D9S175* 与 CLT 有关,因而认为不同种族之间存在对 CLT 的不同基因易感性。Tomer 等的研究则显示,决定甲状腺自身抗体产生的一个重要基因位于染色体 2q33 上,激活途径中必不可少的协同刺激因子 *CTLA-4* 基因极有可能就是染色体 2q33 上的甲状腺抗体基因。

2.免疫因素

免疫因素导致甲状腺受损的机制尚未完全明确,可能通过以下机制发挥作用。

(1)先天性免疫监视缺陷导致器官特异的抑制性 T 淋巴细胞数量和质量异常,T 淋巴细胞可直接攻击甲状腺滤泡细胞。

(2)体液免疫介导的自身免疫机制及与补体结合的抗甲状腺抗体对滤泡细胞的溶解作用。

(3)抗甲状腺抗体触发和启动淋巴细胞介导的毒性。

本病属于自身免疫性疾病,多种自身免疫性疾病女性发病率均较高,女性是 CLT 的一项危险因素。

3.环境因素

在碘缺乏和富含碘的地区,CLT 的发病率均上升,说明碘在 CLT 发病中有重要作用。Rose 等发现,CLT 患者饮食中添加碘,其甲状腺损害明显加重。甲状腺球蛋白碘化后,CLT 中 T 细胞增殖,主要的致病抗原-Tg 自身抗原效力增加,全身免疫反应加重,导致 CLT。据报道,食盐加碘数年后,自身免疫性甲状腺炎的发病率增加了近 3 倍。甲状腺滤泡上皮的体外培养证明,高碘可促进淋巴细胞向滤泡上皮黏附,形成甲状腺损伤,而损伤的甲状腺上皮自身细胞内的蛋白暴露,并有可能向辅助性 T 细胞递呈。因此,地域的不同可能导致居民碘摄入量的不同,沿海地带是 CLT 发病的一项危险因素。

4.反复发作的慢性扁桃体炎也是 CLT 发病的危险因素

扁桃体感染灶的细菌和毒素反复、长期进入血液循环,作为异种蛋白反复刺激可使机体处于致敏状态,改变机体的反应性,使之慢慢转入变态反应。扁桃体切除者几乎都是因为反复发作的较为严重的慢性扁桃体炎,而扁桃体切除后,机体少了一个对细菌病毒过滤的屏障。CLT 作为一种自身免疫性疾病,结合 T 细胞的活化机制,慢性扁桃体炎诱发 CLT 是有可能的,慢性扁桃体炎是患 CLT 的一个危险因素。

(二)临床表现

95%病例见于女性,好发年龄为 30～60 岁。常见症状为全身乏力,部分患者有局部压迫感或甲状腺区疼痛,偶伴有轻压痛。发病缓慢,查体表现为无痛性弥散性甲状腺肿大、对称、质硬、表面光滑、质地坚韧,一般与周围组织无粘连,随吞咽活动上下活动。多伴甲状腺功能减退、较大腺肿可有压迫症状。

(三)诊断

目前对 CLT 的诊断标准尚未统一。1975 年,Fisher 提出包括 5 项指标的诊断方案:①甲状腺弥散性肿大,质坚韧,表面不平或有结节;②TGAb、TPAb 阳性;③TSH 升高;④核素有不规则浓聚或稀疏;⑤过氯酸钾试验阳性。5 项中有 2 项者可拟诊为 CLT,具有 4 项者可确诊。一般在临床中只要具有典型 CLT 临床表现,血清 TGAb、TPOAb 阳性,即可临床诊断为CLT。对临床表现不典型者,需要有高滴度的抗甲状腺抗体方能诊断。对这些患者,如血清TGAb、TPAb 为阳性,应给予必要的影像学检查协诊,并给予甲状腺素诊断性治疗,必要时应以细针吸取细胞学检查(FNAC)或冷冻切片组织学检查确诊。

(四)鉴别诊断

1.结节性甲状腺肿

少数 CLT 患者可出现甲状腺结节样变,甚至产生多个结节。但结节性甲状腺肿患者的甲状腺自身抗体滴度减低或正常,甲状腺功能通常正常,临床少见甲状腺功能减退。

2.青春期甲状腺肿

在青春期,出现持续甲状腺肿大,是甲状腺对自身甲状腺激素需要量暂时增高的代偿性增生,甲状腺功能一般正常,甲状腺自身抗体滴度多正常。

3.Graves 病

CLT 患者肿大的甲状腺质地通常较软,抗甲状腺抗体滴度较轻,但也有滴度高者,两者较难鉴别,特别是 CLT 合并甲状腺功能亢进时,甲状腺功能也可增高。必要时可行 FNAC。

4.甲状腺恶性肿瘤

CLT 可合并甲状腺恶性肿瘤,如甲状腺乳头癌和淋巴瘤。CLT 出现结节样变时,如结节孤立、质地较硬时,难与甲状腺癌鉴别;一些双侧甲状腺癌的病例,可出现甲状腺两侧叶肿大、质硬、合并颈部淋巴结肿大,也难以与 CLT 鉴别。应检测抗甲状腺抗体,甲状腺癌病例的抗体滴度一般正常,甲状腺功能也正常。如临床难以诊断,可给予甲状腺激素试验性治疗;如服药后腺体明显缩小或变软,可考虑 CLT;桥本甲状腺炎与乳头状甲状腺癌共存很常见。这种情况的 FNAB 结果难以评估,并且可能会增加误报的数量。

已知 TSH 对滤泡细胞甲状腺癌和滤泡细胞来源有营养作用,由于 TSH 诱导的甲状腺细胞增殖,TSH 升高可能增加甲状腺肿瘤的风险。一些学者提出,甲状腺自主性的发展,降低 TSH 水平,可能减缓癌症进展。

(五)治疗

目前无特殊治疗方法,原则上一般不宜手术治疗,临床确诊后,应视甲状腺大小及有无压迫症状而决定是否治疗。如甲状腺较小,又无明显压迫症状者,可暂不治疗而随访观察,甲状腺肿大明显并伴有压迫症状时,应进行治疗。

1.内科治疗

(1)甲状腺素治疗:甲状腺肿大明显或伴有甲状腺功能减退时,可给予甲状腺素治疗,可用 L-T$_4$ 或甲状腺素片。一般从小剂量开始,甲状腺素片 40~60 mg/d 或 L-T$_4$ 50~100 μg/d,逐渐增加剂量分别至 120~180 mg/d 或 100~200 μg/d,直至腺体开始缩小,TSH 水平降至正常。此后,因人而异逐渐调整剂量,根据甲状腺功能和 TSH 水平减少剂量至维持量,疗程一般 1~2 年。甲状腺肿大情况好转,甲状腺功能恢复正常后可停药。一般甲状腺肿大越明显时,治疗效果越显著。部分患者停药几年后可能复发,可再次给予甲状腺素治疗。CLT 患者大都有发展为甲状腺功能减退趋势,因而应注意随访复查,发生甲状腺功能减退时,应给予治疗。

(2)抗甲状腺治疗:CLT 伴有甲状腺功能亢进时应给予抗甲状腺治疗,可用他巴唑或丙基硫氧嘧啶治疗,但剂量应小于治疗 Graves 病时的剂量,而且服药时间不宜过长。如为一过性的甲状腺功能亢进,可仅用 β 受体拮抗药,如普萘洛尔或酒石酸美托洛尔进行对症治疗。

(3)糖皮质激素治疗:亚急性起病,甲状腺疼痛和肿大明显时,可用泼尼松(15~30 mg/d)治疗,症状好转后逐渐减量,用药 1~2 个月。糖皮质激素可通过抑制自身免疫反应而提高 T$_3$、T$_4$ 水平。但泼尼松疗效不持久,停药后容易复发,如复发疼痛可再次使用泼尼松。但对甲状腺功能减退明显的病例,一般不推荐使用激素。

近期有研究结果显示,给予硒酵母片 200 μg/d 治疗后,患者 TPOAb、TGAb 水平较治疗前下降,这表明硒治疗能缓解甲状腺的炎性反应,防止甲状腺组织进一步破坏,可以起保护作用。目前,硒在 CLT 发病中的作用及硒治疗 CLT 的机制仍不清楚,补硒治疗的合适剂量和疗程等需进一步研究明确。

多数 CLT 患者经内科治疗后,肿大的甲状腺可逐渐恢复正常,原来体检时触及的甲状腺结节可减小或消失,质韧的甲状腺可能变软,但甲状腺抗体滴度却可能长期保持较高的水平。

2.外科治疗

CLT 确诊后,很少需要手术治疗。许多 CLT 的手术都是临床误诊为其他甲状腺疾病而进行的。有报道研究手术治疗 CLT 的效果,发现手术组临床甲状腺功能减退和亚临床甲状腺功能减退发生率为 93.6%,而非手术组的发生率为 30.8%,表明手术加重了甲状腺组织破坏,促进了甲状腺功能减退发生。因此,应严格掌握手术指征。

此外,除目前所采用的手术治疗和内分泌治疗外,还有内放射治疗(简称放疗)、分子靶向治疗、中医治疗等相关辅助治疗,同样也取得了一定的疗效。

四、慢性纤维性甲状腺炎

慢性纤维性甲状腺炎(RT)又称侵袭性硬化性甲状腺炎、慢性木样甲状腺炎、Riedel甲状腺肿、慢性硬化性甲状腺炎等,甚少见。Riedel首先报道并描述了此病,RT没有恶性肿瘤的特征,甲状腺峡部楔形切除即可有效地缓解气管压迫症状,是否也是一种自身免疫性疾病,尚未肯定。

(一)病因

RT的病因不清,有学者认为RT属于原发性纤维化疾病,是全身性纤维硬化症的一部分;另一种理论认为RT是自身免疫反应的结果。支持RT是自身免疫性疾病的证据有:在RT患者中检测到抗甲状腺抗体的比例可高达67%;RT有包括淋巴细胞、浆细胞等在内的细胞浸润的病理学特点;局灶性血管炎是RT另一个常见的病理学特点;部分RT患者肾上腺皮质激素治疗有效。

但是,患者的淋巴细胞和血清补体均在正常水平,似乎不支持RT是自身免疫反应的结果。而抗甲状腺抗体水平增高可能有其他原因,例如,原发性纤维化时的甲状腺组织破坏和释放,可引起机体的免疫反应,进而导致抗甲状腺抗体水平增高。RT的纤维化病变可超越甲状腺包膜,侵及邻近的组织和器官,如颈部肌肉、气管、食管、喉返神经,以及颈动、静脉等。RT常伴有多灶性纤维化病变,也提示RT可能是原发性纤维化病变,是全身纤维硬化症的一部分。多灶性纤维硬化可发生在约1/3的RT病例,例如,伴随腹膜后纤维化、眶后的纤维假肿瘤、硬化性胆管炎、纵隔纤维化、肺纤维化等。有文献报道,RT的发病机制与淋巴管的增生关系密切。

(二)临床表现

RT较为罕见,国内未见到有大宗的病例研究报道。美国梅奥医院在1920—1984年的5.7万例次甲状腺手术中,仅有37例为RT,发病率为0.06%,是CLT的1/50。据估计,RT在人群中的发病率为1.6例/10万人。RT患者大多为女性,女性患者的比例可高达83%,发病年龄30~60岁。该病女性多发,考虑女性激素很可能参与了甲状腺疾病的发生、发展,而女性的情感心理因素也是女性患者多于男性的可能原因之一。年龄段集中在35~60岁,可能与女性激素分泌最旺盛或变化最剧烈的时间段相关。

甲状腺逐渐肿大,多缓慢起病,起病后亦可静止多年,也可突然起病。体检示甲状腺肿大,表面不平,质似铁样坚硬,通常是双侧受累,偶尔可单侧发病。组织学上的特征为致密的纤维组织增生。此种硬化性病变常侵入甲状腺固有膜,甚至超出其范围,使腺体与周围组织、器官发生紧密粘连,因而亦常累及喉返神经。

RT的临床表现常与局部的压迫有关,如压迫气管或食管,引起呼吸困难、吞咽困难,累及喉返神经后引起声嘶、咳嗽或失声。甲状腺组织完全纤维化可出现甲状腺功能减退。甲状旁腺的纤维化可导致甲状旁腺的功能低下。少见的皮下组织纤维性硬化有时也可发生。RT还可引起静脉血流淤滞、血管壁损伤和高凝状态而发生脑静脉窦血栓形成。

(三)诊断

1.实验室检查

甲状腺功能取决于甲状腺纤维化的程度,大多数患者的甲状腺功能正常,但约有1/3的患者会出现甲状腺功能减退。偶有患者出现甲状腺功能亢进。ESR 增高,但白细胞不升高。

2.影像学检查

甲状腺核素扫描显示病变的甲状腺组织为无摄取功能的冷结节。超声检查显示甲状腺组织为同质性低回声,与邻近组织结构的界线消失。CT 和 MRI 检查无特征性表现。

3.病理检查

RT 的确诊必须依赖手术活检,通过病理检查证实。FNAC 可以发现甲状腺的纤维性改变,但不能与其他甲状腺病变鉴别。进行甲状腺活检时,通常是楔形切除甲状腺峡部,从而同时解除气管压迫。

(四)治疗

1.内科治疗

RT 缺乏特异性治疗,不同阶段的治疗方法取决于 RT 患者的临床表现。一般无压迫症状者以保守治疗为主。主要以服用甲状腺素制剂和糖皮质激素治疗。甲状腺素不能解决 RT 的纤维化过程,但可以减轻甲状腺的肿大并作为甲状腺功能低下的替代治疗。

(1)肾上腺皮质激素:糖皮质激素是治疗该病的首选药物,可使甲状腺变软,部分 RT 患者对肾上腺皮质激素的治疗效果好,泼尼松的初始剂量可高达 100 mg/d,维持剂量为 15～60 mg/d。停用肾上腺皮质激素后,部分患者可获得长期缓解,但部分患者会复发。治疗效果存在差异的原因不清。

(2)他莫昔芬:肾上腺皮质激素治疗无效或复发的病例,可试用他莫昔芬治疗。他莫昔芬的治疗机制可能与抑制脂蛋白氧化、减轻炎症,促进 TGF 合成和分泌,以及抑制纤维母细胞的增殖有关。

(3)甲状腺激素:RT 合并甲状腺功能减退时,给予甲状腺激素治疗。但由于 RT 不一定发生甲状腺功能减退,故不必常规给予甲状腺激素治疗,并且甲状腺激素治疗对 RT 的病程没有影响。

(4)三苯氧胺:三苯氧胺可抑制纤维组织的增生,并能够缓解患者的症状和体征,已在 RT 的治疗中广泛应用;开始时可 20 mg,每日 2 次;2～4 周后甲状腺可较原来缩小 50%,甚至有完全恢复的报道,症状缓解后可改为 10 mg,每日 2 次;其不良反应主要有女性月经紊乱、一过性发热及子宫内膜癌风险增加;男性患者主要会降低性欲。

2.外科治疗

手术治疗 RT 有双重作用,一方面可以明确诊断,另一方面则是解除气管的压迫症状。但是手术可能损伤周围组织及神经,导致不良后果,如声带麻痹、甲状腺或甲状旁腺功能减退等,故多数手术病例后均多以相对应的药物治疗。通常楔形切除甲状腺峡部已经足够,部分病例可行甲状腺腺叶切除或大部切除。怀疑合并甲状腺癌时,应尽早进行手术探查和活检。手术治疗原则:快速病理检查确诊为本病后,当病变为单侧时,可将病变的甲状腺组织切除,使正常的甲状腺组织得以舒展,以解除压迫症状;当病变为双侧时,仅行峡部楔形切除以解除气管压迫;无伴随症状者要尽量缩小手术范围,没必要切除所有病变组织,否则将导致甲状腺功能低下;癌变或合并恶性肿瘤时,则按相应肿瘤手术原则进行。

第四节　甲状腺癌

一、病因

（一）家族史

约 5％的甲状腺癌患者有同种类型甲状腺癌家族史。通常在乳头状癌中，家族性非髓性甲状腺癌最常见，占所有乳头状癌发病的 6.2％～10.5％。家族性的甲状腺癌通常比散在发生的甲状腺癌预后差。甲状腺癌也可见于基因存在某些缺陷者，比如乳头状癌可见于家族性腺瘤性息肉病，多发性内分泌腺瘤 2 型及其亚型 Gardner 综合征患者中。

（二）放射性辐射

放射性辐射是目前唯一确定的致甲状腺癌危险因素，如原子弹爆炸、核泄漏事故等灾难性事件等。位于乌克兰首都基辅附近的切尔诺贝利核电站于 1986 年 4 月发生大爆炸之后，白俄罗斯女性甲状腺癌患者的数量增加了 12 倍。数据显示甲状腺癌患者数量的大幅增长始于 1986 年。1980—1986 年，高危地区 14 岁以下女孩每 100000 人中只有 0.15 例确诊甲状腺癌；而在 1997—2001 年，该比率上升到了 43.84％，同龄男孩的甲状腺癌发病率则从 0.08％上升到了 18.81％。另外，儿童期接触诊断性放射线检查与成年后甲状腺癌发病、既往头颈部放射性接触史与甲状腺癌的发病均存在关联。

（三）摄入碘过量与不足

碘过量与不足均有可能导致甲状腺癌的高发，过量的碘摄入可能与甲状腺乳头状癌的增长有关，碘缺乏可能与滤泡性癌的高发有关。强化食品中的碘摄入与甲状腺癌的患病未发现统计学的关联，OR（95％ CI：0.49～1.60）。

（四）BMI 及肥胖

一项针对 BMI 的 Meta 分析表明，BMI 与甲状腺癌的发病存在关联。Kitahara 等分析了 32 万例儿童 7～13 岁时的身高和 BMI 与其成年后甲状腺癌的关系，得出儿童期 BMI 与成年后甲状腺癌的发病存在相关性。Wolinski 等的 Meta 分析表明，在肢端肥大症患者中，甲状腺结节以及甲状腺癌的发生风险与对照组相比均增高。有研究表明，肥胖者或代谢性疾病患者体内的胰岛素抵抗或高胰岛素血症能够诱导甲状腺癌的发生。

（五）其他

关于饮食因素与甲状腺癌关联性的研究亦有报道，烟熏及腌制海产品、油脂、奶酪、淀粉等的过多摄入均可能增加甲状腺癌的发生风险，但仍需要进一步深入研究；关于女性生殖因素（如产次、处方性激素的使用、月经周期是否规律以及停经状态等）与甲状腺癌相关性的研究未发现较一致的结论。

二、病理

(一)分化型甲状腺癌(DTC)

1.乳头状甲状腺癌(PTC)

PTC约占成人甲状腺癌总数的70%,而儿童甲状腺癌常常都是乳头状癌。乳头状癌常见于中青年女性,以21~40岁的女性最多见。该类型分化好,生长缓慢,恶性程度低。该病有多中心性发生倾向,且可能较早出现颈部淋巴结转移,需争取早期发现和积极治疗,预后相对较好。

2.滤泡状甲状腺癌(FTC)

FTC约占15%,多见于50岁左右的女性。此型发展较快,属中度恶性,且有侵犯血管倾向。颈淋巴结转移仅占10%,因此预后不如乳头状癌。

(二)甲状腺未分化癌

甲状腺未分化癌占5%~10%,多见于老年人,发展迅速,高度恶性,且约50%有颈部淋巴结转移,或侵犯喉返神经、气管或食管,常经血运向远处转移。预后很差,平均存活3~6个月,一年存活率仅为5%~10%。

(三)甲状腺髓样癌(MTC)

MTC少见。发生于滤泡旁细胞(C细胞),可分泌降钙素。细胞排列呈巢状或束状,无乳头或滤泡结构,其间质内有淀粉样沉着,呈未分化状,但其生物学特性与未分化癌的不同。恶性程度中等,可有颈淋巴结转移和血运转移。

总之,不同类型的甲状腺癌,其生物学特性、临床表现、诊断、治疗及预后均有所不同。

三、临床表现

PTC和FTC的初期多无明显症状,前者有时可因颈淋巴结肿大而就医。随着病情进展,肿块逐渐增大,质硬,吞咽时肿块移动度减低。甲状腺未分化癌上述症状发展迅速,并侵犯周围组织。晚期可产生声音嘶哑、呼吸困难、吞咽困难。颈交感神经节受压,可产生Horner综合征。颈丛浅支受侵犯时,患者可有耳、枕、肩等处的疼痛,可有颈淋巴结转移及远处脏器转移(肺、骨、中枢神经系统等)。

MTC除有颈部肿块外,由于癌肿产生5-羟色胺和降钙素,患者可出现腹泻、心悸、脸面潮红和血钙降低等症状。对合并家族史者,应注意多发性内分泌肿瘤综合征Ⅱ型(MEN-Ⅱ)的可能。

四、诊断和鉴别诊断

(一)辅助检查

1.甲状腺功能检查

主要是TSH的测定。TSH降低的高功能性热结节,较少为恶性,故对其甲亢进行治疗更为重要。TSH正常或升高的甲状腺结节,以及TSH降低情况下的冷结节或温结节,应对其进行进一步的评估(如穿刺活检等)。

2.核素扫描

^{131}I或放射性锝(^{99}TC)发射计算机断层显像检查(ECT)是判断甲状腺结节的功能高低的重要手段。美国甲状腺学会指出:ECT的结果包括高功能性结节(比周围正常甲状腺组织的摄取率高)、等功能性结节或温结节(与周围组织摄取率相同)或无功能性结节(比周围甲状腺组织摄取率低)。高功能性结节恶变率很低,如果患者有明显或亚临床甲亢,则需对结节进行评估。如果血清TSH水平较高,即使是仅在参考值的最高限也应对结节进行评估,因为这时结节的恶变率较高。但是ECT对于小于1 cm的结节或微小癌常不能显示,故对此类结节不宜使用ECT。

3.B超检查

发现甲状腺结节并初步判断其良恶性的重要手段,是细针穿刺活检(FNA)实施可能性的判断标准,也是效益比最高的检查手段。B超下可疑恶变指征包括低回声结节、微钙化灶、丰富的血流信号、边界不清晰、结节高度大于宽度、实性结节以及晕圈缺如等。国内有学者曾将结节形态、边界、纵横比、周边声晕、内部回声、钙化、颈部淋巴结情况等方面对结节进行分析和评价,对比术后的病理结果,统计得出结节形态、钙化、内部回声情况在甲状腺结节的良恶性鉴别中更具有相关性,可着重观察这方面特征(仅针对乳头状癌)。

4.针吸涂片细胞学检查

针吸活检包括细针穿刺活检及粗针穿刺活检两种,前者是细胞学检查,后者是组织学检查。对于B超发现的可疑恶变的甲状腺结节,可采用该方法明确诊断。目前一般采用细针穿刺活检,操作时患者仰卧,呈颈部过伸位。宜采用局部麻醉。强调多方向穿刺的重要性,至少应穿刺6次,以保证取得足够标本。穿刺时以左手示指和中指固定结节,以右手持针筒,回抽针栓以产生负压,同时缓慢向外将针头拔出2 mm,再刺入,重复数次后见针内细胞碎屑后停止抽吸,去除负压,拔出针头,脱开针筒,针筒内吸入数毫升空气,接上针头,并将针头内标本排到玻片上,要求能有1～2滴橘红色液体,内有细胞碎屑。然后做涂片检查。

(二)鉴别诊断

甲状腺癌常以甲状腺结节为其明显表现,因此,当临床上遇到有结节性甲状腺肿的时候,区别结节性质的良恶性具有重要意义。引起甲状腺结节的常见病如下。

1.单纯性甲状腺肿

单纯性甲状腺肿是引起结节性甲状腺肿的最常见病因。病史一般较长,往往在不知不觉中渐渐长大,而在体检时偶然发现。结节是腺体在增生和代偿过程中发展而成的,大多数呈多结节性甲状腺肿,少数为单个结节性甲状腺肿。大部分结节为胶性,其中有因发生出血、坏死而形成囊肿;久病者部分区域内可有较多纤维化或者钙化,甚至骨化。由于结节的病理性质不同,他们的大小、坚硬程度、外形不一。甲状腺出血往往有骤发肿痛史,腺体内有囊肿样肿块;有胶性结节者,质地较硬;有钙化及骨化者,质地坚硬。

2.甲状腺炎

(1)亚急性甲状腺炎:结节的大小视病变范围而定,质地常常较坚硬。有典型病史,临床表现包括起病急、发热、咽痛及显著甲状腺区疼痛和压痛等。急性期,甲状腺摄^{131}I率降低,显像多呈冷结节,血清 T_3 和 T_4 升高,呈"分离"现象,有助于诊断。

(2)慢性淋巴细胞性甲状腺炎:对称弥散性甲状腺肿,无结节;有时由于肿大不对称和表面有分叶,可状似结节,硬如橡皮,无压痛。此病起病缓慢,呈慢性发展过程,但是与甲状腺癌可同时发生,临床上不易鉴别,须引起注意。抗甲状腺球蛋白抗体及抗甲状腺过氧化物酶抗体滴度常升高。

(3)侵袭性纤维性甲状腺炎:结节坚硬,且与腺体外邻近组织粘连固定。发展过程缓慢,可有局部隐痛和压痛,伴以明显压迫症状,其临床表现似甲状腺癌,但是局部淋巴结不大,摄碘率正常或偏低。

3.甲状腺腺瘤

由甲状腺腺瘤或多发的胶性结节所致。单个或多个,可与甲状腺肿同时并存或单独出现。腺瘤一般呈圆形或椭圆形,质地大多比周围甲状腺组织硬,无压痛。在扫描图上显示摄^{131}I功能为正常、增强或减弱;甲状腺显像分别为温结节、热结节或冷结节。甲状腺摄^{131}I率可正常或偏高。肿瘤发展缓慢,临床上大多无症状,但是部分患者发生功能亢进症状。

4.甲状腺囊肿

囊肿内含血液或清澈液体,与周围甲状腺组织分界清楚,质地坚硬,B超检查常有助于诊断,临床上除出现甲状腺肿大和结节外,大多无功能方面的改变。

五、治疗

(一)DTC 的外科治疗原则

DTC 来源于甲状腺滤泡上皮细胞,包括乳头状癌、滤泡状癌和 Hürthle 细胞癌。外科手术是公认的治疗 DTC 的首选方法。一旦被确诊后,如无明显手术禁忌证,应及时、彻底清除原发病灶和区域淋巴结转移灶。随着对疾病认识的逐渐深入和手术技术水平的不断提高,对外科手术的方式和范围存在着较多的争议和不同的意见。

DTC 占甲状腺癌发病总比例的 80% 以上,且发生于较年轻的个体,预后较好。文献报道其术后 15 年生存率可达 95%,30 年生存率约 90%。临床上发现 DTC 早期即有淋巴结转移倾向,但淋巴结转移并不提示预后差,且对生存率影响不大。通过长期随访经过规范化治疗的病例预后之后,引发了对于什么才是合理的手术切除范围的讨论,这一争论议题仍在继续。时至今日,从多数人倾向于广泛根治性切除,已转变到多数人赞同应根据患者的具体情况,选择个体化的治疗方案和手术方式。

在长期争论中,一方认为,对于绝大多数 DTC,全甲状腺切除或近全甲状腺切除是理想的手术方式;另一方则主张,术前应对 DTC 患者的危险因素进行评价,属于低危组的患者只需进行较小范围的甲状腺手术,通常是甲状腺叶全切除术。

德国内分泌外科医师协会的治疗指南推荐全甲状腺切除术为 DTC 的主要手术方式。其主要观点有:

(1)全甲状腺切除术后使用^{131}I治疗有利于降低复发率和死亡率。

(2)有助于利用^{131}I扫描和 Tg 监测甲状腺癌复发和(或)转移。

（3）降低远处转移的危险性。

（4）可一次性解决多灶性肿瘤。

以往全甲状腺切除或近全甲状腺切除等根治术式，因为在并发症发生率问题上，少数学者对此持保留意见。而经统计，由有经验的甲状腺外科医生施行全甲状腺切除术，术后并发症不会比切除范围小的甲状腺切除术更多。但如果因肿瘤残余或复发而再次手术时，并发症的发生率将会大大提高。

近年来，一套鉴定预后因子和对患者群进行危险性分组的方法已用于筛选甲状腺癌患者，并据此有针对性地选择手术方式。美国梅奥医院和雷希医院在分析 DTC 患者的各种临床和病理因素的基础上，界定出差的预后因子，包括年龄＞45 岁、高度肿瘤分级、远处转移、肿瘤大小增加和甲状腺外肿瘤浸润。根据这些预后因子，他们将患者分为低度和高度危险组群，低度危险组群的死亡率小于 2%，而高度危险组群的死亡率可达 46%。

1.PTC 的外科治疗原则

自 20 世纪 80 年代中期前苏联切尔诺贝利核电站泄漏事故以后，甲状腺癌发病率上升趋势明显，是增长最快的实体恶性肿瘤，年均增长 6.2%。据国内普查报道：甲状腺癌总体发生率为 11.4 例/10 万人，其中，男性为 6.0 例/10 万人，女性为 14.6 例/10 万人。其中 PTC 是甲状腺癌最常见的组织学类型，约占 80%。PTC 分化良好，属高分化型腺癌，且恶性程度低，生长缓慢，颈部淋巴结转移多见且首发，较少远处转移，一般预后良好，其中约 90% 的患者可达 10 年存活期。经过多年实践与总结，现已形成广泛治疗共识，认为 PTC 应以手术治疗为主，同时辅以放射性碘治疗，以及甲状腺激素内分泌治疗。但由于 PTC 本身存在异质性，且患者的个体差异以及甲状腺外科医生对疾病的认识不同，致使目前国内外对 PTC 的手术治疗方式的选择仍未达成统一的规定，并且以手术范围分歧最为明显。而这种分歧直接关系到每位患者能否真正得到因人而异却又有据可循的规范化外科治疗，进而对预后产生最为直接的影响。

（1）PTC 外科治疗原则的争论点：手术治疗被认为是治疗甲状腺恶性肿瘤，尤其是 PTC 的最主要手段，这依赖于 PTC 的良好预后及手术治疗的良好效果，PTC 来源于甲状腺滤泡细胞，可见侵犯周围的组织器官，如气管、食管、喉返神经、带状肌等，而颈部淋巴转移率最高，有时可发生双侧Ⅵ区，甚至双侧颈部淋巴结转移。目前由于术中快速冷冻病理检查无法作出完全准确的诊断，且有些甲状腺外科医生对 PTC 切除和颈部淋巴结清扫范围不够充分，对甲状旁腺和喉返神经局部解剖欠佳，从而导致对患者治疗的不规范和技术限制。

为了更好地提高患者的生存率及生存质量，有必要使 PTC 患者的手术治疗更加规范化，以达到在根治肿瘤的前提下获得更高的生活治疗。手术治疗在 PTC 的综合性治疗中起到了至关重要的作用，手术的合理性为手术后的辅助性治疗奠定了坚实的基础。一直以来，PTC 外科手术治疗的争论都围绕在两个方面：一是甲状腺组织切除的多少；二是是否清扫颈部淋巴结及清扫的范围。

关于 PTC 手术中甲状腺组织的切除范围在国内外一直存在许多争议：①若不全切，是否容易造成复发或转移；②全切手术后，若出现甲状旁腺及喉返神经损伤，易造成患者生活质量下降。

目前比较统一的观点认为：切除范围应取决于对各种风险因素的综合评估。在过去很长一段时间内,甲状腺组织的全切除手术方式成为治疗 PTC 的首选,绝大多数甲状腺外科医生认为,对于能够安全地进行全切术的患者,首次手术务求彻底,以增加患者的治愈机会,减少患者的复发和远处转移概率。而对于术前已有远处转移的患者,全切术的确给患者带来了治愈的希望。以上结论是具有一定的理论基础的,这与术后辅助治疗中的^{131}I 治疗有关。

20 世纪 80 年代以前认为:PTC 绝大多数为多发癌灶,并且手术切除甲状腺组织更有利于使用^{131}I 来监测和治疗。在手术后的辅助性治疗中,^{131}I 治疗对原发灶及转移均有较好的治疗效果,可延长生存期和降低复发率,但其成效与原位残余的甲状腺组织量呈正相关。

德国内分泌外科医师协会认为:PTC 手术后,如果一侧甲状腺腺叶保留,可使绝大多数^{131}I 治疗失败。有学者的研究也证明若甲状腺组织残留<2 g,^{131}I 治疗的成功率接近 94%,反之,若大部分甲状腺存留,其治疗成功率仅为 60% 左右。

因此,基于这样的理论,过去 20 年里,绝大多数甲状腺外科专家认为,对于 PTC,全甲状腺切除和近全甲状腺切除术后使用低剂量的^{131}I 即可成功达到治疗目的,同时也有助于利用^{131}I 扫描和甲状腺球蛋白一同监测 PTC 的复发和转移。

同样支持对 PTC 行甲状腺全切除手术的学者还认为:第一,无论是单叶还是双叶的PTC,40%~50% 是多灶性,尤其在健侧叶可能存在微小病灶;第二,PTC 具有退行分化性,部分高分化型癌日后可能进行为分化较差的 PTC,且术后残留的部分甲状腺也可能退化变成未分化癌。

因此,在很长一段时间里,甲状腺外科医生认为:过小的手术范围对提高患者的无病生存期没有帮助。然而,手术中解剖的困难性直接预示着手术范围过大又同时可能大大增加甲状旁腺及喉返神经、喉上神经永久性损伤的风险,使神经损伤并发症的发病率增加,甲状旁腺受损引起的低钙也是难以用药物治疗和替代的。有研究统计,甲状旁腺损伤所致的甲状旁腺功能减退在全甲状腺切除中的发生率高达 9%~32%。

近年来,不少学者对甲状腺全切除或近全切除的手术方式都提出了异议,强调应严格限制这种手术方式的使用,认为对于大部分尚处于早期的 PTC 患者可以保留部分的甲状腺组织,以获得更为满意的近期及远期手术效果,减少不必要的组织损伤,提高患者的生活质量。

对于是否应当常规进行颈部淋巴结清扫,以及清扫的范围也是目前 PTC 外科治疗的争论焦点。2012 年中国《甲状腺结节和分化型甲状腺癌诊治指南》中明确提出 PTC 术中在能够有效保留甲状旁腺和喉返神经情况下,需行病灶同侧中央区淋巴结清扫术(推荐级别:A 级)。PTC 区域淋巴结转移是否影响长期生存率尚有争议,因此,对于临床诊断淋巴结阴性的患者是否需要行中央区淋巴结清扫以及之后是否进一步行选择性颈淋巴结清扫仍有不同意见。而颈部淋巴结清扫范围是否合理直接关系到患者复发率的高低以及生活质量的好坏。若不清扫或仅行预防性中央区淋巴结清扫,虽无须延长切口从而保持了手术的美观性,并且保证了喉返神经及甲状旁腺的安全,从而保证了患者的生活质量,但却增加了术后颈侧区淋巴结转移复发的风险。

目前,国内外更多学者认为,PTC 切除甲状腺手术过程中,应常规进行中央区淋巴结清扫,再根据中央区淋巴结情况及肿瘤大小,是否侵及被膜等情况,决定是否进行更广范围的颈部淋巴结清扫术。

因此,选择合理的手术方式及范围在提高 PTC 患者生存率、改善生活质量方面具有重要意义。只有在符合 PTC 手术治疗基本原则的基础上,再根据临床实际需要灵活选择术式,才能实现疗效最佳的目标。

(2)合理的临床分期是选择手术方式的关键:PTC 的 TNM 临床分期前面已有阐述,这里需要特别提出两个概念:甲状腺微小癌及 cN_0,即临床诊断颈部区域淋巴结阴性。WHO 于 1988 年关于甲状腺癌的组织学分类标准中规定,直径≤10 mm 的甲状腺癌为微小癌(TMC)。参照 Kouvaraki 等提出的 cN_0 评价标准:①临床触诊未发现肿大淋巴结或发现的肿大淋巴结最大直径小于 2 cm,并且质地柔软;②B 超或 CT 检查未发现肿大淋巴结或肿大淋巴结最大直径小于 1 cm;③或者最大直径为 1~2 cm,但无中心性液化坏死、周边强化等。同时,临床上根据患者的性别、年龄、肿瘤最大直径将患者分为高危组和低危组。只有明确了 PTC 的分期及分组,才能有的放矢,从而选择最合适的手术方式。接下来将重点阐述依据以上临床分期分组,如何选择合适的甲状腺组织切除及淋巴结清扫范围。

(3)甲状腺切除范围:针对 PTC,小于患侧腺叶的切除方式因其癌肿残余率高、远期转移率高、长期生存率低已经完全被废弃。目前国内主要使用的甲状腺切除方式有:患侧甲状腺腺叶+峡部切除术、患侧甲状腺腺叶+峡部+对侧腺叶次全切除术、甲状腺全切除术。

①患侧甲状腺腺叶+峡部切除术:该术式在过去得到更多人的推荐,其原因是因保留了部分甲状腺,术后发生甲状腺功能减低的概率较小,生活质量较高;不可逆的喉返神经或喉上神经损伤概率低;对于某些分期较早的 PTC,远期疗效与全切相比无显著性差异;对侧如果后期出现肿瘤,再次手术并不增加难度及并发症的发生率,且不影响预后。

该术式相对较为简单,降低了喉返神经及甲状旁腺损伤的概率,而关于术后对侧复发的问题,国内外很多临床研究证实复发率仅为 1.3%~5.7%,并且即使复发,行二次切除仍能取得很好的治疗效果。通过等报道 1528 例甲状腺肿瘤手术后 40 年的临床观察,肿瘤的复发率没有因为手术方式的不同而有根本的变化,患者无病生存时间和总生存时间也无明显差异。因此,从治疗角度及保留患者生存质量的角度考虑,我们并不主张对 PTC 一律采取甲状腺全切除的方式,某些低危组确保能完整切除肿瘤的手术范围即可满足治疗的要求。然而,也有学者持反对观点认为:a.对于能够安全地进行全切术的患者,首次手术务求彻底,以增加患者的治愈机会;b.由于 PTC 的特点之一是在患叶的对侧叶可能存在微小病灶,同时具有退行分化性,因此,过小的手术范围对延长患者的无病生存期带来了一定的隐患;c.残留过多的甲状腺组织,不利于术后施行甲状腺素抑制疗法及运用促甲状腺素对肿瘤复发进行监测,同时,若需要行 ^{131}I 治疗,残留过多的甲状腺组织则会使之无法完成。因此,除癌灶极小呈隐匿性(<1 cm),局限于包膜内且无局部及远处转移情况之外,对于术前已有远处转移的患者,全切术给患者带来了治愈的希望。

根据一些研究报道,以下情况可选择该术式:a.无放射线接触史,年龄 15~45 岁的低危人群;b.单侧肿瘤,直径<4 cm,且无包膜侵犯;c.无远处转移;d.术前临床诊断无颈部区域淋巴结转移。若术中快速冷冻切片或术后石蜡切片病理检查证实颈部淋巴结有转移,则考虑立即行甲状腺全切除术。

②患侧甲状腺腺叶+峡部+对侧腺叶次全切除术:该术式是早期 PTC 外科治疗的主要术

式。现仍为不少术者尤其是非甲状腺专科术者推崇。他们认为该术式有以下优点:a.较大程度切除可能存在的微小癌灶,降低了局部复发和远处转移的风险;b.已有研究证实,术后并发症的发生率与甲状腺腺叶切除多少无明显相关性;c.一旦需要^{131}I治疗,可用该方法消除残余的少量腺体或转移的淋巴结,无需再次手术。在吕雪冬的研究中,对78%的PTC患者实施了该术式治疗,在保证手术并发症发生率较低的前提下均得到了较理想的根治效果。但该术式得不到甲状腺专科医生普遍认同的原因主要在于:a.由于首次手术破坏了双侧的组织结构,若未行^{131}I治疗的患者术后若干年出现了对侧甲状腺癌的复发,再次手术损伤甲状旁腺或喉返神经的风险将大大增加;b.与患侧甲状腺腺叶+峡部切除相比,并不能有效减少对侧复发的概率,反而增加了复发后出现低分化癌的风险;c.对于甲状腺乳头状微小癌,若为单侧单发,且无颈部区域淋巴结和远处转移,该术式手术范围过大,不但无法保留甲状腺正常功能,还有可能造成周围组织不必要的永久损伤。

根据一些研究报道,以下情况可选择该术式:a.无放射线接触史,年龄15~45岁的低危人群;b.经病理结果证实为单侧PTC,直径1~4 cm,且无包膜侵犯;c.对侧甲状腺经彩超或CT或MRI证实无实质性肿瘤存在;d.无颈部区域淋巴结转移,无远处转移;e.若术中快速冷冻切片证实对侧存在微小癌或乳头状癌,或中央区淋巴结存在肿大或转移,需立即行对侧甲状腺全切除术。

③甲状腺全切除术(被膜内):该术式是目前运用最多,也最为甲状腺专科医生所推崇的一种手术方式。由于近几年许多甲状腺外科专家认为PTC大多为多原发灶,单纯腺叶或部分甲状腺切除达不到根治的目的,且残留的甲状腺有可能复发且转变为恶性程度较高的低分化癌。同时,即使再次手术,由于甲状腺组织已全部切除,则再次手术损伤到甲状旁腺或喉返神经的风险大为降低。而被膜内甲状腺全切除术更为合理地保护了甲状腺下动脉及下被膜以保证下甲状旁腺功能,同时与全甲状腺切除相比生存率差异不明显。选择该术式的依据有:a.甲状腺左右两叶及峡部彼此之间并无明显解剖界限或包膜分隔,癌细胞有腺体内传播的可能,且这种转移方式为PTC的首要转移方式;b.PTC大多为多中心发病,多原发灶;c.甲状腺全部切除术在不考虑手术技术等外在因素的前提下,局部复发率低于其他任何形式的手术;d.由于没有甲状腺组织的残留,术后可以为将来可能出现的远处转移做好放射性碘治疗的准备,并取得良好的治疗效果;e.PTC存在隐匿病灶,全切除术可有效防范隐匿病灶的发展;f.因为甲状腺被膜内全切除,专科医生行此术式的并发症发生率不高:技术熟练的专科医生行甲状腺全切除术,永久性的喉返神经损伤及甲状旁腺功能减退的风险可降到2%以下,技术精湛的专科医师使其降至1%以下。而对该术式持反对态度的学者认为其存在的最主要问题是术中并发症。毕竟处理喉返神经损伤比处理甲状腺二次手术要复杂得多,而不可逆的甲状旁腺功能损伤也大大降低患者的术后生活质量。但学者在临床工作中体会到随着对喉返神经及甲状旁腺解剖的熟练,可以做到在甲状腺全切术中对喉返神经全程显露,保证喉返神经的安全。尽量保证甲状旁腺的血供,如果其血供受损,可行甲状旁腺的移植。实践证实甲状腺全切除术对技术精湛的专科医生来说是一个相对较安全的术式。临床工作中随诊发现相当一部分行甲状腺全切除术的PTC患者在随访几年中均反映术后出现了免疫相关疾病,而PTC复发的患者毕竟少数,从而极大地影响了患者的生活质量,当然,这种术后免疫相关并发症的出现与甲状腺全切除后功

能减退的关系及作用机制还有待进一步研究证实。

有学者认为对于存在以下情况之一的 PTC 患者,推荐行甲状腺全切除术:年龄<15 岁或>45 岁,家族史阳性的高危组患者;双侧 PTC,无论肿块直径大小;病变累及甲状腺包膜或侵袭周边组织;伴有远处转移,需要 ^{131}I 治疗的患者。

④微创手术的应用:对于甲状腺的切除可以选择常规开放式切除,也可以选择微创手术。David 等认为微创技术,其目的是治愈患者的疾病,同时减少手术的副反应,缩短住院治疗和恢复时间,提高患者生活质量。近年来,随着 PTC 的日趋年轻化,患者对手术切口的美观要求越来越高,并且微创外科手术技术不断发展,促使甲状腺癌腔镜下微创手术的发展日益成熟起来。Miccoli 等采用微创电视辅助甲状腺切除术(MIVAT)治疗低风险组的 PTC,最近的前瞻性随机对照研究清楚表明 MIVAT 与常规的开放手术相比,可以实现在甲状腺临床水平相同的效果。同时,微创手术的主要优点有:术后恢复快,美容效果好。有学者在微创电视胸腔镜辅助下行转移性 PTC 功能性侧颈淋巴结清扫术,认为低危组 PTC 患者伴颈侧转移<2 cm,是符合微创手术要求的。有学者用 MIVAT 方法切除了一直径约 5.9 cm 的甲状腺结节,后来诊断为 PTC。这是稍大于文献记载的大小,因此,他们认为微创电视辅助甲状腺切除术的适应证可以适当扩大,于低风险或中等风险的甲状腺癌患者是安全的。Terris 等的 MIVAT 适应证则包括不确定结节(直径<3.5 cm),无颈部手术史,无明显的癌转移,低危组的 PTC。学者认为甲状腺微创手术将成为 PTC 手术治疗的发展方向。

(4)淋巴结清扫范围:对于是否应当常规进行颈部淋巴结清扫也是目前 PTC 外科治疗的争论焦点。目前并没有临床随访资料证实进行常规的预防性的颈淋巴结清扫能够生存获益。但基于 PTC 患者颈部淋巴结一般为从中央区(Ⅵ区)向侧方区(Ⅱ~Ⅴ区)转移的规律,通常认为 PTC 淋巴结转移的模式是:原发灶—中央区淋巴结—侧方区淋巴结—远处转移。而跳跃式转移(中央区淋巴结无转移而直接发生颈侧方区淋巴结转移)较少发生,且出现率小于 10%。随着越来越多长期随访的研究报道的出炉,支持甲状腺切除手术同时进行常规的颈部淋巴结预防性清扫的外科医生逐渐增多。还有研究认为,即使对于直径<0.5 cm 的甲状腺乳头状微小癌,如果术前超声发现多灶病变也应当在充分评估颈部淋巴结是否存在转移后尽可能行预防性中央区淋巴结清扫术。

颈淋巴结清扫在过去分为预防性中央区淋巴结清扫及颈侧区淋巴结清扫,后者又分为传统和功能性两种。传统的颈淋巴结清扫要求切除颈内静脉、胸锁乳突肌和副神经。一方面手术范围较大,会造成患者颈部外观不对称而影响美观;另一方面,传统的颈淋巴结清扫对患者的机体运动功能影响较大。由于切除了颈内静脉,影响头颈部静脉回流,切除胸锁乳突肌使头不能向患侧侧屈,同时不能向健侧回旋,而副神经支配胸锁乳突肌和斜方肌,其损伤可导致斜方肌瘫痪、同侧肩胛骨下垂。现代医学认为,对于相当一部分 PTC,颈淋巴结有无转移并不影响患者的预后和生存,未受癌细胞浸润的淋巴结被清除反而会破坏淋巴的正常防线。而功能性颈部淋巴结清扫术不但保留胸锁乳突肌、颈内静脉和迷走神经,而且开始尝试保留颈丛感觉神经和颈横血管,这样,既保留了外观的美观性、上肢运动功能和颈部皮肤感觉,同时又可保证手术清扫淋巴结的彻底性,达到根治而不影响预后的目的。因此,对于 PTC 颈部淋巴结清扫可简化地分为预防性颈中央区淋巴结清扫和功能性颈侧区淋巴结清扫两大类。

对于 PTC 患者是否应当常规进行预防性颈部淋巴结清扫术,我们认为仍应遵循循证医学证据,不应常规进行大范围的颈部淋巴结清扫,有文献报道,PTC 中央区淋巴结隐匿性转移的发生率为 64.3%,因此,结合学者的治疗经验,PTC 手术过程中,应常规进行中央区淋巴结清扫,再根据中央区淋巴结转移情况、肿瘤大小,以及是否侵及被膜等情况,决定是否进行更广范围的颈侧区淋巴结清扫术。

①临床诊断无颈淋巴结肿大或转移者(cN_0):cN_0 患者,即同时满足以下条件的患者:a.临床未触及肿大淋巴结,或肿大的淋巴结直径<2 cm,且质软;b.影像学未探及异常淋巴结,或肿大淋巴结直径<1 cm,或者最大淋巴结直径 1~2 cm,但无中心液化坏死、周边强化,或节旁脂肪间隙消失。

2014 年,美国国立综合癌症网络(NCCN)指南建议对 cN_0 患者行治疗性颈中央区淋巴结清扫。Robbins 等指出中央区颈淋巴结(第六区淋巴结)清扫术指气管前、气管旁及喉返神经区内的所有脂肪组织,具体清扫范围在甲状软骨以下、胸骨切迹以上、颈总动脉内侧区域间所有淋巴脂肪组织。该解剖区域内主要有喉返神经、甲状腺下动脉、甲状腺下静脉、甲状腺最下静脉、甲状旁腺、胸腺上极颈段食管及气管。此术式推荐者分析其理由有:a.cN_0 患者中央区淋巴结转移率在 60% 左右,且 PTC 的淋巴结转移是呈阶梯型的,跳跃性的转移很罕见;b.颈部淋巴结的转移灶是最重要,也最常见的肿瘤复发部位;c.有学者认为颈部淋巴结转移影响患者生存时间,有研究表明区域淋巴结转移与术后较高的复发率及肿瘤相关的病死率存在密切关系;d.再次手术清扫中央区淋巴结势必大大提高喉返神经及甲状旁腺损伤等手术并发症发生率。李传乐等分析表明经常临床上诊断为 cN_0 期 PTC 患者,在病理学上并不都是 N_0 期,尤其是当患者具有高危因素时,如果手术医师技术允许,在甲状腺腺叶切除后还应同时进行预防性颈部淋巴结清扫,尤其是Ⅵ区,以减少肿瘤复发。cN_0 期 PTC 患者隐匿性淋巴结转移以多区转移为主,依次为Ⅵ、Ⅲ、Ⅳ、Ⅱ区常见。中央区淋巴结转移大于或等于 3 枚较易出现颈侧淋巴转移,因此,对 cN_0 患者选择性清扫Ⅱ、Ⅲ、Ⅳ、Ⅵ区能清除大部分存在的颈部隐匿性转移淋巴结。

目前多数学者认同对 cN_0 PTC 患者应清扫至少一侧的中央区淋巴组织。年龄>45 岁的患者如原发癌明显有周围组织侵犯的趋势,即使无明显淋巴结肿大的依据,也应行预防性颈淋巴结清扫术。有学者根据临床经验同样认为,对 cN_0 患者行患侧预防性中央区淋巴结清扫不会增加手术并发症的发生率,但前提是良好的喉返神经显露,如果盲目清扫,势必增加喉返神经损伤的可能及影响清扫的效果。然后术中根据中央区淋巴结情况及甲状腺原发肿瘤大小,是否侵及被膜等情况,决定是否进行更广范围的颈部淋巴结清扫术。

②临床诊断有颈淋巴结肿大或转移者(cN+):PTC 复发率和颈部淋巴结转移数与以下因素明显相关:原发肿瘤大于 3 cm、有腺体外侵犯、男性以及年龄大于 55 岁,具有以上 2 个或 2 个以上高危因素的患者淋巴结无瘤生存率明显降低,因此建议对其实行功能性颈清扫术。有学者对这一术式的适应证更为广泛,指出癌肿直径>1 cm,除须行中央区淋巴结清扫外,还须清扫颈内静脉及锁骨上区的淋巴结(Ⅱ~Ⅴ区)。

对于手术前临床评估有颈部淋巴结转移的患者,行颈侧区淋巴结清扫的争议不大,而功能性颈淋巴结清扫也越来越得到人们的认同。有学者根据颈部解剖特点及肿瘤外科治疗原则提出了保留胸锁乳突肌、颈内静脉和副神经的功能性淋巴结清扫术式。他认为，如果颈部淋巴结转移癌未侵袭包膜，且未穿透包膜向结外生长，仅将这些淋巴结切除而保留其余重要的神经和组织，也是完全可以达到根治目的的。有学者认为，对于 PTC 这一类预后较好的肿瘤，功能性颈部淋巴结清扫相比根治性淋巴结清扫不仅缩小了手术范围，减轻了创伤程度，而且术后患者耳部感觉良好，颈部及肩部无麻木感，从而既提高了生活质量，又达到治愈肿瘤的目的，同时，即使出现了颈侧区的复发，二次手术再行根治性清扫仍能取得较好的治疗效果。这些理论都在实践中得到论证。

部分 PTC 患者在就诊时肿块就已经突破甲状腺被膜，出现微浸润或侵及周围组织的现象，这类 PTC 已属晚期，根据 NCCN 指南提示，多为Ⅲ或Ⅳ期患者。由于 PTC 多无包膜，故凡侵及胸骨甲状肌者应将胸骨甲状肌和胸骨舌骨肌同时切除。无论选择何种术式，喉返神经都应尽量保留，若肿瘤明显侵犯，一般也只切除一侧，将另一侧保留。对某些较晚期局部浸润广泛，累及气管、食管、喉返神经者，如患者全身情况许可，手术切除范围应包括全甲状腺，加同侧或双侧颈清扫，切除无法保留功能的患侧喉返神经，将受侵的气管壁切除后缝合或修补缺损。

因此，学者认为对于有周围组织侵犯的Ⅲ或Ⅳ期 PTC 的手术处理原则是：肌肉能保留则保留，重要器官、一侧喉返神经则必须保留，尽量维持患者的正常生活质量。对于残留的癌组织，可考虑术后放射性碘治疗。

（5）术后辅助治疗：PTC 的外科治疗中，手术切除并不是唯一有效的治疗手段，目前比较推崇的治疗策略及原则是：①手术治疗首先要满足有足够的外科切除范围；②选择性的 ^{131}I 治疗；③TSH 抑制治疗；④术后利用颈部彩色多普勒超声和血浆甲状腺球蛋白（Tg）监测复发和转移。有研究表明，该治疗策略能使低危组的 PTC 患者 20 年生存率在 95% 以上。所以术后的 ^{131}I 和甲状腺激素内分泌治疗对于全方位地治疗 PTC 患者是很有必要的。

① ^{131}I 治疗：^{131}I 治疗是 DTC，尤其是 PTC 术后最重要的辅助治疗之一。国内大多数甲状腺外科专家认为在甲状腺组织全部切除的基础上行 ^{131}I 治疗是降低复发率，提高生存率的重要措施。^{131}I 治疗 PTC 的理论基础是：PTC 有一定的摄取碘的能力，这部分 ^{131}I 能够发射出短的大量射线，杀灭颈部残留的甲状腺癌组织及一些隐匿的病灶，从而能达到病灶根治的目的。目前国外的甲状腺外科专家一般主张对所有较晚期 PTC，即肿瘤直径大于 4 cm、有包膜侵犯或伴有颈部淋巴结转移等常规给予术后辅助 ^{131}I 治疗。而国内学者对 ^{131}I 治疗的指征应用范围比较严格，多不主张常规应用，仅对于无法切除的 DTC 或能摄碘的远处转移灶，以及有明显包膜外侵犯或广泛血管侵犯时，才予以应用。^{131}I 对于 PTC 的治疗能起到以下的作用：a. 对于已行甲状腺全切除术的患者，能够彻底清除残余的甲状腺癌组织，减少甲状腺癌的复发和转移；b. 具有术前诊断和术后治疗的双重作用，可以在术后的长期随访复查中发现和确定有无新的转移灶；c. 经 ^{131}I 治疗后，检验血清中 Tg 的含量即可简单而又灵敏地随访观察有无复发和转移。大量具有说服力的研究表明，对于 PTC 患者，在甲状腺全切除术后同时接受了 ^{131}I 和甲状腺激素抑制治疗的患者，其复发率和病死率是最低的。

②甲状腺激素内分泌治疗：对于手术后的 PTC 患者，甲状腺激素同时起到替代和反馈抑制治疗的目的。所有分化良好的 PTC 手术治疗患者都必须接受甲状腺激素治疗。现已明确

PTC患者的癌细胞中含有较丰富的TSH受体,TSH通过作用于这些受体从而促进细胞的增生和转移。由于甲状腺组织多已全部切除,外源性应用人工甲状腺激素可达到抑制TSH分泌的目的,从而使PTC的复发率和转移率都可降到最低。

左甲状腺素钠片(优甲乐),因其比较明确的成分和疗效及较少的不良反应现已成为首选的甲状腺替代治疗制剂。国内的甲状腺疾病专家在该药的用量方面现已基本上达成共识:PTC患者术后口服左甲状腺素钠片的剂量为2 μg/kg,具体剂量还可根据术后血检甲状腺功能作调整,一般来说,术后复查TSH应维持在0.1～0.5 mU/L,对大多数身体能耐受,无明显不良反应的患者,TSH血浓度可维持在0.1 mU/L以下,从而达到更为理想的治疗效果。对于术后评估癌肿有极大复发可能性的患者,TSH浓度可维持在0.01 mU/L以下。而对于老年患者,TSH不宜控制太低,否则可能会出现身体不耐受。但最新的研究中也有学者认为,甲状腺内分泌治疗通过对TSH的控制来监测术后PTC的复发和转移具有一定的局限性,从而否定这种药物剂量调节方法。这一说法还有待通过进一步的大规模病例随访研究来证实。

总之,手术切除依然是PTC综合治疗中最有效的治疗方法,但对于手术方式选择的争议仍然较大。对PTC尤其是临床上术前已经有影像学资料显示淋巴结转移或有周围组织侵犯的患者来说,手术医生与超声科医生会诊,做到术前胸有成竹,术中有的放矢,从而缩短手术时间,减少手术并发症,特别是触诊淋巴结不肿大但经术中冷冻切片病理检查证实又有转移的患者,可有效防止遗漏手术,将癌灶彻底清除干净。正是由于PTC具有相对较好的预后,因此,对于该疾病的标准手术方式及颈部淋巴结清扫的范围和适应证的争论仍会持续很长一段时期。此问题的解决,有待于高质量的前瞻性随机对照临床研究,提供标准治疗的依据。

2.FTC的外科治疗原则

在DTC中FTC有其特殊性,肿瘤细胞侵犯血管、包膜,或二者均受侵犯,绝大多数甲状腺滤泡状癌在组织学上呈现微滤泡形态,肿瘤通常单发,有或无包膜。甲状腺滤泡状癌累及淋巴结较少见,经血运转移到肺、骨等器官更常见。

Hürthle细胞癌在WHO的分类中被划分到FTC当中。Hürthle细胞癌也起源于甲状腺滤泡上皮细胞,在受到TSH刺激时,cAMP和Tg的产生通常增加。然而,Hürthle细胞癌更倾向于多灶性发生,更易侵犯局部淋巴结,更多发生于放射线照射后,更易局部复发,更易致命。DeGroot及同事最近报道Hürthle细胞癌患者的病死率为24%,而FTC患者的病死率为12.5%。其他人也报道Hürthle细胞癌患者的病死率比其他分化较好的甲状腺癌患者高。仅有9%的Hürthle细胞癌摄取[131]I,而在甲状腺滤泡状癌中该比例为75%。甲状腺滤泡状癌患者预后比PTC较差。据DeGroot等报道,FTC患者的死亡和复发都是在13年内发生,而PTC患者的死亡和复发在随访的40年中均有发生。

对于FTC,大多数专家倾向于双侧全甲状腺切除或近全甲状腺切除术。理由是这种肿瘤更具有侵犯性。对于大多数FTC无法通过FNAC检查和冷冻切片诊断,只有获得石蜡病理切片后才能正确诊断。对这些患者,如术中诊断为滤泡性腺瘤,而术后永久性石蜡切片诊断为FTC时,应该如何处理确也值得研究。既往大家的共识是,如果此例首次手术施行甲状腺叶切除术,则应立即再行全甲状腺切除术。但现在的观点是,如这个患者属于低危组群,而对侧叶正常,则重新检查原发病灶,从组织学上证实有无包膜和血管的侵犯。如仅有极少的包膜和血管侵犯或没有侵犯时，一般不需要再次手术，属于"无威胁恶性倾向"，即临床上存在仅有最小限度的包膜侵犯。这些人的预后非常好，腺叶全切除通常足以成为最后的治疗。最小限度包膜侵犯指癌细胞刚刚侵入包膜。这种指导性的病理学意见提出，需要临床医生与病理科医生进行更充分、更深刻的沟通。Kshnin 和 Perzin 报道，包膜受累的患者当中 14% 出现转移灶，血管受累的患者中 50% 出现转移灶，而血管和包膜都受累时转移灶的出现率为 75%。鉴于国内多数人对良性的滤泡性腺瘤一般仅行患叶次全切除，因此，如果术后发现包膜有肿瘤浸润，则应再次手术。手术范围至少应完整切除该患叶，再根据对侧腺叶情况决定是做次全切除还是全叶切除。

对于较晚期甲状腺癌患者应尽可能一期尽量广泛地切除，但应避免致残以延长生存时间。在手术风险较大的情况下，年轻患者可在一侧喉返神经附近保留小部分组织日后用 ^{131}I 治疗，而不至于影响生存质量。有报道 97 例接受不完全手术，在有肿瘤残余的患者中，10 年生存率为 83%。很明显，此期患者的生存期与手术切除范围并无直接关系，某种程度的保守性手术是可取的。PTC 或 FTC 在年龄＞45 岁的患者中进展较快，需要更大范围的切除，尽可能行全甲状腺切除或近全甲状腺切除术，加上同侧颈部淋巴结清扫术，必要时可连同颈内静脉和胸锁乳突肌一并切除。如对侧颈部淋巴结肿大，术中证实有转移时，也应行对侧颈部淋巴结清扫术。如肿瘤压迫气管致气管狭窄、软化或塌陷，应作气管切开，必要时留置永久性气管套。当然，这种大范围的手术切除必须是在肿瘤能够完整切除的前提下进行。

癌肿侵犯气管壁是少见的，因为气管软骨环是抵抗癌浸润的一个天然屏障。多数情况下，肿瘤浸润气管前筋膜而导致局部增厚粗糙，并非侵犯气管壁。根据肿瘤侵犯气管的程度，可分为 3 型：①侵犯气管外膜；②侵犯气管软骨；③侵入气管内。

（1）侵犯气管外膜者：将肿瘤从气管外膜上剥离下来，用电刀烧灼创面，即可达根治的效果。

（2）侵犯气管软骨者和侵入气管内者：应切除受累的气管壁，缺损小者可直接缝合，缺损大者可局部切除气管壁，气管开窗并放置气管套管。也可用自身耳郭软骨，或鼻中隔软骨，或带状肌锁骨头骨膜修复气管前壁缺损。如癌侵犯 3～4 个环状软骨时，可将其一并切除，并游离上下方气管，对端吻合，吻合后行气管切开。如气管环切除范围太大而无法吻合时，可做喉切除和永久性气管造口。气管和喉严重受累，可行全喉切除术，术后可用人工喉。癌肿不能切除又有气道阻塞者，施行气管切开术。

癌肿若侵犯食管，常使癌组织浸润食管纵行肌或粘连，可一并切除纵行肌层；若侵犯食管黏膜，可切除食管再行断端吻合。

癌肿若侵犯一侧颈内静脉，可切除该侧颈内静脉，如两侧颈内静脉受侵犯时，又确实无法保留时，则可行一侧颈内静脉切除后作静脉移植，以保证有一侧颈静脉回流口如吻合侧的静脉闭塞，但已形成侧支循环，可不再行任何旁路手术。然而，必须认真判断患者的静脉回流情况，如静脉回流阻断，少数患者可引起颈内高压而死亡。如头部静脉回流不畅，应再行静脉移植，恢复颈内静脉血流，或可利用血管腔内介入技术疏通静脉闭塞，并放置支架。

若癌组织侵犯动脉，应尽量将癌组织从动脉上剥离，一旦需切除动脉，应重建动脉血供。

FTC 远处转移常见于肺部及骨骼。目前的观点也是趋于积极手术，行双侧甲状腺全切除和颈淋巴结清扫术。有孤立的肺部或骨转移灶的患者应在施行全甲状腺切除基础之上,能切除的转移病灶也应该一并切除,可延长生存时间。如有多处转移,则在切除甲状腺后予以^{131}I辅助治疗。

临床上也会遇到这种情况,即甲状腺癌是以远处转移为首发表现,而原发病灶位置不明确。如病理学免疫组化检查证实,远处转移灶的组织学特性与甲状腺癌一致,则甲状腺癌的诊断可以成立。应仔细再检查甲状腺,以及可能存在的异位甲状腺组织,如仔细触诊、B超、CT、^{131}I扫描、PET等,必要时手术探查甲状腺,以寻找原发病灶。如发现甲状腺内病灶,应行全甲状腺切除,术后辅助^{131}I治疗,此时的甲状腺癌转移灶可有效地摄取^{131}I,以达到治疗目的。

(二)MTC的外科治疗原则

MTC是甲状腺恶性肿瘤的一种,起源于甲状腺滤泡旁细胞(C细胞)的恶性肿瘤,其发病率占甲状腺恶性肿瘤的3%~10%,而病死率却明显高于分化最好的PTC,高达13.4%。此种类型的甲状腺癌属于中等恶性肿瘤,其恶性程度介于乳头状癌和未分化癌之间。有学者首次描述该病,称其为一种独立病理类型的甲状腺肿瘤。有学者首次报道本病时,将其描述为"伴淀粉样变的恶性结节性甲状腺肿"。

MTC的主要临床表现为颈部甲状腺区的无痛性硬实结节,有的患者可出现胸闷、气促、吞咽困难,或者声音嘶哑等症状,均是由于肿块生长对邻近气管、食管产生的压迫症状所引起,当肿瘤侵犯到气管食管沟的喉返神经时,该神经支配声带活动出现功能失调,声嘶症状随之出现。更少一部分MTC的患者会出现罕见的腹泻、心悸、面色潮红等类癌综合征的表现,是因为髓样癌的起源细胞C细胞可合成多种生物活性物质,如降钙素(CT)、癌胚抗原(CEA)、促肾上腺皮质激素(ACTH)、组胺和血管活性肽等,表现出很强的生物学活性,并由此被归类为神经内分泌细胞,而病理学家根据MTC的起源细胞的这一特殊属性,同时该恶性肿瘤起源又与甲状腺滤泡细胞无关,故将其归为神经内分泌肿瘤或胺与胺前体摄取和脱羧(APUD)系统肿瘤。

MTC根据有无遗传因素分为散发型MTC和遗传型MTC:散发型MTC(SMTC)占总体发病者的75%~80%,20%~25%属于遗传型MTC,后者根据基因突变位点引起的临床并发症及预后不同,又分为三个亚型,包括MEN2A(多发性内分泌肿瘤Ⅱ型,A亚型)、MEN2B(多发性内分泌肿瘤Ⅱ型,B亚型)以及家族性髓样癌。

MTC的临床分型及遗传学特点:MTC起源于甲状腺C细胞,C细胞在甲状腺内呈多中心集簇状分布,发病时瘤体多发现于甲状腺腺体中上部,而对于不同分型的甲状腺髓样癌,其临床表现又各有特点,下面逐一简单介绍。

1.遗传型MTC

此种类型的MTC分为MEN2A、MEN2B、FMTC三种类型,其发病通常是多中心病灶和双侧性的,转移性首先扩散到颈部淋巴结,随后从颈再转移到肺、骨、肝等重要器官。该病已经证实是一种常染色体显性综合征,由RET原癌基因的种系突变所引起。目前已知这种种系RET原癌基因位于染色体10q11.2上。1993年,第一次证实了引起遗传型甲状腺髓样癌的原因是RET原癌基因的种系突变,自此以后,30多个不同的错义突变陆续被发现,并都存在于MEN2家族性髓样癌的患者RET原癌基因中,这些错义的RET基因突变能直接造成甲状腺

C 细胞过度增生,最终导致遗传型 MTC 的发病,有学者提出这些错义的突变与遗传型 MTC 的 3 种不同的表型相互对应。

(1)MEN2A:MEN2A 约占遗传型髓样癌的 56%,多累及双侧甲状腺组织,是由甲状腺 C 细胞增生过度而导致的多中心灶肿瘤,有学者首次报道,该病常合并嗜铬细胞瘤(50%患者)和原发性甲状旁腺功能亢进症患者(25%)。最早在 5 岁发病,而癌前的 C 细胞增生有时可发生于更早的年龄段。患者的原发性甲状旁腺功能亢进可由甲状腺或甲状旁腺瘤、甲状旁腺增生造成。除此之外,还有一些少见的并发症,如先天性巨结肠或者皮肤苔藓样淀粉变性,伴有先天性巨结肠的患者由于大肠缺乏自主交感神经,导致结肠扩张,从而出现便秘,甚至肠梗阻的症状;而皮肤苔藓样淀粉样变则表现为肩背瘙痒的皮疹。这些看似和甲状腺生理位置相隔较远的疾病,考虑均与 MEN2A 型患者的 *RET* 基因特定突变有关。

(2)MEN2B:MEN2B 约占遗传型髓样癌的 9%,有学者首次报道,此种类型的 MTC 常合并嗜铬细胞瘤(50%)、马方综合征、多发性黏膜神经瘤(好发于唇、舌、口咽及眼睑结膜等处),少数患者甚至伴有胃肠道多发性神经瘤,却很少并发甲状旁腺占位或功能异常。该病发病年龄通常在更早,多见于 1 岁以内,儿童该病的确诊多由面部及口腔的特征即可辨认,而伴有胃肠受累的儿童,发病初期出现的常见症状则为间歇性腹泻、便秘和肠梗阻等胃肠道症状。MEN2B 型是三种遗传型髓样癌中恶性程度最高的一种,通常在幼年便出现远处转移。大多数患者甲状腺出现肿块时,病变已扩散至颈部以外,患者的存活年龄一般低于 30 岁。

(3)FMTC:FTMC 约占遗传型髓样癌的 35%,是一种常染色体显性遗传疾病,确诊该病的条件需满足家系中有 4 人或以上患有 MTC,而已经排除如嗜铬细胞瘤等的其他内分泌疾病,FMTC 临床表现与其他类型的 MTC 相似,主要表现为缓慢生长的颈前区肿块,伴或不伴淋巴结肿大或胃肠道症状。

2.散发型 MTC

散发型 MTC 占 MTC 的 75%~80%,病灶多为单侧单灶性,散发型 MTC 确诊起来比较困难,主要还是表现为颈前甲状腺区的无痛性结节,影像学检查提示甲状腺内占位,以及病情发展随之出现的局部压迫症状(吞咽梗阻感或者气促、气急等)和局部侵犯后出现的喉返神经功能失调导致的声音嘶哑的症状。有一部分患者会出现顽固性腹泻,而以上症状对于散发型 MTC 的诊断缺乏特异性支持,与此同时,散发型 MTC 也与 *RET* 基因突变密切相关。

1.MTC 的手术治疗原则

MTC 根治术后预后的因素有很多,主要为手术的根治程度、患者年龄及肿瘤的临床分期以及肿瘤的分型。然而 MTC 发病率低于甲状腺恶性肿瘤发病率(10%),临床表现可涉及全身多发器官,文献报道的预后影响因素不尽相同。国内外报道的手术分歧主要在于对与 MTC 不同临床分型的患者,由于原发灶大小、中心灶数目的不同,选择甲状腺腺叶切除术范围以及颈部淋巴结同侧清扫范围,对侧颈部淋巴结清扫与否,如若清扫,清扫范围的选择国内外学者各持不同意见。

(1)MTC 腺叶切除范围。

①散发型 MTC 原发灶的外科处理。

散发型 MTC 单侧叶发病:散发型 MTC 患者,若病灶局限于单侧原发灶,此类患者的手术方式国内外学者有不同见解,Heerden 等认为单侧叶 MTC 治疗的最佳手术方式是全甲状腺腺叶切除术联合中央区淋巴结清扫。其理论依据是,根据胚胎学的观点,C 细胞也可见于胸腺、甲状旁腺,所以应切除所有滤泡旁细胞,避免术后出现甲状腺腺内播散的可能。而有学者认为甲状腺髓样癌中仅有 25% 左右的患者为双侧腺叶受累的 MTC 肿瘤,若一律行全甲状腺腺叶切除,那么剩余的 75% 单叶受累的患者接受手术切除的范围对于病情而言是扩大的,而其中有些区域是不必要的,且术后甲状腺功能和甲状旁腺功能低下所带来的药物性甲亢或甲状腺功能减退,手足抽搐及口唇麻木等并发症的危险明显增加。更有极少数患者在甲状腺全叶切除术后出现红斑狼疮、白塞病及干燥综合征等免疫系统紊乱,目前免疫系统并发症已被多次观察,而具体并发机制尚未明确证实。所以对于单侧甲状腺受累的散发型 MTC 患者,肿瘤直径<1 cm,包膜内的占位,应对单侧甲状腺肿块行患侧甲状腺腺叶加峡部切除,术中再探查对侧甲状腺。国内近年来还有一些研究证明散发型单侧 MTC,病灶位于一侧的 MTC 在切除甲状腺腺叶+峡部后即可达到根治目的,对于单侧发病的患者,对侧气管食管沟淋巴结发生转移的概率相对较低,如李树玲所提出的,切除对侧腺叶会增加甲状腺旁腺损伤的风险,从而导致甲状旁腺功能低下,给患者带来不必要的痛苦。因此,该情况患者应行患侧甲状腺腺叶全切术+峡部切除术;若甲状腺峡部有肿瘤发生,则需行患侧甲状腺腺叶、峡部及对侧甲状腺部分切除术。

散发型 MTC 双侧叶发病:对于散发型 MTC 双侧发病的患者应行全甲状腺切除术,因为此类患者往往是遗传型 MTC 家系的先证者。Miyauchi 等曾对 48 例 SMTC 患者进行基因检验分析,基因检测结果提示:有 8 例患者除了在肿瘤组织内能检测到 RET 原癌基因突变以外,在他们的正常组织内也能检测到 RET 的基因突变,这种现象与理论是相左的,SMTC 患者正常组织理应无法检测出该基因的突变。而这 8 例患者中,有 6 例患者是双侧甲状腺腺叶受累的患者,而 48 例病例中也仅有这 6 例双叶病灶患者。以上研究说明即便是暂时定性为散发型 MTC 的患者,若是双侧腺叶发现肿瘤,也很有可能是尚未术前明确证实的遗传型 MTC,即遗传型 MTC 家系的先证者。综上所述,对于无明确家族史、术前影像学检查考虑单侧病变的患者,建议行单侧腺叶+峡叶切除术,术中常规探查对侧甲状腺,如发现肿瘤再行全甲状腺切除术。

散发型 MTC 的发病机制与遗传型 MTC 不同,虽然部分 SMTC 与 RET 基因突变有关,但其基因突变位点与遗传型 MTC 却并非完全一样,同时其突变为体细胞突变,并非基因突变,手术后残余腺体复发概率小。国内有学者实验数据表明 SMTC 双侧腺叶受累低于 20%,一侧腺叶切除术后对侧腺叶复发比例低。单侧腺叶受累术后即便对侧复发,对侧因未行手术,解剖层次仍清晰可辨,不影响再次手术的效果。首次手术不选择相对扩大的手术范围,对于对侧旁腺相对保护,甲状腺及旁腺功能受损需药物治疗的风险降为最低,患者受益更多。

②遗传型 MTC 腺叶切除范围:对于遗传型 MTC 者,发病时多因甲状腺发现双侧结节就诊,如果有家族甲状腺癌病史,可建议患者行 RET 基因检测,若能确诊为遗传型 MTC,原发灶即使为单侧病变,也应常规行甲状腺全叶切除术。其特点为:遗传型 MTC 甲状腺双侧发病比例较高,即使初始发病仅为单侧受累,术后短时间内对侧腺叶亦可发病。遗传型 MTC 为常染色体显性遗传,理论上遗传型 MTC 患者因为是基因突变,故每个滤泡旁细胞都有恶变的可

能,若手术因为病变受累范围较小或者局限留取剩余正常甲状腺组织,术后往往出现复发。超过70%的 RET 突变基因携带者在70岁之前便已发病。因此对已经确诊的遗传型 MTC 患者或尚未确诊但通过基因分析确定携带 RET 突变基因的患者,应推荐全腺叶甲状腺切除术。有的患者基因分析阳性情况下无法接受甲状腺预防性切除的手术,则建议患者密切监测血清降钙素以及定期复查甲状腺彩超或其他影像学检查。除甲状腺全叶切除术这一手术方式之外,对于遗传型 MTC 原发灶的手术范围,李树玲等则认为对于遗传型 MTC,双侧癌多见,不排除对侧有滤泡旁细胞增生可能,但仍主张行患侧腺叶+峡部+对侧甲状腺上 2/3 切除,保留一部分甲状腺功能。

③遗传型 MTC 的危险分级及相应处理:遗传型 MTC 的恶性程度与 RET 突变类型也明显相关。RET 原癌基因突变位点可分为3群,分别对应3级的恶性程度。恶性程度一级是恶性程度最低的一级,对应的基因突变包括密码子 609、768、790、791、804 和 891 的突变,其中密码子 768 和 804 突变的危害性很低,特别是携带密码子 804 突变的患者,有可能在很大年龄时才发病。恶性程度二级对应的基因突变包括密码子 611、618、620 和 634 突变,恶性度相对较高,携带者发病年龄可以早到5岁,甚至有2例报道两名婴幼儿分别在15个月和17个月行预防性甲状腺切除术,术后分别对他们的甲状腺组织标本进行基因分析,发现其中存在密码子 634 突变。恶性程度三级是恶性程度最高的一级,对应的基因突变包括密码子 883 和 918 突变。恶性程度一级中,MEN2A 占11%,FMTC 占33%,其他未分类的甲状腺癌占56%;恶性程度二级中,MEN2A 占68%,FMTC 占14%,其他未分类的甲状腺癌占18%;恶性程度三级对应的全是 MEN2B。不同 RET 突变位点影响相应激酶的活性,例如恶性程度二级中密码子 634 突变及恶性程度三级中密码子 918 突变预示着 C 细胞增生向 MTC 发展的恶性转变过程。这些不同位点的基因突变进而决定遗传型 MTC 恶性程度,而恶性程度的分级则有助于判断是否有必要进行病变前预防性甲状腺切除术。对于不同分级的恶性程度高低,甲状腺发病前的预防全切除是一种有效手段,手术时间的选择也有相应的最佳时机:一级选择有3种建议时间,一种在5岁,一种在10岁,还有一种可迟至出现 C 细胞刺激实验阳性。

甲状腺髓样癌的预后介于分化型甲状腺癌与甲状腺未分化癌,由于 MTC 具有早期转移的特性,多数患者术后可发现肿瘤残存或出现肿瘤复发,其5年生存率为60%~75%,而影响预后的主要因素:原发肿瘤的大小、局部转移情况、手术清扫程度,以及患者的临床分型。所以早期发现及时手术,手术方式的合理选择是决定患者生存预后的关键所在。

(2)颈部及上纵隔淋巴结的处理:MTC 区域淋巴结转移发生早,颈部淋巴结转移非常常见,因此彻底清扫 MTC 区域淋巴结极为重要。应指出的是,PTC 和 MTC 在淋巴结转移上各有特点:PTC 患者早期很少转移,当肿瘤较大或突破甲状腺包膜时才出现,且转移常发生在患侧,呈渐进式转移。当然也不排除极少部分患者出现"小肿瘤大转移"的情况,即甲状腺乳头状微小癌,瘤体直径小于 1 cm,便出现多发局部淋巴结转移的现象。一般的 PTC 患者淋巴结转移的方向在Ⅵ组淋巴结转移后再向同侧Ⅳ组、Ⅲ组转移,较少出现跳跃式转移。而 MTC 患者多在病程早期(即使肿瘤很小且完全位于甲状腺包膜内)就已经出现转移,较高比例的患者甚至出现双侧颈部淋巴结转移同时伴有Ⅶ组(上纵隔)淋巴结转移。在淋巴管道系统的循环下,MTC 患者的肿瘤细胞首先向患侧气管食管沟或者颈内经脉旁的淋巴结转移,随着病情的渐进,气管前及气管旁淋巴结逐渐受累,继而转移至对侧甲状腺或者上纵隔淋巴结。文献报道的数据显示,MTC 早期发生颈部淋巴结转移的总比例达到 60%～80%。

对于 MTC 颈淋巴结处理,国内外文献报道的意见也并不相同。国外学者认为 MTC 隐匿性转移多见,颈部淋巴结的广泛区域清扫能更全面地清除更多隐匿性病灶,因此主张不管 MTC 患者发病受累部位、病灶大小、单发或多中心灶、颈淋巴转移与否,一律建议行双侧Ⅵ区＋双侧颈(Ⅱa、Ⅲ、Ⅳ、Ⅴb组)清扫术。有学者认为,临床有颈淋巴结转移或原发灶直径>2 cm 就应行同侧颈淋巴结清除(Ⅱ～Ⅴ组＋Ⅵ组淋巴结)。

而国内学者李树玲则认为,术前提示颈部淋巴结转移的患者,建议行同侧颈部改良性清扫术,而颈部淋巴结阴性患者则不一定行颈部淋巴结清扫。刘跃武等则认为,肿瘤直径 1 cm 以下单发肿瘤的患者须行中央区Ⅵ组淋巴结清扫,若肿瘤直径超过 1 cm(MEN2B患者肿瘤直径达0.5 cm)或淋巴结转移阳性患者则须行同侧或双侧侧方区淋巴结(Ⅱ、Ⅲ、Ⅳ、Ⅴ组)清扫。

有学者研究表明,MTC 患侧颈部和中央区淋巴转移率分别为 49.5% 和 51.4%,研究结果支持患侧行改良性颈清扫术。部分学者认为患者首次手术时,颈侧区的淋巴结清扫尚可再议,认为较为保守地仅清扫颈部中央区淋巴结已足够。有学者通过研究提出淋巴结清扫可根据中央淋巴结情况来决定,如果患者中央区淋巴结阳性,则应行同侧改良颈淋巴结清扫术,反之,则无须再清扫侧颈区淋巴结。对于 cN_0 的患者,有学者认为仅行中央区清扫即可,术后对患者密切随访,若随访期间出现颈部淋巴转移再行患侧的颈淋巴结清扫术,而患者预后可不受影响。但另有文献报道,临床颈侧区淋巴结阴性(cN_0)患者行同侧预防性Ⅵ区或Ⅵ区＋侧颈区淋巴结清扫,术后病理提示颈淋巴结隐匿性转移率为 40%,从而体现了 cN_0 患者行同侧选择性颈清扫的必要性。

经研究统计,cN_0 患者术后颈部复发率为 21.0%,同侧气管食管沟淋巴结转移率为 31.6%,结果表明,Ⅵ区淋巴结为主要的转移区域,加上近年来影像学技术特别是甲状腺超声诊断技术的大幅提升,为术前淋巴结转移的诊断和定位提供了较为有力的帮助,所以 cN_0 患者不主张侧颈功能性清扫,可单纯行Ⅵ区清扫;而对于 cN＋患者,Ⅱ～Ⅶ区淋巴转移率分别为 27.3%、47.7%、59.1%、11.4%、52.3% 和 27.3%,研究结果显示Ⅲ、Ⅳ、Ⅵ区淋巴结也是颈部主要的转移区域,因此,我们提倡行Ⅵ区清扫加患侧全颈改良性清扫术。这样涵盖了Ⅴ区的淋巴结清扫,更大幅度降低了潜在的约 11.4% 的 MTC 的隐匿性转移的概率。其研究结果同时还显示,MTC 对侧颈部淋巴转移率为 12.5%,相对来讲,对侧淋巴转移率低,对侧的选择性颈部淋巴结清扫可暂时不考虑。

MTC 患者比较容易发生上纵隔淋巴结转移,由于生理位置特殊,上纵隔淋巴结的清扫方式也有不同的选择。当淋巴结直径不超过 2 cm,且无包膜外侵犯时,一般可以考虑直接经颈部切口行上纵隔淋巴结清扫术,而淋巴结直径>2 cm 或考虑有淋巴结包膜外侵,淋巴结相互融合时,由于位置较深,建议采取胸骨劈开上纵隔淋巴结清扫术。研究资料表明上纵隔淋巴转移率为 27.3%。上纵隔淋巴结引流的上一站很有可能是Ⅵ区淋巴结沿喉返神经向下引流而来,抑或气管前或气管旁淋巴结引流到上纵隔,而上纵隔淋巴结的下一站便是肺门淋巴结继而转移到双侧肺部,这便是 MTC 肺转移的可能路径之一。所以,临床上为了最大限度地降低 MTC 肺部转移的可能,只要出现Ⅵ区淋巴结异常的增大或者增多,都考虑其可疑阳性,选择性上纵隔淋巴结的清扫也成为防止肺门转移或肺转移的默认清扫范围。

对于 MTC 手术方式的选择,经颈部领式切口适合于初次手术或转移的淋巴结位于前上纵隔的患者;胸骨部分劈开适合于转移的淋巴结位于主动脉弓以上的患者;全胸骨劈开术式则适合于转移的淋巴结位于主动脉弓以下的患者。

在确定手术范围时,必须注意,TNM 分期仅仅是针对肿瘤及转移程度本身确立的分期方法,而这种分期对于 MTC 而言缺乏一些影响预后的重要因素,比如家族遗传性、RET 突变位点以及发病年龄等,故对于 MTC 的手术方式的选择及患者预后的判断不能单纯以肿瘤大小或 TNM 分期作为标准,因为不同类型 MTC 的恶性程度明显不同,日本 905 例 MTC 10 年生存率分别是 74%、84%、90%、95%,恶性程度由高到低排序:MEN2B>散发性>MEN2A>FMTC。

综上所述,对于颈部 cN_0 患者应行同侧Ⅵ区清扫,同侧选择性颈侧区清扫尚有争议;对于颈部 cN+ 患者应行同侧Ⅵ区+全颈清扫;对双侧甲状腺病灶或双颈淋巴结有转移者(如遗传性 MTC 常表现为双侧多发病灶),应行双侧Ⅵ区+双侧全颈淋巴结清扫术;对于气管前或气管旁(Ⅵ区)有多个或异常增大淋巴结,考虑为转移时,应考虑行选择性上纵隔淋巴结清扫术;而对于上纵隔淋巴结阳性的患者,术前影像学已有明确怀疑,可根据影像学结果确定上纵隔淋巴结的具体位置和特点,从而综合考虑上纵隔淋巴结清扫的术式。对于淋巴结清扫可根据患者病情的具体情况予以具体对待,当今随着医学技术的不断进步,肿瘤的治疗正在经历着由经验式治疗向个体化治疗方向的转变,甲状腺外科医生应根据每个 MTC 患者的病情制定更合理的手术治疗方案,在根治疾病的前提下更好地保留相应的功能。

2.MTC 的辅助治疗

由于 MTC 起源于甲状腺滤泡旁细胞,不具有依赖 TSH 的生物学特性,也不具备摄碘功能,因此内分泌治疗和 ^{131}I 治疗均无效。目前手术仍是该病首选的根治方式,而放射治疗(简称放疗)、化学治疗(简称化疗)作为辅助治疗,只能作为姑息的治疗方法,仅作为晚期不宜行手术者的另一治疗途径;而生物学治疗目前才刚刚起步,应用范围有限。以下对 MTC 的辅助治疗逐一介绍。

放疗对术后肿瘤残留,切缘阳性,广泛转移引起食管、气管侵犯的患者,仍是一种相对有效的治疗手段,肿瘤晚期或术后复发患者,局部侵犯较为严重,食管及气道受累,常表现为吞咽困难、气促、憋气等症状,术后的补充放疗,虽然不能提高患者生存率,但是局部放疗后,以上症状能得到有效控制,对于患者的生存质量的提高,意义斐然。Brierley 等报道 40 例镜下或外科医生估计有镜下残留的 MTC 患者,其中 25 例患者术后行补充放疗后,10 年局部控率达86%,而其他 15 例患者未行术后放疗,10 年局部控制率仅为 52%。Sarrazin 等报道因颈部肿瘤残留接受术后放疗的 35 例患者的生存率与颈部病灶局限单行手术治疗的 57 例患者的生存率相近。对于术后局部复发而不能手术者,放疗可以控制局部肿瘤的进展速度,使患者获得长期局部控制。肿瘤已到晚期失去手术机会的 MTC 患者,放疗的疗效则不明显。

化疗在 MTC 早期治疗中无明显作用。文献中化疗仅用于快速进展的或伴有远处转移的 MTC 的姑息治疗,常用药物有多柔比星(ADM)、顺铂(DDP)、氟尿嘧啶(5-Fu)、链脲霉素等,药物单独运用或联合运用。Skimaoka 等报道单用 ADM 部分有效率不超过15%~20%,与顺铂或链脲霉素联合运用也不提高疗效。Schlumberger 等报道采用 5-FU 和氮烯咪胺与 5-FU和链脲霉素交替联合使用治疗 20 例远处转移患者,3 例部分有效(肿瘤退缩 50%以上),11 例长期生存。也有文献报道术前运用 ADM 使肿瘤缩小,从而提高手术切除率。

因 MTC 发病的分子基础是 *RET* 基因突变,故有关 MTC 的生物治疗多基于 *RET* 基因。同时,甲状腺髓样癌的起源细胞甲状腺旁细胞还能分泌降钙素,降钙素基因的相关表达产物由于在其他组织几乎不表达,使得调控降钙素基因的启动子成为生物靶向治疗的一个关键入口。生物治疗(分子靶向药物、肿瘤免疫、单克隆抗体、自杀基因或免疫基因)在晚期 MTC 中开始初步应用,美国 FDA 最近批准了酪氨酸激酶受体抑制剂 Vandetanib 用于成人 MTC 晚期的治疗,前期的药物试验中,该药与安慰剂相比,能增加患者的生存率(风险比 0.46,95% CI0.31～0.69,P<0.01);但由于该药有心脏毒性,故用药指征十分严格,只有参与 REMS 项目的人才有该药的处方权。尽管如此,Vandetanib 仍是目前 FDA 唯一批准的治疗 MTC 药物。其他的药物如索拉非尼、舒尼替尼(索坦)、Cabozantinib 等,均尚处在试验阶段,离实际临床的广泛应用还有一定距离。

3.MTC 围术期注意事项

对于常伴其他内分泌肿瘤的 MEN2A 类型的髓样癌患者来说,治疗仍以手术为主,但是若并发症为肾上腺嗜铬细胞瘤的患者,应在治疗甲状腺疾病之前,先行嗜铬细胞瘤切除术。如治疗顺序颠倒,则有诱发高血压危象或心衰发生的可能,故肾上腺嗜铬细胞瘤应为甲状腺手术的手术禁忌证。

经手术治疗的 MTC 患者,降钙素可作为 MTC 特有的生化指标指示术中手术切除的范围是否足够,如果血清降钙素水平降到正常值就说明肿瘤已被完整切除;同时术后的监测也能及时提示是否存在复发的倾向,术后若血清降钙素水平升高,表明手术切除不彻底或肿瘤复发。除降钙素外,髓样癌细胞还可分泌癌胚抗原(CEA),约 50%的 MTC 患者 CEA 可升高,但特异性较低,需排除其他引起 CEA 升高的原因。肿瘤切除后 CEA 随之下降,可作为术后监测的参考指标,因其特异性相对较低,故不能作为术后复发的依据。CEA 升高的程度与髓样癌转移程度正相关:术前 CEA>30 ng/mL 时,约 70%的患者有中央区和同侧颈部淋巴结转移;当CEA>100 ng/mL 时,转移率上升至 90%,且约 75%出现对侧淋巴结及远处转移。MTC 恶性程度较高,早期即出现转移,转移后的淋巴结往往也侵袭周围相邻组织,侵袭能力较 PTC强,术后监测十分必要,建议术后动态复查降钙素水平,若降钙素水平逐渐升高,并且影像学资料支持甲状腺区异常占位,则考虑复发建议行再次手术及时治疗;少数患者术后降钙素水平虽有下降但仍高于正常水平,则需反复监测血清学标志物,同时对上纵隔、双侧中央区、颈侧区和远处进行影像学检查,如影像学检查持续为阴性,可密切观察,不推荐盲目行更大范围的颈部淋巴结清扫术。CEA 虽不是甲状腺髓样癌复发的特异性指标,但是术后在排除其他原因后,CEA 的再度上升尤其是快速上升对于 MTC 复发仍具有重要意义。

第二章　胸心外科疾病

第一节　胸部损伤

一、胸壁损伤

（一）胸壁软组织损伤

胸壁软组织伤诊断时，应特别注意：①有无伤口以及伤口的深浅、污染的轻重，要除外有无穿入胸膜腔，以便决定清创的范围和麻醉的选择。通常可在清创时以质地较硬的导管顺其自然地反复试探，以了解伤道及其深浅和方向，污染严重时，可注入亚甲蓝，以便彻底清创，预防感染。②闭合伤时注意皮肤挫伤痕迹或青紫、有无血肿、血肿的深浅和大小，浅层血肿可及波动感，深部血肿，张力较大时难以触摸或可及"硬块"，可做双侧对比检查，必要时可行 B 超定位和血肿穿刺，血肿早期可加压包扎，防止扩大促其吸收，较大血肿尽量以粗针头抽吸，以防血肿继发感染变成胸壁脓肿。一旦深部脓肿形成，可有红、肿、痛、热，应行早期切开引流。③胸部异物特别是与纵隔重叠的金属异物在诊断时应行 X 线后前位及侧位或加摄切线位全胸片检查，以防漏诊。只有深部较大异物（2 cm 以上）或表浅可触及异物才考虑取出，但术前定位诊断很重要，一种简便的办法是先以针头扎探，只有在碰及到异物后，手术成功率才能提高。

（二）肋骨骨折

肋骨是构成骨性胸廓最主要的成分。神经、血管密布其间，损伤后疼痛多明显，而血液循环丰富。肋骨富有弹性，其功能不仅保护着胸腔和上腹部脏器，并参与呼吸肌的作用。当吸气时，胸廓向前上、外上抬举使前后径和左右径同时扩大，胸腔负压亦加大、双肺随之膨胀；呼气时由于肺的弹性回缩作用，使肺又恢复到自然状态，从而保证了氧气和二氧化碳的交换。

肋骨骨折是常见的胸部损伤。尤其在钝性挤压伤时发生率更高。根据多项研究报道，在平时住院胸部伤员中有 $60\%\sim80\%$ 可见肋骨骨折。

1.原因

一般情况直接暴力，多在暴力作用部位，骨折端多向内刺，容易损伤肋间血管，胸廓内血管、胸膜、肺组织及邻近脏器。间接暴力多由于胸廓受到挤压，暴力沿前后肋骨传导引起肋骨成角处折断，一般多在胸廓外侧，如腋中线、腋后或腋前线处骨折，骨折断端多向外侧，内脏损伤机会减少，如暴力过大，除传导骨折外，暴力点处也可发生直接骨折，此时亦应注意暴力局部内脏损伤的可能性。

2.好发部位

由于胸廓后上背部有肩胛骨和前上胸部有锁骨及厚实的肌群保护,第9~10肋骨连接于更富于弹性的肋弓,第11~12肋骨为游离肋骨,一般骨折的好发部位多在第3~8肋骨,而上述部位相对减少。骨折与年龄亦有明显关系,其发生率与年龄成正比,少、幼儿肋骨富于弹性,一般不易骨折,即使骨折亦常为青枝骨折,而成年人,尤其是老年人,骨质弹性减弱和骨质疏松,容易发生骨折,且比较严重,同样暴力,年轻人发生的肋骨骨折较少、较轻。而老年人更易发生多根多处系列骨折,甚至一根肋骨有3或4处折断者也累有所见,有的老年人在剧烈咳嗽、打喷嚏时都可能导致骨折,肋骨肿瘤骨质破坏时也易折断。

3.内脏损伤

一般说骨折部位尤其是直接暴力,易造成骨折断端下的内脏伤,应特别引起警惕。例如,低位肋骨骨折,不仅可伤及膈肌,还可刺破脾脏、肝脏,甚至近脊柱旁低位肋骨骨折,由于骨折两断端各向后内、外着力而致后腹膜内肾脏和十二指肠降、横部刺破和牵拉破裂者,有学者曾协助处理过因严重挤压伤致左下低位肋骨骨折合并左肾、左脾蒂断裂落入腹腔引起腹腔内大出血而抢救成功的;亦有右下胸低位肋骨骨折致十二指肠降段撕裂手术修补、引流而治愈的。左前近心包部肋软骨骨折有致心包、心脏、大血管损伤者,也有中上胸部肋骨骨折,骨折断端向外下牵拉肺组织,造成近隆突的总支气管断裂者,右总支气管因无主动脉弓缓冲较左主支气管容易发生。锁骨和第1~2肋骨骨折应警惕锁骨下动静脉损伤,这与暴力大,常有严重血管合并伤有关。

4.命名与分类

每侧仅发生一根肋骨骨折者称为单根骨折。发生1根肋骨2处或2处以上骨折者称单根2处或多处骨折。发生2根或2根以上骨折者称为多根骨折。多根相连的骨折如发生系列多处骨折称多根多处系列骨折。

5.发病机制

单纯肋骨骨折都有明显疼痛,甚至平静呼吸时亦如此。尤其在咳嗽、深呼吸和身体转动时加剧,这不仅给伤员带来痛苦,也可使伤员胸壁肌肉产生反射性痉挛,导致呼吸表浅,不敢咳痰,而胸部伤后可能产生的呼吸道分泌物或血痰不易咳出,常出现呼吸困难和低氧血症,有时伤员在短期内可并发肺不张、肺炎,尤其在老年人发生的概率明显增多。单纯性肋骨骨折只要做好止痛,固定,早期活动,鼓励正确咳嗽,协助排痰等预防措施,多可很快恢复健康。

6.诊断分析

诊断重点:不仅要注意外力的大小、作用部位、年龄和解剖特点,还要把影响伤员预后的浮动胸壁(连枷胸)、胸部和上腹部脏器继发性损伤和可能发生的并发症、肺挫伤、急性呼吸窘迫综合征(ARDS)、肺不张、肺炎等诊断出来。

(三)连枷胸

在多根多处系列骨折时,因2处或2处以上的肋骨断端即与整个骨性支架分离,在胸腔负压的作用下出现局部胸壁软化和浮动,亦称连枷胸,造成吸气时胸壁内陷,呼气时胸壁向外凸出,使两侧胸腔的压力失去平衡,此称反常呼吸。有的伤员因骨折断端呈锯齿状并相互交锁或因肌肉或有骨膜和小骨片相连或因伤员胸壁肥厚,肌肉因疼痛刺激呈痉挛状态,损伤早期,反常呼吸并不明显,稍后因活动、咳嗽、缺氧呼吸困难,呼吸动度增大,逐渐或突然出现浮动胸壁,在早期诊断时应考虑漏误诊的可能性。反常呼吸的结果可造成咳嗽无力,排痰困难。肋骨骨折特别是连枷胸多继发严重肺挫裂伤,肺泡及间质出血水肿、不张、实变,肺的顺应性、潮气量随之降低,导致严重呼吸困难和低氧血症,有效呼吸面积及功能残气量减少及纵隔摆动影响血液回流,结果造成呼吸循环功能紊乱,以上结果相互影响形成恶性循环,可在短时间内威胁伤员生命。病死率高达10%。

1.原因

常发生于严重冲撞和挤压伤后,重点要问清致伤原因、时间,暴力大小、作用部位,以及疼痛、呼吸困难、咯血、休克等症状及严重程度。

2.体格检查

重点要检查:①胸廓有无反常呼吸。方法是在伤员呼吸时,对比双侧胸廓活动情况,如吸气时局部胸廓不仅不抬高,反而内陷;呼气时不仅不下陷,反而向外凸出。②胸廓间、直接压痛试验。检查者轻压胸骨体,使骨性胸廓受到压缩,常有骨折断端摩擦的感觉,患者立即感到损伤肋骨断端疼痛,如果对每根肋骨由前下向后上进行仔细触压,疼痛最明显处多为骨折断端,并且可触到明确的骨擦感。③看到或触到肋骨局部有凹、凸或成角畸形。以上3条具其一者即可确诊。④在胸腹部检查时要特别注意发现因肋骨骨折而继发胸内和上腹部内脏损伤的症状和体征。如血气胸、干湿啰音及叩诊鼓音、浊音及肝、脾破裂的症状和体征。

3.辅助检查

(1)实验室检查:急查血常规及血细胞比容,和动脉血气分析,以了解失血和低氧血症情况,有无胸腹部活动性出血及血气胸、肝、脾、肾的可能损伤等。

(2)B超检查:急诊做B超检查,以核实有无血胸及心包压塞和胸腹实质性脏器损伤;并可在B超指引下行胸腔、心包和腹腔穿刺,或放置胸腔闭式引流,为进一步确诊和救治提供准确定位。以上检查简便快捷,可在急诊科床边进行,各级医院都应常规配备。

(3)胸部X线检查:只要伤员情况允许,必须急摄立位后前位全胸片,必要时加摄侧位和斜位片,普通胸片不仅对肋骨骨折的部位、根数、单处或多处的确诊提供重要的依据,而且对继发性胸腔腹内脏伤的诊断亦提供了客观的根据。但应注意:①伤员危重时只要经前1～3项检查即可作初步诊断,并优先做急救处理,不要因强求X线检查而延误救治时间,在某些医疗中心因各项检查、会诊、转运途中而发生呼吸心搏骤停者时有发生,应引以为戒。②在做X线检查时,应尽量不摄仰卧位,因为在仰卧位时常见的血气胸很难显示,如不能站立,可摄坐位片,还可摄健侧卧位片,以便显示血气胸的真实情况,并可作定量诊断。③普通胸片对少量心包、胸腔、纵隔积血仍难以显示,胸部CT片就可显示出来。④肋软骨不能显影,有时胸壁反常呼吸严重,但胸片只看到单纯肋骨骨折,当肋软骨及其与肋骨交界处骨折无错位、肋骨骨折端在侧方重叠,或在左心后方的骨折、胸片上亦难显示,只有在2～3周后骨痂形成或摄斜位、侧位片时方可显示出来。

二、创伤性窒息

创伤性窒息是突发钝性闭合性胸部或上腹部挤压,导致患者心肺压力骤增,右心房血液经上腔静脉系统逆流,造成末梢静脉及毛细血管过度充盈扩张并破裂出血。其发生率占胸部损伤的2%～8%。

(一)诊断

(1)胸部或腹部挤压伤后,引起面部和上身的静脉高压,该区的皮肤变为明显的紫罗兰色,出现水肿,常合并皮肤和皮下结缔组织出血及鼻出血、结膜下出血,也可能有内脏损伤,应细心寻找其体征,特别是心脏损伤的临床和实验室征象。

(2)应做胸部X线检查,以排除胸内脏器的损伤。

(3)必要时可做CT、MRI检查。

(二)鉴别诊断

1.诊断要点

有混乱中踩踏挤压跌撞的外伤史,如高速车祸,迅猛钝器伤及高空坠落等致伤因素。

2.典型的临床表现

由于胸部受到严重突然挤压,呼吸道突然阻闭,气管及肺部空气不能排出,造成胸内压急剧升高,压迫心脏及大静脉,血液在高压下缺乏静脉瓣的颈静脉和无名静脉逆流而上,造成头颈部血管的破裂渗出,引起以上胸、颈、颜面部出现淤斑、青紫、红眼为特征的创伤性窒息的特殊表现。

3.合并伤的临床表现

创伤性窒息常合并肋骨骨折,血气胸等其他胸外伤。

(三)治疗

住院或在急诊观察室对症治疗。1周内皮肤的颜色可恢复正常。

三、创伤性血胸

胸部穿透伤或非穿透伤均可引起胸壁和胸腔内任何器官受损出血,如与胸膜腔沟通,血液积聚在胸膜腔内称为血胸。

(一)临床表现

胸部穿透伤往往由于枪弹、爆炸片和锐器击伤,常同时存在气胸。胸部钝性伤致闭合性肋骨骨折,骨折断端刺破肋间血管、胸膜和肺形成血胸。血的来源:

1.肺组织撕裂伤出血

由于肺循环压力较低,肺组织内凝血物质含量较高和损伤周围肺组织造成萎陷,出血一般可自行停止。

2.胸壁血管出血

见于肋间动、静脉和胸廓内动、静脉损伤出血,若累及压力较高的动脉,出血量多,不易自然停止。

3.肺门、纵隔血管受损和心脏破裂

出血量大而迅猛,快速进入休克状态,患者往往因得不到抢救而死亡。

4.膈肌穿透伤

可合并腹腔脏器损伤,血胸被胆汁或胃肠内容物相混而污染。大量血液丢失可产生低血容量的失血性休克。随着胸膜腔内积血的增多,胸内压力增加,造成患侧肺受压萎陷、纵隔移位、呼吸困难。由于心、肺、膈运动所产生的去纤维蛋白作用,血液在胸膜腔内在较长时间内可保持不凝固状态。如短期内大量出血,去纤维蛋白作用不完全,可发生凝固而成为凝固性血胸。胸部穿透伤,由于胸内异物存留或锐器不洁发生厌氧菌或产生孢子类菌感染,中毒症状严重,如炎症局限,可发生局部包裹性脓胸。

(二)诊断

临床表现取决于胸部损伤的严重程度、出血量和速度。胸部损伤患者呈现休克者应首先考虑血胸的可能性,25%以上的血胸患者产生休克。胸部穿透伤患者,可见到有血液随呼吸运动自伤口涌出。

少量血胸,患者可无明显的症状和体征。这些患者往往有时间经胸部 X 线检查后再做处理。直立位 X 线非常重要,胸腔积血 1000 mL 的血胸患者在卧位 X 线片上,可能见到轻微的弥散性密度增高阴影,可误认为胸膜反应。某些情况下,少于 300 mL 的血胸,即使在直立位胸部 X 线片上也难以判断,胸部 B 超检查可帮助诊断。

中等量至大量血胸,患者除失血性休克表现外,检查可见伤侧呼吸运动明显减弱,肋间隙饱满,胸部叩诊浊音,气管、纵隔向健侧移位,呼吸音明显减弱或消失。胸腔穿刺抽出不凝固的血液即可明确诊断。病情危重者应立即抗休克治疗,同时置胸腔闭式引流管,待病情改善后再行胸部 X 线检查,以确定出血的程度和排除其他合并损伤。

胸部 X 线检查可见伤侧胸膜腔内有积液阴影,纵隔向对侧移位,如合并气胸则可见气液平面。

(三)治疗

如果患者处于休克状态,先要补充血容量。

用 16 号针头建立两条静脉输液通道,先快速输注晶体液 1000 mL 和 706 代血浆 400 mL。同时,抽血查血色素和血常规,交叉配血全血备用。

经中心静脉置管测压,可作为大量补充液体时的判断指标,也可发现胸部损伤后早期休克,是否由于低血容量引起或有心脏压塞的可能。

胸腔积血超过 1000 mL,确认胸腔内无污染、异物残留和无胃肠道合并伤,可考虑自体输血,采集时添加抗凝剂,输血过程中加以过滤。

1.小量血胸(≤300 mL)

一般采用胸腔穿刺抽出积血,以解除胸内压迫,防止继发感染。反复胸腔穿刺引起 2.2%的脓胸,胸腔闭式引流脓胸发生率小于 5%。小中等量血胸,如果没有继发感染也可自行吸收。

2.中等量血胸(300～1000 mL)

目前多主张早期安置胸腔闭式引流管。腋中线第 6 肋骨间放置胸管,连接水封瓶,

2.0 kPa(20 cmH₂O)负压持续吸引。使胸内积血尽快排出,肺及时膨胀,改善呼吸循环功能,并可通过胸腔引流观察出血的动态变化。

3.大量血胸(≥1000 mL)

大量血胸患者应首先考虑剖胸手术,对血胸引起休克的患者,经各种有效抢救措施无满意反应,应立即剖胸手术。如果患者经补充血容量后血压尚能维持,有下列情况者也应剖胸手术:①经胸腔闭式引流后2~3 h,每小时引流量仍在150 mL以上;②出血量仍持续增加,无减少趋势;③胸腔内有大量凝血块;④左侧血胸伴纵隔增宽,怀疑主动脉弓破裂可能;⑤胸内异物,形状尖锐,位于大血管旁,有可能引起再次出血。

手术取后外侧切口,第5肋床进胸,在危重患者中先不考虑胸壁出血。开胸后清除血凝块。在心脏和大血管区域寻找出血部位,如能手指压迫控制出血,则快速输血使血压回升至正常水平,处理缝闭出血点。肋间动脉或胸廓内动脉出血时用手指压迫控制的同时,缝扎出血部位远、近端。肺组织撕裂不能自行停止出血时,通常用缝合修补术。除非肺组织严重撕裂或大的肺门血管破裂,尽量不做肺叶切除。

电视胸腔镜外科手术(VATS)同样适于于胸廓及肺表面活动性出血的出血和凝固性血胸的早期清除。其优点为操作简便,损伤小,并可缩短住院时间,但需要相应的设备和技术。经急诊室处理后,所有血胸患者都应住院治疗。

四、创伤性气胸

胸部损伤,空气经胸部伤口、肺、气管和食管破裂口进入和积存在胸腔中,造成正常负压消失,称为气胸。气胸分为闭合性、开放性和张力性三类。

(一)临床表现

1.闭合性气胸

闭合性气胸多发于胸部钝伤,肋骨骨折端刺伤肺组织,或者胸壁穿透性损伤,伤口很小,空气进入胸膜腔后伤口闭合,气体不再增加。临床表现取决于肺萎陷程度,小量气胸患者可无症状或仅有轻度气短,中量和大量气胸呈现胸痛,胸闷和呼吸短促。

2.开放性气胸(吮吸性胸部创口)

枪弹、爆炸物伤造成胸壁缺损,胸膜腔和外界沟通,伤侧肺即刻完全萎陷,纵隔推移至对侧,压迫健侧肺,通气不足,塌陷肺泡区域的血液不能氧合,肺动、静脉分流增加,引起全身缺氧及二氧化碳潴留。吸气时伤侧肺内部分残气吸入健侧肺内,呼气时健侧肺部分残气进入伤侧肺内,加重缺氧及二氧化碳潴留。胸膜腔内负压消失影响静脉回流,纵隔摆动引起腔静脉和右房连接处间隙扭曲,可进一步减少回心血量。患者表现为烦躁不安、发绀、显著性呼吸困难、血压下降,甚至休克。

3.张力性气胸

因肺、支气管、胸壁损伤创口呈单通道活瓣膜作用,吸气时空气进入胸膜腔,呼气时活瓣关闭,造成空气只进不出现象,胸膜腔内压力逐渐增高。张力性气胸可见于人工呼吸机正压通气时及损伤的肋骨断端刺破肺时。急剧增高的胸内压力压迫患侧肺,推移纵隔,健侧肺也受压。

气体交换严重受限,静脉回流受阻,心排血量下降,组织缺氧。患者伤侧胸廓饱满,多伴皮下气肿、严重呼吸困难、发绀和休克。

(二)诊断

开放性气胸有明显的吮吸性胸部伤口时,气体通过创口发出有特征的声音,诊断并不困难。张力性气胸患者呼吸窘迫、大汗淋漓、皮下气肿,在锁骨中线第 2 肋骨间刺入带注射器的粗针头,若针筒芯被气体顶出即可诊断。少量闭合性气胸需根据 X 线检查才能诊断。创伤性气胸根据肺受压的程度不一,可发现患侧胸部饱满,呼吸运动减弱,叩诊鼓音,气管移向健侧,呼吸音减低或消失。病情允许应行胸部 X 线检查,以了解气胸程度,排除血胸和胸内异物,作为治疗的参考。

(三)治疗

1.闭合性气胸

小量气胸(<20%),患者自觉症状不明显,可观察治疗,待其自行吸收。中等量以上者,尽早置入胸腔闭式引流管,使肺尽快复张,减少并发症。针刺抽气的成功率约 53%,闭式胸腔引流术有效率 97%。插管部位选择腋前线第 4~5 肋骨间,有利于引流和肺复张。置管后 48 h,无气泡溢出,X 线胸片证实患者肺膨胀良好,可拔出胸管。连枷胸并发少量气胸,使用人工呼吸机辅助前应预防性置胸管,防止正压呼吸加重气胸或形成张力性气胸。

2.开放性气胸

应快速闭合胸壁缺损,恢复胸膜腔负压。使用无菌凡士林纱布 5~6 层,大小超过伤口边缘 4 cm,覆盖伤口、再用棉垫敷料,加压包扎。暂时阻止开放性气胸的发展,应尽早进行清创缝合,或胸壁缺损修补。术后腋中线第 5~6 肋骨间隙置胸腔闭式引流管,接水封瓶,负压吸引。

3.张力性气胸

应立即排气减压,情况紧急,可在锁骨中线第 2 肋骨间插入粗针头排气。若患者有穿透性伤口,可用戴手套的手指或钳子深入创口,扩大以减压。这些措施使张力性气胸变为开放性气胸,病情稍加改善后,第 5~6 肋骨间隙腋中线置胸腔闭式引流管,负压吸引。如果病情已经发展到呼吸衰竭,置胸管前应当使用气管插管,人工呼吸机辅助和给氧。张力性气胸合并支气管破裂者,胸腔引流瓶内大量气泡,患侧肺不张,须急诊开胸修补。

(四)处理

在急诊室处理,病情平稳后,小于 20% 的气胸经抽气后无症状,可送急诊观察室进一步处理。大于 20% 的气胸都应住院治疗。

第二节　胸壁胸膜疾病

一、先天性胸壁畸形

胸壁先天性发育异常导致外形及解剖结构改变,形成各种胸壁畸形。以胸骨、肋骨凹陷畸形(漏斗胸)和凸出畸形(鸡胸)较为多见。

(一)漏斗胸

1.病因

漏斗胸(PE)是最常见的先天性胸壁畸形,占所有胸壁畸形的 90% 以上,发病率约为 1.0‰,多为男性,男女发病比例约为 4∶1。漏斗胸的病因目前尚不明确,最初的研究认为挛缩的膈肌中心腱纤维对末端胸骨及剑突牵拉所致,亦有学者认为成骨及软骨生成不良为主要病因,但与缺钙无关已被广泛认可。近年来研究表明遗传因素是漏斗胸重要的病因之一,存在明显的家族倾向。目前多认为漏斗胸是综合因素导致的,既有内因,又有外因,如膈肌中心膜挛缩、呼吸道阻塞、胸骨和肋软骨发育障碍、结缔组织病和遗传因素等。最近已有基因方面的研究表明漏斗胸可能与基因缺陷有关,今后希望能从遗传学和基因研究方面探讨防治漏斗胸的方法。

2.临床表现

漏斗胸患者常表现为身体瘦长、凹胸挺腹和左右肋弓异常突出等。畸形较重的可压迫心脏和肺,影响呼吸和循环功能,幼儿常反复呼吸道感染、咳嗽、发热,而循环系统症状较少。随着畸形程度的加重,可出现易疲劳、活动后呼吸困难、持久力下降、前胸疼痛和心动过速等,可能为心脏受压、心排血量减少和心肌缺氧等所致。研究表明约 50% 的漏斗胸患者除胸廓外形改变外并无任何临床症状,但应重视漏斗胸畸形对其心理的影响,这在青少年患者表现更为明显,患者可表现为人际关系敏感、抑郁和焦虑等,严重者可患抑郁症。此外,漏斗胸患者常合并脊柱侧弯和马方综合征等疾病,这些疾病合并存在往往需要尽早手术纠正,而手术矫正后对患者病理及心理变化的影响尚缺乏大样本的长期随访对照研究。

3.诊断方法

(1)漏斗胸畸形程度的评估:漏斗胸在临床上非常容易诊断,但对畸形程度的评估常不够准确和全面。目前临床上有很多描述方法,包括漏斗胸指数、Haller 指数、胸脊间距、盛水法和体表波纹分域图等。各种方法自成体系但又可以相互参考,对术前漏斗胸畸形的测定和术后效果的评估有重要的指导意义。

①漏斗胸指数(FI):根据凹陷畸形大小与前胸壁的比例,作为手术指征的参考,$FI=a \times b \times c / A \times B \times C$($a$.凹陷部的纵径长度;$b$.凹陷部的横径长度;$c$.凹陷部的深度;$A$.胸骨的长度;$B$.胸廓的横径的长度;$C$.胸肌角至椎体的最短距离)。判断漏斗胸凹陷程度的标准是:重度,$FI>0.3$;中度,$0.3>FI>0.2$;轻度,$FI<0.2$。其中 $FI>0.2$ 有手术指征。但 FI 测定法诞生于胸骨翻转术治疗 PE 的年代,考虑到其术式的创伤性,手术指征控制较严格,随着新术式的发展,目前手术指征已相对放宽。

②Haller 指数:目前最常用的测量方法,CT 片上胸部冠状面内径值除以从漏斗最深点到脊柱前方的距离值。如不对称的漏斗胸,凹陷最低点不在脊柱前方,则在脊柱前方和凹陷最低点画两条水平线,按两线间的距离计算修正的 Haller 指数。正常人的平均指数为 2.52,轻度漏斗胸为<3.2,中度为 3.2~3.5,重度漏斗胸为>3.5。Daunt 等报道,漏斗胸手术矫治的标准为 Haller 指数>3.2,相当于漏斗胸指数的中、重度,两者均直接反映胸廓凹陷的程度,所以在比较上有一定的对比和借鉴意义,但合并严重扁平胸的患者,测定的 Haller 指数常偏高,反之

亦然。

③胸脊间距:根据 X 线胸部侧位片测算,胸骨凹陷深处后缘与脊椎前缘间距表示 PE 畸形的程度。如果胸脊间距>7 cm 为轻度,5~7 cm 为中度,<5 cm 为重度。此方法简单明了,但测定时不易准确。

④盛水法:漏斗部注水测量水量。令患者仰卧,在漏斗部注水然后测量水量,也可以了解漏斗胸的严重程度,重症漏斗胸的容水量可达 200 mL 左右。有人用橡皮泥填充在漏斗胸内,塑形后取出橡皮泥,浸入水中就可以很容易计算出胸凹陷部的容积。适用于对称型 PE,不对称者此法难以测准。

⑤体表波纹分域图:体表波纹分域图是客观描述畸形的一种方法。它利用光源和格子的投照方法,将胸壁凹陷部分的波纹等高线图像拍照下来,依据波纹等高线的间隔及数目,经数字转换器输入电子计算机,计算出凹陷部分的容积,确定漏斗畸形的严重程度,并可评估手术治疗的效果。

上述各种评估方法各有特色,但对成人和不对称型及合并严重扁平胸等复杂漏斗胸判定存在很大缺陷,对畸形程度的评估仍缺乏合理有效的方法,应该综合各个方面进行考虑,探索更适用于复杂漏斗胸的评估方法。

(2)漏斗胸的分型。

①传统临床分型:学者依据漏斗胸的凹陷范围和胸廓畸形表现不同分为四种临床类型:广泛型、普通型、局限型及混合型。该分型方法目前已较少使用。

②Park 分型:Park 等提出基于 CT 检查对漏斗胸进行准确的形态学分类的方法,该方法目前广泛应用于临床,其具体方法如下:a.对称型(1 型,凹陷中心位于胸骨正中),又分为 1A,胸骨下段典型的对称性深凹陷和 1B,胸骨下段宽而平坦的对称性凹陷。b.非对称型(2 型,凹陷中心不在胸骨正中而偏向一侧),又分为 2A 即偏心型,胸骨正中位于身体正中线,但凹陷最深处位于一侧的肋软骨,包括 2A1(局限型)、2A2(宽平型)和 2A3(大峡谷型)纵行深沟从锁骨向下至下胸廓,凹陷多位于胸骨旁的软骨而非胸骨;2B 即不平衡型,凹陷中心位于身体正中线,但两侧凹陷程度不一致,包括 2B1(局限型)、2B2(宽平型)和 2C(2A 与 2B 混合型)。

③简化 Park 分型:Park 分型经广泛应用于临床后,受到了广大临床医生的好评,因其通过使用 CT 进行准确的形态学分型并指导合适钢板的使用,从而使 Nuss 式由早期仅能局限用于对称型漏斗胸扩展至不对称型漏斗胸的矫治。但因 Park 分型比较复杂,不便记忆和应用,学者根据手术的实际需要进行简化,依据患者胸壁外形、CT 检查结果及手术中弯制钢板的需要将漏斗胸分为对称型、偏心型和不均衡型,临床上应用更为方便。

(3)漏斗胸分型、分度的思考:现有漏斗胸的分型及分度方式,多基于胸骨凹陷最低处之层面进行划分,然而胸壁是一立体的结构,胸壁的畸形多不单局限于某一层面,故单一层面的纠正有时并不能带来满意的效果,更多的时候需要根据临床医生的经验来对置入矫形钢板的数量及形状进行选择,并对手术效果进行预判。因此,如何建立一种新型的分型、分度方式,能够客观、立体、量化地对漏斗胸的形态及严重程度进行划分,从而对临床治疗进行指导并对其效果进行预测已成为现今漏斗胸治疗的研究热点之一。多层次的漏斗胸分型和分度方式在成人漏斗胸患者的预判应用上尤为重要。患者随着年龄的增长,其胸廓形态多呈局部的凹陷和广泛的扁平并存,单一层面的矫治可能只能有限地改善胸骨凹陷,但对其扁平的胸廓形态未能得到有效的矫正,因此,建立一种新型的分型及分度方式,从而对复杂漏斗胸进行更准确的分型和分度益显重要。

目前已有部分学者逐渐尝试开展计算机辅助下漏斗胸分型、分度的术前评估及测量,但仍局限于单一或几个层面的量度。近年来,螺旋 CT 三维重建技术已广泛应用于临床诊断中,其通过获取断层图像信息,进而分割出有用部分组织断层,再进行切片重组、插值,最后进行三维重建、显示等步骤,可将患者胸廓形态完整地重建出来,并可按照临床所需进行重新拆分。能否进一步借助计算机辅助设计技术及多种图像软件和逆向工程软件,轻松进行如胸廓容积的计算;胸骨、胸廓骨性结构形态的立体显现;胸骨矢状面多层次截取及其胸骨曲率计算等操作。通过对这些三维图形的曲线、形态的数据进行提取、分析以及统计,并和正常人群进行对比,从而建立起更为客观、立体、准确的分型及分度方式;结合使用计算机辅助制造和数控技术等,针对不同患者采取个体化的分型及分度,进行矫形钢板的塑形及置入位置设计,并可用于术后效果的预测。

4.手术适应证

漏斗胸手术矫形目的是:解除心肺压迫,改善心肺功能;改善外观,解除患者自卑心理;防止漏斗胸畸形继续发展和脊柱侧弯等其他相关畸形出现。因此,漏斗胸的手术指征主要从两方面考虑:

(1)漏斗胸对患者的心肺的压迫,无论是目前的压迫还是以后会发展的潜在压迫,对患者的生长发育造成的危害,需通过手术矫正才能解除。

(2)漏斗胸外观凹陷畸形,严重影响患者胸部外形,可使患者产生自卑的心理影响,需通过手术来改善外观和心理阴影。另外,手术者及医疗单位需具备手术能力及诊疗条件,确保能顺利完成手术,达到预期改善的目的。因此,手术指征需结合患者的疾病特点,漏斗胸的严重程度,危害程度,心理诉求,以及术者能力来考虑,才能选择合适的手术患者和手术方式,达到满意的手术效果。目前一般认为漏斗胸的手术指征为:

①中度以上的漏斗胸,CT 检查 Haller 指数大于 3.2。

②肺功能提示限制性或阻塞性气道病变。

③心电图、超声心动检查发现明显漏斗胸相关的心律及瓣膜异常。

④畸形进展且合并明显症状。

⑤外观的畸形影响患者生活且产生严重自卑等心理问题。

手术适应证的选择亦与术式密切相关,如采用传统的胸骨翻转法或胸肋抬举术,创伤巨大,前胸正中需做大切口,并发症多,严重影响美观,故手术适应证应从严掌握,而近年来开展的微创漏斗胸矫治术(Nuss 手术),具有微创的特点,避免了传统手术的诸多缺点,手术适应证可适当放宽。

经过多年的发展,Nuss 手术的适应证不断扩大。首先由于技术的进步不断改写手术的适应证,不对称的、复发的、有合并症的和先天性心脏病术后的漏斗胸也都被纳入了手术范围,目前几乎所有类型的漏斗胸都可以行 Nuss 手术。更小而隐蔽的切口,更微创的手术方法,使手术也向更广泛的方向发展,更多的患儿和家长接受和欢迎这一手术,因此主观要求矫形者越来越多,以上手术指征亦有明显放宽的趋势。年龄并非手术选择的绝对因素,除 6~15 岁患儿最适宜做 Nuss 手术外,成年人采用该术式亦取得较好疗效,应根据患者漏斗胸严重程度,相关症状及患者主观意愿谨慎选择。小儿骨质软、肋软骨长,便于微创矫形,其漏斗胸畸形常呈对称性,随着年龄的增长可出现非对称性并伴有胸骨的旋转,胸廓坚硬,部分出现脊柱侧弯及其他继发畸形,因此成人会增加手术难度,降低手术效果,并且术后疼痛明显,对成人和小儿是否需要制定不同的手术指征都是今后值得探讨的问题。

5.手术评价

漏斗胸的手术治疗有近一百年的历史,经历了骨切除、胸肋截骨、截骨加外固定、截骨加内固定、翻转法及不截骨的外固定等。目前漏斗胸手术治疗的主要方式有以下几种:胸骨抬举法、胸骨翻转法和 Nuss 手术。1944 年,Nissen 最早提出胸骨翻转法,需切除自肋弓向上至第3 肋的变形肋软骨,在第 2 肋间水平横断胸骨,变形处修整削平后,缝合固定。这种术式的缺点是,因没有保留血管蒂,术后胸骨坏死,窦道形成的发生率高达 46%。1954 年,Judet 首先介绍带腹直肌蒂胸骨翻转术。1975 年,Taguchi 提出保留腹直肌蒂的同时,保留胸廓内血管,胸骨血运进一步改善,可减少术后胸骨坏死。该手术方式一般适合于畸形严重,相对对称的漏斗胸。1939 年,Broun 提出胸骨抬举法。1944 年,Ravitch 对该法进行了改良,随后不少学者提出了对 Ravitch 手术的各种改良技术。手术要点为切除全部变形之肋软骨,游离胸骨,于胸骨上部做横行楔形截骨,使胸骨处于向前稍过分矫正位置,贯穿缝合固定,两侧肋软骨缝合固定,后期多数术者同时采用克氏针横穿胸壁抬高胸骨,提高矫形效果,防止术后复发,以上两种方法均属于传统的胸壁畸形手术方法。由于手术伤口大,肌肉软骨破坏多;而且手术时间需要4~6 h,出血多、创伤大、对患者打击重、恢复慢、术后并发症和复发率高,越来越不被患者和医生接受。

1998 年,美国 Donald Nuss 首次报道了不截骨的微创手术治疗漏斗胸的成功经验,Nuss 手术切口小而隐蔽、手术时间短、出血少、恢复快,不需要游离胸壁肌肉皮瓣,不需要做肋软骨或胸骨的切除,而且可以长期保持胸部伸展性、扩张性、柔韧性和弹性,被称为胸壁矫形手术的革命。由于 Nuss 手术是一种微创且易于掌握的外科技术,从而快速地被全世界小儿外科和胸外科医生接受。2002 年,Coin 等报道成人应用 Nuss 术获得了满意疗效。2003 年,Hemandez 提出不进胸腔的胸膜外 Nuss 手术。2004 年,Park 等报道了改良的 Nuss 手术应用于非对称型漏斗胸。随着技术的进步,手术方法的不断改良,Nuss 手术已经成为治疗漏斗胸的首选和标准术式。对于大龄儿童和成年人的漏斗胸及复杂畸形的漏斗胸而言,由于胸廓的弹性和可塑性较差,是否能取得同样的效果存在一定的争议。

6.手术治疗过程中值得探讨的问题

漏斗胸手术治疗的改良方法包括不用胸腔镜辅助的 Nuss 手术、经右或左胸胸腔镜辅助下 Nuss 手术、双侧胸腔镜辅助下 Nuss 手术和胸膜外 Nuss 手术等。由于 Nuss 手术中导向穿通器及 Nuss 钢板需要通过胸腔,有损伤肺、胸廓内血管、心脏大血管及心包的潜在威胁,所以采用胸腔镜辅助可大大提高手术的安全性,经右胸和左胸置胸腔镜辅助均可顺利完成 Nuss 手术,但因心脏偏向左侧,左侧置镜常显露不充分。现有临床研究表明:胸膜外 Nuss 手术是安全可行的,但与 Nuss 手术组在手术时间、术中出血、出院时间和手术效果上无任何优势,且不容易观察到对侧的情况,手术方法不容易掌握和推广,使用胸腔镜可起到全程监视的作用,避免误伤血管及心肺等重要结构,对术中的异常情况可及时发现并在监视下解决。对非常严重的漏斗胸、复发漏斗胸和有心脏手术史漏斗胸采用胸腔镜辅助加做剑突下小切口辅助分离胸骨后粘连和引导穿通器的方法可大大增加手术安全性。对范围广泛,特别是合并扁平胸的漏斗胸,植入 2 根甚至 3 根钢板也取得了比较好的矫正效果。但对有些严重漏斗胸、漏斗胸合并鸡胸和严重脊柱侧弯的患者仍需行传统术式治疗,Nuss 手术还不能完全将其所取代。最初有文献报道 Nuss 手术的并发症发生率高达 21%～67%,且患者年龄越大则并发症发生率越高,包括切口感染、钢板过敏、气胸、钢板移位、心包积液、胸腔积液、肺不张、心包损伤、心脏损伤和胸廓内动脉损伤等。随着经验的积累,手术方式及固定的不断改进,术后并发症已明显降低。如何总结经验、改进手术及钢板固定方式,进一步改善矫治效果和降低术后并发症等都是在治疗过程中需要注意和探讨的问题。另外,Nuss 术中使用的钢板需要再次手术取出增加了患者的创伤和经济负担,目前可以借鉴在骨科领域成功应用的可吸收固定材料,未来研发出可吸收降解的 Nuss 手术固定支架可为患者带来更大的获益。

微创 Nuss 术虽然开展时间较短,尚无大量的长期随访资料,但随着经验的积累技术日益成熟,对术后乃至钢板取出后的疗效评价也陆续开展,成为了漏斗胸外科治疗的必然趋势。Nuss 手术自身也存在一些需要探讨的问题,仍有待长时间的观察随访和研究才能明确和改进。如何针对不同年龄、不同畸形类型及程度的漏斗胸患者,选择最适宜的个体化的手术方法,以及术后疗效的评估仍是需要研究探讨的课题。

(二)鸡胸

1.概述

鸡胸又称鸽胸,为胸骨前凸,两侧肋软骨和肋骨凹陷。畸形分为 2 型:

Ⅰ型:胸骨柄、胸骨体上部及相应肋软骨向前突起,胸骨体中下部渐向后凹陷,剑突又弯向前方。胸骨纵切面呈 Z 字形。

Ⅱ型:胸骨整体向前突出,剑突朝向背部,胸骨两侧肋软骨明显向内凹陷。

2.诊断及治疗

畸形轻者无临床症状,一般并不迫切需要手术矫治。

严重者可将内陷的肋软骨和肋骨行骨膜下切除,再将过长的骨膜做纵形缩短缝合,使之收紧变直矫正畸形。

二、非特异性肋软骨炎

1.概述

非特异性肋软骨炎是肋软骨非化脓性炎症,临床较为常见。好发于青壮年,女性多于男性。多位于第 2～4 肋骨,单侧较多。

2.病因

本病病因不明,可能与病毒感染、慢性损伤有关。病理切片肋软骨多无异常,只是发育较粗大。

3.诊断与鉴别诊断

(1)局部肋软骨轻度肿大、凸起,有疼痛及压痛,咳嗽、上肢活动或转身时疼痛加重。

(2)病程长短不一,可自数月至数年不等,时轻时重,反复发作。

(3)X线检查及实验室检查多无异常发现。但可排除胸内病变、肋骨结核及骨髓炎等。

4.治疗

(1)原则上采用非手术治疗。抗生素和各种理疗均效果不明显,一般采用对症治疗,如局部痛点封闭。

(2)若长期应用各种治疗无效,且症状较重或不能排除恶性肿瘤时,可将肋软骨切除。

三、恶性胸膜间皮瘤

(一)病因

1.以往的认知

一直以来,恶性胸膜间皮瘤(MPM)的发生被认为是由于暴露于石棉,70%～80%的患者由暴露于石棉这个单因素引起,并且暴露时间越长越易引起该病。石棉有两种形式存在:一种是棒状闪岩如青石棉、铁石棉、透闪石和阳起石,这类具有较强的致癌性;而另一种是蛇纹岩,仅有温石棉一种,其致癌性较低。石棉经吸入或经组织捕获,在壁胸膜沉积产生小的黑点,通过一段时间的演变期(14～17年)就会发展为MPM。演变期的长短依据暴露于石棉的持续时间和强度。石棉所致的恶性胸膜间皮瘤潜伏期为14～60年,发病的高峰期在接触后45年。不同的石棉种类引发恶性胸膜间皮瘤有不同。最常用的,并且广泛应用于工业中的是温石棉。而青石棉则通常被认为是石棉中最致癌的类型,长而薄的纤维因为它们能够穿透肺引起多次损伤、组织修复和局部炎症被认为更危险。

2.认知的演变及争议

在MPM的产生与发展过程中,猿猴病毒40(SV40)也被视为一个重要的危险因素,SV40与石棉具有协同致癌作用,并在肿瘤的发展中起始动作用,同时存在SV40感染被视为是一个提示MPM预后不好的因素。SV40是1960年由Sweet等用猴肾细胞培养制备脊髓灰质炎病毒疫苗时发现的,一种属于乳多空病毒科多瘤病毒属的环状DNA病毒。美国国家癌症研究所的报道增加了恶性胸膜间皮瘤的发生和SV40感染的联系,而来自芬兰和土耳其的实验结果表明该国的MPM组织中并未发现SV40的存在,一些观点认为SV40的感染存在相当大的地域差异。在实验中通过对MPM组织采用PCR方法检测结果显示,在恶性胸膜间皮瘤标本中检测到SV40调节区域DNA的存在,说明我国MPM组织中也存在SV40感染。

然而,SV40的病因学作用仍是个有争论的话题。在一些研究中得出的结论是成熟SV40 miRNA在人体组织样本中不能检测到,这表明SV40不可能导致MPM形成,这可能意味着病毒本身不能导致MPM的发展。另一种解释是由于只有早期的SV40基因对细胞转化是必需的,所以只有这些基因在MPM中是预期表达的。SV40产生两种致癌的蛋白质:大T和小T抗原。大T抗原对细胞转化和肿瘤发生的主要作用是以关键的细胞蛋白质,例如肿瘤抑制基因 $p53$ 和 pRB 蛋白家族为目标,抑制它们的功能,也可通过诱导细胞基因组突变和染色体结构的变化例如断裂、中断、双着丝粒和环状染色体、染色单体交换、缺失、复制和易位导致转化,从而导致 MPM 的发生。小 T 抗原通过抑制 PP2A(蛋白磷酸酶)、t 抗原可能激活 MAPK(丝裂原活化蛋白激酶)信号并且诱发 AP-1(激活蛋白 1)活动。此外,在人类间皮瘤细胞核 MPM 活组织检查中发现 SV40 可诱导 HGF/Met 受体活性、端粒酶活性和 Notch-1 的活化。尽管也对原发肿瘤染色体异常进行了研究,但是这些变异包括染色体 1、3、4、9、11、14 及 22 异常,通常表现为缺失。另外,还可以见到染色体 7 短臂的额外复制。*EJ-ras* 基因转染实验提示 *c-Ha-ras* 癌基因的激活对间皮细胞的癌变起关键作用。但是这些遗传信息的初始片段在 MPM 的发生过程中是如何配合到一块的则仍需探讨。

棒状闪岩如青石棉在 MPM 发病机制中的作用已广为人们接受,而温石棉是否能导致 MPM 仍有争议。一些研究者认为温石棉可诱发间皮细胞的 DNA 损伤和染色体异常,另一些提出温石棉不能引起 MPM,而是闪石棉污染温石棉所导致的 MPM。据统计西方国家 80% 的 MPM 形成与石棉直接或间接接触有关。尽管普遍认为石棉是最常见的 MPM 形成的相关因素,但石棉不能对培养的间皮细胞的表型有改变作用,说明可能存在其他与石棉相关或独立的致癌因素导致 MPM。

3.关于病因认知的启示

MPM 产生的原因与大多数恶性肿瘤一样目前还没有完全搞清,随着技术的进步,不断有新的理论和新的发现提出,甚至传统的病因学理论也受到了不同程度的质疑和挑战,这就要求学者不能只拘泥于固定的思维方式,而应该遵循循证医学的模式去不断的探索、发现,直至找出事情的真相,在有关 MPM 的病因方面,学者还有很多工作要做。

(二)临床表现

MPM 早期缺乏特异性的临床症状,呼吸困难和胸痛是最常见的症状,见于 99% 的患者,少数患者会有体重减少,其他少见症状,如咳嗽、乏力、厌食和发热。中晚期往往有大量胸腔积液。后期可出现恶病质,呼吸衰竭等。可有锁骨上淋巴结、腋下淋巴结转移。也可侵及心包膜引起心脏压塞。也有发现伴有脑转移的病例。体格检查通常无阳性发现。与肿瘤相关的综合征有自身免疫性溶血性贫血、高钙血症、低血糖、抗利尿激素分泌失调和高凝血症。

(三)诊断标准

1.传统的诊断方法及标准

MPM 早期的唯一表现往往是大量胸腔积液,所以在以往的恶性胸膜间皮瘤患者中有很多会被误诊。MPM 的诊断应遵循临床—影像—病理学评估体系。病史对 MPM 的诊断提示作用有限。如果有石棉接触史可以提示该种疾病的可能。另外,还有一些少见因素,如放射线的接触史。吸烟不是 MPM 的危险因素。胸部影像学对 MPM 的诊断虽具有一定价值,但是由于 MPM 的放射学表现无特异性,故临床诊断准确率低,仍需依靠病理学检查。

最初的诊断手段一般是靠胸腔穿刺,但是只有 30%~50% 的患者胸腔积液中会查到恶性细胞。随着影像学的发展,从最初的 X 线到 CT、MRI 以及后来的 PET-CT 均成为 MPM 的重要诊断手段。放射检查在 MPM 的诊断评估中有重要的作用,CT 是应用最广泛的,也是首选的,MRI 以及 PET-CT 可帮助进一步检查,更加准确,并且对疾病的评估有很大的作用,可以协助明确肿瘤分期。但是三者各有优缺点,对 MPM 的早期诊断仍然缺乏敏感性。

胸腔穿刺活检 1/3 的患者可以诊断出 MPM,痰细胞学检查却几乎不能发现肿瘤细胞。

2.近年来诊断方法的发展

胸腔镜是目前最合适以及最准确的诊断方法,至少使 80％ 的患者可以明确诊断。亦有人利用支气管镜或膀胱镜来代替胸腔镜进行取材活检。对于局部浸润生长胸腔完全闭锁者,可以做开放性胸膜活检。及时开展有创性检查寻求病理诊断应积极推广。

另外,鉴于 MPM 的病理学特点,免疫组织化学方法的应用对其与胸膜转移性腺癌的鉴别具有很好的应用价值。许多新的蛋白分子,如血清可溶性间皮素相关蛋白(SMRP)、骨桥蛋白被提出用于诊断。间皮细胞恶性转化中常伴有多基因的改变,因此检测 MPM 基因损伤,抑癌基因和癌基因的变异,是研究高危人群致癌过程的有效标志物,对患者有诊断和预后价值。22％～70％ 的患者有 $pl6INK4a$ 基因纯合性缺失致 $p14$ 失活,影响 $p53$ 和 Rb 细胞通路导致 MPM 发生,提示预后不良。22 号染色体缺失导致 $NF2$ 等位基因产物的稳定功能丧失后促使间皮细胞转化,70％ 以上的 MPM 有 $NF2$ 等位基因缺失。生长因子及受体内的酪氨酸酶活化作为 MPM 治疗靶点的研究成为近年研究热点,如血清血小板源性生长因子(PDGF)增高水平与 MPM 生存时间短相关,PDGF 还可用于识别预后较好及治疗获益的患者。

3.存在的问题及思考

当前的诊断方法虽然有了很大的进步,大大提高了 MPM 的诊断率。但是要想明确诊断还是需要一个相对较漫长的过程。光学显微镜实际上在诊断过程中用途有限,必须通过胸膜活检取得较大样本,依靠电镜和免疫组化实验才能最终确诊。还有一个问题是胸腔镜或其他活检方法有皮下种植的高度可能,这一特点将进一步使治疗复杂化。因此,如何提高 MPM 的诊断率,并且找到一种可靠最好是无创的诊断方法将是学者努力的方向。

(四)手术适应证与禁忌证

MPM 最早被认为是没有手术指征的,只适合化疗及其他治疗,但化疗效果的不佳使人们又开始尝试手术治疗。从局限性切除直至扩大的全胸膜切除,全肺切除,心包、膈肌切除。随着手术并发症的增多及令人沮丧的手术效果,人们又开始重新认识手术的地位,以及手术的范围。

最为广泛采用的是由 Butchart 等报道的分期——Ⅰ期:病变局限在由脏胸膜、肺、心包及横膈所构成的胸膜腔内;Ⅱ期:病变侵犯胸壁、纵隔组织,包括食管、心脏及对侧胸膜,伴有或不伴有胸膜腔内淋巴结侵犯;Ⅲ期:病变通过膈肌侵犯腹腔并伴有胸膜腔外淋巴结侵犯;Ⅳ期:远处血行转移。这一分期使用简便,临床可操作性强;但是分期较粗略,且其最突出的缺陷是不能将临床分期和预后联系。Rusch 等报道的国际间皮瘤学会(IMIG)的 TNM 分期是在国际抗癌联盟 TNM 分期基础上的经验性改良,对于肿瘤 T 分期的描述更为详尽科学,该分期在一定程度上联系了患者的远期预后和生存率。但由于 MPM 远远超越自身临床分期的侵袭倾向,使得术前进行正确的 T 分期较为困难。该分期的 N 分期与非小细胞肺癌(NSCLC)的分期相同,但由于 MPM 与 NSCLC 在好发部位、生长特性和淋巴转移途径等生物学行为上不一致,也影响了该分期的临床实用性。Sugarbaker 等将 MPM 分为 4 期——Ⅰ期:病变局限于脏胸膜、肺、心包和横膈所构成的胸膜腔内,或虽侵犯胸壁,但局限于原针吸活检部位;Ⅱ期:Ⅰ期病变伴有胸膜腔内阳性淋巴结侵犯;Ⅲ期:局部胸壁、纵隔、心脏或通过膈肌的腹膜腔内转移,伴有或不伴有胸膜腔外或对侧胸膜腔淋巴结侵犯；Ⅳ期：远处转移。该分期的Ⅰ、Ⅱ期可切除的原发疾病不伴有或伴有淋巴结侵犯，其中Ⅰ期可接受胸膜切除（剥脱）或胸膜全肺切除术；Ⅱ期在全身情况允许的情况下应尽可能接受胸膜全肺切除术；而Ⅲ期包括了 Butchart 分期的Ⅱ和Ⅲ期，属于不可切除范围，应以综合治疗为主。

目前对于手术适应证的选择包括如下原则：恶性或低度恶性，如局限性间皮瘤；无严重周围脏器压迫、无远处转移；患者可耐受手术。对 Butchart 分期Ⅰ期的患者：肿瘤局限于壁胸膜，只累及同侧胸膜、肺、心包和纵隔者建议行根治性胸膜肺切除术。对于局限型、上皮型、估计手术能达到肉眼根治的Ⅲ期患者应考虑手术治疗。有学者认为对于Ⅱ、Ⅲ、Ⅳ期患者无论何种方法生存期均基本相同，平均 18 个月。禁忌证则包括远处转移、患者无法耐受手术者。

（五）治疗方式

目前对于弥散性 MPM 的治疗方法包括手术、放疗、化疗、免疫治疗及综合治疗。手术、放疗或化疗单一治疗方案的疗效均欠佳。尤其是放疗、化疗，现多作为手术治疗的辅助或应用于Ⅲ、Ⅳ期不能完整手术切除或因全身情况无法耐受手术治疗者，以改善局部症状、提高生活质量。

1. 手术

MPM 最常用的手术治疗包括胸膜切除（剥脱）术和胸膜全肺切除术。

胸膜切除（剥脱）术要求术中尽可能切除（剥脱）全部脏、壁胸膜而保留肺组织。由于手术创伤和手术难度相对较小，患者的适应证和耐受性较好，在临床获得了广泛应用，围术期病死率为 1.5%～5.4%。但其存在一定局限性，包括①在肿瘤细胞减灭程度上有局限性，尤其当肿瘤侵犯叶间裂等部位时；②已经观察到的局部复发率的提高；③由于肺脏的存在，在后续放疗时为避免放射性肺炎的出现而限制了放疗剂量的增加等。此手术能部分控制胸腔积液，改善患者的生活质量。此外，MPM 所引起的胸痛，有时在切除胸膜后能缓解，对怀疑为 MPM 的病例，拟作诊断性开胸活检时，应考虑同时做胸膜切除（剥脱）术。有大量胸腔积液，而化学性胸膜固定术失败的病例，也可考虑做胸膜切除（剥脱）术。

胸膜全肺切除术要求术中切除整个一侧胸膜腔及其内的全部器官包括胸膜、肺、同侧膈肌和心包。胸膜全肺切除术可以整体切除全部肉眼可见肿瘤，术中彻底减灭肿瘤细胞，可以显著减低局部复发率，但手术创伤大，围术期病死率达 31% 左右，且与胸膜切除（剥脱）术相比并不能改善患者长期生存率。而且可以接受胸膜全肺切除术的 MPM 患者仅占全部患者的 10%，或者是占所有能够手术切除病例的 20%～25%。胸膜全肺切除术的治疗作用与胸膜切除（剥脱）术相比仍有争论。心肺疾病其他问题的出现常使患者无法做全肺切除术，但是这些患者可以耐受胸膜切除（剥脱）术。另外，手术达到镜下切缘阴性对于恶性间皮瘤来讲，简直不可能。

胸腔镜可作为诊断 MPM 的重要方法，同时能有效引流胸腔积液，烧灼局部病灶，向胸腔内注入药物。除化疗药物外，常用硬化剂行胸膜固定，如四环素，消毒滑石粉，博来霉素。硬化剂能使胸膜硬化，胸膜腔闭塞，控制胸腔积液。一旦术前需充分引流积液使肺复张，3～8 g 滑石粉有效率可高达 90%，但对于胸腔广泛性侵犯、肺塌陷的患者效果差。

由于弥散性胸膜间皮瘤临床发病率低，相对少见。手术方式的选择非常重要。究竟哪种手术效果好，目前尚不清楚。外科根治性手术治疗恶性胸膜间皮瘤，到目前为止尚存在争议。

针对这种情况，来自英国伦敦大学临床研究组的 Tom Treasure 博士等进行了一项研究，学者发现胸膜外肺切除（EPP）治疗 MPM 使患者生存获益的证据不足，无论是作为单独还是作为多模式治疗一部分的肿瘤根治性手术与非手术的患者相比生存时间上没有明显差异。对于恶性胸膜间皮瘤，其最终疗效可能不是取决于手术，而是取决于肿瘤类型和辅助治疗的效果。

2. 化疗

过去多柔比星被认为是 MPM 化疗的标准单药治疗方案，但这种蒽环类药剂作为单药治疗的有效率＜20％。Berghmans 等对 1965—2001 年共 2320 例患者的 83 篇临床研究报道的荟萃分析表明，顺铂是最有效的单药。2003 年，Vogelzand 报道培美曲塞联合顺铂和单用顺铂治疗对初治 MPM 的Ⅲ期临床试验结果显示，联合化疗组较单药化疗组有较长的中位生存时间，总有效率高达 41.6％。2004 年 2 月，培美曲塞联合顺铂的化疗方案获得美国 FDA 批准，用于不宜手术切除的 MPM 一线治疗。培美曲塞是一种新型的多靶点抗叶酸剂，主要通过抑制叶酸代谢途径中多个关键酶的活性，从而影响嘌呤和胸腺嘧啶核苷的生物合成，进而影响肿瘤细胞 DNA 的合成，抑制细胞增殖。联合化疗的不良反应主要还有中性粒细胞减少、重度腹泻、重度口干等。在应用培美曲塞的同时，注意补充叶酸和 B 族维生素，可使不良反应有所降低。雷替曲塞是目前与顺铂联合化疗 MPM 的最新药物之一。研究表明，雷替曲塞是胸苷酸合酶的特异性选择性抑制剂，其进入肿瘤细胞后迅速代谢为多聚谷氨酸类化合物，长时间发挥抑制胸苷酸合酶的活性作用。欧洲癌症研究和治疗组织/加拿大国家癌症研究所（EORTC/NCIC）也进行了另一项临床Ⅲ期试验，雷替曲塞联合顺铂组和单用顺铂组的中位生存时间分别为 11.2 个月和 8.8 个月，1 年生存率分别为 45％和 40％。另有研究显示，吉西他滨是一种细胞周期特异性抗代谢类药物，主要作用于 DNA 合成期的肿瘤细胞。本品联合顺铂对 MPM 治疗也有较好的反应率，利用上述方案进行联合治疗显示能延长患者生存时间，其有效率最高可达 50％。

培美曲塞联合吉西他滨治疗 MPM 有一定效果，但是中位生存时间与单用培美曲塞类似，并且次于联合铂类制剂，因此，目前在临床上并不推荐这两类药物联用。单药培美曲塞治疗 MPM 患者有效，并且血液毒性温和，可以作为无法耐受铂类制剂的 MPM 患者的选择。培美曲塞联合顺铂已经成为治疗 MPM 的一线治疗方案，然而 Sorensen 等探讨了培美曲塞作为 MPM 二线治疗方案的可能性，他们观察 39 例有 MPM 疾病进展的患者，之前使用过铂类制剂治疗而未用培美曲塞。治疗给予单药培美曲塞或者培美曲塞加卡铂。其中 28 例患者接受培美曲塞，11 例患者接受培美曲塞加卡铂，治疗后部分应答率分别为 21％和 18％，中位疾病进展时间分别为 21 周和 32 周，中位生存时间分别为 42 周和 39 周。另一项研究表明，单药培美曲塞可以作为 MPM 患者的支持治疗方案。由此可见，培美曲塞不仅可以作为治疗 MPM 的一线治疗药物，也可以作为二线治疗药物。培美曲塞和靶向治疗药物联合治疗 MPM 是一个新的研究领域，该类联合方案的临床研究已经在进行中，并且部分研究已经显示出初步的治疗效果。培美曲塞疗效相关的生物标志物研究，同样是一个全新的领域，尽管目前还没有获得很理想的疗效预测指标，但是随着进一步的研究，将有助于培美曲塞的临床使用更加合理化和个体化。

虽然化疗药物在治疗 MPM 方面取得了一定的进展，但是该种疾病对化疗药物的敏感率并不高,总体的疗效至今还是令人失望,并没有很大幅度地提高患者的生存率。

3.放疗

传统放疗对 MPM 的疗效欠佳。外部放疗对 MPM 疗效甚微,但扩大性体外放疗被认为有效,能缓解某些病例的胸痛及控制胸腔积液,但对疾病本身并无疗效。体外照射 40 Gy 以上有姑息性疗效,50～55 Gy 照射缓解率为 67%,少数患者生存 5 年以上,但几乎所有患者仍死于复发或转移。另外、对手术部位进行直接局部放疗能够预防肿瘤播散,同时肿瘤自然播散(通常是播散到肺和叶间裂)又限制了放疗的应用。最成功的分次照射法是强化放疗,通常是在根治手术后进行。这种方法控制了局部复发,但很多患者仍死于肿瘤转移。

以胸膜全肺切除术为核心的三联疗法是目前已证实可以改善 MPM 患者的局部症状和远期预后的唯一治疗方案,首次在真正意义上改善了 MPM 患者的局部症状和远期预后,将原先不足 10 个月的中位生存期延长到了 21 个月甚至更长。单纯的外科治疗很快就会复发,因此,大多数都采取联合治疗。故而需要更多更新的局部和全身治疗方案。其中研究较多并已进入Ⅰ、Ⅱ期临床试验的是光动能治疗,光动能疗法的最佳应用领域是接受外科手术治疗后的病变组织表面和体腔内,它的理论优势在于可将其应用于胸膜切除(剥脱)术后肺、胸壁表面残余肿瘤的治疗,并以此弥补此术式在肿瘤细胞减灭方面的不足。而其他诸如腔内化疗、免疫疗法以及生物、基因疗法都尚处于研究阶段,其前景及临床可行性有待进一步的验证。

第三节　肺部疾病

一、肺癌

(一)病因

在 20 世纪初期,肺癌在全球范围内还是一种比较少见的疾病。但自 20 世纪 30 年代起,肺癌的发病率开始急速上升,并很快成为全世界癌症死因第一位。到目前为止,无论是肺癌的发病率还是病死率仍稳居全球癌症首位。尽管人们已经认识到肺癌的发生发展是一类多因素参与的复杂性疾病,但其病因及发病机制还远未被揭示。流行病学研究结果显示,环境危险因素(如吸烟、空气污染等)与肺癌的发生密切相关。然而,同样暴露于特定致癌物,并非所有人都患肺癌;此外,有些人群肺癌的发生具有明显的家族聚集现象,提示肺癌的发生还与个人的遗传因素有关。目前认为,环境因素是肺癌发生的始动因素,而个人的遗传特征决定了肺癌的易感性。

1.环境危险因素

(1)吸烟。

①主动吸烟:早在 20 世纪 50 年代,美国学者 Wynder、Graham 及英国学者 Doll 和 Hill 就分别采用病例对照的研究方法证明了吸烟与肺癌的相关性。目前认为吸烟是肺癌病因中最重要的因素,随着人群中吸烟人数的增加,肺癌病死率也在逐年增加。研究表明烟草中有超过

3000 种化学物质,包含超过 60 种已知的致癌物质,比如,多环芳烃、烟草特异亚硝酸胺、苯并芘等。多链芳香烃类化合物和亚硝胺等可通过多种机制导致支气管上皮细胞 DNA 损伤,使得癌基因(如 *ras* 基因)激活,而抑癌基因(如 *p53*、*FHIT* 基因等)失活,进而导致细胞的转化,最终癌变。在发达国家,吸烟造成近 90% 的肺癌死亡(男性 90%,女性 85%)。研究表明,男性吸烟者一生肺癌的发病风险约为 17.2%,女性吸烟者约为 11.6%。而不吸烟者中,男性约为1.3%,女性约为 1.4%。

②被动吸烟:在认识到吸烟与肺癌的相关性后,自 20 世纪 80 年代开始人们逐步将研究对象扩展到被动吸烟与肺癌的相关性,开始了大量新的研究。目前认为被动吸烟是不吸烟者患肺癌的原因之一。这里被动吸烟者也指和吸烟者共同生活或工作的人。来自美国、英国和澳大利亚的研究都一致表明被动吸烟者肺癌发生的相对风险显著增大。而近年来,对侧流烟气(直接从燃烧的烟卷到空气的烟)的研究也表明,被动吸烟比直接吸入香烟更加危险。

(2)职业暴露:肺癌是职业癌中最重要的一种。约 10% 的肺癌患者有环境和职业接触史。现已证明以下 9 种职业中环境致癌物可增加肺癌的发生率:铝制品的副产品、砷、石棉、双氯甲醚、铬化合物、焦炭炉、芥子气、含镍的杂质、氯乙烯。长期接触镉、硅、福尔马林等物质也会增加肺癌的发病率,空气污染,特别是工业废气均能引发肺癌。

(3)环境污染:近年来,随着环境污染日益加剧,室内室外环境污染,如油烟、煤烟、PM2.5、PM10、汽车尾气等,也逐渐成为诱发肺癌的新的危险因素。这一现象在发达国家显得尤为突出,发达国家肺癌的高发病率,与石油、煤、内燃机燃烧以及沥青公路尘埃所产生的大量含苯并芘、致癌烃等有害物质污染大气密切相关。研究表明,大气污染与吸烟对肺癌的发病可能互相促进,起协同作用。

(4)放射性物质:研究表明,氡是吸烟以外引起肺癌的第二大原因。氡是一种无色无嗅的气体。地壳里的放射性元素铀衰变成镭,进一步衰变成氡。衰变产生的放射性产物使基因物质电离子化,引起突变,甚至癌变。

电离辐射导致肺癌的最初证据来自 Schneeberg-joakimov 矿山的资料。据报道该矿内空气中氡及其子体浓度高,诱发的多为支气管的小细胞癌。美国曾有报道,开采放射性矿石的矿工中约 70%～80% 死于放射引起的职业性肺癌。

此外,有文献报道,日本广岛原子弹爆炸幸存者中肺癌患病率显著增加。Beebe 通过对广岛原子弹爆炸幸存者的终身随访发现,距爆炸中心小于 1400 m 的幸存者较距爆炸中心1400～1900 m 和 2000 m 以外的幸存者,肺癌患病率及病死率明显增加。

(5)病毒感染:目前研究表明多种病毒可增加动物对于肺癌的易感性,最近有证据也指向人类也很有可能感染这些病毒。有可能增加肺癌易感性的病毒包括人乳头状瘤病毒(HPV)、JC 病毒、猿猴病毒 40(SV40)、BK 病毒和巨细胞病毒(CMV)。这些病毒可能通过影响细胞生命周期阻碍细胞凋亡,从而导致细胞的分裂失控。

(6)其他:此外,适度体力活动、营养状态以及适量的水果、蔬菜对人类具有一定的保护作用。而肺部相关疾病,如肺结核、支气管扩张症等,在慢性感染过程中,支气管上皮可能化生为鳞状上皮导致癌变,但较为少见。

2.遗传因素

虽然长期以来人们一直认为肺癌是一种完全由环境因素决定的疾病。肺癌发病主要归因于吸烟。然而,调查研究发现吸烟者中仅有 $10\%\sim15\%$ 发生肺癌,而 $10\%\sim15\%$ 的肺癌患者并不吸烟。显然对肺癌的易感性存在个体差异,即肺癌的遗传易感性。目前的研究表明,肺癌的遗传易感性主要包括代谢酶基因多态性、诱变剂敏感性和 DNA 修复能力以及某些基因的突变缺失。这些分子流行病学的研究结果可能为肺癌的预防及预警提供重要的思路。

(二)临床分期

肺癌是全球发病率和病死率极高的恶性肿瘤之一,其中 80% 的肺癌为非小细胞肺癌(NSCLC)。目前以手术切除为主的综合治疗仍是 NSCLC 最有效的治疗手段。肺癌临床分期的目的在于评估肺癌患者病情,制订出最恰当的治疗方案,估计预后、评价不同治疗方案,以及新的治疗方法的效果。实体肿瘤 TNM 分期系统:原发肿瘤(T),区域淋巴结(N),转移病灶(M),该分期方法最早由法国外科医生 Pierre Denoix 首先提出。肺癌分期由国际抗癌联盟(UICC)最早于 1968 年颁布(第 1 版)。至 2009 年共历经 7 次修订。其中由 Mountain 领衔制定的第 6 版肺癌 TNM 分期系统所依据的病例资料均来自于北美,来源于 M. D. Anderson 癌症中心的 4351 例和美国国家癌症研究所肺癌研究的 968 例患者,共 5319 例患者,多为外科病例,时间跨度较长,普遍认为数据来源结构单一,样本量有限,缺乏高等级的循证医学证据,因此不能全面反映全球肺癌的真实情况。在上述背景下,国际肺癌研究协会(IASLC)于 1996 年成立了分期委员会,开始着手下一分期的工作。2000—2005 年共收集了 10 万余例肺癌患者生存资料。合格病例 81495 例,其中 NSCLC 患者 68463 例,亚洲病例占 14%,大多为日本提供。入组患者不再是单纯手术治疗者,单纯手术治疗者占 44%,单纯化疗者占 11%。在 2007 年第 12 届世界肺癌大会上公布了第 7 版肺癌分期系统推荐稿,2008 年获得 UICC 认证。于 2009 年 8 月第 13 届世界肺癌大会上公布了新修订的肺癌 TNM 分期系统。2015 年 6 月第 8 版肺癌 TNM 分期系统发布,目前临床应用者常用的仍为第 8 版肺癌 TNM 分期系统。

肺癌新的 TNM 分期系统:

第一、原发肿瘤(T)定义。

在数据库中剔除远处转移及淋巴结转移患者的生存资料,原发肿瘤大小对患者长期生存具有很大的影响。

T_0:无原发肿瘤的证据。

T_x:原发肿瘤大小不能被评价,痰脱落细胞或支气管灌洗液中找到恶性细胞,但影像学和支气管镜未发现肿瘤。

T_{is}:原位癌。

T_1:肿瘤最大直径 $\leqslant 3$ cm,被肺或脏层胸膜包绕,未侵及叶支气管近端。

T_{1a}:肿瘤最大直径 $\leqslant 1$ cm。

T_{1b}:肿瘤最大直径 >1 cm 但 $\leqslant 2$ cm。

T_2:肿瘤最大直径 >3 cm 但 $\leqslant 5$ cm,或具有以下任一特征:①侵犯主支气管,但未侵及隆突;②侵犯脏层胸膜;③有肺不张或阻塞性肺炎。

T_{2a}:肿瘤最大直径 >3 cm 但 $\leqslant 4$ cm。

T_{2b}：肿瘤最大直径>4 cm 但≤5 cm。

T_3：肿瘤最大直径>5 cm，但≤7cm。直接侵及胸壁（含肺上沟瘤）、膈肌、膈神经、纵隔胸膜、壁层心包；同一肺叶出现孤立性癌结节。

T_4：肿瘤最大直径>7cm。任何大小的肿瘤侵犯下列任何一个：纵隔、心脏、大血管、气管、喉返神经、食管、椎体、隆突；或孤立性癌结节位于原发肿瘤同侧的不同肺叶。

原发肿瘤所在肺叶内出现卫星结节预后与其他 T_3 期肿瘤相近，非原发肿瘤所在肺叶内出现转移灶预后与其他 T_4 期肿瘤相近，但优于 M_1。因此，将原发肿瘤所在肺叶内发现结节定义为 T_3；同侧非原发肺叶内出现结节定义为 T_4。

第二、区域淋巴结（N）定义。

明确区域淋巴结状态是肺癌分期和治疗至关重要的组成部分。通过精确、统一的区域淋巴结命名法，是制定肺癌 TNM 分期、评价治疗结果、在不同医学中心之间比较临床结果、设计和分析临床研究及对不同患者选择治疗方案的关键因素。

历史上第一张肺癌区域淋巴结分布图是 Naruke 于 1967 年绘制的，最初被应用于北美、欧洲地区国家和日本。随后美国胸科学会（ATS）将 Naruke 的图进行了修改，并对区域淋巴结解剖部位做了更为精确的描述，形成了 ATS 淋巴结分布图，并被广泛应用于北美地区。1996 年，Mountain 和 Dresler 将 Naruke 图谱和 ATS 图谱进行整合，制订了一个新型的肺癌区域淋巴结分布图，并被 AJCC 和 UICC 所采用，之后被北美和欧洲地区广泛采用。但由于日本肺癌协会的大力提倡，日本全国范围内至今仍在广泛使用 Naruke 淋巴结分布图。1998 年开始，IASLC 分期委员会着手建立国际肺癌数据库，到 2006 年在世界范围内收集了有效肺癌病例 100869 例。基于国际肺癌数据库分析结果，IASLC 制订了第 7 版肺癌 TNM 分期系统。通过对 IASLC 国际肺癌数据库淋巴结分期资料的分析，发现 Naruke 分布图和 MD-ATS 分布图对肺癌区域淋巴结分类的定义存在较大差异。比较重要的差异包括 Naruke 分布图的第 1 组对应 MD-ATS 分布图的第 1 组和第 2 组；Naruke 分布图的第 2、3、4R 组和 4L 组对应 MD-ATS 分布图的 4R 和 4L 组；具有重要意义的是 MD-ATS 分布图第 7 组（隆突下淋巴结）对应 Naruke 分布图的第 7 组和 10 组，导致部分肺癌按 MD-ATS 分布图分期为 N_2，ⅢA 期，而按 Naruke 分布图分期则为 Ni，Ⅱ期。对区域淋巴结命名的差异导致数据分析时出现不可调和的矛盾。因此，IASLC 分期委员会制订了一个修正的肺癌区域淋巴结图谱，将 MD-ATS 分布图和 Naruke 分布图进行整合，并且为每一组淋巴结规定了精确的解剖学定义。从 2009 年开始，IASLC 分期委员会按此标准在全世界范围内进行肺癌数据收集，其中包括中国 5 个肺癌中心的肺癌数据，用于 7 年后第 8 版肺癌 TNM 分期标准的制订。

IASLC 淋巴结解剖学定义具体如下。

第 1 组：上界为环状软骨下缘；下界为双侧锁骨，正中为胸骨切迹上缘，气管中线将此区域淋巴结分为 1R 和 1L。

第 2 组：2R 上界为右肺尖和胸膜顶，中间为胸骨切迹上缘，下界为无名静脉与气管交叉处下缘，内界为气管左侧缘；2L 上界为左肺尖和胸膜顶，中间为胸骨切迹上缘，下界为主动脉弓上缘。

第 3 组：右侧上界为胸膜顶，下界为隆突水平，前界为胸骨后，后界为上腔静脉前缘；左侧上界为胸膜顶,下界为隆突水平,前界为胸骨后,后界为左颈总动脉;3P上界为胸膜顶,下界为隆突水平。

第4组:4R包括右侧气管旁和气管前淋巴结,上界为无名静脉与气管交叉处下缘,下界为奇静脉下缘;4L气管左侧缘和动脉韧带之间,上界为主动脉弓上缘,下界为左肺动脉干上缘。

第5组:动脉韧带外侧淋巴结,上界为主动脉弓下缘,下界为左肺动脉干上缘。

第6组:升主动脉和主动脉弓前外侧淋巴结,上界为主动脉弓上缘切线,下界为主动脉弓下缘。

第7组:上界为气管隆突,左侧下界为左下叶支气管上缘,右侧下界为中间段干支气管下缘。

第8组:位于食管表面,除外隆突下淋巴结,上界左侧为下叶支气管上缘,上界右侧为中间干支气管下缘,下界为膈肌。

第9组:肺韧带内淋巴结,上界为下肺静脉,下界为膈肌。

第10组:紧邻主支气管和肺门血管(包括肺静脉和肺动脉干远端),上界右侧为奇静脉下缘,上界左侧为肺动脉上缘,下界为双侧叶间区域。

第11组:叶支气管开口之间,11s位于右侧上叶和中间干支气管之间,11i位于右侧中叶和下叶支气管之间。

第12组:紧邻叶支气管淋巴结。

第13组:段支气管周围淋巴结。

第14组:紧邻亚段支气管淋巴结。

上纵隔淋巴结的左右分界线不在气管正中,在气管左侧缘,因为气管前的淋巴结转移多来自右侧肺癌,以气管正中分界会使此类患者分期偏晚。肺门N_1淋巴结与外周N_1淋巴结转移生存率无差异,各个N_2亚组淋巴结转移生存率无差异。但也存在纵隔镜检查及开胸手术中不同组别淋巴结界限不能精确判断的问题。

第三、远处转移(M)定义。

在第5版肺癌TNM分期中,胸膜播散被定义为T_4,在现有数据分析中其5年生存率为11%,远低于其他T_4肿瘤患者,故将其归入远处转移。统计发现,恶性胸腔积液和原发肿瘤对侧肺内肿瘤结节患者的5年生存率相同。原发肿瘤对侧肺出现肿瘤结节;恶性胸腔积液或心包积液或同侧胸膜播散患者预后好于其他肺外远处转移患者,故新的分期系统将原发肿瘤对侧肺出现肿瘤结节;恶性胸腔积液或心包积液或同侧胸膜播散定义为M_{1a},其他肺外远处转移定义为M_{1b}。

以此新分期得到的不同分期的肺癌患者生存曲线相互无交叉,因此可以更好地判断不同肺癌分期患者预后情况,病理分期也得到了同样结果(表2-1~表2-3)。

表2-1　区域淋巴结(N)定义

分期	定义
Nx	区域淋巴结无法被评价
N_0	无区域淋巴结转移

分期	定义
N_1	同侧支气管周围和(或)肺门及肺内淋巴结转移,包括直接侵犯而累及的
N_2	同侧纵隔和(或)隆突下淋巴结转移
N_3	对侧纵隔、对侧肺门、同侧或对侧斜角肌或锁骨上淋巴结转移

表 2-2　远处转移(M)定义

分期	定义
M_0	无远处转移
M_1	远处转移
M_{1a}	原发肿瘤对侧肺出现癌结节;胸膜播散(恶性胸腔积液或心包积液或胸膜结节)
M_{1b}	远处器官单发转移灶
M_{1c}	多个或单个器官多处转移

表 2-3　第 8 版肺癌 TNM 分期组合

M_0	亚组	N_0	N_1	N_2	N_3
T_1	Tia(mis)	Ⅰa1			
	$T_{1a}\leqslant1$ cm	Ⅰa1	Ⅱb	Ⅲa	Ⅲb
	1cm$<T_{1b}\leqslant2$ cm	Ⅰa2	Ⅱb	Ⅲa	Ⅲb
	2 cm$<T_{1c}\leqslant3$ cm	Ⅰa3	Ⅱb	Ⅲa	Ⅲb
T_2	3 cm$<T_{2a}\leqslant4$ cm	Ⅰb	Ⅱb	Ⅲa	Ⅲb
	4 cm$<T_{2b}\leqslant5$ cm	Ⅱa	Ⅱb	Ⅲa	Ⅲb
T_3	5 cm$<T_3\leqslant7$ cm	Ⅱb	Ⅲa	Ⅲb	Ⅲc
T_4	7 cm$<T_4$	Ⅲa	Ⅲa	Ⅲb	Ⅲc
M_1	M_{1a}	Ⅳa	Ⅳa	Ⅳa	Ⅳa
	M_{1b}	Ⅳa	Ⅳa	Ⅳa	Ⅳa
	M_{1c}	Ⅳb	Ⅳb	Ⅳb	Ⅳb

(三)肺癌外科手术术式的选择及评价

　　早期 NSCLC 治疗首选外科手术,通常可获得最佳长期生存率及根治率。根据第 8 版肺癌 TNM 分期系统数据,Ⅰ、Ⅱ、Ⅲ期患者术后 5 年生存率分别达 70%、50% 和 25%。外科治疗首要目的旨在根治性切除肿瘤及区域淋巴结,其评价等级包括 R_0 指全部切缘在肉眼及镜下均未见肿瘤细胞;R_1 指切缘在镜下可见残留癌;R_2 指肉眼可见明显残留癌。肺癌外科手术治疗的基本原则是:①尽可能全部切除肿瘤及肺内的引流淋巴;②整块切除肿瘤侵犯的组织以保证切缘阴性;③所有患者均应行同侧纵隔淋巴结清扫并分组送病理检查;④术中避免肿瘤破裂溢出或横断肿瘤以保证肿瘤的完整性。常见手术方式包括肺楔形切除、肺段切除、肺叶切除、全肺切除及袖式切除。此外,通过系统性淋巴结切取活检或切除清扫,也有助于对疾病进行准确的病理分期,进而根据分期制定后续治疗及判断预后。

1.肺楔形切除术

(1)肺楔形切除术的适应证:肺周边结节型分化程度高的原发性肺癌(直径≤2 cm)或转移性病灶;直径≤2 cm 无实性成分的肺泡细胞癌周围型磨玻璃结节(GGO)病灶;年老体弱,肺功能低下临界状态,难以耐受肺叶切除早期肺癌患者或可保留肺组织很少者。无实性成分的肺泡细胞癌周围型磨玻璃结节(GGO)病灶,由于肺泡细胞癌的较低的生物学恶性和多发性可能,部分医生建议可行楔形切除,但术中需行肺门或纵隔淋巴结冷冻活检,如显示淋巴结阳性则转行肺叶切除术。

(2)方法和步骤:肺楔形切除可选择标准后外侧切口或 VATS 微创技术,或胸骨正中切口处理双侧多发结节,进胸之后首先全面探查,以免遗漏病变。在肺轻度充气或萎陷情况下,在病变两侧 1～2 cm 处,以周边向肺中心斜行用两把长血管钳夹住该区域的楔形肺组织,两钳尖部相遇,用刀或电刀切除钳夹远处肺组织,在血管钳近侧,贯穿全层间断褥式缝合肺组织,撤除血管钳后逐一打结,在肺切除边缘再加一层间断或连续缝合。另一种方法是用直线切割闭合器楔形夹住所需切除肺组织,先紧扣闭合器确认切除肺组织后予激发切割,切除病变,此法操作简便,止血彻底,密闭效果好,但应选择合适钉高,防止爆钉闭合不彻底出现出血、漏气。为了保证足够的切缘(≥1 cm),应淘汰 V 形切除,建议行 U 形切除。肺实质边缘≥2 cm 或超过结节直径。N_1、N_2 淋巴结取样。

(3)手术方式评价:选择楔形切除的患者通常心肺功能代偿能力有限,病灶较小且呈周围型分布。胸腔镜辅助肺楔形切除术同传统开胸术比较,患者术后住院时间缩短,而且术后并发症发生率降低。楔形切除术后复发率与肿瘤大小及淋巴结受累情况相关。对于淋巴结阴性的 T_1 及 T_2 肺癌患者,长期局部复发率为 5％～12％,同时远处转移率为 7％～30％。而对于 N_1 及 N_2 患者,局部复发率分别为 9％～28％及 13％～17％,远处转移率分别为 22％及 61％。北美肺癌研究组(LCSG)40 例肺癌楔形切除局部复发率为肺叶切除的 4 倍。2007 年有学者在 CHEST 上发表文章对比肺叶切除与楔形切除患者长期生存率,肺叶切除患者远期生存率要明显高于楔形切除患者,楔形切除主要有较高的局部复发。楔形切除不能替代标准肺叶切除,应把握适应证。

2.肺段切除术

(1)手术适应证。

①肺段切除术在高危患者中的应用:早期肺亚叶切除仅用于心肺功能低下无法耐受肺叶切除的肺癌患者。心肺功能低下的患者行肺段切除安全,并且取得和肺叶切除相仿的肿瘤学效果。Martin 报告对肺功能低下(FEV$_1$＜40％)的 stage Ⅰ NSCLC 行肺段切除(17 例)和肺叶切除(17 例)的配对对比研究,术后复发率(均为 18％)和生存率(肺叶切除为 64％,肺段切除为 70％)无统计学差异,但是肺段切除的术后肺功能优于肺叶切除。

②肺功能正常患者行肺段切除的手术指征:对严格挑选的早期肺癌患者行肺段切除可以取得和肺叶切除相同的根治性效果。对于直径≤2 cm 的 Ⅰa 期周围型 NSCLC 患者可考虑行肺段切除,术式选择须综合考虑肿瘤大小、病理类型和影像学表现、肿瘤切缘、患者年龄、病变

位置等因素严格挑选。

a.肿瘤大小：是影响肺癌预后和决定外科治疗计划的独立预测因素。目前大量文献证实对于直径≤2 cm 的Ⅰa 期周围型 NSCLC 患者,肺段切除可以取得类似于肺叶切除的肿瘤学效果。而对于直径 2~3 cm 的肺癌患者,肺叶切除和肺段切除术的手术效果尚有争议,但对于大于 3 cm 的肺癌患者,建议行肺叶切除。

Okada 等回顾了 1272 例完全切除的 NSCLC 的临床结果,结果显示对于直径≤2 cm 的早期肺癌患者,肺叶切除和肺段切除的 5 年无瘤生存率(87.4％：84.6％)无统计学差异。Okada 等总结了 1992—2001 年多中心临床上直径≤2 cm 早期周围型 NSCLC 患者行亚肺叶切除切除的对比研究,其中 305 例行亚肺叶切除(30 例为楔形切除,其余为肺段切除),262 例行肺叶切除。所有患者中 90％为腺癌,平均肿瘤直径为 1.5 cm,所有患者随访均超过 5 年,2 组患者 5 年生存率均超过 90％。亚肺叶切除术局部和远处复发率分别为 5％和 9％;肺叶切除术组局部和远处复发率分别为 7％和 10％。亚肺叶切除组的术后肺功能优于肺叶切除组,学者指出,对于直径≤2 cm 的早期肺癌患者,肺段切除是一个好的选择。目前在研的多中心大样本前瞻性研究,对比直径≤2 cm 早期周围型 NSCLC 患者肺叶切除和亚肺叶切除的疗效课题为 CALGB—140503。

b.病理类型和影像学表现：病理类型也是选择手术方式的重要依据。Noguchi 等研究了 236 例手术切除的直径≤2 cm 周围性腺癌的标本,按照肿瘤生长类型分成 6 种。A 型:局部性 BAC;B 型:局部性 BAC 伴局部肺泡萎陷,出现肺纤维化;C 型:局部性 BAC 伴有局部纤维母细胞增生;D 型:低分化腺癌;E 型:管状腺癌;F 型:乳头状腺癌。其中,A 型、B 型是原位癌,无淋巴结转移,5 年生存率为 100％。在影像学表现上,单纯性 GGO 或 GGO 成分大于 50％的 GGO 患者多为 NoguchiA 型、B 型,GGO 成分小于 50％的 GGO 患者多为 C、D、E、F 型。Kondo 等的研究结果提示,NoguchiA 型、B 型可以进行亚肺叶切除,其他类型需要进行标准肺叶切除。

目前认为单纯性 GGO 病灶建议行楔形切除,而对于 GGO 成分大于 50％的病灶建议行解剖性肺段切除,GGO 成分小于 50％的病灶建议行肺叶切除。

c.肿瘤切缘：早期文献报道和肺叶切除相比,亚肺叶切除有较高的复发率。有文献报道肺切缘距肿瘤的距离是肺段切除术后肿瘤复发的重要预测因子。大多数学者认为肺段切除手术应确保切缘大于 2 cm 以减少复发风险。所以对病灶位置位于肺段交界处,无法确保切缘大于 2 cm 的情况下,不应勉强行肺段切除,应该行肺叶切除或多段切除术。

d.年龄：高龄患者(大于 75 岁)行肺叶切除的死亡率和并发症发生率明显增高。而对高龄患者行解剖性肺段切除可降低死亡率和术后并发症。Kilic 等比较对大于 75 岁的高龄Ⅰ期 NSCLS 患者行肺叶切除(106 例)和肺段切除(78 例)的手术结果,发现肺段切除死亡率(1.3％ vs. 4.7％)和术后并发症(29.5％ vs. 550％)均明显降低,随访 21 个月局部复发率(6％ vs. 4％)和总生存率(49.8％ vs. 45.5％)无统计学差异。大量文献证明对于高龄早期肺癌患者肺段切除比肺叶切除更为安全,而且可获得相同的肿瘤学效果和生存率。

e.病变位置：Sienel 报道 49 例肺段切除患者,术中确保切缘均大约 1 cm,8 例局部复发(局部复发率为 16％),其中 7 例出现在上叶尖、后、前段(S1~3)的肺段切除术后,有学者提出上叶尖、后、前段(S1～3)的肺段切除术后的局部复发率高于其他肺段(7 例),应尽量避免上叶尖、后、前段(S1～3)肺段切除,关于肿瘤位置和局部复发率的关系尚需大样本前瞻性研究。

(2)方法和步骤:肺段切除是解剖性亚叶切除,切除一个或多个肺段,解剖处理相应肺段的静脉、动脉、支气管,伴相应肺段的引流淋巴结及纵隔淋巴结的清扫。肺段切除常规采用后外侧切口,可以选择胸腔镜或开放手术。

肺段切除一般先处理肺段静脉,肺段静脉处理后建议摘除肺段支气管和肺段动脉旁的淋巴结,清除该处淋巴结易于处理气管和动脉。并送淋巴结术中冷冻病理检查,如术中冷冻显示淋巴结肿瘤转移则改行肺叶切除术。肺段静脉处理后,先处理肺段动脉还是肺段气管取决于所切除的肺段。在右肺上叶的尖段或前段切除术中,一般首先处理肺段动脉;右肺上叶后段,因后升支动脉多较深,多处理后段支气管;在左肺的肺段切除中,因肺段支气管多处于肺段动脉的深面,多先处理肺段动脉。

肺段支气管确认以后,处理肺段支气管之前,先夹闭肺段支气管,嘱麻醉医生鼓肺,虽然病变肺段支气管已经夹闭,但因为肺泡间的交通,病变肺段可能会膨胀;然后,嘱麻醉医生关闭病变侧通气,正常肺段会很快缩小,而病变肺段因为肺段支气管被夹闭仍会膨胀。结合肺段静脉的走向作为寻找肺段边界的重要的解剖标志,使用这种办法一般可以顺利找到肺段边界。建议使用直线切割器处理肺段间裂以减少术后漏气等并发症。

随着胸腔镜肺叶切除术的普及,胸腔镜肺叶切除术已被正式推荐为早期 NSCLC 根治性手术方式。随着电视胸腔镜的普及,胸腔镜下肺段切除也逐渐开展起来,但由于胸腔镜下解剖性肺段切除对胸腔镜操作技术以及对镜下解剖要求较高,而且腔镜下解剖性肺段切除还有手术时间延长、术后肺漏气、清扫淋巴结不彻底、术后复发率高等顾虑,所以国内较少开展。但国外较多报道显示胸腔镜肺段切除安全可行。有丰富胸腔镜手术经验的外科医生可选择开展胸腔镜肺段切除术。

(3)手术方式。

①舌段切除:首先处理舌段静脉,将肺向后方翻起,打开纵隔胸膜,充分显露左上肺静脉,舌段静脉是左上肺静脉的三个分支的最下一分支(图 2-1),予以分离结扎切断。在斜裂中央切开脏层胸膜充分显露左肺动脉主干,辨认清楚舌段、下叶背段、基底段及上叶前段动脉各个分支,游离结扎舌段动脉并离断(图 2-2)。自斜裂向上游离左上支气管,找到处于低位的舌段支气管,辨认左上固有段支气管予保留,离断舌段支气管近段缝合。提起舌段支气管远端,将萎缩舌段肺组织与充气扩张的上叶尖后段、前段肺组织分离,切除舌段(图 2-3)。

②左肺固有上叶切除:将左上叶向后方牵引,切开左肺门前方纵隔胸膜,分离游离左上肺静脉,及其分支,保留下方的舌段静脉分支,分别切断结扎尖后段、前段静脉分支。将左上肺向下牵引,打开肺门上缘纵隔胸膜,解剖显露左肺动脉干,游离左肺动脉最高分支第一支动脉(图 2-4),离断结扎。沿叶间裂分离,显露肺动脉干叶间段,辨认舌段动脉及后段动脉,离断后段动脉并结扎(图 2-5)。自斜裂游离左上叶支气管,找到处于低位的舌段支气管及左上支气管固有支,离断左上支气管固有支,近段缝合(图 2-6)。提起切断支气管远端,沿段间静脉继续剥离段面,切除左肺上叶前段及尖后段肺组织。

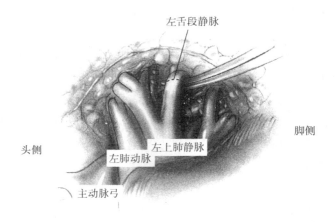

注:打开肺裂处理舌段动脉,舌段动脉多为 2 支,有时为 1 支。

图 2-1　处理舌段静脉

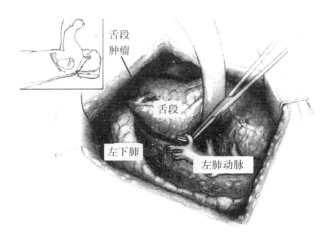

注:舌段动脉深面既是舌段支气管,处理舌段支气管;最后用直线切割器处理舌段和固有上叶的肺裂。

图 2-2　处理舌段动脉

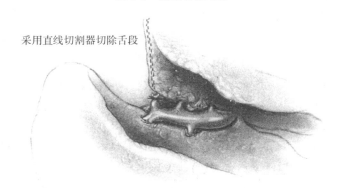

图 2-3　处理舌段肺裂

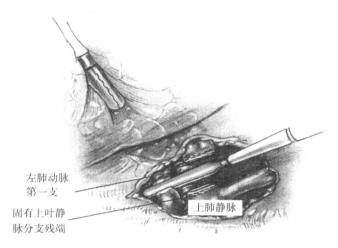

左肺动脉
第一支

固有上叶静
脉分支残端

上肺静脉

图 2-4　处理左肺动脉第一支

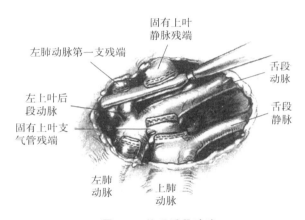

固有上叶
静脉残端

左肺动脉第一支残端

左上叶后
段动脉

固有上叶支
气管残端

左肺
动脉

上肺
动脉

舌段
动脉

舌段
静脉

图 2-5　处理后段动脉

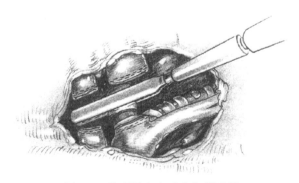

图 2-6　处理固有上叶支气管残端

③下叶背段切除：将肺向前方牵引，打开后纵隔胸膜，分离出下肺静脉，背段静脉是下肺静脉的最上分支，予以切断结扎。分离斜裂，在肺裂中找到肺动脉主干，背段动脉发自肺动脉干后外侧壁，一般低于上叶后段动脉，有时为两支，在确认基底段动脉和向前发出的中叶动脉后处理背段动脉（图 2-7），左侧下叶背段动脉起于肺动脉叶间裂的第一分支，较舌段动脉稍高平

面上。左、右侧背段动脉均位于同一肺段支气管的上方及前方。充分游离肺段动脉四周,明确无分支通至上叶后段后予结扎离断。然后处理背段支气管,可离断后缝扎或支气管残端闭合器钳闭支气管残端。适当鼓肺,不充气的背段与邻近肺段呈相对段间界,可用直线切割闭合器沿段间界切除,也可沿段间界将脏层胸膜剪开,血管钳夹住背段支气管远端钝性剥离将肺段撕脱,段面出血及漏气点再予缝扎处理。

④右上叶的肺段切除:右上叶的肺段切除首先处理对应静脉分支,右肺上叶的尖段或前段切除术中,一般首先处理肺段动脉;而在右肺上叶后段,因后升支动脉多较深,多处理后段支气管。

a.右肺上叶尖段切除术:首先打开右肺上叶根部的纵隔胸膜,右上肺静脉有三个分支,尖前段静脉、后段静脉、中叶静脉,尖段静脉为尖前段静脉的较上分支。尖段静脉后方即为尖段动脉,是右肺动脉的第一分支尖前支的较高分支。处理完动静脉后从肺门后上方解剖右上叶支气管,尖段支气管从上叶支气管的上段发出,切断闭合尖段支气管后切除尖段肺。

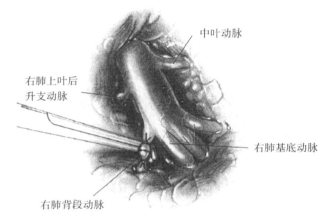

图 2-7　处理背段动脉

b.右肺上叶后段切除术:切开肺裂的后半段暴露肺动脉干,后段动脉发自肺动脉干前缘,处于背段动脉根部正上方,时有解剖变异后段动脉发于背段动脉。后段支气管起于上叶支气管中段,如肺裂不全,可先处理后段支气管再处理前方的后段动脉,但处理后段支气管需小心以免损伤其后段动脉。切断后段支气管和后段动脉后嘱麻醉医生鼓肺,找到后段的边界,最后切断后段静脉。

c.右上叶前段切除术:首先处理找到右上肺静脉的第一支尖前支静脉,切断结扎前段静脉。解剖出肺动脉第一分支和肺动脉主干,前段动脉低于尖段动脉,一般位于尖段静脉后方,予以切断结扎。处理前段支气管,前段支气管从上叶支气管下段发出,后段静脉位于其后方,注意不要误伤,最后切除肺组织。

(4)手术方式评价:本术式最早应用于肺结核、支气管扩张以及其他化脓性肺疾病。在有效的抗结核药物以及广谱抗生素逐渐发展起来后,这一手术的应用越来越少。1973年Jensik等再次将这一术式应用于早期肺癌领域。Read、Warren 和 Faber 等的研究显示,在早期肺癌领域,这一术式可以取得较好的效果。Kodama 和 Cerfolio 的研究显示,对于肺功能较差的原发性肺癌患者,肺段切除术可为患者带来长期生存。日本 Okada 等于 1992 年发起了一项多中心的研究,2006 年他们报道了针对直径小于 2 cm 原发性肺癌的"彻底性肺段切除术"的研究,结果显示,彻底性肺段切除组的 5 年无进展生存率为 85.9%,5 年总生存率为 89.6%。肺叶切除组的 5 年无进展生存率为 83.4%,5 年总生存率为 89.1%。回顾性研究结果证实肺段切除与肺叶切除术后生存率相近。常见并发症包括术后长期漏气发生率范围(5%~16%)及术后高复发率范围(11%~16% vs. 5%)。术后复发的危险因素包括切缘距离为 1~2 cm 甚至更小以及病灶邻近肺门。由于降低了术后肺功能损减程度,肺段切除术后 30 日并发症发生率明显低于肺叶切除(1.1% vs. 3.3%)。而且胸腔镜辅助解剖性肺段切除术可进一步有助于患者耐受术后辅助化疗从而预后较传统开胸术更好。从外科病理分期角度评价,肺段切除术中也可对肺门、主支气管周围及段支气管周围淋巴结进行切除活检,因而只要切缘距离充分,肺段切除也能达到肺叶切除的治疗效果。鉴于 NSCLC 患者每年出现新发肿瘤率为 1%~2%,若对于初治病例行肺段切除,则为第二次手术保留尽可能多的肺功能储备。多次肺切除术后死亡率与切除范围有关,研究结果表明全肺切除、肺叶切除、肺段切除及楔形切除术后再次手术相关死亡率分别为 34%、7%、0% 及 6%。

3.肺叶切除术

(1)肺叶切除术适应证:肺叶切除术适应于局限 1 个肺叶内的肺部肿瘤,叶支气管可以受累,但必须有足够安全的切除部分(保证切缘阴性)。可以有淋巴结转移,但必须是局限于肺叶淋巴结引流一级水平或纵隔淋巴结能够彻底清除者。右侧病变超过一叶范围,可作中下叶或上中叶双肺叶切除。现在国内外报道均以肺叶切除或扩大切除作为肺癌手术的首选方式。

(2)方法和步骤。

①右肺上叶切除术:将右肺向后方牵引,在膈神经与肺门之间分离纵隔胸膜并切开,显露右肺上静脉,向远端分离出尖、前、后分支合成的上叶静脉后另一支中叶静脉,注意保护中叶静脉,游离上叶静脉,钳夹后离断,近心端予结扎后缝扎。

将右上肺向下后方牵引,在奇静脉弓下方打开纵隔胸膜向前至肺门上前方,在上腔静脉后方显露右肺动脉主干,沿肺动脉主干向远端分离,显露右上肺动脉尖、前分支,予离断,近心端结扎后缝扎。后段动脉处理,沿叶间裂分离,显露肺动脉下干及其分支即可暴露后段动脉(自右肺动脉下主干分支动脉通向上叶)。予离断,近端结扎后缝扎。如叶裂发育不良,可考虑先离断右上叶支气管。先将右上叶向前牵引,打开肺门后纵隔胸膜,仔细分离出右上叶支气管,细心游离右上叶支气管与其前面肺动脉主干之间间隙,切断右上叶支气管,近端缝合或用支气管残端闭合器钳闭。将远端支气管提起即可显示叶间隙深处侧血管入上叶后段血管。

游离右上叶支气管,距上叶开口 0.5 cm 处离断,缝合支气管残端,亦可用支气管残端闭合器闭合残端。叶间裂可予直线切割闭合器离断。

②右肺中叶切除术:将肺向后方牵引,切开肺门前纵隔胸膜,显露肺上静脉及其分支,分离辨认上叶静脉主干和中叶静脉。将中叶静脉分离,离断后近段结扎后缝扎。

在斜裂水平裂交界处切开叶间胸膜,解剖分离出肺动脉主干,打开肺动脉鞘,显露叶间肺动脉主干及其分支,向前进入中叶的为中叶动脉,多数分两支,偶尔一短干再分两支,中叶动脉一般和下叶背段动脉在同一平面,少数在下叶背段动脉以下发出。确认中叶动脉后离断近段双道结扎。

中叶支气管位于动脉后侧,从右侧中间支气管向前分出较易显露,清除中叶支气管周围淋巴结,牵引中叶在中叶支气管根部离断,近端缝合。也可在中叶支气管根部用支气管残端闭合器钳闭。若中叶与上、下叶之间叶裂不全,可用直线切割缝合器离断叶间裂,也可在血管钳钳夹后切断,间断交叉缝扎断面。

③右肺下叶切除术:进胸后将右下肺向前上方牵引,显露下肺韧带,电凝烧灼分离下肺韧带,向上分离至下肺静脉水平,游离下肺静脉周围组织,解剖出下肺静脉,于静脉根部带线结扎后离断,近心端缝扎加固,远端缝扎。如主干过短可向远端分离,显露背段及基底段静脉分别处理。

在斜裂与水平裂交界处打开叶间裂胸膜,显露右肺动脉下主干,向下分离在主干后外侧显露背段动脉,其起始部前方对侧为中叶动脉开口。结扎右肺背段动脉前尽量向远端分离,仔细观察有无通向上叶后段动脉分支。为避免影响中叶动脉、背段动脉及基底段动脉往往分别结扎、离断、近端缝扎。基底段总干较短,也可将基底段动脉4个分支分别结扎离断。

解剖下叶支气管至中叶支气管开口水平,注意不要损伤中叶支气管,距下叶开口0.3～0.5 cm处切断,全层缝合支气管残端或用支气管残端闭合器钳闭。如叶裂发育不全,可用直线切割缝合器离断叶间裂或用血管钳钳夹后离断,全层交叉缝合切除下叶。

下叶癌一般主张行中下叶切除术,这样可使切端远离癌肿,同时可将中间支气管汇总区淋巴结做整块切除。

④左肺上叶切除术:进胸后将左肺上叶向后方牵引,显露肺门前方,在膈神经后方切开纵隔胸膜显露上肺静脉,解剖游离上肺静脉,带线根部结扎,血管钳钳夹后离断,两断端贯穿缝扎。

向下及向后方牵引左上肺,在主动脉弓下方切开肺门上缘及前方纵隔胸膜解剖左肺门上方显露左肺动脉主干,左肺动脉最高分支为尖后段动脉,其下为前段动脉,左上肺动脉变异较多,多有4～7支分支,沿动脉主干向肺门后游离,将发现进入上叶的分支逐一结扎离断,断端缝扎。打开斜裂,剪开叶间裂深部胸膜,显露解剖出舌段动脉,舌段动脉与下叶背段动脉相对同一平面,为两支,予结扎后离断,断端再缝扎。有时舌段动脉亦可起源于基底段动脉而非叶间隙肺动脉主干。

将叶间隙充分分开,游离左上叶支气管至开口处,注意不要损伤贴近后侧的左肺动脉主干,在距上叶开口0.5 cm处切断左上叶支气管,全层缝合支气管残端或用支气管残端闭合器钳闭。如叶裂发育不全,可用直线切割缝合器离断叶间裂或用血管钳钳夹后离断,全层交叉缝合切除左上叶。

⑤左肺下叶切除术:进胸后将左下肺向前上方牵引,电凝烧灼分离下肺韧带至下肺静脉水平,显露下肺静脉,分离下肺静脉充分游离,带线根部结扎,血管钳钳夹后离断,断端分别给予贯穿缝扎。

切开叶间胸膜,游离左下肺动脉主干,剪开动脉鞘,在舌段动脉水平可见下叶背段动脉1支或2支,其下为基底段动脉。将下叶背段及基底段动脉游离,结扎后离断,近端再缝扎。

游离左下叶支气管周围组织,将舌段动脉及主干向上拉开,充分显露上、下叶支气管交界处,在下叶背段的上方与舌段支气管下方由后向前下斜行切断下叶支气管,残端全层缝合或用支气管残端闭合器钳闭后离断。若下叶背段支气管与上叶支气管距离太近,则应分别切断背段及基底段支气管,以免影响上叶支气管。同法处理叶间裂,切除左下肺。

(3)手术方式评价:肺叶切除或全肺切除加淋巴结清扫为 NSCLC 手术治疗标准术式,为了比较肺叶切除与亚肺叶切除的治疗效果,北美肺癌研究组于 1982 年设计实施了一个前瞻性多中心大样本临床研究对比肺叶切除和亚肺叶切除治疗早期 NSCLC,1995 年报告的最终结果显示亚肺叶切除不能降低术后并发症、病死率和改善术后肺功能,两组 5 年生存率虽无统计学差异,但是亚肺叶切除的局部复发率和肿瘤特异性病死率明显增加。该里程碑式研究确定了肺叶切除仍然是Ⅰa期 NSCLC 的标准术式,肺亚叶切除被视为早期肺癌治疗的二线方案,仅建议用于心肺功能低下无法耐受肺叶切除的肺癌患者。

4.全肺切除术

(1)手术适应证。

①右全肺切除术:约使患者损失整个肺功能的 55%,因此选择此术式一定要慎重全面的考虑患者全身状况及肺功能是否能耐受手术。其适应证包括:a.中央型支气管肺癌已侵及右肺上叶支气管开口及部分右主支气管或部分中间支气管受侵,已失去行右上支气管袖式肺叶切除术患者。b.中央型肺癌虽局限于一叶,但癌肿较大,肿瘤或转移淋巴结侵犯肺门血管,使安全解剖离断肺叶动脉极为困难,而且不能行肺动脉成形术者。c.周围型肺癌肿瘤跨叶裂生长,纵隔淋巴结转移,一叶或双肺叶切除不能达到根治性切除目的,功能良好应行全肺切除术。

②左全肺切除术:约使患者损失整个肺功能的 45%,在选择应用时稍宽于右全肺切除术。其适应证包括:a.中央型支气管肺癌,癌肿已累及左上或左下叶支气管开口,或已产生一侧全肺不张者,应考虑左全肺切除术。b.肿瘤累及左主支气管近端但距隆突 2 cm 以上,气管隆突未受浸润者,应行左全肺切除术。c.周围型肺癌,肿瘤呈跨叶生长而且为非粘连性;或肿瘤及转移性淋巴结浸润左肺动脉干,难以行肺动脉成形术,应作左全肺切除术。

(2)方法和步骤。

①右全肺切除术:后外侧切口进胸,进胸腔后探查病变范围,判断是否需行右全肺切除术。决定后,先将右肺向后方牵引,在膈神经与肺门之间打开纵隔胸膜,分离局部组织,显露右上肺静脉,充分游离,带线结扎。将下肺向上牵引,电凝分离右下肺韧带,显露右下肺静脉,带线结扎。将右上肺向下牵引,显露奇静脉弓及肺门,打开奇静脉弓下方纵隔胸膜向前至肺门前。钝性分离纵隔胸膜下结缔组织,显露右肺动脉主干及其尖前分支,右肺动脉前方与上腔静脉紧贴,将动脉外鞘打开,仔细游离右肺动脉主干,因主干较短,周围淋巴结肿大粘连时较困难,需先游离尖前支结扎离断后再处理主干。动脉离断后,离断上、下肺静脉,近心端结扎加缝扎。最后分离器官周围组织切除肿大淋巴结至隆突下,距隆突 5 mm 处离断右主支气管,闭合近端。如术中发现肿瘤或淋巴结侵犯粘连包绕肺血管或侵犯心包,无法在心包外分离出肺血管时,在膈神经前或后方纵行切开心包,其长度要充分显露心包内肺动脉及静脉。肺动脉主干在上腔静脉后方,可切断奇静脉将上腔静脉牵向前侧方以助显露。血管钳分离、套线结扎。如主干较短,可用无损伤血管钳钳夹后离断,断端用 5-0 聚丙烯单股线双层缝合。静脉处理同动脉处理,如左心房肺静脉入口处受侵,可部分切除心房,切除部分心房不超过心房 1/3。心包切

口上部缝合,下部保留 3 cm 以上不缝合利于引流,但切忌过大,防止心脏疝出。

②左全肺切除术:后外侧切开进胸,进胸腔后探查病变范围,判断是否需行右全肺切除术。决定后,先将右肺向后方牵引,在膈神经与肺门之间打开纵隔胸膜。分离局部组织,显露左上肺静脉,充分游离,带线结扎。将下肺向上牵引,电凝分离左下肺韧带,显露左下肺静脉,带线结扎。将左肺向下牵引,切开肺门前、上、后方纵隔胸膜,分离胸膜下疏松结缔组织,在主动脉弓下和膈神经后侧显露左肺动脉主干,左肺动脉主干较长,它绕过左上叶支气管进入斜裂。在左主支气管上方沿血管鞘分离出左肺动脉干,套线结扎近端,离断后近端缝扎加固,远端结扎。左侧主支气管较长,分离至隆突附近,切断左主支气管,残端处理同右侧。心包内处理肺血管左全肺切除术,采用此项操作的指征及方法同右侧。

(3)手术方式评价:全肺切除指切除全部左侧或右侧肺脏。术后危险因素包括右全肺切除术、高龄(年龄≥70 岁)、医院每年开展全肺切除手术量较少。全肺切除术后长期并发症包括:肺动脉高压、肺气肿、右心负荷增加。全肺切除仅当袖式切除技术难以实现时才予以考虑。同肺叶切除术相比,全肺切除术后并发症及死亡发生率均明显增加,并且长期生存率较差。术前肺功能评估提示弥散功能减低、合并心肺疾病、围术期过度液体输注及术前贫血均是致命的危险因素。

5.支气管袖状肺叶切除术

(1)右肺上叶袖状切除术。

①适应证:右肺上叶肿瘤累及右上叶支气管开口。由于右侧中间支气管较长,暴露好,袖状右上肺叶切除最易操作,切除率高。

②方法和步骤(切除范围如图 2-8 所示):右上叶切除常规方法切断结扎右上叶动静脉后,充分游离右主支气管及右侧中间支气管,在预计切除上下方缝线牵引,紧靠牵引线切断右主支气管及中间支气管,袖状切除右上肺叶。右主支气管及右中间支气管端端吻合。可用 3-0 prolene 线连续缝合,先连续缝合支气管后壁,收紧缝线,再连续缝合前壁,收紧缝线打结。吸痰鼓肺,检查吻合口有无漏气。大多数报道用间断全层缝合,打结于气管外侧,且吻合口周围覆盖其他组织。术中切开支气管后注意小纱布填塞管腔,防止血块等组织进入气道。

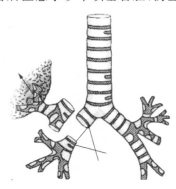

图 2-8 右上叶袖状切除术

(2)右肺上、中叶袖状切除术(切除范围如图 2-9 所示)。

①适应证:右肺上、中叶肿瘤累及右上、中叶支气管开口。

②方法和步骤:基本方法同袖状右肺上叶切除。常规方法处理右上、中叶动静脉。切断右下肺韧带并游离至右下肺静脉水平,在心包内游离、松解右下肺静脉以便右下肺叶能充分上移,减低气管吻合口张力。游离右主支气管及右下肺支气管,在切除的上、下两端各缝两根牵引线,分别切断右主支气管及右下叶支气管。袖状切除右中、上肺叶,修剪两侧支气管残端,将右下叶支气管及右下肺向上翻转,与右主支气管吻合。吻合方法同右上肺叶袖状切除。吸痰鼓肺,检查吻合口无漏气后,置胸腔引流后关胸。

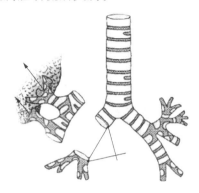

图 2-9 右上、中叶袖状切除术

(3)右肺中、下叶袖状切除术(切除范围如图 2-10 所示)。

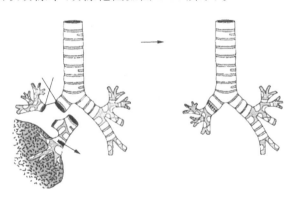

图 2-10 右肺中、下叶袖状切除

①适应证:右中、下叶肿瘤累及右中、下肺叶支气管开口,由于上肺只有 3 个肺段,加上手术难度较大,临床较少采用。

②方法和步骤:常规行中、下肺叶动静脉的切断结扎及其他中、下肺叶切除处理。游离右肺动脉主干及右上肺静脉,如有张力心包内充分游离,并分别切断右主支气管及右上叶支气管,修剪两残端后,对端吻合。吸痰鼓肺,检查吻合口无漏气,置胸腔引流管后关胸。

(4)左肺上叶袖状切除术(切除范围如图 2-11 所示)。

①适应证:左上肺肿瘤累及左上叶支气管开口,由于主动脉弓遮挡左主支气管,手术难度大。

②方法和步骤:进胸后,切断左下肺韧带,并游离至左下肺静脉,充分松解左下肺叶。按左上叶切除的常规方法处理左肺上叶血管,暴露左主支气管及左下叶支气管,预计切断支气管处

两侧各缝线牵引。分别切断左主支气管及左下支气管,袖状切除左肺上叶。切断左下叶支气管时,应在背段支气管近侧 2～3 mm 处,注意不要损伤背段支气管。修剪两断端支气管后对端吻合。吸痰鼓肺,检查吻合口无漏气,置胸腔引流管后关胸。

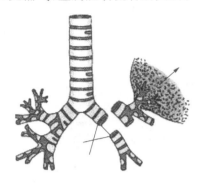

图 2-11　左肺上叶袖状切除

(5)左肺下叶袖状切除术(切除范围如图 2-12 所示)。

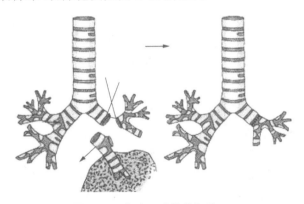

图 2-12　左肺下叶袖状切除

①适应证:左肺下叶累及左下支气管开口。由于左上叶支气管开口很短,切除长度有限,而且肺下叶淋巴结引流是向上的。一般不主张行袖状下肺叶切除术。

②方法和步骤:进胸后,按左下肺叶切除的常规方法处理肺血管及游离左下肺叶。然后沿主动脉弓下剪开纵隔胸膜,游离肺动脉及上叶静脉充分显露左主支气管及左上叶支气管。根据病变累及的范围决定切除左主支气管的水平,同时切断左上叶支气管,袖状切除左下叶。修剪两断端,将左上叶支气管及左上叶一起向下翻转90°,与左主支气管行端端吻合。吸痰鼓肺,检查吻合口无漏气后置胸腔引流后关胸。

(6)手术方式评价:支气管袖式肺叶切除术最早于 1947 年由 Clement Price-Thomasin 爵士开创,旨在术中保留健康肺脏。随后 Allison 首先实施了治疗支气管源性肿瘤的袖式肺叶切除术。手术过程中需要行支气管成形的占 3%～13%,并且相应地降低了全肺切除率。手术初衷是在保证切缘距离充分的前提下,尽可能保留健康的肺组织。研究结果表明袖式切除同全肺切除相比,肿瘤学预后未受影响,而术后并发症发生率、死亡率及长期生存率均明显改善(死亡率为 5.5%,1 年及 5 年生存率分别为 84%、42%),因此袖式切除问世后随即成了全肺切除的替代方法,尤其对于那些肺功能代偿能力有限的高龄患者。另外,对于肿瘤侵及左侧或右侧上叶支气管开口、主气管或左肺下叶支气管近端开口的病例而言,袖式切除术是重要的选择。尽管基于术前新辅助化疗可能降低支气管断端周围黏膜血供并导致伤口愈合延迟,但是临床研究结果已证实新辅助化疗后袖式切除术是安全的。

确定切除范围后,通常需完整切除肿瘤连同部分气道,有时还包括部分供养余肺的血管。术中需要送检快速冰冻病理分析以确保切缘阴性。吻合方式多采用端端吻合,并且周围包绕胸膜或心包组织以防止线结周围组织坏死。最常见的袖式切除部位为右肺上叶。

由于支气管成形较肺叶切除术后更容易发生并发症,因此在术后早期需要格外的重视。早期关注问题包括部分肺不张、肺叶萎陷、肺炎、漏气、血管壁线结周围组织坏死以及暂时性声带麻痹。肺不张的常见原因为积血或黏液阻塞,因此术中或术后拔管前需要定期行纤维支气管检查并常规盥洗。鉴于高龄患者术后肺部清除能力低下,需要更积极的物理治疗(例如雾化吸入)支持。

6.胸腔镜手术

胸腔镜手术最早始于20世纪初。1910年瑞典的Jacobaeus医生首次在局麻下使用硬式膀胱镜为胸腔积液的患者完成了胸膜腔检查和松解肺结核胸膜粘连手术,达到人工气胸肺萎陷治疗肺结核的目的。1991年,Lewis和Wakabayashi分别报道了电视辅助胸腔镜手术(VATS)用于肺大疱和恶性胸水的治疗。近年来VATS得到了迅速的发展和普及,许多过去需要传统开胸手术解决的疾病,现在可以通过VATS或VATS加小切口来完成。

(1)VATS的组成和手术器械。

①胸腔镜:由长30 cm左右的金属内窥镜和与之相连接的光导纤维线缆组成。胸腔镜根据直径分为10 mm、5 mm、2 mm分别为成人镜、儿童镜和检查镜。根据前端视角分为0°镜、30°镜、45°镜等型号。

②微型摄像机:是一种质量轻、结果紧密、可用气体或液体浸泡消毒的摄像机。摄像机与胸腔镜相连接,将胸腔镜中图像的光学信息输送到录像系统和监视器。

③冷光源:由高亮度卤素灯自动氙光源和多纤维光缆组成。

④监视器和录像系统。

⑤电凝钩、超声刀、氩气刀、卵圆钳、推结器、腔镜下直线切割缝合器、负压吸引器等腔镜操作器械。

(2)VATS的应用范围。

①活检:包括肺、胸膜、纵隔淋巴结的活检,明确诊断指导治疗。

②肺楔形切除术:开胸行肺楔形切除术的基本上可在胸腔镜下完成。适应证基本同开胸肺楔形切除术。

③解剖性肺段切除术。

④肺叶切除术。

⑤全肺切除术。

⑥支气管袖状肺叶切除术。

(3)VATS肺叶切除术:VATS基本上涉及所有开胸肺部手术范围。根据术者熟练程度可予单孔、双孔、三孔、多孔。现最为常规开展的为胸腔镜下肺叶切除术,予着重介绍。

①适应证:Ⅰa期NSCLC。从技术和经验上已经证实VATS肺叶切除术加纵隔淋巴结清扫是可行的。

②方法和步骤。

a.双腔气管插管静脉复合麻醉,健侧卧位。

b.切口选择:VATS肺叶切除术的切开选择包括1个长1.5 cm的胸腔镜置入孔(一般在腋中线第7或第8肋间),1个长5~8 cm的胸壁小切口,有时需补加1~2个长1.5 cm的器械操作孔。切口位置根据手术需要而定,目前无同一模式。对小切口位置比较一致的观点是:距肺门近,便于手术操作;对胸壁组织损伤小;切口疤痕符合美容要求,一般认为腋前线第4肋间胸大肌后缘至背阔肌前缘5~8 cm的小切口较为理想。随着手术熟练程度的掌握,出现单孔、双孔,小切口基本到3 cm左右。

c.解剖方法:根据术者习惯及熟练程度可予电凝钩、超声刀或两者结合进行解剖分离。同时可结合吸引器、卵圆钳及血管钳进行钝性分离。

d.各个肺叶解剖顺序:根据患者肺裂发育情况及操作者个人习惯,在VATS肺叶切除操作过程中,解剖分离顺序可有变化,在此介绍一种经肺门单向式解剖肺叶切除术,其优点是解剖相对固定清晰,叶间裂发育情况对手术解剖影响不大,叶间裂操作采用直线切割吻合器闭合,防止叶间创面漏气、出血。

e.手术方式。

ⅰ.右肺上叶切除术:将右中上叶向后方牵引,经膈神经及肺门间打开纵隔胸膜,显露右上肺静脉,分离右上肺静脉,注意保护右中叶肺静脉,予直线切割吻合器离断,上叶静脉后方即显露右肺动脉主干及尖前支,沿肺动脉分离,分离显露后升支,逐一离断尖前支及后升支动脉。动脉后方即显露右上叶支气管,沿支气管分离,充分游离,直线切割吻合器离断右上叶支气管。充分打开肺门后方纵隔胸膜,沿叶间裂用直线切割吻合器离断切除右上肺。用直线切割吻合器离断叶间裂,应注意防止损伤肺门血管。

ⅱ.右肺中叶切除术:将右肺中上叶向后方牵引,同样在膈神经及肺门之间打开纵隔胸膜,显露右肺上静脉,中叶静脉为右肺上静脉最下一支,根据叶裂也可判断,充分游离后予腔镜下直线切割吻合器离断。分离静脉后方组织,即可显露右肺动脉中间段,上下游离显露中叶动脉往往分为两支,予腔镜下直线切割吻合器离断,亦可在hemolok近端夹闭,远端超声刀离断。在动脉内侧找到中间段支气管,向下游离找到走向中叶的中叶支气管,予直线切割吻合器离断。叶间裂予腔镜下直线切割吻合器离断,切除右肺中叶,注意避免肺门血管损伤。

ⅲ.右肺下叶切除术:分离右下肺韧带,电凝或超声刀离断,游离至下肺静脉水平,充分游离右下肺静脉,予腔镜下直线切割吻合器离断,打开肺门后方纵隔胸膜至奇静脉水平,下肺叶向头侧牵引,分离下肺静脉旁结缔组织即显露右肺下叶支气管,游离右肺下叶支气管周围组织,钝性分离右下叶支气管,注意保护中叶支气管,同时避免损失其后方的下叶动脉,予腔镜下直线切割吻合器离断右下叶支气管。夹闭直线切割吻合器后予鼓肺,确认右肺中叶扩张,然后再离断。提起远端支气管残端,即显露其后方右下肺动脉,钝性分离右下肺动脉,注意保护右肺中叶动脉,予腔镜下直线切割吻合器离断。叶间裂予腔镜下直线切割吻合器离断,切除右肺下叶,注意避免肺门血管损伤。

iv.左肺上叶切除术:将左上叶向后方牵引,在膈神经及肺门之间打开纵隔胸膜,显露左肺上叶静脉,分离左肺上叶静脉周围组织,直角血管钳钝性分离充分游离左肺上叶静脉,带线牵引,予腔镜下直线切割吻合器离断。提起左上肺静脉远端,其后方显露左主支气管,向右端分离,充分显露左下叶支气管,并确认左上叶支气管,分离左上叶支气管周围组织,直角血管钳钝性分离充分游离左上叶支气管,注意避免损伤其后方肺动脉,左上叶支气管游离后带线牵引,再予直线切割吻合器离断。提起左上叶支气管远端其后方即为左肺动脉主干,分离其周围组织,即可显露左上肺动脉各个分支,最常见为 4 支,第一支尖前支动脉及舌段动脉较为固定。逐一游离后,予腔镜下直线切割吻合器离断,如动脉直径小亦可 hemolok 近端夹闭,远端超声刀离断。打开肺门后方纵隔胸膜,直线切割吻合器离断叶间裂,注意避免损伤肺门血管。

v.左肺下叶切除术:将左下肺叶向头侧牵引,分离左下肺韧带,电凝或超声刀离断,游离至下肺静脉水平,充分游离左下肺静脉,予腔镜下直线切割吻合器离断,打开肺门后方纵隔胸膜,将左下肺叶充分向头侧牵引,显露左下肺叶支气管,充分游离其周围组织,直角血管钳钝性分离左下叶支气管,注意避免损伤其后方肺动脉,充分游离后带线牵引,予腔镜下直线切割吻合器离断。提起左下叶支气管远端,其后方显露为左下肺动脉,充分游离后予腔镜下直线切割吻合器离断,直线切割吻合器离断叶间裂,切除左肺下叶,注意避免损伤肺门血管。

(4)手术方式评价:长期以来传统开胸肺叶切除术是治疗早期肺癌的常用术式,但是胸腔镜辅助技术问世,使得肺叶切除疗效进一步提高。胸腔镜辅助肺叶切除术具有如下优势:术后疼痛减轻;胸腔引流量减少并且拔管时间提前;术中出血量减少;肺功能损减程度较轻;术后住院日缩短;恢复正常活动速度加快。1998 年,MeKenna 提出胸腔镜适用于 TA 期肺癌手术治疗。经国内外大量学者经验证明了其安全性及其治疗符合肿瘤治疗原则。中、长期生存率与开胸手术类似,胸腔镜辅助肺叶切除术与传统开胸肺叶切除术比较,两者治疗Ⅰ期非小细胞肺癌术后 3 年及 5 年生存率分别为 90％ vs. 93％、90％ vs. 85％。2010 年,有日本学者撰文表示已有资料表明胸腔镜肺叶切除并发症率较开胸手术低,免疫抑制及炎症反应轻,早期肺癌胸腔镜肺叶切除术后的中、长期生存率与开胸相似。胸腔镜辅助技术也使得患者术后辅助化疗耐受性进一步提高,推迟化疗率降低(18％ vs. 58％,P＜0.001),全剂量耐受率提高(60％ vs. 540％,P＝0.03)。因此,对于没有解剖和外科学禁忌,且不会对胸外科和肿瘤外科原则做出妥协的患者 VATS 是一种合理的、可接受的手术方式。

二、肺转移性肿瘤

(一)概述

肺是全身恶性肿瘤最常见的转移部位,恶性肿瘤在其发生发展过程中约有 30％可转移到肺。随着对于肿瘤生物学研究的深入,肿瘤自然病程的改变以及外科手术技术的提高,外科处理肺转移性肿瘤的作用逐渐增加。临床胸心外科医师对于双肺多发肺转移瘤的手术适应证,在具体施行上还存在着争论。

(二)生物学行为

恶性肿瘤播散具有高度选择性。在肿瘤细胞转移的过程中,它要面临着宿主一系列防御机制的抗争,在任何一个过程中,若肿瘤细胞没能生存下来,就不可能发生转移。原发性肿瘤的生长需要血管化过程,而转移癌的生长要通过血流。有充分的实验材料证明促血管生成素对于肿瘤血管化有着重要作用。随着肿瘤的生长增大,原发性肿瘤可以通过黏膜表面、浆膜表面局部侵犯血管,或通过浆膜腔或淋巴管向外侵犯。Hart 曾将肿瘤侵犯的机制分为 3 种方式:①恶性肿瘤细胞复制增殖性生长和压迫浸润;②肿瘤细胞粘连松解游动性增加;③肿瘤释放溶解酶破坏宿主组织。一个肿瘤细胞首先要与瘤块分离,然后才能穿透组织发生转移。局部侵犯和分离以后,单个瘤细胞或成团的瘤细胞可以有几种途径进行转移。肿瘤细胞可以直接种植于胸膜腔,转移到胸膜表面,这种机会较少。更多见的是肿瘤细胞通过血管或淋巴管侵入到肺实质内。恶性瘤细胞可以在血管和淋巴管之间自由地穿过。以前认为肿瘤仅仅通过一种途径发生转移的观点,现在看来未免太简单化了。

血循环中存在有瘤细胞并不意味着发生转移。经过大量的研究,Salsbury 发现仅仅在血循环中存在瘤细胞与预后差并不存在着直接关系。瘤细胞必须经受住在传递过程中来自各方面的机械性损伤以及通过宿主的免疫防护机制,存活下来最后才有可能发生转移。停留于肺毛细血管床内的瘤细胞,首先要黏附于血管内皮上,或黏附于基膜的裸露区,并向外浸透到细胞外周围基质,外浸的机制与外侵相似。有关肿瘤细胞停留和黏附的形态学表现已有详细描述。如果传递、停留和外浸的瘤细胞能够在远离原发肿瘤的部位重新复制并生长增大,那么就可以说发生了转移。

转移发生起始于原发肿瘤内特殊的起源细胞,这些起源细胞有能力完成复杂的转移过程。任何一类恶性肿瘤,均由与原器官细胞组织学相同而生物学特性不同的细胞所组成。发生转移的肿瘤细胞仅限于原发肿瘤中的某种亚群,它们容易在某个器官内继发生长而不容易在另外的器官内生长。如某种肿瘤容易转移到肺而不转移到肝脏,这种特性取决于原发肿瘤的类型。目前关于转移机制的研究和认识,帮助我们理解了转移的规律,否则我们可能会想当然地认为任何恶性肿瘤总会发生广泛转移。

无数资料表明许多恶性肿瘤细胞开始脱落于输出端的血循环中,以后停留在最初进入的毛细血管内。对于大多数原发性恶性肿瘤来讲,除了引流到门静脉系统的血流外,其首次汇入的毛细血管床就是肺内毛细血管床。这样不难理解为什么转移性肺肿瘤常常是多发、双侧、部位多在周边。亦不难理解为什么肺转移瘤多发生在外科操作挤压或切除原发肿瘤以后血液中已存在的瘤细胞骤然增加的病例。有研究显示约 30% 的恶性肿瘤患者死前有肺转移。当然并不是所有这些有肺转移瘤的患者都适宜外科手术治疗。从原发部位进入肺循环的瘤细胞可能出现几种情况。有些瘤细胞可以穿过肺滤网,经解剖学的分流进到肺静脉,再进入到全身循环,这样就有可能产生肺外其他部位的转移。人们普遍认为进入肺毛细血管床的瘤细胞大多数被摄获在那里,这意味着毛细血管床血流较正常生理情况下容易发生堵塞。存在于肺毛细血管床内的瘤细胞通过血小板栓子黏附在毛细血管内皮上,继而经局部浸润侵犯肺实质,形成独立的血液供应,从而在局部生长,然后出现局部或全身播散。这种播散过程的任何阶段可能受到局部某些因素或因宿主免疫机制等的作用而终止。很明显,肺转移瘤的发生和继续生长决定于许多因素,因此不同器官原发肿瘤发生肺转移的变化相当大,在同一器官原发肿瘤的两种不同病理分型之间,以及同一肿瘤的不同部位的转移都存在很大的变异。很可能原发肿瘤的肺转移代表着瘤细胞内的某一特殊类型。这就给临床外科医师提出了一个值得特殊研究的问题,在手术处理某些肿瘤时是否应当给予辅助化疗。

（三）诊断

大多数肺转移癌患者无明显临床症状,常是在身体他处患有肿瘤后,全身检查时做胸部 X 线检查或原发肿瘤治疗后随诊胸部 X 线检查发现肺内有病变。有人报告仅 13％～15％的此类患者在诊断时有症状,某些报告的比例可能更高些。肯定地讲,所有恶性肿瘤患者,特别是肉瘤的患者,外科治疗使原发肿瘤已经治愈,随诊时应当常规进行胸部 X 线检查,因为 10％～20％有肺转移的患者其转移仅限于肺内,故多数肺转移是可以治愈的。临床上早期发现肺转移至为重要。文献报道身体他处肿瘤转移到肺的发生率并不相同,依次为:结直肠癌 23.4％,肾癌 16.5％,乳腺癌 14.0％,睾丸癌 12.1％,子宫癌 11.6％,头和颈部肿瘤 6.9％,黑色素瘤 6.7％,膀胱癌 2.5％,卵巢癌 1.0％,其他各种肿瘤 5.3％。北京协和医院胸心外科近 40 年来,经外科手术治疗各种肿瘤的肺转移瘤中以结肠癌为最多,其次是乳腺癌、肾癌、甲状腺癌、滑膜肉瘤、食管癌等。

肺转移癌最初筛选通常是普通胸部 X 线正侧位像,有人认为全肺野断层扫描比普通正侧位像能够发现更多的肺转移灶,推荐肿瘤患者的随诊应进行全肺野断层。胸部 CT 检查比全肺野断层更敏感,能够清楚地显示断层不易发现的肺转移灶,特别是直径为 3～6 mm 的结节。需要注意的是影像学检查发现的肺内病变组织学上缺乏特异性,即无论是胸部 X 线,还是全肺野断层扫描或是胸部 CT 发现的肺内病变,并非都是转移癌。事实上,胸部 CT 检查发现的许多结节后来手术证实不是转移癌。一些良性病变也可被误诊为恶性肿瘤。断层扫描容易漏掉某些小的病变,如心影后、肋膈角和胸膜下的微小病变。胸部 CT 检查对于肺门附近、肺尖部和靠近横膈的结节检出率很高。因此,临床上不应强调单独依靠某一种检查方法,应根据不同情况选择相应的检查。其次是费用和放射线照射量亦应考虑,全肺野断层扫描检查耗费比胸部 X 线检查贵 3～4 倍,胸部 CT 比胸部 X 线检查贵 2 倍。胸部 X 线检查的放射线剂量为 0.00185 Gy,全肺野断层为 0.014 Gy,胸部 CT 检查若 1 cm 一个层面则接受放射线剂量为 0.023 Gy。我们在临床上一般应用的原则是采用胸部 X 线检查作为筛选,当平片上发现可疑病变时,进行胸部 CT 检查。我们不推荐全肺野断层扫描是因为其针对性不强、耗费亦高,而病灶断层扫描又不能发现全部肺野存在的病灶。所以,胸部 CT 检查已经逐渐替代了胸部 X 线检查。

临床上遇到一身体他处有恶性肿瘤的患者,发现有肺内病变怎么办? 由于转移癌多位于肺的周边部,纤维支气管镜、纵隔镜和前斜角肌淋巴结活检多无帮助。位于周边的结节性病变不管是原发性肺癌或转移癌,痰细胞学多为阴性。经皮穿刺肺活检术可能获得阳性结果,但是阴性结果也不能排除恶性肿瘤的可能。因此,开胸探查前应进行全身系统的详细检查,如肝脏、骨骼、脑有无转移性病变。常常是开胸切除肺内病变之前并没有确切的诊断而仅仅是怀疑肺转移癌。临床上尚有另一种情况,胸部 X 线检查发现一周边型结节影,经其他检查后诊断为原发性周围型肺癌,切除后病理诊断为腺癌。手术后不久出现胃部不适,胃镜检查及病理活检为胃腺癌,将两处病理切片对比属同一细胞形态的腺癌。进一步检查发现已有腹腔内淋巴结转移,头颅 CT 检查显示有脑转移,骨核素扫描显示多发骨转移。实际上最初的肺周围型肿瘤是胃癌肺转移。对于肺部孤立性结节性病变可以行局限性肺切除,临床一般还是以肺叶切除为好。如果一位恶性肿瘤的患者,发现肺内有多发结节病变,尽管患者无明显临床症状,绝大多数情况下肺内病变是转移癌,临床医生在处理此种患者时应进行必要的检查并有周密的计划。

(四)外科手术适应证

肺转移性肿瘤的外科手术适应证有两个绝对的标准:一是患者应当能够耐受开胸手术;二是手术可以摘除所有的转移灶而保留有足够的肺功能。另外,尚有两个附加标准:一是原发肿瘤已得到有效的控制;二是身体其他脏器无转移性病变。唯一的例外是虽然其他部位有转移,但是可以在开胸手术时一并摘除或通过其他方法有效控制。当然,如果有更方便更有效的非创伤治疗方式,尽量不做手术处理。如睾丸癌对于联合化疗反应良好,睾丸癌肺转移时应在化疗反应不佳或化疗期间复发的病例才进行外科处理。儿童时期的骨肉瘤有肺转移时外科手术亦应在化疗的配合下进行。某些因素影响手术治疗或不支持手术处理,如转移癌的数目(不管是单侧或双侧)、原发瘤的病理类型、无瘤期间隔长短、肿瘤倍增时间以及有无肺门淋巴结肿大等。以上任何一因素均可影响患者的存活率,但是没有一条是手术治疗的绝对禁忌证。因而在决定手术治疗肺转移性肿瘤时,重要的是一次手术能够摘除所有的转移癌,患者能够耐受手术,术后患者的肺功能无明显的影响。我们在处理肺转移癌手术时,严格遵循上述的手术适应证,多以局限于单侧肺孤立的肿瘤为指征。手术方式以局限性肺切除或肺叶切除为主,尚无因转移癌而行一侧肺全肺切除的病例。有的病例在一次手术处理肺转移癌数周后,再开胸进行第 2 次手术切除肺转移癌。

(五)手术治疗原则

肺转移癌手术治疗原则与原发性肺癌的手术治疗原则一样,坚持两个最大限度,即最大限度切除肿瘤,最大限度保留健康肺组织。肺转移性肿瘤外科切除后,极有可能出现再发的肺转移瘤,需要再次手术切除。其原因是初次手术时某些转移癌太小,术时未能辨认出来而并非切除不彻底。因此对于肺的转移性肿瘤除了摘除肿瘤外,尽可能多地保留健康肺组织更为重要。保守性切除是肺转移癌的手术治疗原则。位于脏胸膜下较小的肺转移癌,大多数情况下单纯肺楔形切除即可达到满意的治疗效果。而肿瘤较大且位于深在的肺组织内的转移癌,可能需要做肺段切除或肺叶切除。某些学者描述应用电灼或激光技术,细心剜除表浅部位或深在肺组织内的转移癌,而又保存更多的肺组织,取得较好疗效。一般来讲,应尽可能不做一侧全肺切除。肺转移癌很少有肺门或纵隔淋巴结转移,若有淋巴结转移时,亦应一并摘除。

肺转移性肿瘤的手术切除可以通过剖胸切口或正中胸骨劈开切口。各种手术入路均有其各自的优缺点。侧剖胸切口或后外剖胸切口为肺切除解剖提供良好的术野显露,但是缺点是对侧肺的转移情况不清楚,尽管术前放射学检查未能显示而手术时(正中切口)却发现对侧肺有转移灶。Takita 报告此种情况发生在 50% 的病例中。分期开胸手术摘除肺转移癌也有某些顾虑,在第 2 次手术前,有可能对侧转移癌生长或再转移。另外,分期手术也可能推迟术后化疗。同时双侧开胸手术,可能会增加患者的手术负担,限制胸壁的活动和稳定性,手术后可能产生呼吸功能不全。学者推荐胸骨正中劈开切口,因胸正中切口对于纵隔和双侧胸膜腔提供良好的显露;可以在一次手术时观察到双侧肺转移癌的程度、范围;并可同时处理双侧肺转移癌。此种切口比经典的后外剖胸切口对于呼吸功能的影响小,切口疼痛轻,因而术后肺功能恢复较快。胸正中切口的缺点是处理左下叶肺转移瘤或行左下肺叶切除时,显露较差,尤其是患者有心脏增大或心功能不全,血循环动力学不稳定时,处理肺转移癌有一定困难。在胸正中切口进行左下肺转移癌切除时,需要某些手术技巧或借助于某些器械帮助,在这方面,Johnston 已经有详细描述,如松解粘连,松解下肺韧带,切开后侧脏层与壁层胸膜反折,在胸腔后方放置纱布垫将肺推向前侧术野之下,在膈神经前方将心包与膈肌附着处分解、应用心包牵引线以利于左肺的显露等。如此处理不会造成血流动力学紊乱,手术可安全进行。另外,胸正中切口切除肺转移癌时,采用双腔气管内插管对于手术有较大的帮助。在一侧肺完全塌陷时更容易探摸微小转移灶,局部切除病灶更简单。已报道,经胸骨正中切开行肺转移癌切除的手术死亡率为 0.8%～1.5%。临床胸心外科医生在采取侧剖胸或后外剖胸切口行肺转移癌切除时,应注意保护胸壁肌,勿使胸壁肌受到较大的损伤。双侧同时开胸手术时,亦需采取双腔气管内插管麻醉,手术时尽量减少对肺组织的挤压。我们体会在处理肺转移癌手术前,需要认真地讨论研究手术方案,是采取剖胸切口或胸正中切口或双侧同时开胸手术,均需权衡利弊,慎重考虑后再做决定。重要的是要考虑到患者全身情况和耐受手术的能力,既要切除转移癌又要保证术后患者的生活质量。

(六)手术治疗的预后

有关肺转移性肿瘤治疗随机研究的报告不多,目前较为一致的意见是外科手术在治疗肺转移癌方面仍起着重要作用。但是也有个别学者提出反对意见,认为手术对于肺转移癌的治疗无价值,因为某些肺转移癌可以自行消退,手术对患者无益。尽管选择手术治疗肺转移癌的标准并不一致,外科医生对手术的态度积极或保守不同,但是确实某些局限于肺的转移癌,手术摘除后患者获得明显的治疗效果。通观来说,多数报道 5 年无病生存率为 25%～40%,大多数为 30% 左右。例外的情况是睾丸癌肺转移和骨性肉瘤肺转移两个极端。提倡手术治疗的医生认为肺转移癌手术后 5 年无病期至少像外科治疗原发性肺癌一样。

有许多因素影响肺转移癌的治疗预后,包括原发肿瘤的病理组织学类型、转移癌的数目、一侧肺转移还是双侧肺转移、肿瘤的倍增时间等。从原发瘤的病理组织学看,肺转移癌的生存率变异较大。

转移癌的数目对患者的治疗和预后也会产生较大的影响。虽然理想的病例是切除单一肺转移癌,但是不少学者均指出单个和多个肺转移癌差不多具有相同的 5 年存活率。至于最多能切除多少个肺转移癌没有定论,但是比较清楚的是若患者的肺已完全被转移癌占据,或完全切除肺转移癌后所剩肺组织不多,不能维持有效呼吸,则就不应行外科手术治疗。有人报道,一次手术切除 30 个肺转移癌,还有报道最多切除 60 个肺转移癌。有人讨论无病间隔时间,即原发瘤治疗至出现肺转移的间隔时间,此间隔时间越长,特别是超过 5 年,预后越好。肿瘤发生转移和转移发展的速度可能也是一影响因素,但是多组报道结果并未显示无瘤间隔时间对最后生存期的影响有统计学意义。是单侧肺转移,还是双侧肺转移影响预后呢?单侧或双侧肺转移影响较为明显的是外科手术的选择,当肺转移是多发时,无论是位于单侧还是双侧,对于患者预后的影响都是一样的。仅发现一篇报道支持单侧肺转移比双侧肺转移预后好。肿瘤的倍增时间对肿瘤肺转移的作用,Joseph 等介绍了肿瘤倍增时间的概念,并提出倍增时间超过 40 天的肺转移癌切除后,其预后较倍增时间少于 20 天的要好得多。从临床胸心外科角度看,倍增时间长短不是肺转移癌手术切除的禁忌证,当其他条件满足时,仅倍增时间一项不影响手术治疗的选择。

三、先天性肺疾病

(一)肺发育不全

肺发育不全是胚胎发育过程中某个阶段肺芽发育产生障碍引起的。大多数同时并发其他发育缺陷,较常见的有气管、支气管和肺动脉的发育不全和缺如、脊椎发育异常,以及腹内脏器经过胸腹膜疝入胸膜腔等畸形。

严重病例出生后即死亡。主要表现为呼吸困难,甚至呼吸窘迫,以及长期反复呼吸道感染,体检可见患侧胸廓塌陷,活动度减弱,叩诊呈浊音,听诊呼吸音减低或消失。先天性膈疝的婴儿 50%~80% 死于肺功能衰竭,主要是由于先天性肺发育不全。

1.诊断标准

(1)临床表现及体征。

①反复出现的呼吸道感染常常是就诊原因,需慎重与其他疾病鉴别。

②单侧肺发育不全患者常有轻微呼吸困难,体力及耐力较差,部分患者可因来自体循环的侧支循环而咯血,合并呼吸道感染的有呼吸困难加重、发绀、呼吸音粗,生长发育迟缓。伴有心脏、骨骼或其他脏器畸形的,可有相应的症状。

③患者的胸廓常无畸形,双侧对称或近乎对称,患侧呼吸运动弱,呼吸音减弱或消失,叩诊可以是实音或是过轻音,无特异性。伴发胸廓畸形的常有相应的体征。肺叶缺如患者临床症状较少,病情隐匿查体仅有患侧呼吸音减低,如果不做 X 线等检查极易漏诊。上述类型如伴有肺部感染,则患侧可出现呼吸音粗糙并啰音。

(2)辅助检查。

①X 线检查:一侧肺不发育可见患侧胸腔密度均匀致密,其内缺乏充气的肺组织以及支气管影和血管纹理的痕迹,心脏和纵隔结构均移向患侧,对侧正常肺呈不同程度的代偿性肺气肿。部分肺发育不全患者可在 X 线片上显示肺组织充气,但肺纹理稀少,相比之下有时会被误认为是健侧支气管炎症或支气管扩张,须特别注意。

②胸部高分辨 CT 或支气管造影检查:可以显示患侧主支气管缺如,气管似乎直接与另一侧主支气管相连接,或主支气管呈发育不良畸形,或支气管分支的数目稀少。行肺血管造影检查可见患侧肺动脉主干发育不良或缺如,有助于确定诊断。

③肺动脉灌注扫描检查:患侧显示肺血流减少或明显减少。

2.治疗原则

(1)无明显临床症状的肺发育不全可以不做任何治疗。

(2)有反复咯血或肺部感染,甚至发育迟缓,且合并有残余肺有支气管或血管畸形者,须行肺叶或全肺切除,但全肺切除要非常慎重,必须确定健侧肺功能完全正常,否则会致残,甚至死亡。手术时要特别注意解剖变异,切勿损伤周围脏器。

（3）积极治疗合并畸形。合并心脏或大血管发育异常，术前充分评估，必要时手术中同时进行矫正。

（二）支气管源性囊肿

先天性肺囊性病（先天性肺囊肿）是较少见的先天性肺发育异常，是在胚胎发育期，因气管、支气管异常的萌芽或分支异常发育所致。包括支气管源性囊肿（肺囊肿）、肺泡源性囊肿、肺大叶气肿（肺大疱）、囊性腺瘤样畸形和先天性囊肿性支气管扩张等。先天性支气管源性囊肿指以支气管组织成分为囊壁、内含黏液或气体的先天性囊肿，曾被称为先天性囊性支气管扩张或先天性支气管源性囊肿。

该病病变可发生在支气管分支的不同部位和显示不同的发育阶段。囊肿常为多房性，也可为单房性，罕见双侧发病，既可位于肺内（肺内型，也被称为先天性肺囊肿），也可位于纵隔（纵隔型），以肺内者稍多见（占50%～70%），左肺多见，个别病例可异位在胸腔外。广泛多发的蜂窝状肺囊肿，被称为先天性囊性支气管扩张。囊壁厚薄不等，内膜由柱状或假复层纤毛上皮细胞组成，如果发生感染，则为扁平上皮所覆盖，也可以形成炎性肉芽组织，外层为结缔组织或平滑肌纤维、黏液腺、软骨组织。因囊肿无呼吸通气，故无炭末沉着，此为先天性囊肿的特征。

囊肿与支气管不通，称为闭合囊肿或液性囊肿；囊肿与支气管交通，则会引起囊肿感染，而通道状态也决定了囊肿的状态，如通道较小，囊内容物部分经支气管排出，气体进入囊腔，则呈现气液平面，形成厚壁的含气囊肿，囊内容物可为脓性或血性；如通道较大，内容物排净，则囊肿完全充气，形成气性囊肿。如通道呈活瓣状，可能形成张力性囊肿。小的支气管囊肿在临床上不呈现症状，仅在胸部X线检查或尸检时才被发现。一旦囊性病变与小支气管沟通，引起继发感染或产生张力性气囊肿、液囊肿、液气囊肿或张力性气胸等压迫肺组织、心脏、纵隔和气管移位时，就可出现症状。

1.诊断标准

（1）临床表现及体征。

①较小且没有感染的肺囊肿，多数没有症状，常常在健康查体时发现。

②较大的肺囊肿可以引起胸痛、咳嗽、咳痰、轻度呼吸困难，偶有咯血。

③继发感染后咳嗽、高热、咳脓痰，患侧湿啰音，叩诊浊音。

（2）辅助检查

①X线检查多见有下叶圆形或椭圆形影，有时伴有液平。部分患者无症状，仅在X线检查时发现。多囊肺患者X线可见到多发阴影。

②CT检查是目前最佳的检查方法，准确率为95%～100%。主要表现为界线清楚的单房或多房囊性病变。含液囊肿的内容物可因反复感染、出血、蛋白质含量增高、钙化而密度不均匀，CT值高低不等，一般在0～20Hu左右，最高达100Hu，有时易误诊为实质性肿瘤。囊肿反复感染导致周围纤维化、囊肿壁增厚、实变应注意与慢性肺脓肿鉴别。

2.治疗原则

（1）痰培养选用敏感抗生素，控制感染。

（2）体位排痰，以利消除炎症。

（3）肺囊肿不能自愈，易发生多种并发症甚至发生癌变，而且囊肿本身为一无效腔，增加动静脉分流，不利于呼吸生理。因此多主张尽早外科手术治疗。只有病变广泛、肺功能严重受损或有其他手术禁忌时，才采用保守方法。有主张在 1 岁内手术为好，因其极少感染，更易行囊肿摘除术。如囊肿已感染，以控制感染 3 个月后手术为好。切除可治愈，无复发。

（4）临床拟诊本病时，应尽量避免做胸腔穿刺，以免引起胸腔感染或发生张力性气胸。仅在个别病例，表现为严重呼吸窘迫症、发绀、缺氧严重，又无条件做急诊手术时，才可做囊肿穿刺引流，达到暂时性减压，解除呼吸窘迫症状，作为术前一种临时性紧急措施。

（三）肺动静脉瘘

肺动静脉瘘是较为少见的先天性肺血管畸形，有家族遗传倾向，常常合并毛细血管扩张症。这种畸形是由各种不同大小和不等数目的肺动脉和静脉直接连接。血管扩大迂曲或形成海绵状血管瘤，肺动脉血液不经过肺泡直接流入肺静脉，肺动脉与静脉直接相通形成短路。常见者动脉 1 支、静脉 2 支。形成一个或多个血管瘤样囊肿，囊腔大小不一，巨大的肺动静脉瘘可以形成直径约 10 cm 的血管瘤。

病变分布于一侧或二侧肺，单个或多个，大小可在 1 mm 或累及全肺，常见右侧和二侧下叶的胸膜下区及右肺中叶，多位于脏层胸膜下。本病约 6％伴有 Rendu-Osler-Weber 综合征（多发性动静脉瘘，支气管扩张或其他畸形，右肺下叶缺如和先天性心脏病）。肺动脉内未氧和的静脉血直接从肺动脉分流入肺动脉，其分流量可达 18％～89％，以致动脉血氧饱和度下降，患者有明显发绀，红细胞增多症，又因肺、体循环直接交通，易致细菌感染、脑脓肿等并发症。

1.分类

Ⅰ型多发性毛细血管扩张：为弥漫性、多发性，由毛细血管末梢吻合形成，其短路分流量大。

Ⅱ型肺动脉瘤：由较近中枢的较大血管吻合形成，因压力因素呈瘤样扩张，短路分流量更大。

Ⅲ型肺动脉与左房交通：肺动脉显著扩大，短路分流量极大，右至左分流量可占肺血流量的 80％，常伴肺叶、支气管异常。

2.诊断标准

（1）临床表现及体征。

①口唇明显发绀，杵状指（趾）。

②活动后气急、心悸、病变部位可以听到粗糙的连续性血管杂音。

③偶有咯血症状。

（2）辅助检查。

①X 线检查：心可以见到边缘清晰、分叶状不规则阴影，部分阴影可以有与肺门相连的条索影，是出入血管瘤的动、静脉，透视下可以见到血管瘤搏动。

②超声心动图检查见心内结构正常，声学造影可以证实有心外右向左分流。

③肺动脉造影检查可以证实有肺动静脉瘘。

3.治疗原则

（1）有症状、肺动静脉瘘局限在一叶或一侧肺的患者，应该手术治疗，切除一侧、一叶或局部肺组织。

（2）弥散性尤其是两侧弥散性肺动静脉瘘是肺叶或局部手术禁忌证，可以考虑肺移植手术。

（3）手术中要仔细处理血管，防治意外出血。

（4）较小且局限的肺动静脉瘘可以用介入方法行栓塞治疗，但要避免栓塞物脱落，误栓正常血管，造成合并症。

（5）婴幼儿症状不重者，可在儿童期手术。

（四）肺隔离症

肺隔离症，是临床上相对多见的先天性肺发育畸形，占肺部疾病的 0.15％～6.4％，占肺切除的 1.1％～1.8％。为胚胎时期一部分肺组织与正常肺主体分离，单独发育并接受体循环动脉的异常动脉供血，所形成无呼吸功能囊性包块。分为叶内型和叶外型，前者位于脏胸膜组织内，其囊腔病变与正常的支气管相通或不相通，临床多见；后者被自己的胸膜包盖，独立于正常肺组织之外，囊腔与正常支气管不相通。叶外型与叶内型肺隔离症的主要动脉均来源于体循环的分支，主要是降主动脉，也可源于腹主动脉上部、腹腔动脉及其分支、升主或主动脉弓、无名动脉、锁骨下动脉、内乳动脉、肋间动脉、膈动脉或肾动脉等。多数经下肺韧带进入隔离肺内，常为 1 支，也有 2 支或多支的情况，动脉粗细不等，有的直径可达 1 cm 左右。这些异常动脉壁极易发生粥样硬化。叶内型肺隔离症的血液回流入下肺静脉，叶外型肺隔离症血液回流入半奇静脉、奇静脉、下腔静脉、无名静脉、肋间静脉等。隔离肺可有自己的支气管。肺隔离症常合并有其他先天性畸形，如先天性支气管囊肿、先天性心脏病等。

1.诊断标准

（1）临床表现及体征。

①叶外型肺隔离症及与支气管不通的叶内型肺隔离症一般无明显症状。

②与支气管相通的叶内型肺隔离症常有反复呼吸道感染、发热、咳嗽、胸痛、咳脓痰甚至咯血。

③局部叩诊浊音、呼吸音减低，偶可闻及啰音，少数患者有杵状指（趾）。

（2）辅助检查。

①胸部 X 线检查较难与肺囊肿相鉴别。

②手术前胸部 CT、血管造影检查等有时可以发现来自体循环的异常供血血管。但是经常是手术证实有体循环供血的异常血管。

2.治疗原则

（1）反复感染的肺隔离症应该手术治疗。

（2）手术行局部或肺叶切除时，要特别留意异常血管的处理，尤其是处理下肺韧带时要特别仔细，防治异常血管回缩造成出血。

（五）肺大疱

先天性肺大疱是由于先天性支气管发育异常，黏膜皱襞呈瓣膜状，软骨发育不良，引起活瓣作用所致。也可由于感染引起，小儿多见于金黄色葡萄球菌肺炎，由于细支气管炎症、水肿、黏液堵塞，形成局部阻塞活瓣作用。发生在胸膜下的称为胸膜下肺大疱，发生在肺内的称为肺内大疱。大疱壁薄,由扁平上皮组成,可以与肺气肿并存,大疱体积增大时压迫周围肺组织,形成肺不张。

根据病理形态将肺大疱分为三种类型。

Ⅰ型:狭颈肺大疱。突出于肺表面,并有一狭带与肺相连。多发生于中叶或舌叶,也常见于肺上叶。

Ⅱ型:宽基底部表浅肺大疱。位于肺表层,在脏层胸膜与气肿性肺组织之间。肺大疱腔内可见结缔组织间隔,但它不构成肺大疱的壁,可见于肺的任何部位。

Ⅲ型:宽基底部深位肺大疱。结构与Ⅱ型相似,但部位较深,周围均为气肿性肺组织,肺大疱可伸展至肺门,可见于任何肺叶。

1.诊断标准

(1)临床表现及体征。

①一般症状轻微,巨大肺大疱可以引起胸闷、气短。

②肺大疱破裂可引起自发性气胸,产生呼吸困难、胸痛、咳嗽等。

③继发感染时可引起咳嗽、咳痰等症状。

(2)辅助检查。

①X线检查可见到位于肺野边缘甚细薄的透亮空腔,可为圆形、椭圆形或较扁的长方形,大小不一。肺大疱与局限性气胸的鉴别要点是:肺大疱向四周膨胀,所以在肺尖区、肋膈角或心膈角区均可见到被压迫的肺组织;而局限性气胸则主要是将肺组织向肺内推压,通常可见被压迫的肺部边缘缩向肺门,肺大疱无这种现象。

②CT检查可发现胸膜下有普通X线胸片不易显示的直径在1 cm以下的肺大疱。并可与气胸相鉴别。

2.治疗原则

(1)继发感染或合并支气管肺炎的患者需抗生素治疗。

(2)压迫周围肺组织或继发自发性气胸的肺大疱可以手术切除。

(3)手术切除可以选择胸腔镜或开放手术方式。

(4)较小的大疱可以行局部结扎、电烧,较大的可以用器械切除或止血钳钳夹切除后缝合基底正常肺组织。

(5)为减少自发性气胸的复发,可以涂擦胸膜,促进胸膜腔粘连。

(6)严重肺大疱、广泛肺大疱患者可以考虑肺移植。

第四节　食管疾病

一、反流性食管炎

胃食管反流性食管疾病是最常见的有争议的疾患之一,原因不明,可能与其发病率增加有关;其治疗包括改变饮食习惯、减轻体重及间断的抗酸治疗。然而上述保守方法常常疗效甚微,而必须进行手术治疗(抗酸治疗)。在外科抗酸治疗的早期,抗酸治疗仅限于难治性溃疡和严重的纤维性狭窄的病例。近来,由于反流性食管炎患者使用 H_2 受体拮抗药、质子泵抑制药后,与胃酸、蛋白酶有关的并发症已有下降趋势。但是,对其恶性并发症的研究,又使人们认识了胃食管反流性疾病与 Barrett 食管的关系。因为食管癌为致命性疾病,Barrett 食管患者的症状不明显,因此应常规研究有明显反流症状患者的病史,建立有效的治疗。

抗酸手术的并发症妨碍了该手术的广泛开展,包括折叠手术后、与食管低压区—高压区有关的吞咽困难、胀气,以及较高的围术期并发症的发生率及死亡率。更为有效的药物抗酸治疗限制了抗酸手术的开展,使抗酸手术仅限于那些药物治疗无效并发反流性疾病的患者。近几十年以来,抗酸手术有了明显的进步,如较短的、较宽松的折叠术可减少抗酸术的并发症,大多数患者术后进食正常,无吞咽困难,食管内也无胃反流内容物。

反流性食管狭窄是下段食管括约肌功能不全,胃内酸性及碱性物质反流至食管,引起食管炎症的最终结果。以往用 X 线检查、食管镜检查、活检结果,以及是否容易被扩张等评价、决定是否手术治疗反流性食管狭窄。一般认为,较难扩张的纤维性食管狭窄是不可逆狭窄,其治疗方法有食管切除、重建,或食管成形术,包括远端食管切除、胃食管吻合术、空肠间置术、结肠间置术、翻转胃管手术、狭窄切除后食管—食管吻合术加胃窦切除术、迷走神经切断术以及 Roux-en-Y 造口吻合术等。Hayward 首先提出用扩张加抗反流手术治疗反流性食管狭窄。手术前、后监测技术(如压力测定及 pH 监测等)的进步促进了反流性食管狭窄的外科手术治疗的发展及手术效果的评定。在测定食管压力后,将 pH 探头置于远端食管高压区上方5 cm,长时间监测远端食管的 pH 变化。过去用食管接触胃酸的标准记分(pH<4 的时间百分率、反流的次数、反流时间长于 5 min 的次数以及最长的持续反流时间)评价胃食管反流,而现在用24 h 连续 pH 监测评价胃食管反流,后者已成为诊断胃食管反流的可靠标准。

(一)病因

1.先天性疾病

食管下段括约肌缺如、括约肌发育延迟。

2.后天性疾病

特发性反流(种族因素、饮食因素、肥胖症、精神紧张等);食管裂孔疝;各种手术如食管下段和贲门括约肌切除术、Heller 手术、贲门失弛缓症术、鼻胃管插管;硬皮症。

先天性疾病引起的食管反流多见于婴幼儿,特别是体质较差者。关于婴幼儿食管反流,已经有许多治疗成功的报道。需要指出的是,食管裂孔疝不一定是括约肌功能不全的原因,因为修复裂孔疝(如 Allison 手术),不一定能恢复括约肌的功能。

胃食管反流可导致食管狭窄,在有症状的胃食管反流的患者中,器质性狭窄占 10%～15%。

(二)病理

胃食管反流所引起的胃食管变化,最初只是功能性改变。轻度反流时,肉眼观正常;也可能有"轻微"食管炎,即有肉眼可见的轻微病灶混杂在正常的食管黏膜的血管网中。因此,即使食管黏膜肉眼观正常,对怀疑有胃食管反流的患者,也应进行活检。

反流性食管炎可分为 3 级：

Ⅰ级：食管末端可见沿纵轴排列的线状红斑。

Ⅱ级：糜烂、易碎性增加，线状红斑融合，并向近端扩展。

Ⅲ级：狭窄形成。

在有些反流性食管炎患者，贲门部的柱状上皮逐渐替代已经脱落的鳞状上皮。因此，对这些病例，不应将粉红色的胃上皮错误地当作食管炎时的鳞状上皮。反流性食管炎具有周期性，若内镜检查时发现黏膜呈白色，则表明食管曾受过损害，且已经角化愈合。

在反流性食管炎，食管壁黏膜固有层有明显的细胞浸润、纤维化及水肿。但其表层鳞状上皮的外观可完全正常。反流等刺激可引起鳞状上皮退化，其溃疡面为基底层的多能未分化干细胞再上皮化，这些干细胞分化为柱状细胞、成为 Barrett 食管的黏膜。刺激也可导致基底细胞增生，血管乳头层增厚。然而，这些变化并无特异性，因为在贲门失弛缓症，也可出现这些变化。由于在内镜检查时所获取的标本，常常只是浅表层的组织，因而有时不能显示上述的组织变化。

（三）临床表现

胃食管反流为一综合征，包括食管因暴露于胃内容物后所产生的症状和组织损伤，临床表现各异，可分为 3 类：①典型症状；②非典型症状；③并发症。抗酸手术的适应证与手术结果均与其分类有关。

典型症状：胃灼热和反流为胃食管反流最常见的典型症状。胃灼热常为胸骨下段烧灼感可向上放射至胸部，多出现于餐后或体育运动如弯腰后，在有些患者，症状主要发生于夜间。每天都有胃灼热感的患者约占 10％，每月至少有 1 次胃灼热感的患者占 33％以上。主诉胃灼热的患者常有喉部酸性或苦性液体反流，多出现于餐后，以及患者夜间睡觉时发生反流，甚至睡觉咳嗽发生反流而惊醒。除胃灼热和反流外，吞咽困难也是胃食管反流患者的典型症状；在反流性疾病的患者，若有并发症及狭窄形成，则可出现吞咽困难；巨大的裂孔疝或反流所致的食管蠕动功能不全均可导致食管节段性狭窄，即使无食管节段性狭窄，也可出现吞咽困难。在鉴别诊断时，应特别注意排除食管癌。

非典型症状：包括胸痛、声嘶，以及肺部症状如哮喘、慢性咳嗽、吸入性肺炎等。其他极少见的非典型症状有持续呃逆、盗汗、牙釉质腐蚀等。约 50％的胃食管反流患者可有类似心绞痛的症状，而心脏检查无明显异常。pH 监测表明，75％的患者食管酸度偏高，导致慢性声嘶或反流性喉炎。颈段食管的连续 pH 监测有助于诊断。与胃食管反流有关的肺部症状包括吸入性肺炎反复发作、慢性咳嗽以及更为常见的非过敏性哮喘等。近来有研究表明，20％的慢性咳嗽患者、80％的慢性哮喘患者有异常反流。

并发症：胃食管反流的并发症有食管溃疡和（或）狭窄，恶性并发症（Barrett 食管及食管腺癌）。内镜检查发现，Barrett 食管（下段食管为柱状上皮覆盖）的发生率约为 10％。

反流性食管炎引起的狭窄可表现为急性梗阻或慢性梗阻。

急性梗阻：①有的患者无梗阻史，在突然出现梗阻前常常有胃食管反流史。咀嚼不全导致食团停滞于食管内，突然出现严重的胸部不适，可以通过吐出食团而缓解（多半是患者用手指刺激咽喉部，引起恶心而吐出），这种症状可频繁发作，也可从此不再出现。X 线检查可发现食管下段环(Schatzki 环),或发现食管有极轻微的狭窄,但均伴有反流。②还有的患者有梗阻史(吞咽困难或狭窄史)。在突然发生梗阻时,甚至连水也不能咽下。此外可出现类似于心肌梗死的疼痛。其诊断不难,只要吞小量的造影剂即可确诊。

慢性梗阻:患者有长达数年的吞咽困难病史。患者常有胃灼热感、胸痛、剑突下疼痛或消化不良等症状,只能缓慢进食,或只能进软食,但体重并不减轻。狭窄较短时,其症状也较少。若发展为器质性狭窄,则胃灼热感可能消失。

(四)诊断

为了证实患者的症状是食管反流所致,并能成功地施行抗酸手术,对怀疑为胃食管反流的患者,必须进行详尽地评价。抗酸手术的目的是使症状能长期缓解、无手术并发症及手术所致的其他不适。在手术前应确定患者的症状为食管内胃液过多而必须手术治疗。若决定手术治疗,则必须选择适当的抗酸手术术式。为达到上述目的,必须对拟施行抗酸手术患者加以详尽地评价,包括:①胃食管反流为患者症状的基础病因;②估计疾病进展的危险性;③有无食管缩短;④了解食管体的功能,有时还应了解胃排空的情况。

1.胃食管反流的诊断依据

在过去,反流的病因诊断较为困难,所以抗酸手术仅用于严重的食管炎及有狭窄形成的病例。常规的诊断试验需要证实食管内有胃内容物。24 h 连续 pH 监测可判断患者症状的基础病因是否为胃食管反流,因此可作为其诊断的可靠标准。

2.胃食管反流进展的危险因素

24 h 连续 pH 监测、食管内有异常的十二指肠内容物以及食管运动功能检查均可作为诊断线索。患者食管内酸度增高,特别是夜间酸度增高时,其发展为复杂的反流性疾病的危险性也随之增高。因此重要的是研究食管内酸性反流的类型及严重程度。胃食管反流的并发症也与食管胆汁反流有关;在治疗胃食管反流时,也必须监测有无胆汁反流。在复杂的胃食管反流患者,常有下段食管括约肌缺如以及食管体的功能受损。若患者有上述 1 项或 1 项以上危险因素,则应考虑尽早手术治疗。

3.短食管

获得性短食管与胃食管反流、溃疡性食管炎、消化性狭窄及食管裂孔疝等有关,并可导致抗酸手术失败及症状复发(复发率为 37%),因此在施行抗酸手术前,应该评价有无短食管。Altorki 报道在巨大的食管裂孔旁疝中,77% 的患者的胃食管接合处位于纵隔。慢性食管炎可导致食管壁炎症和瘢痕形成,食管反复受损也可导致瘢痕及纤维形成,其结果引起食管缩短,腹腔内无张力食管段的长度减少或腹腔内没有无张力食管。标准的 Nissen 折叠术至少需要有 2 cm 腹腔内无张力食管。若已经存在食管缩短,则不能完成适当的、无张力的抗反流手术,因此重要的是认识短食管的解剖。复发性裂孔疝为食管缩短的主要原因,也是折叠术失败的常见原因。电视 X 线透视食管造影与内镜结合的检查方法,有助于诊断食管缩短。当食管造影或内镜检查发现较大的食管裂孔疝时,可能有食管缩短或食管狭窄。可用内镜测定膈脚(让患者作吸气动作鉴别)和胃食管接合处(胃黏膜皱折消失部)之间的距离>3 cm,对食管裂孔疝>5 cm 或食管狭窄患者,尤其患者直立位电视透视疝内钡剂未能减少时,应警惕存在食管缩短。在正常情况下,食管上、下括约肌之间的平均长度为 20.4 cm,其平均长度缩短

1~2 cm，即应认为有食管缩短可能。

4.食管体功能

在对胃食管反流患者选择抗酸手术的术式时，需要评价患者的食管体的功能。全折叠手术后食管排空阻力增加，若患者食管蠕动功能差，则可引起吞咽困难。食管体功能与抗酸手术的疗效（如反流及吞咽困难的缓解程度、呼吸道症状的改善）有关。若食管无蠕动，或严重紊乱（同时收缩＞50％），或1个或1个以上的下段食管收缩波＜20 mmHg，则应选择部分折叠术。

在出现狭窄时，应鉴别良性狭窄与恶性狭窄。

(1)首先，应排除恶性肿瘤。

应根据病史、X线表现、内镜检查所见以及组织学检查结果加以判断。

病史常可为诊断提供重要线索。癌性梗阻多发生于中年人，吞咽困难的病程短，无反流症状，而反流性食管狭窄患者有长期烧心感症状。良性狭窄一般具有以下3个特点：饮酒时疼痛；症状发作为间歇性；食团梗阻。

①X线表现：在癌肿，近端食管黏膜膨出，不规则；反流性食管狭窄也可有黏膜膨出，故黏膜膨出不能作为癌肿的诊断依据。

②内镜检查所见：内镜检查对癌肿的诊断具有价值。但是，若内镜不能通过狭窄，则不能观察到狭窄本身的病变。此时，应以探丝引导，用橄榄球或celestin扩张器轻柔地扩张狭窄，常可使细内镜通过狭窄，从而完成狭窄部的内镜检查。

③组织学(或细胞学)检查：组织学检查结果是诊断的重要依据。即使找不到癌细胞，也不要轻易地排除癌肿，必须反复地进行活检和刷片检查，以免漏诊。

(2)其次，判断有无反流。

除了鉴别恶性狭窄和良性狭窄外，还必须弄清楚有无反流，并估计食管清除酸的能力。仅仅依靠X线检查和简单的Tuttle试验，还不能确切地证实有无反流。Bremner对460例酸反流试验进行了多因素分析，比较了症状与下段食管括约肌压力(LESP)的关系，发现食管下段括约肌压力下降、Tuttle试验阳性的患者中，酸反流试验阳性者占93％。应用24小时pH监测反流量，90.3％的患者可得到确诊。

食管廓清酸试验可以评价食管在清除酸时的蠕动能力。若食管清除酸不良，则表明反流性食管炎已达晚期。由于标准的酸反流试验的假阳性率及假阴性率均较高，故其结果常令人失望；Tuttle试验的假阴性率也较高，因此单采用某种试验还不能确定有无反流，必须同时采用上述几种方法才能确诊。24 h食管连续pH监测试验是诊断食管酸敏感性、胃食管接合处功能不全、食管廓清能力的唯一方法，但是这种试验花费时间，且可引起患者不适。

(3)再者，确定是酸性反流还是碱性反流。

酸性反流可引起严重的食管炎，然而实验表明，胆汁或十二指肠内容物反流所引起的食管炎则更为严重。给人和犬灌注盐酸溶液及盐酸与胆汁的混合液，并分别测定食管氢离子的渗透性，发现加入胆汁后，食管黏膜对氢离子的渗透性显著增加。因而可以认为，灌注盐酸与胆汁的混合液所引起的食管炎及溃疡，可能是胆汁增加了黏膜对氢离子渗透性所致。Sample发现，实验大鼠被灌注水杨酸后，胃黏膜出血的发生率为29.7％，灌注水杨酸与胆汁的混合液后，胃黏膜出血的发生率上升至82.4％；单独给予胆酸，则未发现胃黏膜有出血损害。因而可以认为,在水杨酸引起的胃黏膜出血的发病机制中,胆酸可能起了某种作用。体外实验也表明,酸性反流性食管炎与碱性反流性食管炎的发病机制不同。在酸性环境中,胃蛋白酶和结合的胆盐可引起严重的损害;而在无酸环境中,则胰蛋白酶和未结合的胆盐所引起的损伤,其程度更为严重。因此,在诊断反流性食管炎时,应判断是酸性反流还是碱性反流。碱性反流有以下特点:有呕吐胆汁、反流史或恶心史;内镜检查可见食管内有胆汁;组织学改变:胃炎或食管炎;胃酸分析:酸分泌度低,胃液 pH>3 或 pH>4;胃内胆汁过多,测定前,夜晚禁食,经胃管灌入改良的 Camation 乳标准饮食 10 mL,1 h 后抽出胃液测定胆酸,大于 30 μg/mL 为异常,而在胃大部切除患者,常大于 1000 μg/mL;胃及食管 pH 监测:胃内 pH>4,用碱性溶液冲洗后,胃内 pH 立即由酸性变为碱性。

(4)最后,进行食管下段括约肌压力测定及蠕动的检查。

下段食管括约肌压力与反流有密切的关系。括约肌压力下降可导致反流,但是在某些明显反流的病例,其下段食管括约肌压力正常或升高。所以,下段食管括约肌压力测定对反流性食管炎的诊断意义不大。胃食管反流时,下段食管括约肌及食管蠕动能力的改变是一种进行性改变。最初下段食管括约肌痉挛或反应亢进;当食管下段括约肌不能收缩、食管在受到反流物的刺激时,可引起食管本身发生痉挛。持续性反流可引起食管蠕动能力的丧失,食管也失去廓清酸性物质的能力。在反流性狭窄,只有扩张狭窄后,才能作压力测定、蠕动能力检查和酸反流试验。

(五)手术适应证

由于抗酸手术的并发症发生率及死亡率较高,所以抗酸手术仅用于严重食管炎、食管狭窄患者,或药物治疗失败的患者。因此,在选择手术治疗胃食管反流患者时,必须根据其基本病因、预后的危险因素、有无食管缩短及食管体功能等几个方面加以考虑,选择手术术式。

(六)治疗

反流性食管炎可导致食管狭窄,因此在做内镜检查时,根据内镜是否需要用扩张器扩张后才能通过狭窄,其狭窄又可分为"硬狭窄"和"软狭窄"。内镜或扩张器容易通过的狭窄为"软狭窄",这种狭窄多为持续性痉挛和(或)胶原结缔组织增生尚不成熟所致;若内镜或扩张器通过狭窄时有阻力,则这种狭窄为"硬狭窄",在扩张时必须十分小心。

对反流性食管炎所致的反流性狭窄,可采用非手术治疗和(或)手术治疗。

1.非手术治疗

非手术治疗应包括检查、扩张、抗反流测定、定期内镜检查及定期细胞学检查。继发于反流的食管痉挛和食管运动失调均可引起吞咽困难,在有食管蹼的患者尤其如此。对轻度食管狭窄病例,早期可采用严格的抗反流方法治疗,并非所有病例都需要施行扩张治疗。扩张治疗适宜于持续性吞咽困难或不适宜做手术的良性食管狭窄的患者。由于 Barrett 食管具有恶性倾向,因而主张手术治疗,一项长期的病理学观察表明,Barrett 黏膜上皮发育不良是 Barrett 食管进展为腺癌的主要危险因素。如果活检未发现上皮发育不良,则其恶变率为每年 0.8%,因此,对那些内镜检查发现的溃疡,或活检发现的上皮发育不良的 Barrett 黏膜上皮的反流性狭窄的患者,特别是对仅为上皮发育不良的患者,可以采用间歇性扩张及药物治疗。

内镜检查可对食管炎的严重程度和范围进行评价,以往所采用的轻、中、重的分级方法不能客观地反映食管炎大体病理改变,因而近代内镜医师提出了许多内镜食管炎的分级法。如 Skinner 和 Belsey 的 4 级分类法:

Ⅰ级:远端食管黏膜红斑(食管胃鳞状柱状、上皮交界模糊)。

Ⅱ级:黏膜红斑伴浅表溃疡形成,典型病例为线形、纵行,纤维膜渗出物容易擦掉,擦掉后留下一出血面(常被错误地认作内镜损伤)。

Ⅲ级:黏膜红斑并浅表性溃疡形成及其相应的食管壁纤维形成(可扩张组织)。

Ⅳ级:广泛的溃疡,不可逆的食管壁纤维形成导致纤维管状狭窄(不可扩张的组织)。

又如 Savary-Monnier 提出 5 级分类:

Ⅰ级:一个黏膜皱折出现单个或多个糜烂(可为红斑性或被渗出物覆盖)。

Ⅱ级:几个皱折内出现糜烂;糜烂可融合,但未形成环形糜烂。

Ⅲ级:多个环形糜烂。

Ⅳ级:溃疡、狭窄或食管缩短。

Ⅴ级:Barrett 黏膜上皮:环形或岛状或条状柱状黏膜再上皮化。

在使用扩张器进行扩张治疗时,应防止食管穿孔;若已经发生穿孔,则必须根据穿孔的具体情况,迅速有效地加以处理。因此,所使用的扩张器在扩张前必须消毒。

新药研究的进展改变了以往的观念:选择扩张和严格的抗反流药物相结合的方法治疗反流性食管狭窄,而最新的抗胃食管反流药物,如质子泵抑制药(奥美拉唑,Omeprazole),与抗反流手术同样有效。已有少量报告报道 Omeprazole 可引起小肠肿瘤,所以有些国家限定该药只能连用 8 周。新的抗反流药物仅对部分胃食管反流患者有效,因此对那些顽固的食管炎、吞咽困难或耐药的患者,仍需手术治疗。

2.手术治疗

由于手术切除的死亡率较高,而且不能控制反流,所以对反流性食管炎都倾向采用扩张加抗反流手术。

(1)Nissen 手术:Nissen 手术是一种最有效的控制反流的术式,术后 92% 的患者效果良好。但是如果围绕一周(360°),而宽小于 5 cm,则不能完全控制反流;部分围绕(即不围绕一周)需将胃壁缝至食管壁上,有时可能引起撕裂和穿孔等并发症。Nissen 手术的术后并发症有持续的或反复发作的食管炎、撕裂、食管裂孔疝、腹部胀气、胃潴留、胃扩张、打嗝或呕吐、胃或食管穿孔、吞咽困难等。

(2)食管延长术(Collis 胃成形术):Nissen 手术治疗短食管疗效不佳,必须采用食管延长术加抗反流手术。对狭窄合并食管裂孔疝患者,必须经胸手术,才能充分游离食管。手术中,由于炎性食管组织较脆弱,分离时应避免过度用力,导致胃食管连接处撕裂。在做胃成形术时,先将 F54 号 Hurst-Maloney 扩张器经狭窄部置入胃小弯侧(女性),男性放置 F56 号 Hurst-Maloney 扩张器,紧贴扩张器,用直线切割缝合器完成胃成形术;完成胃成形术后,再作 Belsey 抗反流手术。第 1 排、3 个水平褥式缝线置于新的胃食管接合处以上 2 cm 及胃壁;打结后,在第 1 排水平褥式缝线上方 2 cm,放置 3 个水平褥式缝线,分别缝至胃壁及膈肌,打结、完成 Belsey 抗反流手术。至此,腹腔内远端食管共 4 cm。

这种手术能有效地控制反流,手术效果良好率为 56%～100%,平均为 70%。胃管内的压力测定结果表明,未加做围绕术时,胃管内压力比胃内高 3.6 cmH$_2$O,腹部加压时胃管内压力与胃内压力同时升高,出现反流;加做围绕术后,胃管内压力比胃内压力高 13.1 cmH$_2$O,腹部加压后,胃管内压力升至 23 cmH$_2$O。

（3）Collis-Nissen 手术：Pearson 建议用标准的 Belsey 手术围绕新的远段食管（即胃成形术所形成的胃管）后,食管内 pH 监测结果表明,其抗反流效果并不十分令人满意,因为不可能使 Belsey 围脖部围绕新的食管 240°。为了更好地控制反流,Henderson 等提出使用 360° 的 Nissen 围脖。

在手术前做内镜检查时,若认为狭窄部可以扩张,试行扩张可以通过 F40 号扩张探条,则可以采用扩张及胃成形—胃底折叠术治疗反流性食管炎。若不能通过 F40 号扩张探条,则应吞钡检查,确定是否用结肠代食管术。

手术中,游离、切断 5～6 根胃短血管,游离胃大弯及胃底,使之能通过膈肌裂孔提入胸内。狭窄扩张至可通过 F56～F58 号扩张探条后,按 Collis 手术方法建成胃成形胃管。重建的胃管,包含近端胃和远端食管（即胃成形胃管—新的食管）。胃成形胃管—新的食管及胃底折叠后均要求可以通过F54～F56 号扩张探条,以防止出现新食管狭窄和吞咽困难。胃底折叠的长约 6 cm,其中胃壁部 3～4 cm,从新的胃食管接合处至新的胃成形管限制在 3 cm 以内。用 2-0 丝线间断缝合 4 针,每针相距 1 cm,缝合时,缝针缝经胃底—胃成形管—胃底浆肌层,打结时的松紧度以胃成形管内可置入 F54 或 F56 号扩张探条为宜;打结后再用 4-0 线缝合浆肌层。缝合膈肌脚 2～3 针,打结后仅允许通过 1 手指。

扩张治疗适用于 95% 以上的反流性食管狭窄;Stirlin 报道 Collis-Nissen 手术死亡率极低（1.6%）,食管瘘的发生率为 3%,59 例术后患者随访 43 个月,88% 无或仅有轻微的反流症状,8% 的患者需要服用抗反流药物控制症状,4% 无法控制症状。标准酸反流试验证实,术后 1 年 50 例患者中 47 例（94%）、术后 2～5 年 29 例中 10 例（34%）无酸性反流。

（4）旁路手术和代食管手术：对于不能扩张、贲门失弛症所致的巨食管、有 Barrett 上皮严重吞咽困难、灼伤性狭窄,或严重粘连不能施行胃底折叠术的患者,应切除食管,重建食管。利用结肠、胃或空肠代替狭窄的食管,或者做狭窄食管的旁路手术,可取得良好的效果。这种手术的死亡率为 1%～15%;临床多采用结肠代食管,因为结肠具有较好的抗胆汁反流刺激的能力;空肠应用较少,因为在技术上难于取得足够长度的空肠段与上端食管吻合。在癌肿病例,多采用胃代食管。若估计患者可长期存活,则用胃代食管,不加做幽门成形术。因为幽门成形术后容易引起胆汁反流,导致胃炎和胃溃疡等严重并发症,且不易处理。小儿患反流性食管炎时,可采用翻转胃管代替食管;对成人,一般不采用胃管旁路手术,因为缝线太多,容易发生吻合口漏。

目前,在我国反流性食管炎开展的手术的病例尚少,可能与饮食结构、疗效极好的抗酸药物的使用以及医生对该病的认知程度等因素有关。近年来,我们间断地接诊到有胃灼热病史的、纤维食管镜证实诊断的反流性食管炎患者,并给予抗酸治疗。如何在各医疗单位建立反流性食管炎的抗酸手术常规,常规地开展抗酸手术,可能还需要一段时间。

二、贲门失弛缓症

（一）发病机制

贲门失弛缓症是最为常见的食管动力障碍性疾病，其主要表现为食管蠕动的缺失以及食管下括约肌的松弛缺陷。早在1674年，英国的解剖学家Thomas Willis首先描述了该疾病，并成功地使用由鲸鱼骨制成的扩张器进行了治疗。1881年，VonMikulicz提出，该疾病可能是由食管痉挛所致，并将其定义为贲门痉挛。而在1927年，Arthur Hurst通过钡餐造影研究发现，该疾病其实是一种食管肌性组织的松弛缺陷，并最终将其命名为Achalasia，援引希腊字"καλαω"，意为"失弛缓"。

贲门失弛缓症的真正病因目前尚不清晰。组织学研究发现，在贲门失弛缓症患者的食管肌间神经丛往往存在神经节细胞的缺失以及神经纤维化现象。进一步的免疫组织化学研究发现，贲门失弛缓症患者的抑制性神经递质如血管活性肠肽（VIP）和一氧化氮（CO）等减少甚至缺失，从而导致抑制性神经元功能减弱，并最终影响食管下括约肌的松弛。随着研究的深入，越来越多的证据表明贲门失弛缓症的产生可能是由于某种感染性事件激发了针对抑制性神经元的自身免疫反应。以往的多个研究显示贲门失弛缓症与HLA-DR、DQ等位基因密切相关，尤其是在携带DQA1 0103和DQB1 0603等位基因的贲门失弛缓症患者中发现存在特异性的抗神经元抗体。Facco等发现，在感染HSV-1病毒后，该病毒可持续存在于食管的神经元中，并诱导细胞毒性CD8$^+$T淋巴细胞浸润以及抗神经元抗体的产生。

（二）临床表现

贲门失弛缓症患者的临床表现多由食管缺乏蠕动和食管下括约肌松弛不全而引起的食管腔内食物滞留所致。由于患者对吞咽困难的耐受程度不同以及就诊时的疾病严重程度不一，因此贲门失弛缓症的临床表现也存在较大的差异。

吞咽困难是最为常见的症状，约97％以上的患者存在，呈间歇性发作并逐渐加重。与食管恶性肿瘤所致的吞咽困难不同的是，贲门失弛缓症患者在进食固体和液体食物时均有表现。约75％的患者存在未消化食物反流症状。11％～46％的患者由于食物反流而导致夜间误吸，表现为夜间阵发性咳嗽，严重者可引起吸入性肺炎甚至肺脓肿。约40％的患者会有胸痛表现，且多存在于40岁以下的年轻患者，在疾病进展而出现食管扩张后该症状可逐步缓解。在食管扩张后并刺激迷走神经纤维时，患者可出现嗝逆症状。当宿食发酵产生酸性物质时，患者可有胃灼热感，且该症状不能通过口服质子泵抑制药缓解。由于长期的进食困难，约58％的患者可表现为体重的逐步下降。此外，尚有学者报道在部分贲门失弛缓症患者中同时存在胃酸分泌障碍、胃排空延迟以及胆囊功能异常等表现，与迷走神经切除术后症状类似，推测可能为迷走神经的部分神经节细胞受损所致。

贲门失弛缓症患者若不及时治疗可出现严重的远期并发症，如食管下括约肌压力持续增高可继发食管憩室、长期的反流误吸所致的间质性肺炎、食管极度扩张可产生气道阻塞症状以及长期的宿食刺激可导致食管鳞癌。因此，对于贲门失弛缓症患者而言，尽早发现尽早治疗尤为重要。但由于贲门失弛缓症的早期症状不典型，甚至某些症状典型的患者亦会被临床医师所忽视,有文献报道该类患者平均在发病4.6年后方能确诊,需引起重视。

(三)诊断标准

对于怀疑为贲门失弛缓症的患者,通过上消化道钡剂造影、食管测压以及胃镜检查等方法多能确诊。

上消化道钡剂造影是最为常用的初始诊断手段,约三分之二的患者可发现存在相应的异常表现。其典型表现为在透视下可见食管胃结合部管壁光滑,管腔突然狭窄呈鸟嘴样改变,近端食管扩张以及食管体部蠕动消失,吞咽时远端括约肌失松弛反应。此外,在患者直立位口服钡剂后,可观察到食管的排空延迟现象。对于正常人体而言,250 mL钡剂的排空时间约为1 min,而贲门失弛缓症患者则需5 min甚至更长。同时,在上消化道钡剂造影下,学者可测量钡剂潴留高度以及扩张食管的宽度,以此作为疗效评判标准。

Henderson等根据食管腔扩张的程度将贲门失弛缓症患者分轻度、中度、重度。

1.轻度

食管腔无明显扩张或扩张仅限于食管下段,一般管腔的直径<4 cm,无或仅有少量食物及液体潴留,食管可见推动性收缩。

2.中度

食管腔扩张明显,管腔的直径<6 cm,有较多的食物及液体潴留,食管少见推动性收缩。

3.重度

食管腔极度扩张,腔的直径>6 cm,有大量的食物及液体潴留,食管观察不到推动性收缩。

食管测压是目前诊断贲门失弛缓症的金标准,其确诊率可达90%以上,能从病理生理角度反映食管的运动病理,同时可作为疗效评价的一种量化指标。

贲门失弛缓症患者主要表现为3个方面。

(1)食管平滑肌蠕动缺失。

(2)食管下段括约肌松弛不全。

(3)食管下段括约肌静息压升高,超过10 mmHg。

但值得注意的是,仅有70%～80%的患者表现为食管下段括约肌松弛不全,约有40%的患者并无明显的静息压增高。

痉挛性贲门失弛缓症是通过食管测压而发现的贲门失弛缓症的一种特殊类型,指介于弥散性食管痉挛与典型贲门失弛缓症之间的一组患者。该类患者的表现为食管体部缺乏蠕动的同时伴有食管收缩压的明显升高(>40 mmHg),其中约有三分之一的患者收缩压超过120 mmHg。其可能是贲门失弛缓症的一种早期表现,源于对抗食管胃接合部梗阻而产生的食管收缩。就目前证据而言,与典型贲门失弛缓症相比,两者在治疗上并无明显差别。

随着高分辨食管测压方法的出现,Pandolfino等将贲门失弛缓症分为3种亚型:

Ⅰ型:即典型贲门失弛缓症,食管测压无明显收缩压升高。

Ⅱ型:可观察到不同间歇时段的多个食管部位收缩压升高,且超过30 mmHg。

Ⅲ型:即痉挛性贲门失弛缓症或可观察到食管体部的多个部位的痉挛性收缩。

使用该分类法对贲门失弛缓症的不同治疗方法进行回顾性疗效分析,结果发现Ⅱ型患者的球囊扩张成功率可高达96％,而Ⅲ型患者则治疗成功率较低,从而提示Ⅲ型患者可能更适合行食管肌层切开术来提高疗效。由于该分类法的提出时间尚短,还需要更多的研究来验证其临床应用价值。

胃镜检查也是贲门失弛缓症患者必须进行的一项重要检查措施。胃镜下的典型表现为食管胃接合部持续性紧闭、注气也不开放、内镜通过有阻力、但稍加用力即能进入胃腔,食管内可有滞留液体或食物,食管腔扩大,严重者管壁可见节段性收缩环。胃镜检查更为重要的作用是排除食管胃接合部肿瘤等假性贲门失弛缓症,对于60岁以上的老年患者、吞咽困难症状快速进展的患者尤应重视。CT或腹部彩超检查对排除肿瘤性病变也具有一定的价值。

(四)手术适应证与禁忌证

由于贲门失弛缓症的病因目前仍不清楚,因此也缺乏有效治疗手段以恢复食管体部的蠕动以及食管下括约肌的肌肉活动,现有的治疗多通过降低食管下段括约肌压力来达到缓解患者吞咽困难、反流及改善食管排空的目的。随着食管下段括约肌的破坏,患者可继发胃食管反流,如何在两者之间达到平衡,在选择治疗方法及在治疗过程中均应充分考量。目前的治疗手段包括以球囊扩张为主的非手术治疗及不同径路的食管肌层切开术。

食管肌层切开术(Heller术)是由德国的外科学家Ernest Helle于1913年最早开展,其将患者的食管下段及食管胃接合部前后壁肌层切开,获得了较好的疗效。随后,Zaaijer与Groeneveldt对该术式进行了改良,仅切开前壁肌层亦取得了同样效果,从而一直沿用至今。该手术通过经左胸或腹部切口完成,在1995年之前,经左胸径路的使用更为普遍。但经左胸或经腹Heller手术创伤较大,多作为球囊扩张等保守治疗失败后的二线治疗。

随着1992年Pellegrini首次使用胸腔镜完成Heller手术,1995年,Rosati首次使用腹腔镜完成Heller手术,微创Heller手术由于创伤小、恢复快且疗效确切等优点,逐步被接受。就目前文献报道,微创Heller手术总体症状缓解率可达78％～89％,术后胃食管反流发生率在15％～28％,术后并发症发生率在6.4％～10％,现已成为贲门失弛缓症的首选治疗方法。但由于贲门失弛缓症总体发病率较低,而且微创Heller手术开展至今时间尚不长,目前仍存在较多争议。

首先,首选胸腔镜治疗还是腹腔镜治疗。目前国内贲门失弛缓症的外科治疗多由胸外科完成,而胸外科医生对于经胸径路更为熟悉,而且胸腔镜下食管下段暴露良好,因此多选择胸腔镜下完成Heller手术。但在胸腔镜视野下,食管肌层切开术最为关键的部位——食管胃接合部的显露较差,对术者的技术要求高。对于腹腔镜下Heller手术而言,其术中食管胃接合部的显露较好,手术难度降低,手术创伤减小。因此,从技术角度而言,腹腔镜应该优于胸腔镜。

此外,就治疗效果而言,Campos等的Meta分析结果显示211例胸腔镜Heller术与3086例腹腔镜Heller术相比,总体缓解率分别为77.6％与89.3％,两者无明显统计学差异;但由于腹腔镜下可以加行抗反流手术,反流发生率明显降低,分别为28.3％与14.9％。

在国内,随着胸外科医生逐步开始熟悉腹腔镜下操作,腹腔镜下Heller手术的开展也逐步增多。

需要注意的是,无论是胸腔镜手术还是腹腔镜手术,对术者均有较高的技术要求,因此在选择手术径路时应充分考虑到术者的临床经验及对手术入路的熟悉程度;对于既往有腹部手术史、过于肥胖以及腹部径路食管肌层切开术后复发的患者应考虑选择胸腔镜径路。

其次,是否需行抗反流手术以及选择何种抗反流手术。以往的观点认为贲门失弛缓症患者其食管本身蠕动减弱,行抗反流手术后又人为地增加了食管下段括约肌压力,从而会影响整体手术疗效。只要在手术过程中对食管肌层切开范围进行适当的限制,术中保留了大部分食管裂孔周围附着物的功能完整性,患者自身的抗反流机制并不会得到破坏。因此,抗反流手术仅需应用于老年患者合并有食管裂孔疝或食管裂孔增宽明显的患者。Sharp 等回顾性分析 100 例微创 Heller 手术发现,未行抗反流手术的患者其食管下段平均酸暴露时间仅为 3.3%,甚至低于正常值 4.2%。Ellis 报道只要食管肌层切开至食管胃接合部远端 1 cm 以内,不致产生明显的反流,仅 5% 的患者存在胃灼热感。

但在 Ellis 进一步进行食管下段 pH 测定后发现,29% 的患者存在胃食管反流。Campos 等的 Meta 分析结果亦显示,行抗反流手术的患者术后反酸发生率为 8.8%,而未行抗反流手术的患者反酸发生率为 31.5%。多数客观表现为胃食管反流的患者并无明显主观感受,与其对酸性物质敏感度降低,耐受性增加有关。Csendes 等对 67 例腹腔镜 Heller 手术患者进行了长达 190 个月的随访,结果发现整体治疗失败率为 22.4%,其中 92% 的表现为严重反流。2004 年,Richards 等开展的一项小样本量的随机双盲对照研究改变了很多学者的看法。他们将 43 例贲门失弛缓症患者随机分为 Heller 术联合抗反流手术组和未行抗反流手术组,两组患者术后食管下段括约肌压力以及症状缓解率均无明显差异。但对这些患者进行 pH 测定后发现,反酸发生率分别为 9.1% 和 47.6%,中位下段食管酸暴露时间为 0.4% 和 4.9%。鉴于 Heller 手术的失败与术后严重反流有关,且下段食管长期暴露在酸性环境中可诱发 Barrett 食管,因此目前多数学者开始主张行抗反流手术。

抗反流手术有三种术式,即胃底折叠 360° 的 Nissen 术,胃底后壁折叠 270° 的 Toupet 术以及胃底前壁折叠 180° 的 Dor 术。Rebecchi 等对 Heller 术联合 Nissen 术或 Dor 术进行了单中心前瞻性随机对照研究。结果发现两组术后反酸发生率无明显差异,但 Nissen 术后 3 个月开始食管胃接合部压力高于 Dor 术,且术后 1 年 Nissen 术后吞咽困难症状复发比例明显升高。目前缺乏 Dor 术与 Toupet 术直接比较的循证医学证据,但在 Raftopoulos 等开展的一项多中心回顾性研究中发现 Toupet 术与 Dor 术相较而言手术时间延长,术后吞咽困难复发率为 16%,高于 Dor 术的 6.2%。综合而论,尽管缺乏足够的循证医学证据,但由于 Dor 术较为简单,而且胃底前壁折叠后正好覆盖在裸露的食管黏膜表面,减少了食管穿孔的发生,从而受到了众多学者的青睐。

综上所述,腹腔镜下的 Heller 联合 Dor 术已成为大多数贲门失弛缓症患者的标准治疗,胸腔镜下的 Heller 手术对于对胸腔入路更为熟悉的胸外科医师来讲也可作为选择之一。但对于食管极度扩张(最大直径>6 cm 甚至超过 9 cm)呈 S 形的患者而言,Heller 手术后仍有高达 50% 以上的复发率,最终有 2%~5% 的患者需接受食管次全切除术。

(五)治疗方式
除食管肌层切开术外,贲门失弛缓症的治疗还包括药物治疗、内镜下肉毒素注射治疗,以及球囊扩张术等非手术治疗方式。

药物治疗主要包括钙通道阻滞药和长效硝酸酯类药物,通过抑制平滑肌收缩,从而达到食管下段括约肌松弛的目的。但药物治疗疗效甚微,且长期使用可有头痛、低血压及下肢水肿等不良反应,故仅用于极早期不伴食管扩张的患者或者以往其他治疗均失败或不适合其他治疗的患者。

内镜下肉毒素注射治疗于 1995 年开始应用于临床,其作用机制是阻止神经末梢乙酰胆碱的释放,从而使肌肉松弛。现有数据显示单次注射后其短期有效率为 85%,但 6 个月后其有效率即降至 50%,多数患者在 2 年内出现复发。因此,目前多提倡每 4 周一次,多次注射治疗,其一年缓解率可提升到 80%。但反复肉毒素注射治疗后,可导致食管黏膜下纤维化,从而加大了食管肌层切开术的难度,增加了术中食管黏膜破裂的机会。故其仅适用于不能耐受手术及球囊扩张的患者。

在 20 世纪 90 年代以前,内镜下的球囊扩张是贲门失弛缓症患者的首选治疗方法,其作用机制即通过外力强行使部分失弛缓的食管括约肌纤维断裂。总体 5 年症状缓解率为 40%~78%,15 年的症状缓解率为 12%~58%,多数患者需反复治疗,且具有较高的食管穿孔发生率。随着微创 Heller 手术的出现,其地位逐渐被替代。2011 年,新英格兰医学杂志发表了Boeckxstaens 等的研究成果。该研究是一项多中心的前瞻性随机对照研究,其将 201 例患者随机分为球囊扩张或 Heller 术两组,经过 2 年的随访,结果发现球囊扩张组重复扩张率为25%,但两者的治疗成功率分别为 86% 和 90%,未见明显差异。该结果显示球囊扩张也可作为贲门失弛缓症患者的首选治疗方法之一。有学者发现,对于年龄<40 岁的年轻患者、首次扩张后食管下段括约肌压力仍>10 mmHg 的患者以及存在食管排空延迟的患者,球囊扩张的效果并不理想,从而提示该类患者可能更适合行 Heller 手术治疗。

三、食管损伤

食管损伤并不鲜见,多是由于机械性或化学性因素引起的以食管破裂、穿孔为主要病征的疾病。

(一)诊断标准

1.病史

多为短期内有明确的可导致食管损伤的因素存在。具体病因包括:①医源性损伤;②误食异物或化学性腐蚀;③胸部创伤;④各种原因诱发的急性剧烈呕吐等。

2.临床表现

包括吞咽不适或疼痛、呕吐、发热、胸闷气短、胸部皮下气肿等。

3.辅助检查

(1)食管造影是确诊食管损伤的主要检查。对确定损伤位置、大小及可能的异物形态有很大帮助。一般用泛影葡胺溶液,适当稀释后进行透视造影。

(2)胸部 X 线检查出现异常的纵隔气肿、气胸、气管移位、食管后间隙增宽,后期常可见纵隔或胸内气液平面等。

(3)胃镜检查慎用,但其对误食异物引起的食管损伤有一定帮助,尤其是在食管造影无阳性发现时。

（4）胸部 CT 检查应作为常规进行,对发现早期食管损伤及明确胸内各器官、组织结构的受累情况及合并症有重要意义。

（二）治疗原则

1.手术治疗

（1）手术适应证对于全身状况较好,损伤及穿孔较大,异物存留,穿孔伴有纵隔或胸内积液、积气、脓肿、出血等的患者,应积极手术治疗。

（2）手术入路手术的入路应根据损伤的部位及合并症的情况综合考虑。

（3）手术方式主要包括食管修补术、食管切除胃代食管术,在条件局限以上术式无法实施时,可仅行纵隔或胸腔引流术。

2.内科治疗

（1）禁食。

（2）胃肠减压。

（3）广谱抗生素。

（4）营养支持。

（5）胸腔、纵隔的有效冲洗、引流。

（6）全身脏器功能及代谢功能的维护、维持和调节。

四、自发性食管破裂

多见于中年男性,发病前多有暴饮、暴食史,因严重呕吐造成食管腔内压力突然升高,导致食管破裂,多发生在食管下段。

（一）诊断标准

（1）呕吐、下胸部或上腹部疼痛、呼吸困难、颈部或胸壁皮下气肿。

（2）胸部 X 线及 CT 检查可见纵隔气肿或气液平面,食管周围间隙增宽,以及液气胸、皮下气肿。

（3）食管造影可明确诊断。

（4）食管破裂由于胃液、唾液和大量消化液进入胸腔,胸腔积液的 pH 低于 6,血淀粉酶含量升高。

（5）怀疑食管破裂的患者口服小量亚甲蓝后可见胸腔穿刺或引流液中有蓝色。

（二）治疗原则

（1）禁食、胃肠减压、抗感染,维持水电解质平衡。

（2）早期病例开胸探查、食管修补术,或食管切除胃代食管术,在条件局限以上术式无法实施时,可仅行纵隔或胸腔引流术。

（3）胃或空肠造口,全身支持疗法。

五、先天性食管闭锁及食管气管瘘

胚胎时发育异常所致,患儿常合并其他畸形。先天性食管闭锁常分为以下类型:食管近端及远端均闭锁形成盲端,无食管气管瘘;食管近端与气管相通,形成食管气管瘘,远端食管闭锁形成盲端;食管近端盲端,远端食管形成食管气管瘘,此型最多见;近、远端食管与气管均相通,分别形成食管气管瘘;仅有食管气管瘘,无食管闭锁。患儿常表现为唾液大量外流,喂食后立即呕吐、咳嗽,气体可经过瘘管进入胃内及消化道,使腹部膨胀,造成呼吸困难、肺部感染,甚至出现呼吸衰竭死亡。

(一)诊断标准

(1)新生儿喂食后立即出现呕吐、咳嗽、呼吸困难。

(2)经鼻腔或口插入不透 X 线的细胃管,然后拍片观察。

(3)CT 检查有助于发现其他畸形。

(4)内镜检查有助于确诊。

(二)治疗原则

(1)禁食水,静脉营养,维持水电解平衡。

(2)改善全身情况,特别是控制肺部感染。

(3)确定诊断后尽早手术。缝合瘘口,食管两端吻合;如食管两端无法吻合,可择期行消化道重建。

第五节 先天性心脏及大血管疾病

一、动脉导管未闭

动脉导管未闭是最常见的先天性心脏病之一,占所有先天性心脏病的 15%～21%。未闭的动脉导管一般位于主动脉峡部和主肺动脉分叉偏左肺动脉侧;少数右位主动脉弓患者,导管位于无名动脉根部远端主动脉和右肺动脉之间。导管形态分为:管型、漏斗型、窗型、哑铃型和动脉瘤型。导管直径一般为 0.5～2.0 cm,大于 2.0 cm 者少见。

(一)诊断标准

1.症状

临床表现及病程发展因导管的粗细、分流量的大小而不同。轻者可无症状;重者可有发育迟缓,活动后心悸、气短、多汗、乏力等症状;当出现肺动脉高压并进行性加重时,可出现发绀、咯血、声音嘶哑等症状。

2.体征

胸骨左缘第 2 肋间可扪及收缩期震颤,闻及连续性机器样杂音,向左锁骨上窝传导。婴幼儿动脉导管未闭的杂音常不典型,有时仅有收缩期杂音,或听不到杂音。当合并其他心脏畸形时,导管未闭的杂音可被掩盖。典型动脉导管未闭病例可有周围血管征,如水冲脉、毛细血管搏动征及枪击音等。当出现右向左分流时,可见差异性发绀。

3.辅助检查

(1)胸部 X 线(心脏远达位):肺血增多、主动脉结缩小、肺动脉段突出、左室扩大、心胸比例增大。

（2）心电图：可表现为正常、左心室肥厚、双心室肥厚，甚至右心室肥厚。

（3）超声心动图：可发现左心室负荷过重。彩色多普勒可见主肺动脉分叉处与主动脉间的分流束。应注意是否合并其他复杂心内畸形。

（4）右心导管：适用于重度肺动脉高压，或诊断不明或合并其他心内畸形的患者。可发现肺动脉内血氧含量超过右心室水平，右心导管可通过未闭动脉导管入主动脉，肺动脉压力升高。

4.鉴别诊断

需与主动脉—肺动脉间隔缺损、冠状动脉—静脉瘘、主动脉窦瘤破裂、室间隔缺损合并主动脉瓣关闭不全相鉴别。

（二）治疗原则

1.手术适应证

婴儿未闭动脉导管可能自行闭合。其他绝大多数患者一旦发现，即应进行治疗。

2.治疗方法

（1）非体外循环：经左侧第 3 或第 4 肋间进胸，或经胸膜外入路，显露动脉导管，采用直接结扎、切断缝合的方法，闭合未闭的动脉导管。

（2）体外循环：适用于大龄患者，或合并其他心内畸形者，或导管粗大者。在体外循环下，经主肺动脉直接缝合动脉导管，或者用补片闭合。

（3）介入方法：适合于漏斗型或管型的动脉导管。

3.术后处理

注意控制血压。

二、肺动脉瓣狭窄

肺动脉瓣狭窄占先天性心脏病的 8％～10％。多数伴有漏斗部狭窄或漏斗部肌束肥厚。此病的病理解剖特点为 3 个瓣叶交界互相粘连或融合成圆顶状，融合的交界常与肺动脉壁互相粘连。这是球囊扩张等介入疗法效果不满意的常见原因。

依据病情的轻重分为：轻型，右心室收缩压＜60 mmHg；中型，61～120 mmHg；重型，121～180 mmHg；极重型，右心室收缩压＞180 mmHg。

（一）诊断标准

1.症状

病状轻重与肺动脉瓣狭窄程度有密切关系。重者在新生儿时期即出现烦躁不安、心动过速等。伴卵圆孔未闭或房间隔缺损者可出现发绀及低氧血症。30％～40％的患者无明显症状。某些患者有运动后心前区疼痛。

2.体征

肺动脉瓣区闻及喷射性收缩期杂音，常伴震颤，肺动脉瓣区第二心音减弱或消失。重症患者可因右心衰竭呈现颈静脉怒张、腹腔积液等体征。

3.辅助检查

(1)胸部X线(心脏远达位):肺血管细小、肺纹理减少、右心室增大、主肺动脉扩张。

(2)心电图:电轴右偏、右心室肥厚或劳损或不完全右束支传导阻滞。

(3)超声心动图:彩色多普勒可准确判断肺动脉瓣增厚的程度、瓣口大小、开放程度、瓣环大小、肺动脉干狭窄后扩张程度、右心室肥厚与否、有无继发性右心室流出道狭窄或其他心内畸形等,还可测定右心室与肺动脉之间的压差,判断病情轻重。

(4)右心导管检查:除介入治疗外,现已较少用于诊断。可直接测量右心室—肺动脉压力阶差,推算出瓣口面积,判断狭窄程度。

4.鉴别诊断

需与室间隔缺损、房间隔缺损、法洛四联症、三尖瓣下移相鉴别。

(二)治疗原则

本病的一个主要特征是肺动脉瓣各个瓣叶的交界粘连或融合,并且多数患者合并不同程度的右心室流出道狭窄,有些合并其他心内畸形。瓣膜与肺动脉壁、交界与肺动脉壁的粘连尤为常见。心内直视手术能根治病变。肺动脉瓣球囊扩张术适应证的选择,技术规范和中远期疗效仍有待进一步探讨与观察。

1.手术适应证

(1)患者如无明显临床症状,心电图正常,X线检查心影无明显异常或超声心动图测定的右心室与肺动脉压力阶差<40 mmHg,无须治疗,应定期进行随诊。

(2)症状明显,心电图或X线显示右心室肥大,右心室与肺动脉收缩期压力阶差超过40 mmHg,或右心室收缩压超过50～70 mmHg,应进行手术治疗。

2.治疗方法

(1)体外循环心内直视手术矫正畸形。

(2)球囊扩张。

3.手术要点

(1)瓣叶交界切开应该彻底。常因交界与肺动脉壁的粘连影响此操作,则应先将交界与肺动脉壁的粘连仔细剥离。

(2)流出道常有继发肥厚的异常肌束。必须常规探查,彻底疏通。合并的瓣环狭窄也应处理,必要时进行补片加宽术。最终使肺动脉瓣环有足够大小(成人直径大于1.6 cm,儿童约为1.3 cm,婴幼儿为0.7～1.0 cm)。

三、房间隔缺损

(一)继发孔型房间隔缺损

心房间隔缺损是在胚胎发育过程中,原始心房间隔在发生、吸收和融合时发育异常,在左、右心房之间仍残存缺口称为继发孔型房间隔缺损,占先天性心脏病的10%～20%,女性多见,在成人先天性心脏病中占首位。可单独存在或为复杂畸形中的一个组成部分。缺损大小、部位、数目可有较大差异,多数为单一缺损,直径为1.0～4.0 cm,偶见多个小缺损或筛孔状缺损,缺损部位多为中央型,其次为下腔型,上腔型少见(又称静脉窦型缺损),还有混合型者。

1.诊断标准

(1)症状:患者可无任何症状,或有活动后心悸、气短等症状。晚期发绀是重度肺动脉高压,心房水平右向左分流导致的结果。

(2)体征:肺动脉瓣区第二心音固定分裂,胸骨左缘第2~3肋间可闻及柔和的收缩期杂音。

(3)辅助检查。

①胸部X线(心脏远达位):肺血多,右心房、右心室增大,肺动脉段突出。

②心电图:可有电轴右偏,不完全性右束支传导阻滞,右心室肥厚。

③超声心动图:可见右心容量负荷过重,房间隔连续中断。

④右心导管及造影:目前仅用于重度肺动脉高压的患者。可确定诊断,并计算分流量、肺动脉压力与阻力等数据。

(4)鉴别诊断:需与部分型心内膜垫缺损和肺静脉畸形引流相鉴别。

2.治疗原则

(1)手术适应证和禁忌证:房间隔缺损自然闭合的可能性很小。手术用于各种类型房间隔缺损的治疗。较大缺损在确诊后即应手术治疗。很小的缺损,如杂音不明显,可随诊观察。对成年房间隔缺损患者,除了检查证明已有房水平右向左分流出现发绀者,提示肺循环阻力已明显升高,不宜手术外,其他均应进行治疗。

(2)手术要点。

①体外循环下行房间隔缺损缝合或补片修补。心内手术操作时间充足,操作确切,同时可处理各种合并的心内畸形。心脏可以停跳,也可以不停跳。

②也可采用左侧卧位右侧开胸小切口,在体外循环下进行房缺修补术。但需使用特殊插管。

③介入治疗:适用于直径小于30 mm、上下边缘大于5 mm的中央型缺损。

(二)原发孔型房间隔缺损

原发孔型房间隔缺损占房间隔缺损的6%,占先天性心脏病的0.2%。缺损的下缘为心内膜垫。单纯原发孔型缺损应无房室瓣裂,如有瓣裂者则称部分型心内膜垫缺损。

1.诊断标准

(1)症状与体征:本病的症状、体征与继发孔型房间隔缺损相似。

(2)辅助检查。

①胸部X线(心脏远达位):肺血多,肺动脉高压征象及心脏扩大。

②心电图:可有Ⅰ度房室传导阻滞,电轴左偏。

③超声心动图:可发现房水平左向右分流,右心负荷过重,可见低位的房间隔缺损。有时可见房室瓣有切迹。

④右心导管和心室造影:目前仅用于合并重度肺高压的患者及诊断不明的情况。

(3)鉴别诊断:应与Ⅱ孔型房间隔缺损、室间隔缺损相鉴别。

2.治疗原则

(1)手术适应证:宜在学龄前矫治。如房间隔缺损较大或合并其他心内畸形,更宜早期手术。

(2)手术要点:体外循环下,切开右心房,取自体心包或涤纶片进行缺损修补。冠状静脉窦开口可置于右心房或左心房,应注意避免损伤房室传导系统。

四、主动脉—肺动脉间隔缺损

主动脉—肺动脉间隔缺损又称为主动脉—肺动脉瘘、主动脉—肺动脉窗等,是一种较少见的心血管畸形,占先天性心脏病的 0.03%~1%。Abbott 等的研究统计了 1000 例先天性心脏病中发现 10 例主动脉—脉动脉间隔缺损,占 1%。缺损可发生于间隔的任何部位,但常见于主动脉瓣上方约 1 cm 处;口径可自数毫米至 1~2 cm,缺损一般较大,目前尚未有自动闭合的报道。

(一)病因

主动脉—肺动脉间隔缺损,是由于胚胎发育期动脉干分隔成为主动脉、肺动脉的过程不完整而留下的缺陷,使二者之间产生交通,形成畸形。

(二)病理及分型

主动脉—肺动脉间隔缺损是一种严重的先天性心脏病,自左向右分流量一般都较大,肺动脉明显扩张,壁薄而张力高,可伴有动脉导管未闭,心房或心室间隔缺损等畸形。左向右分流使肺动脉系统充血,压力升高,以后引起肺小动脉痉挛,管壁增厚,阻力增加。肺动脉压增高后,引起右心室肥大或左、右心室肥大和心力衰竭。晚期可发生右向左分流,出现发绀。1978年,Mori 等将主动脉—肺动脉间隔缺损分为三型。

Ⅰ型:主动脉—肺动脉间隔近端缺损,相当于半月瓣紧上方位置。

Ⅱ型:主动脉—肺动脉间隔远端缺损,在升主动脉远端与肺动脉交通。

Ⅲ型:主动脉—肺动脉间隔完全缺损。

(三)诊断

1.临床表现

主动脉—肺动脉间隔缺损的血流动力学及临床表现类似动脉导管未闭,但由于多数病例缺损较大,左向右分流量大,病理变化过程较动脉导管未闭发展快,临床上有动脉导管未闭类似的体征,症状出现早且易发生心力衰竭。

2.特殊检查

(1)胸部 X 线及心电图:表现类似动脉导管未闭。

(2)超声心动图:B 型超声在Ⅰ、Ⅱ型的患者可直接显示主动脉—肺动脉间隔缺损。

(3)右心导管:肺动脉水平左向右分流伴程度不等的肺动脉高压。右心导管经肺动脉进入升主动脉,为有诊断意义的征象。

(4)造影检查:包括逆行升主动脉造影或数字减影均为确诊的手段,可直接显示缺损的部位。

（四）治疗

主动脉—肺动脉间隔缺损往往症状较重，病情发展快，多在早期因并发充血性心力衰竭或肺部感染而夭折。手术是唯一的治疗手段，一旦明确诊断，应及早进行手术治疗。

肺血管阻力明显增高，伴不可逆性肺血管阻塞性病变，临床上出现发绀。以右向左分流为主者为矫治手术的禁忌证。

手术方式一般有以下三类。

1.切断缝合术

在缺损的上方阻断升主动脉，心脏灌注停跳液后，剪开缺损通道的前后壁，用无创针线分别缝合主动脉和肺动脉壁上的缺口。

2.经升主动脉直视缝合或补片修补术

此方法目前最常用，优点是经升主动脉切口显露缺损、观察左冠状动脉开口满意，并且主动脉壁较厚，缝合后不易撕脱。手术中尽可能游离升主动脉远端，在靠无名动脉开口附近做主动脉插管。体外循环开始，心脏停搏前设法阻断主动脉—肺动脉交通，以避免发生灌注肺。修补缺损时应认清左、右冠状动脉开口，以防误伤。缺损大，需补片修补时应注意右肺动脉开口，防止右肺动脉狭窄。

3.经主动脉肺动脉直视缝合或补片修补术

操作要点及注意事项同上，但经主动脉肺动脉切口显露缺损欠佳，不易观察冠状动脉开口。另外，对于体重较小的早产儿、婴幼儿及手术野难显露者，采用在深低温停循环下行修补术。

（五）疗效及预后

手术治疗效果满意，尤其是在体外循环下手术效果更好。随访资料表明，在婴幼儿时期经手术治疗者晚期疗效均满意；年龄较大的儿童手术后预后可能较差，主要受手术时肺动脉阻力升高的程度影响。

五、主动脉窦瘤破裂

先天性主动脉窦瘤（Valsalva 窦瘤）是比较少见的心脏病，占体外循环手术的 0.2%～0.43%，尸检发病率为 0.08%～1.2%。本病的发病率，东方国家高于西方，在我国并非罕见。男性较多，占 70%～80%，发病年龄多在 25～40 岁。主动脉窦瘤是由于发育缺陷，在主动脉压力作用下主动脉窦壁变薄呈瘤样扩张。若瘤体破裂至邻近心腔、心包腔或肺动脉根部，产生心腔内分流时即称为主动脉窦瘤破裂。

（一）病因

主动脉窦瘤形成的原因还不十分清楚，一般认为与两个因素有关：一是胚胎期主动脉根部中层弹力纤维与主动脉瓣环连接发生障碍，形成局部管壁的薄弱区；二是主动脉瓣环本身的发育缺陷或贴附于窦壁外的肌组织发育不良。导致窦瘤破裂的可能因素有：窦瘤壁长期承受主动脉压力而日益变薄；剧烈的生理活动；细菌性心内膜炎；外伤等。

（二）病理及分类

窦瘤好发于右冠窦，其次为无冠窦，极少起源于左冠窦。破裂的窦瘤其破口可为一个或多个,破入部位以右心房、室最常见;破入左心房、心包腔或肺动脉者极少见。

主动脉窦瘤破裂一般按其起源和破入的心腔而进行分类,再加上有无室间隔缺损。Sakakibara 将常见的主动脉窦瘤破裂分为四类。

Ⅰ型:窦瘤起源于右冠状动脉窦的左部,突入右心室流出道最上部,即肺动脉左、右瓣交界的下方,突出的瘤体可阻塞右心室流出道,造成漏斗部狭窄。合并室间隔缺损的主要为此型,由于主动脉瓣环缺乏支持,此型还易产生主动脉瓣关闭不全。

Ⅱ型:窦瘤起源于右冠状动脉窦的中部,突入右心室室上嵴上。该部位距传导束、肺动脉瓣及冠状窦口较远,手术修补较为安全。

Ⅲ型:窦瘤起源于右冠状动脉窦的右部,突向室间隔膜部或右心房。

Ⅳ型:窦瘤起源于无冠状动脉窦,突入右心房,其部位与Ⅲ型入右心房者相仿,在三尖瓣隔瓣基底、冠状窦口前方。

主动脉窦瘤及破裂引起的病理生理变化主要包括:①窦瘤破裂,因常破入右心房室可产生大量左向右分流,引起心腔容量负荷增加,左心代偿性肥大,乃至充血性心力衰竭的一系列变化。②窦瘤扩张致使主动脉瓣环扩张,瓣叶移位或脱垂,产生主动脉瓣关闭不全,加重左心负荷,所以主动脉窦瘤破裂合并主动脉瓣关闭不全者,心脏代偿期短,极易失代偿出现心力衰竭。③主动脉系统的压力因大量左向右分流及主动脉瓣关闭不全可出现舒张压下降,脉压增宽,冠状动脉供血不足的变化。④窦瘤过大可形成阻塞或压迫。若瘤体突入右心室流出道,可造成不同程度的右心排血受阻,导致右心后负荷增加。左冠窦瘤可压迫左冠状动脉,出现心肌缺血甚至梗死。

(三)诊断

1.临床表现

典型症状为突发性剧烈胸痛伴心悸、呼吸困难甚至急性心力衰竭;体征为胸骨左缘第 3、4 肋间可闻及双期连续性响亮的杂音,表浅且伴有震颤,肺动脉瓣区第二心音亢进。常有脉压增宽、水冲脉、毛细血管搏动征阳性等周围血管征。此外,窦瘤破入心包腔者,可出现急性心脏压塞症状与体征,左冠状动脉受压者可出现心绞痛或心肌梗死。

2.特殊检查

(1)胸部 X 线:未破裂的窦瘤,胸部平片大多正常。破裂的窦瘤,胸部平片可出现心脏进行性扩大,多呈中度以上扩大。破入右心室者常以左、右心室扩大明显,破入右心房者可出现右心房极度扩大。可出现肺血增多、肺动脉段突出等肺动脉高压的改变。主动脉结正常或缩小。

(2)心电图:以左心室或双室肥大、右心房扩大、完全或不完全性束支传导阻滞较为常见。

(3)超声心电图:是有确诊价值的无创检查方法。二维超声在主动脉根部显示出瘤体形状及突入的心脏,是主动脉窦瘤最充分的诊断依据。此外,借助声学造影或超声多普勒可显示主动脉窦瘤—心腔间分流。

(4)心导管检查:右心导管检查可测得右心不同水平血氧含量增高,肺动脉压升高,右窦突入右心室流出通道者,右心室和肺动脉之间可有明显压差,可达 4.0~6.7 kPa(30~50 mmHg)。

(5)左心室及升主动脉造影:可显示窦瘤的部位、破入的心腔、主动脉瓣反流的程度及其他合并畸形。但因此项检查为有创性,目前有被超声心动图检查取代的趋势。

（四）治疗

确诊为主动脉窦瘤破裂时,应尽早手术。窦瘤破裂伴有心力衰竭者,无论对药物治疗反应如何,均应及时手术。窦瘤未破裂者,但合并有其他畸形,或有主动脉瓣关闭不全,右心室流出道梗阻,并发细菌性心内膜炎以及其他血流动力学紊乱者应手术治疗。无症状者,一般不主张手术。根据窦瘤的起源及破入的心腔,有以下几种手术修补途径。

1.切开右心室

为较常采用的方法。因瘤体破入右心室流出道最多,又多伴有室间隔缺损;经此途径暴露好,修补方便、完善。但当缝补不当或瘤的基底部缺损较大时,缝补后易使主动脉瓣膜变形和瓣环扭曲,造成或加重主动脉瓣关闭不全。此外,对心功能差的患者,右心室做一长切口后会减低右心室的收缩力,成为术后心脏低排血量的因素之一。

2.切开主动脉根部

为目前多采用的途径。既可减少心室切口的损伤和主动脉瓣扭曲变形的危险,又可通过这一切口同时做瓣环成形或瓣膜置换。但在部分伴有室间隔缺损的患者暴露不佳,尤其需要补片缝补者就更为困难,从而须再对右心室切口进行修补。

3.切开心房

当主动脉窦瘤破入心房时,可采用切开房间沟至左心房或切开右心房进行手术;如暴露不够满意,可再切开主动脉根部进行修补。

4.切开主动脉根部及右心室

如考虑主动脉瓣关闭不全须做瓣环成形术,而室间隔缺损又较大需用补片缝补时,可用此法。一般先切开主动脉根部,然后再根据情况做右心室切口。

5.切开肺动脉根部

当主动脉窦瘤(多数为左冠状动脉窦)破入肺动脉根部时,取此径路最佳。

（五）疗效及预后

手术治疗是唯一有效的方法,畸形矫正满意者,术后心脏立即缩小,心功能迅速改善,远期疗效也满意,随访远期效果优良者占95.4%。影响治疗效果及手术死亡率的主要因素是术前合并严重的心力衰竭,合并其他心脏畸形等。

六、肺静脉畸形引流

（一）部分肺静脉畸形引流

肺静脉引流异常最常见原因是肺静脉与左房连接发生障碍。如果四支肺静脉均未回流至左心房,这种畸形称之为完全性肺静脉畸形引流(TAPVC);如果部分肺静脉正常引流入左心房,而另一部分肺静脉异常引流至其他部位,则这种畸形称之为部分型肺静脉畸形引流(PAPVC)。TAPVC常伴有的一种情况是肺静脉回流梗阻,这种情况明显加重了血流动力学的异常。虽然有的患者肺静脉正常引流入左心房,但偶可发生肺静脉本身存在狭窄或在左心房水平存在梗阻—三房心畸形。此种心血管畸形的患者一部分有明显的临床症状,需要进行手术治疗,另一部分患者则无须手术治疗。

1.肺静脉畸形引流

(1)概述:如果肺静脉的 1 支或 1 支以上,但不是全部肺静脉未与左心房相通,称作PAPVC。临床上无特殊体征与症状,一般不易在体检时发现,多合并房间隔缺损,常在超声心动图检查或手术修补房间隔缺损时发现。PAPVC 的病理生理改变是心房水平的左向右分流和氧合血在肺内的再循环,其程度与畸形引流的肺静脉支数有关,也与畸形连接部位、大小及房间隔缺损的位置有关。

(2)历史回顾:Winslow 于 1739 年首先描述该先天性畸形,1942 年,Brody 医生在文献上报告了 65 例部分肺静脉畸形引流,随后就有大量临床诊断方面和手术治疗的报告。Hughes和 Rumore 在其对一组 280 例解剖学研究中发现该畸形占 0.7%,而 Healy 在其一组 801 例解剖学研究中发现该畸形占 0.6%。但当时这种比例在后来的临床研究中发现偏高。由于房间隔缺损常合并有 PAPVC,因此引起了人们的广泛注意。Gotsman 与其同事们复习了文献报告中的 664 例房缺患者,结果发现有 98 例合并 PAPVC,男女发病率相等。由于多年来对于这种畸形有了较多的关注与研究,故目前对于 PAPVC 的认识已经比较详尽。

(3)解剖:PAPVC 有多种类型,最常见的为三种类型,即右肺静脉和上腔静脉相连、右肺静脉和下腔静脉相连、左肺静脉和左无名静脉相连。

①右肺静脉引流至上腔静脉:这是最常见的 PAPVC 的一种类型,属于单侧肺静脉畸形引流,多合并有上腔型房间隔缺损,右上和右中叶静脉与上腔静脉或右心房高位相连接。这些静脉多不会发生梗阻,只是在原有房间隔缺损的基础上加重了血液的左向右分流,使肺血容量更多。

②右肺静脉引流至下腔静脉:这也是一种单侧肺静脉的异常回流,右肺静脉畸形引流至下腔静脉再回流到右心房。这一综合征可能包括右肺发育不良、体动脉血供应右肺、右位心等情况。本症不同于大多数 PAPVC 的是其房间隔一般完整。

③左肺静脉与左无名静脉相连:这种畸形连接非常少见,左肺静脉畸形引流最常见形式是通过左主静脉系统发出的一支垂直静脉与左侧无名静脉相连。房间隔可以是完整的,也可能同时合并有卵圆孔未闭或者房间隔缺损。

④左肺静脉与冠状静脉窦相连:此种肺静脉畸形引流也比较少见,左肺静脉汇成一支后直接引流至冠状静脉窦,故此种类型的冠状静脉窦口十分宽大,同时伴有房间隔缺损。而右肺静脉则一般仍连接至左心房,但进入左心房的位置较高,可能在左心房的顶部进入,但一般无肺静脉狭窄,但此种畸形的肺动脉连接会给手术时医生对于畸形的辨认带来一定的困难。

2.特殊的肺静脉畸形

(1)肺静脉狭窄:这种罕见畸形特点是,1 支或多支肺静脉在近于或与左房连接处局限性狭窄,在病理上发现其内膜有纤维增生,可能进展为完全闭塞。生理变化与先天性二尖瓣狭窄相似,但左房压正常,肺静脉高压在双侧肺不相等。临床严重程度与畸形静脉数量及梗阻程度有关。

肺静脉狭窄预后差,仅少数可以活过儿童期。外科方法是用心包片或聚四氟乙烯片扩大狭窄部位或切除狭窄段重新吻合肺静脉与左心房。但遗憾的是这些方法早期再复发狭窄,最终导致死亡。应用自体血管化组织修复,包括用房间隔片扩大狭窄的右侧肺静脉,利用切开的左心耳与左肺静脉狭窄段切开处吻合。但总体上有关此种畸形的手术矫治的文献报告不多。

(2)三房心:三房心是一种罕见的先天性心脏畸形,其特征是左房内有一隔膜把其分为两部分(或是在左右心房之外还有一个副房),上部心腔与四条肺静脉相连,下部心腔与左心耳和二尖瓣相通。存在房间隔缺损使右房和上部心房腔相交通,或少见的一种是与下部的真正左房相交通。这种畸形的胚胎发生,大多数支持理论是共同肺静脉未能完全与左心房相通。

结合临床症状,预后与肺静脉梗阻程度有关。有肺水肿或有心力衰竭的患者情况渐加重,如果不手术解除梗阻,可突然死亡。即使轻度症状也进行性进展,三房心是明确的外科指征。

3.诊断

(1)临床表现:右肺静脉引流至上腔静脉型的肺静脉畸形引流临床上一般无症状或表现为极轻微的房间隔缺损的体征。大多被诊断为心房间隔缺损,而在体检时如果超声心动图检查的医生水平较高则可以发现有畸形引流的肺静脉,需做进一步检查方可确诊。

右肺静脉引流至上腔静脉型的肺静脉畸形引流,此种类型的患者一般房间隔是完整的,只表现为似房间隔缺损患者的肺血增多的临床表现,即活动后心慌气急,体力较弱,容易发生肺部感染,有时可表现为生长发育较差等。由于该种类型畸形的患者常合并有其他心血管方面的畸形,如右肺发育不良、体动脉血供应右肺、右位心等情况,因此临床表现则因为合并畸形的不同而有不同的临床表现。

左肺静脉与左无名静脉相连的肺静脉畸形引流患者的房间隔可能是完整的或存在缺损,故临床表现也不尽相同;另外根据患者垂直静脉回流到左侧无名静脉后汇入冠状静脉窦的局部解剖情况,临床上也将有不同的表现。一般均表现为右心负荷过重,同房间隔缺损患者的临床表现。

肺静脉狭窄实际上属于肺静脉畸形的范畴,并不是真正的畸形引流,但根据肺静脉受损的支数和狭窄的程度不同,在临床表现上亦有不同的形式。婴儿通常存在较严重的肺静脉淤血症状,表现为呼吸急促、反复发生下呼吸道感染、严重狭窄者时常伴有咯血症状,由于回流到左心的血量较少,故患儿的发育受限。

三房心畸形的临床表现取决于上下心房腔交通孔的大小及是否存在房间隔缺损及缺损大小与部位。大多数患者在1岁内出现症状,但也有到二三十岁尚未出现症状的患者。症状从轻度的呼吸急促、易疲乏到严重的充血性心力衰竭。

(2)体格检查:根据患者部分肺静脉畸形引流的不同类型,在体格检查时也有明显不同,但大部分患者仅有房间隔缺损的体检特点,即有胸骨左缘2、3肋间可听到2/6级的收缩期杂音,肺动脉第2肋间增强或亢进,特别是右侧肺静脉异位引流至上腔静脉或下腔静脉的患者更为明显,有时三房心患者的杂音比较响,三房心的病理生理情况是类似二尖瓣狭窄的肺静脉梗阻。体检有肺动脉高压的特点,包括肺动脉第2音亢进、右室抬举感。有右心衰竭时则出现肝大体征,也可见到颈静脉怒张等体征。

(3)实验室检查:本病的实验室检查只能起到辅助诊断的作用。例如心电图检查大多可见到右心房和右心室肥厚的波形。

(4)其他诊断性检查:心脏超声检查,心脏超声检查对于部分肺静脉畸形引流的诊断有决定性的意义,如果超声医生有经验,则可以十分清晰而明确地检查出是哪一种类型的肺静脉畸形引流。三房心的患者用二维超声常能做出明确诊断。心尖四腔位和剑下心房长轴位一般可发现肺静脉汇合腔与左心耳、二尖瓣腔之间梗阻的阻膜。彩色 Doppler 血流检测可测定膜两侧的压力阶差。肺静脉狭窄者通过 Doppler 血流检查通常清晰显示血流通过狭窄肺静脉时的湍流征象。

胸部 X 线检查:对于肺静脉畸形引流的诊断有很高的辅助价值。X 线片常显示心影增大和肺血增多,说明有肺静脉淤血。在某些病例,三房心与引流至冠状静脉窦的完全性肺静脉畸形引流或永存左上腔与冠状静脉窦相连较难分辨。右侧肺静脉畸形引流到下腔静脉时,由于右肺静脉干下降呈弯刀状连接到下腔静脉,故在 X 线片上可显示如新月形弯刀状影像,故又称之为弯刀综合征。肺静脉狭窄患者胸部 X 线片有不对称性肺静脉淤血。

超高速 CT(电子束 CT)常可以清晰显示畸形引流的肺静脉的影像,对于心房内畸形的三房心则更可以清晰显示隔膜的位置和上下心房腔交通孔的大小等,对诊断很有帮助。

右心导管检查对于了解肺血管阻力和肺动脉压力是有意义的,特别是对于判定肺血管阻力中度增高能否进行手术矫治更为有用。

4.手术适应证

由于此类患者仅有一侧肺的氧合血可以进入左心房或者由于三房心或肺静脉狭窄而致肺淤血,故一经诊断就应进行手术治疗,除非患者已有不可逆的肺动脉高压症,即肺血管阻力在 8～12Wood 单位或更高或肺/体循环血流量比值<1.2。如果患者的肺血管阻力在应用扩血管药后仍有良好反应者,即肺血管阻力能明显下降、肺/体循环血流量比值>1.3 时,则很有可能患者仍有手术矫治的机会,此时应该根据患者的具体情况全面分析考虑。

5.术前准备

与其他先天性心脏病手术前准备类似,在确诊以后应根据患者的情况予以相应的术前准备。如患者有呼吸道感染则应很好地控制,可使用敏感抗生素予以治疗。对于存在肺动脉高压而又不属手术禁忌证的患者,应予以高度重视和进行治疗,可给予充分吸氧治疗和使用血管扩张剂进行治疗,常用的降肺血管阻力的药物有卡托普利、静脉用的硝普钠和前列腺素 E_1 等,一般治疗过程需两周左右,然后再行右心导管测压检查,明确肺小血管可逆性变化的程度和治疗效果。对于心功能不全或心力衰竭者,应积极内科治疗一段时间,给予强心利尿剂和扩血管药物,待心功能改善后再依据患者情况进行相关检查和进行手术治疗。

6.手术方法

右肺静脉引流至上腔静脉:最好学龄前手术修复,用自体心包在心房内闭合房缺并把异位肺静脉隔入左心房。有时补片位置高到上腔静脉内,可引起上腔静脉梗阻,这时应横断上腔静脉,近端缝闭,远端与右心耳吻合。心包片闭合房缺,使上腔静脉残端和畸形引流的肺静脉流入左心房。

右肺静脉引流至下腔静脉:外科手术采用在卵圆窝处造成房间隔缺损,用一心房内补片覆盖右肺静脉开口和房间隔缺损,使其血流通过缺损入左心房。

左肺静脉引流至无名静脉:如果仅有左上叶肺静脉与无名静脉相通,无房间隔缺损,其生理变化及临床表现轻,但如果全部左肺静脉畸形引流入左无名静脉,尤其兼有房间隔缺损,应行外科治疗。手术包括结扎切断垂直静脉,把左肺静脉吻合到左心耳,并闭合房间隔缺损。左肺静脉引流到冠状静脉窦也应行手术治疗,主要是将冠状静脉窦上壁切开与左心房相通,应用阻隔技术将来自心脏本身的冠状静脉血回流到右心房;或者将左肺静脉与左心耳吻合,以使左肺静脉的氧合血回流到左心房。

肺静脉狭窄:肺静脉狭窄预后差,仅少数可以活过儿童期。外科治疗的方法是用自体心包片或聚四氟乙烯片扩大狭窄部位或切除狭窄段重新吻合肺静脉与左心房。但遗憾的是这些方法容易早期再复发狭窄,最终仍导致患者死亡。应用自体血管化组织修复,包括用房间隔片扩大狭窄的右侧肺静脉,利用切开的左心耳与左肺静脉狭窄段切开处吻合。由于该种类型的肺静脉畸形发生率不太高,故相关的报告数量不多。

三房心:矫治手术相对简单易行,在体外循环下进行矫治手术。经右心房切口切开卵圆窝或扩大房间隔缺损显露左心房内的梗阻隔膜并切除之,用自体心包片或涤纶补片修补房间隔缺损。由于此类畸形的肺静脉压力较高,故肺静脉较粗,因此也可通过切开右肺静脉从上部显露左房梗阻隔膜并切除之,但修补房间隔缺损还是应从右心房进行,可以保证手术修复的完善。该手术操作中应注意勿损伤左侧肺静脉口,以免心脏复跳后出血而难以处理。现在施行三房心手术矫治术是比较安全的,其死亡率几乎为零,尤其能在较小年纪时即发现本病且能尽早手术治疗则效果更好。

7.术后处理

肺静脉畸形引流患者手术后处理除了同一般体外循环患者相同处理外,还应特别注意不要补充过多的液体。因为该类患者长期存在左到右分流,故肺血管阻力较大,右心发育良好,可以耐受术后的高容量负荷,但左心室由于长期处于低容量负荷状态,故存在相对发育不全状态。一旦矫治肺静脉畸形引流后,回流到左心室的血容量骤增,而左心室又无法承受突然增大的容量负荷,故很容易发生左心功能不全或衰竭,而致患者发生急性肺水肿等。

对于术前伴有肺静脉梗阻的患者,由于有肺动脉高压存在的病理基础,手术所造成的全身炎症反应将会进一步增加肺血管阻力,故手术后数天内应很好给予患者镇静和降低肺血管阻力的治疗。术后早期可以在应用呼吸机时让患者保持较低的 PCO_2 值,一般维持在 $27\sim30$ mmHg 为佳,而 PO_2 则应保持在 100 mmHg 以上,可以有效地减少肺血管阻力;同时应持续使用芬太尼和泮库溴铵[0.1 mg/(kg·h)]以保持患儿镇静。肺动脉压应低于体循环压的2/3。对于肺血管阻力特别大者应用硝普钠[$0.5\sim2$ μg/(kg·min)]或前列腺素 E_1[$20\sim60$ ng/(kg·min)]有良好的降压效果,且可以有效地防止发生肺动脉高压危象。如有条件,可以给患儿定量吸入一氧化氮(NO)以有效地扩张肺动脉,应用剂量为$(5\sim40)\times10^{-6}$,由于个体差异的关系,有的重症肺动脉高压的患者可应用剂量至$(60\sim80)\times10^{-6}$。待血流动力学稳定后,在仔细观察肺动脉压力的情况下,可逐渐减少镇静剂用量。为减少呼吸道痰液的分泌,应给患者定时静脉注射东莨菪碱。术后宜保持充足的尿量[$1\sim2$ mL/(kg·h)],为防止发生血容量的过大波动,最好不要经常推注呋塞米,而应该在常规补液中加入适量的呋塞米匀速滴入,使排尿量保持相对恒定,同时也可以防止血钾含量过大变化。

由于肺静脉畸形引流患者术后有可能发生心律失常,故手术后必须十分注意监测心律,同时应该保持血钾在正常高值,在常规补液中加入适量的利多卡因可以有良好的抗心律失常作用。

8.疗效

随着体外循环和手术技术的不断改进,以及膜肺、超滤器等的应用和术后监护治疗水平的提高,PAPVC如手术成功,则术后原有症状消失,且具有良好的生活质量。除特别严重的肺静脉狭窄手术后效果不十分确定以外,其他各种类型的肺静脉畸形引流术后均有较好的近远期效果。

(二)完全型肺静脉畸形引流

1.概述

完全型肺静脉异常连接(TAPVC)是一种相对少见的先天性心脏畸形,约占先天性心脏病的1.5%。完全型肺静脉连接是指左、右两侧肺静脉均不与解剖左心房直接相连,而是直接或间接地与右心房相通(通过右心房、冠状静脉窦或上下腔静脉系统),致使全部肺静脉的氧合血液流入右心房,部分血液经过右心室进入肺动脉再次进行氧合;而另外一部分混合血则经过房间隔缺损或者未闭的卵圆孔进入左房、左心室而经主动脉泵至全身。在血流动力学上形成由左向右分流和少量右向左分流。左向右分流使肺血量增多,右心负荷加重。右心房血液通过房间隔缺损向左心房的分流则使患者得以生存,但动脉血氧饱和度低,临床上表现为发绀征。这种既有左向右又有右向左分流是完全型肺静脉异常连接的主要血流动力学特征,并由此而产生相应的临床症状。这种畸形患儿一般临床表现症状重,如能确诊应立即手术治疗。

2.历史回顾

1978年,Wilso首次描述TAPVC,1942年Brody回顾性研究了106例肺静脉畸形引流病例,其中37例是TAPVC,引起了临床上对此症的重视。1951年,Muller采用闭式方法将左肺静脉与左心耳吻合,成功地姑息性治疗1例TAPVC。Kirklin在1954年首次从右心房途径行TAPVC的完全矫治;Lewis等在1955年在中低温下闭合畸形引流的静脉。此后均在体外循环下成功治疗。除早期成功治愈外,TAPVC的手术治疗死亡率在60年代和70年代初仍很高,尤其是婴儿手术。术前诊断和治疗的提高以及深低温停循环技术的应用明显地降低了手术死亡率。

3.解剖

肺由前肠一部分发展而来,其静脉丛是原始心脏分离出的内脏静脉系统的一部分。肺静脉丛初期与主静脉及脐卵黄静脉相连。这些连接支正常情况下退化,肺静脉丛与左房后壁融合。如果这些初期的连接支不能吸收就引起肺静脉和体静脉间异常交通。肺静脉丛不能与左房相连形成TAPVC,肺静脉引流途径是经未退化的共同肺静脉。TAPVC分型取决于残留异常静脉的解剖部位。

完全型肺静脉异常连接的病理解剖种类较多,目前比较习惯应用的是Darling的分类法:

(1)心上型:最为常见的完全型肺静脉异常连接类型,按美国波士顿儿童医院大组病例的总结,该类型约占完全型肺静脉异常连接病例的45%。两肺的肺静脉汇合至共同肺静脉干,通过垂直静脉引流至左无名静脉或者直接引流至上腔静脉(入口位置一般与奇静脉开口齐平)。也有的是通过垂直静脉直接引流至左上腔静脉。由于全部肺静脉血液经过心脏上方的异位连接径路回流至右心房,使心脏的容量负荷明显增加,而导致无名静脉、(左或右)上腔静脉明显扩张膨隆,在X线正位片上呈雪人形或呈8字形,故有的学者将这种特殊的X线片特征称之为雪人征或8字征。

(2)心内型:此型约占TAPVC总数的25%。主要病变为肺静脉血直接引流至右心房或冠状静脉窦:前者是肺静脉血经过肺静脉总干直接与右心房相连接或各支肺静脉直接与右心房相连接,使肺静脉血直接进入右心房。后者是直接经肺静脉干引流氧合血经冠状静脉窦至右心房。

(3)心下型:肺静脉血经由垂直静脉通过膈肌后回流至门静脉或静脉导管或脾静脉或肝静脉或肠系膜上静脉或下腔静脉。一般占TAPVC的25%。该型患者常伴有严重的静脉回流受阻,如果梗阻严重而不能及时手术治疗,则大多在出生后1年内死亡。

(4)混合型:比较少见,约占5%,一般包括上述两种或两种以上类型的合并畸形。

肺静脉异常连接的变异情况很多,达数十种。部分型肺静脉异常连接是该种畸形的一种不完全形式。

TAPVC患者的左心房容量小,而左心室容量常在正常低限。这主要是右心室肥厚造成的室间隔向左侧移位,同时也是由于在胎儿时期就缺少直接由肺静脉回流至左心房的血液,致使左心系统发育较差。也有学者报告TAPVC患者发生心内膜弹力纤维增生症。左心室相对发育不良是手术后低心排出量综合征的重要原因。

由于各种类型的TAPVC均是肺静脉血和体循环静脉血回流到右心房,患者的生存取决于心内的右到左分流的状态,绝大多数患者均有未闭的卵圆孔而且有足够大的口径,可以使左右心房间无压力阶差。由于总是存在体循环静脉血与肺静脉血的混合血,故所有的TAPVC患者至少都会有不同程度的中心型发绀。发绀的程度取决于体循环静脉血与肺静脉血的混合比例,也很大程度上取决于是否存在肺静脉梗阻的情况。肺静脉梗阻总是伴有肺动脉和右心室肥厚。事实上,在儿童期右心室压力低于左心室压力的85%的患者一般不太容易发生肺静脉梗阻。如果没有肺静脉梗阻,肺静脉血回流至右心房,故肺的血流量增多。由于肺血流的增加,势必会产生肺动脉高压,其压力甚至可高达体循环压力水平。然而,在无肺静脉梗阻的患者,右心室压力一般不会超过体循环压力。研究结果表明,这类患者的肺小动脉肌肉增厚,因此,术后的肺小血管阻力特别容易发生变化,引起所谓的肺动脉高压危象。

肺静脉梗阻和肺血流量增加都容易引起血管外肺水量增多,肺间质的空隙增大。严重的肺静脉梗阻患者可因肺血管外液体溢入肺泡内,渐进性产生肺水肿。

某些心上型TAPVC患者可有一种有趣的反馈环,异常的垂直静脉带着全部肺静脉血液走行于左主支气管与左肺动脉之间。某些程度的肺静脉梗阻将引起左肺动脉内的压力增高,从而进一步加大了左主支气管与左肺动脉间的静脉回流时阻力,促使发生更为严重的肺静脉梗阻。由于肺血增多,TAPVC患者易发生肺部感染,使病情更重,也可加重发绀。

4.诊断

(1)临床表现:大多数患者一出生后即表现为严重的充血性心力衰竭、呼吸困难、常伴有明显发绀。症状的严重程度与诸多因素有关,主要取决于是否同时伴有肺静脉回流受阻、心房间通道的大小等。一般情况下,存在肺静脉回流受阻者,症状出现早而且严重;而肺静脉无梗阻者则症状出现晚且较轻。房间通道偏小者,易早期发生肺动脉高压,症状加重较快而且明显;

心房间通道宽大者,一般不形成肺动脉高压,但临床上发绀症状明显,症状相对较轻,病情发展也较缓慢。此类患者一般发育较迟缓,易有肺部炎症的表现。体格检查时,可发现其外周脉搏较弱、循环状态较差,有的患者可发生代谢性酸中毒。胸骨左缘常可闻及收缩期杂音,但杂音并不响亮,有的患者则无心脏杂音。肺动脉第 2 心音亢进。伴有发绀者常有明显杵状指(趾)。大多患者体质较弱,活动能力差,易疲劳。

TAPVC 不伴有肺动脉高压者,多见于心上和心内两种类型,约占病例总数的 20%。除有轻度发绀外,常与继发孔房缺患者的临床症状相似,不过症状出现较早。

(2)体格检查:患者发生右心衰竭时,可有心率增快、肝大、颈静脉怒张、胸腹腔积液、下肢水肿、尿少等。心脏明显增大,特别是右心房、右心室。三尖瓣区可闻及收缩期杂音(三尖瓣关闭不全所致)。

TAPVC 患者常伴有其他的先天性心脏病,如法洛四联症、右心室双出口、单心室、三房心、永恒动脉干、完全型心室管畸形、动脉导管未闭等。有的患者还同时伴有内脏异位。有的患者伴有无脾、多脾综合征。

(3)实验室检查:在有严重梗阻的患儿中,动脉血气分析提示严重的低氧血症(即 PaO_2 小于 20 mmHg),通常伴有代谢性酸中毒。

(4)其他诊断性检查。

①心导管检查:对于该病的诊断有极为重要的意义。心导管最好能经左上肢贵要静脉插入,边插边观察导管走行的路径,在时可以插入左上腔静脉、冠状静脉窦或肺静脉总干内,除可测定各部位的压力、血氧含量外,还可以注射造影剂以直接显示肺静脉与异常静脉连接的形态与引流所到部位。TAPVC 患者的肺动脉血氧饱和度或血氧含量等于或大于桡动脉、股动脉血氧饱和度。TAPVC 时周围血氧饱和度一般低于 80%,与肺动脉的血氧饱和度相差小于 3%。

②肺动脉造影:可以明确显示异常肺动脉走行途径,是确诊的重要依据,对手术治疗极有意义。

③超声心动图、磁共振成像(MRI)、超高速 CT(EBCT)检查:对于诊断该病有重要价值。由于计算机与电子技术的发展,上述几种检查资料均可以根据需要进行仿真三维图形成像,清晰表现出患者的心脏血管的解剖畸形,目前已在临床上得到广泛的应用。可根据患者的实际情况选择应用不同的影像学检查方法。

④X 线检查:胸部 X 线片示心影正常或增大,右心房、右心室增大明显,肺动脉段突出,肺血管纹理明显增多。心上型者由于上纵隔明显增宽,可表现为明显的雪人征或 8 字征,这种影像学方面的特点对于诊断 TAPVC 有重要参考价值。

⑤CT 检查:对于肺静脉畸形引流的诊断有重要意义,特别是螺旋 CT 或者超高速 CT(电子束 CT)对于肺静脉畸形引流的诊断更为明确。在检查时给予静脉注射对比剂后可以清晰显示畸形引流的肺静脉影像,对于临床医生决定能否进行手术和设计手术方案具有十分重要的参考价值。

⑥心电图检查:心电图示心电轴右偏、右心房右心室肥厚。

5.手术适应证

TAPVC 没有自发性矫治的可能,因此,一经确诊就应该进行外科治疗。而手术的时机则应根据患者是否存在肺静脉梗阻而定。

由于无有效的姑息的手术方法治疗伴有肺静脉梗阻的 TAPVC,对于新生儿一经超声诊断为梗阻性 TAPVC 而同时伴有严重的低氧血症和酸中毒,即应立即进行手术治疗。虽然有学者报告应用体外膜肺(ECMO)的方法进行术前治疗,但仍不如标准体外循环方法建立那么快捷而且可以进行立即矫治梗阻的肺静脉手术,手术以后则可以根据需要进行 ECMO 辅助支持。

对于无肺静脉梗阻的 TAPVC 患儿可以在合适的时机进行手术治疗,手术以前应该消除由于发绀和心肺容量负荷所致的继发性病理改变,则手术更为安全。但由于无肺静脉梗阻的患儿容易早期发生肺动脉高压,进而并发肺血管梗阻病变和心力衰竭,故应尽可能早地进行手术治疗。

手术的危险性与患者的年龄、病变类型和肺血管阻力等有关。婴幼儿期的手术死亡率相对较高;心下型与混合型的患者由于手术相对复杂且常伴有肺静脉梗阻,故手术死亡率也相对较高。近年来,由于体外循环技术的进步与手术技术的提高,以及手术以后监护治疗水平的提高,手术死亡率已明显降低。

6.术前准备

除同部分肺静脉畸形引流一样进行术前准备外,由于不同类型的完全性肺静脉畸形引流的解剖学差异较大,因此手术方法也有很大的差异,应该做更充分的术前准备。进行心导管检查测定心房、心室及肺动脉压力,了解心房间隔缺损的大小,还应了解有无右心室流出道梗阻等情况。通过各种影像学检查了解其类型、有无梗阻及狭窄,有无合并其他心血管畸形。对于左心发育不全的患者,可以应用球囊术扩大房间隔缺损以促进左心房发育,为以后行手术矫治术打好基础,但对于有明确肺静脉狭窄的患儿则应尽早行手术矫治,以免拖时过久而失去手术时机。

7.手术方法

(1)在肺静脉与左心房之间建立通道,使肺静脉的氧合血液能无阻力地回流到左心房。为达到这一目的,对于心上型和心下型 TAPVC 患者,应该在共同肺静脉干与左心房之间作一个宽敞的吻合口,可以保证肺静脉血能够通畅地回流到左心房。在作共同肺静脉干与左心房吻合时,应注意避免肺静脉扭曲。心内型者则一般应切除部分房间隔组织以扩大心房间隔缺损,然后将就近的共同肺静脉干或异位静脉的左心房后壁切开,并将其后方的共同肺静脉干切开与左心房切口进行吻合,使肺静脉血得以向左心房回流,应确认吻合口足够大而且无漏血。

(2)修补心房间隔缺损,可用心包补片或涤纶补片修补房间隔缺损。由于该病常有左心房发育不良,故在进行房间隔修补时,应尽量将房间隔右移,以扩大左心房的容量。

(3)心上型者及心下型者要结扎异位的引流静脉,心上型者结扎垂直静脉,而心下型者则应结扎下降静脉,使肺静脉血液能全部回流到左心房。如果考虑心下型者的下行垂直静脉结扎后会影响左心房容积,也可以不结扎,因为下行的垂直静脉连接到的是较高阻力的静脉系统,只要肺静脉总干到左心房的吻合口足够通畅,以后垂直静脉多可以自行闭合。

对于伴有严重低氧血症和酸血症的梗阻型的 TAPVC 新生儿应该有极为精湛的麻醉技巧。应予以 100％的氧气进行过度通气以减轻肺血管阻力。如果需要用正性肌力药物而患儿的心率不快,则可选用异丙肾上腺素。对于左心室发育不全的新生儿如果心率达到 200 次/min 则可以明显提高心排出量。代谢性酸中毒时应给予碳酸氢钠或者三羟甲基氨基甲烷(THAM)。此类患儿麻醉时需要较多地补充钙。偶尔有患儿伴有败血症或肾衰竭,应用地高辛一般是无用的,而且有时会降低室颤的阈值,患儿有发生室颤的危险。

手术在体外循环下进行,一般选用胸骨正中切口。分型不同则手术方法各异。

①伴肺静脉梗阻的 TAPVC 急症手术(多见于心下型):胸骨正中切开后,至少切除一叶胸腺,通常切除左侧胸腺。切下一片适当大小的心包以备修补房间隔缺损用,心包用 0.5％戊二醛处理 30 min(玻片加纱布夹持)。打开心包时动作要轻柔以免对心脏造成过重的干扰,对于心脏的牵引也要尽量轻微,以免造成室颤。常规建立体外循环后,如果有未闭的动脉导管则首先分离并结扎之。降温 5 min 后,心肌温度已至 25℃,可用持续灌注的方法进行心肌保护,轻轻将心脏向上翻开以便分离异常的下降垂直静脉(应考虑不影响左心房容量),并在膈肌水平结扎以阻断其与下腔静脉间的回流。向上分离垂直静脉并在上肺静脉水平套带,将心脏放回原位。此时直肠温度已降至 18℃ 左右、食管温度在 13～14℃,阻断升主动脉、在其根部灌注心脏停搏液、停体外循环,将血液引流至储血罐,去除静脉引流管。从右心耳横行切开向后通过卵圆孔进入左心房。右肺静脉并未与左心房相连,因此可以良好地显露分离前面已经解剖好的垂直静脉。左心房后壁的切口向下延伸平行于垂直静脉,其实也达到左心耳根部。用 6-0 可吸收的线使用连续缝合法作肺总静脉与左心房吻合,吻合口长约 4 cm 以保证吻合口通畅。依照上述的路径可获得极好的手术显露,也不大可能发生吻合口扭曲或错位,而将心脏上翻缝合的方法则有可能发生吻合口异常或血管扭曲等。由于直接缝合卵圆孔部位有可能造成局部张力过大或吻合口狭窄等,故应该避免应用,而应使用心包补片修补卵圆孔部位的切口。手术过程中应注意左心侧排气。右心房缝闭后,重新插入腔静脉引流管,恢复体外循环并进行血液复温,去除主动脉钳后就应该让主动脉根部的心脏停搏液注入点自由出血以排尽心腔内的残气。左心房测压管可以经左心耳插入,但不可经肺静脉插入,因为肺静脉较细或者插管后使其更加狭窄。

如果有时需将心尖上翻后进行左心房与肺总静脉吻合,则应行外翻缝合而不是内翻缝合。

心脏复跳正常、血流动力学稳定、肛温达到 35℃ 时就可以逐渐停体外循环机。由于此类患儿术前病情较重,故手术后易发生血管阻力的变化。停机时和手术后必须监测肺动脉压、左房压和主动脉压。如果停机时患儿的肺动脉压接近主动脉压(较少的病儿发生在停机初期的 10～15 min),此时应进行纯氧呼吸机辅助,并使 $PaCO_2$ 低于 30 mmHg。异丙肾上腺素应用后不但可以提高心排出量,而且可以降低肺血管阻力。由于左心室相对轻度发育不良,故应保持相对高的左心房压,一般在 15～18 mmHg。如果手术时吻合口足够大,停机后 15～30 min 肺动脉压力就可降至体循环压力的 2/3～1/2。如果肺动脉压力始终较高,则应考虑吻合口有梗阻,应该仔细检查确认,术中二维超声心动图检查有助于判断吻合口情况。如确系吻合口狭窄,应当机立断重新吻合。

②无梗阻性的心上型 TAPVC 的外科治疗:手术径路与上述方法相似,深低温停循环对于婴幼儿可以提供良好的手术野显露并能精确地进行吻合术。在体外循环降温时就可以分离肺总静脉,心脏停搏后去除静脉引流管,与上述方法一样横行切开右心房和左心房直至左心耳根部,在水平的肺总静脉上平等于左心房切口作一长约 4 cm 的切口,用可吸收的 6-0 线连续缝合法行左心房与肺总静脉吻合,吻合口应从最左侧开始,要保证吻合口径足够大,然后用自体心包片修补卵圆孔,确保左心房有较大容积。结扎异常的上升垂直静脉、其他手术操作方法、停体外循环时机和辅助用药同急症手术项。心上型 TAPVC 通常在手术前肺动脉压力仅轻度升高,很少形成严重的肺动脉高压。

③心内型 TAPVC 的外科治疗:该种类型的 TAPVC 是手术治疗方面较为简单的一种,主要病变是肺总静脉直接引流至右心房或冠状静脉窦,而两者的矫治原则是相同的,即应扩大房间隔缺损,或将冠状静脉窦顶盖剪开以使肺静脉血可以通畅地回流至左心房,有时需切除部分房间隔,然后用自体心包补片将全部肺总静脉回流的血液挡入左心房。手术中务必注意不要损伤冠状静脉窦下方的房室结,有时为了更加安全,可以将冠状静脉窦缝挡在左心房侧。心包修补时应尽量保证左心房容积足够大。该手术可在体外循环下或者深低温停循环下进行,其他手术操作、停体外循环机时机及药物辅助治疗等与上两型相同。

④混合型 TAPVC 的外科治疗:应根据具体的病理改变情况而选择不同的手术术式,关键是手术前必须对其病变类型有清晰的了解,术前制定好手术方案,以免手术中忙乱。正中切开胸骨后要再次仔细探查心脏,认清全部畸形,才能保证手术的顺利进行与完善矫治。

如果右心室收缩能力较差而不能停体外循环机,在应用足够的扩血管药甚或一氧化氮(NO)后仍不解决问题的话,则应考虑应用体外膜肺(ECMO)辅助数天,待肺血管阻力逐步下降至心功能可以承受后逐渐停用 ECMO。

8.术后处理

对于伴有肺静脉梗阻的 TAPVC 患儿,由于存在重度肺动脉肌性化,故手术后数天内特别容易发生肺血管阻力的变化。在此期间,应很好地应用呼吸机以减少肺血管阻力,同时应持续使用芬太尼和泮库溴铵[0.1 mg/(kg·h)]以保持患儿镇静。动脉血 $PaCO_2$ 应保持在 27~30 mmHg,而 PaO_2 应保持在 100 mmHg 以上。肺动脉压应低于体循环压的 2/3。由于异丙肾上腺素的扩血管作用对于此类患者十分有益,故应小剂量给予[0.1 g/(kg·min)] 24~48 h。待血流动力学稳定后,在仔细观察肺动脉压力的情况下,可逐渐减少镇静剂用量。病儿对于气管导管的刺激十分敏感,故必须在过度通气后仔细吸痰。有条件的单位,应给患儿定量吸入一氧化氮(NO)以有效地扩张肺动脉。术后宜保持充足的尿量[1~2 mL/(kg·h)],为防止发生血容量的过大波动,应该在常规补液中加入适量的呋塞米匀速滴入。

TAPVC 术后心律失常的发生率可高达 20%~60%,所以手术后必须十分注意监测心律,除保持镇静外,还应保持血钾在正常范围,必要时应对症给予抗心律失常药物。

9.疗效

近年来,随着体外循环和手术技术的不断改进,以及 ECMO、超滤器等的应用和术后监护治疗水平的提高,TAPVC 的手术死亡率已明显下降(20 世纪 60 年代后期为 65%~85%,至 90 年代已降至 11.3%~36%)。本病如手术成功,则疗效一般是良好的,术后原有症状消失,且具有良好的生活质量。远期死亡病例主要是由于肺静脉的广泛纤维化致梗阻或吻合口的纤维增生等导致肺总静脉-左心房吻合口狭窄或冠状静脉窦口狭窄。广泛性肺静脉纤维化者无法再次手术;而吻合口或窦状静脉窦口狭窄者则应再次手术解除。

第六节　获得性心脏病

一、二尖瓣狭窄

(一)诊断标准

1.症状

风湿性瓣膜病患者多有风湿热病史,但典型的临床症状如关节痛、低热、环形红斑、皮下结节等并不多见,往往被忽略或遗忘。女性多见。典型症状包括乏力、咳嗽、呼吸困难、发绀,严重者可有心力衰竭、血栓栓塞及心房颤动等。

2.体征

典型患者有二尖瓣面容,心前区触及舒张期震颤,心界扩大,心尖部闻及舒张中晚期递增型隆隆样杂音;瓣膜病变严重时,杂音可呈递减性。并发房颤者脉搏不规律,心衰者可有胸腔积液及腹腔积液、肝脏肿大及下肢水肿。

3.辅助检查

(1)胸部 X 线(心脏远达位):左心房扩大,肺动脉段突出;右心室或右心房增大,双心房影,食管受压、移位及肺淤血;瓣膜钙化严重者见瓣环钙化影。

(2)心电图:二尖瓣型 P 波;房颤;右心室肥厚、传导阻滞等。

(3)超声心动图:典型表现有瓣叶增厚、回声增强、活动僵硬、瓣膜钙化、瓣膜交界处粘连、瓣口狭窄、跨二尖瓣口压差增大、流速加快。

(4)心导管检查:适用于症状体征与检查不相符或怀疑合并冠心病的患者。

(二)治疗原则

1.术前准备

风湿活动期应给予抗风湿治疗,心功能不全患者给予强心利尿等治疗,并注意抗血栓栓塞治疗,并行心律失常治疗。年龄超过 50 岁或年龄不足 50 岁但临床怀疑冠心病的患者,应进行冠状动脉造影或冠状动脉 CT 成像(CTA),以确定是否合并冠心病,根据检查结果决定是否需要同期进行冠状动脉旁路移植术。

2.治疗方法

(1)经皮球囊二尖瓣成形术(PBMV)。

(2)体外循环下直视二尖瓣成形术。

(3)二尖瓣置换术。

3.手术适应证

(1)经皮球囊二尖瓣成形术(PBMV)的适应证。

①单纯的隔膜型或隔膜增厚型二尖瓣狭窄。

②超声证实左心房无附壁血栓,近3个月内无动脉栓塞。

③年轻、病史短、心功能2～3级、听诊有开瓣音;窦性心律、无栓塞史;瓣膜狭窄主要由交界融合引起,瓣叶活动度好、无明显钙化、左心房无血栓。

④某些情况如急性肺水肿、大量咯血、内科疗法无效,妊娠中期者。

(2)直视二尖瓣成形术的适应证。

①病史较长,瓣膜交界粘连,瓣膜增厚、轻度钙化、瓣下结构融合粘连,但无明显短缩,二尖瓣整体活动好。

②长期房颤,左心房显著扩大,伴肺动脉高压与右心室肥厚劳损,特别是合并三尖瓣关闭不全,需做左心房折叠及三尖瓣成形术。

③合并左心房血栓。

(3)二尖瓣置换术的适应证。

①病史长、年龄较大、瓣叶及瓣下结构有严重病变者,不适宜球囊扩张或直视成形术。

②闭式扩张、球囊扩张或直视成形术后再狭窄,交界区瓣下结构呈团块甚至钙化者。

③二尖瓣狭窄合并关闭不全,成形术无法修复;或合并主动脉瓣狭窄或关闭不全。

④换瓣术后感染性心内膜炎形成赘生物,穿孔及二尖瓣环硬化及老年性退行性病变。

4.手术禁忌证

(1)经皮球囊二尖瓣扩张术的禁忌证。

①隔膜漏斗型或漏斗型狭窄。

②合并中度以上的二尖瓣关闭不全。

③左心房内有附壁血栓或近期内有动脉栓塞。

④合并其他严重的瓣膜病变,如中度以上主动脉瓣反流。

⑤合并感染性心内膜炎或处于风湿活动期。

(2)直视二尖瓣成形术的禁忌证。

①风湿活动期。

②妊娠妇女,不适宜体外循环手术者。

(3)二尖瓣置换术的高危因素及相对禁忌证。

①风湿性活动期,应在风湿控制后择期手术。

②近期脑栓塞与脑血栓形成。

③高危因素,如左心室功能不全、心肌已高度纤维化及左心室明显扩大,EF<0.4者,需慎重考虑;肺血管阻力极大且不可逆病变者,应慎重考虑。

5.手术要点

(1)手术切口大多选择胸部正中切口,亦可采用胸壁侧切口。手术在体外循环下进行,心脏停跳或不停跳。

(2)显露途径主要有3种:房间沟切口适用于左心房扩大的患者;右心房房间隔路径适用于左心房小、右心房大或三尖瓣须探查的患者;双房路径适用于左、右心房都小的患者。

(3)切除瓣膜,置换机械瓣或生物瓣,连续或间断缝合。

术后主要并发症包括低心排综合征、左心室破裂、血栓栓塞、出血、人工瓣功能障碍、人工瓣心内膜炎、瓣周漏等。

以机械瓣替换二尖瓣后,需终身服用华法林抗凝,使凝血酶原时间的国际标准化比值(INR)维持在1.8～2.5。

二、二尖瓣关闭不全

(一)诊断标准

1.症状

早期可无症状,逐渐出现活动后心悸,气促和活动耐量下降。严重时可有反复肺部感染、呼吸困难、咯血,以及肺水肿、左心衰竭等。可有房颤及动脉栓塞等。

2.体征

心尖搏动向左下移位或弥散性搏动,心尖触及局限性抬举性冲动,伴收缩期细震颤。心界向左下扩大。心尖部闻及全收缩期杂音,并向左腋下及左肩胛间区传导,P2亢进。左心衰竭时可闻及舒张早期奔马律,双肺底湿啰音;右心衰竭时可有体循环淤血体征。

3.辅助检查

(1)胸部X线(心脏远达位):可见肺纹理增粗,肺门影增大,肺动脉段突出,双心房影,食管受压移位及左心室扩大等。

(2)心电图:窦性或房颤心律,电轴左偏,左心房肥大及左心室肥厚。

(3)超声心动图:可见腱索乳头肌异常,如断裂、挛缩和冗长;瓣叶可有增厚。彩色多普勒可探及反流束。心内膜炎病例可见瓣膜穿孔、赘生物、腱索断裂和瓣膜脱垂,左心房、左心室扩大。

(4)心导管检查及心血管造影:适用于症状体征与检查不相符或怀疑合并冠心病等情况。

(二)治疗原则

1.保守治疗

早期及左心衰竭期以内科保守治疗为主,原则为强心、利尿、扩血管,改善心脏功能,同时给予抗风湿和抗心律失常治疗。

2.外科治疗

(1)二尖瓣成形术:除瓣膜严重钙化,破溃伴瓣下组织严重病变而不能修复外,大多数原因引起的二尖瓣关闭不全,如瓣环扩大、瓣叶缺损、腱索延长、乳头肌断裂及二尖瓣狭窄伴关闭不全,均可能通过成形手术得以纠正。

二尖瓣成形的技术种类繁多,主要包括瓣环成形、矩形切除、腱索转移、腱索延长、人工腱索、人工成形环、双孔技术等。

二尖瓣成形手术的特殊风险包括:①术后早期和远期再次出现二尖瓣关闭不全,或二尖瓣关闭不全进行性加重,需再次进行二尖瓣修复,或进行二尖瓣置换;②术后发生严重的溶血性贫血,肾功能衰竭,需进行二尖瓣置换术。

(2)二尖瓣置换术适应证:凡不适宜做二尖瓣成形术者均可施行二尖瓣置换术。

三、主动脉瓣狭窄

(一)病理与病因

1.风湿性

单纯主动脉瓣狭窄比较少见,绝大多数合并有二尖瓣膜风湿性病变。由于风湿热反复影响,主动脉瓣叶及交界粘连和融合,瓣叶变硬,边缘卷曲,瓣叶两面还可出现钙化小结,瓣口变成小圆形或小三角形,主动脉瓣狭窄往往伴有不同程度的主动脉关闭不全。

2.动脉粥样硬化性

主要见于老年人,瓣叶增厚、粥样钙化斑块填塞于主动脉瓣窦,限制了主动脉瓣膜开放。

3.先天性

主动脉瓣叶畸形可引起严重主动脉狭窄,是婴幼儿主动脉狭窄的主要原因。主动脉瓣二叶化畸形由于可引起湍流,后者损伤瓣叶,最终引起瓣叶增厚变硬、钙化,限制主动脉瓣开放。

4.类风湿

也可以引起主动脉狭窄,但很少见,其病理改变表现为主动脉瓣叶结节性增厚。

(二)病理生理

正常主动脉瓣口面积为 $2.5\sim3.5$ cm^2,由于左心室代偿功能强,轻度狭窄可不产生明显血流动力学改变。但当瓣口面积减少到 1 cm^2 以下时,左心室排血就遇到阻碍,左心室收缩压升高。静息时排血量尚可接近正常水平,但运动时不能相应地增加,左心室与主动脉出现收缩压力阶差。中度狭窄压力阶差为 $4.0\sim6.7$ kPa($30\sim50$ mmHg),重度狭窄可达 $6.7\sim13.3$ kPa($50\sim100$ mmHg)。左心室壁发生向心性肥厚,心肌氧耗量增加,主动脉平均压又低于正常值,进入冠状动脉的血流量减少,常出现心肌血液供应不足的症状。

(三)诊断

1.临床表现

(1)病史:过去可能有风湿热病史,如游走性大关节炎、心肌炎。

(2)症状:轻度主动脉瓣狭窄病例可无明显症状,中度和重度狭窄者均有不同程度症状。30%~50%的病例具有典型的三联症状:心绞痛、晕厥及呼吸困难。晚期可发生心力衰竭,则表现为端坐呼吸及肺水肿。

(3)体格检查。

①心脏检查:胸骨右缘第 2 肋间可触及收缩期震颤,主动脉瓣区有粗糙喷射性收缩期杂音,向颈部传导,主动脉瓣区第二心音延迟并减弱。

②外周血管征:脉搏细小、血压偏低、脉压小。

2.心电图检查

电轴左偏、左心室肥大、劳损、T 波倒置,一部分病例可有左束支传导阻滞或其他心律失常。

3.X 线检查

左心室增大,升主动脉狭窄后扩张。

4.超声心动图

主动脉瓣叶开放幅度减小,瓣叶增厚、变形或钙化,瓣口缩小。左心室壁呈向心性肥厚。

5.心导管检查

测定左心室与主动脉压差,计算主动脉开口面积、左心室腔大小。测量主动脉内径,计算左心室功能,还可同时行选择性冠状动脉造影。

6.诊断标准

(1)风湿热病史。

(2)心前区疼痛、呼吸困难、晕厥。

(3)主动脉瓣区喷射样、粗糙收缩期杂音及周围血管征。

(4)超声心动图示主动脉瓣口减小,瓣叶活动受限。

(5)心导管检查:左心室—主动脉收缩期有跨瓣压差,左心室造影示主动脉瓣口面积小。

(四)治疗

主动脉瓣狭窄的治疗有两种手术方法:一是瓣膜成形术,二是瓣膜替换术。瓣膜成形术一般选择在儿童和青年先天性二叶化畸形的患者。后天性的主动脉瓣狭窄由于瓣叶病变严重,即使在直视下的成形术,也不能取得满意的效果,故以瓣膜替换术为主。

(五)预后

手术死亡率<2%,5年生存率>85%。

(六)随访

应长期随访,目的在于监测抗凝药使用量是否合适,了解心功能的转归。

四、主动脉瓣关闭不全

(一)病因与病理

1.慢性主动脉瓣关闭不全

(1)风湿性:瓣叶组织呈纤维增厚、挛缩,使瓣叶面积减小,关闭时不能合拢。

(2)先天性:见于主动脉瓣呈二瓣化,常合并瓣叶增厚、钙化;还见于高位室间隔缺损合并主动脉瓣关闭不全,主要是由于主动脉瓣失去支撑,或主动脉瓣环本身发育缺陷,在左向右血流的冲击下易于发生主动脉瓣脱垂。

(3)结缔组织疾患:如马方综合征、大动脉瓣环扩张症等,主要表现为主动脉瓣环扩张。

(4)梅毒及大动脉炎:引起升主动脉根部呈瘤样扩张。

(5)高血压:引起主动脉根部瘤样扩张及主动脉瓣呈黏液样变性。

2.急性主动脉瓣关闭不全

(1)感染性心内膜炎:瓣叶穿孔、交界破坏。

(2)急性升主动脉夹层动脉瘤,引起主动脉瓣脱垂。

(3)外伤。

(二)病理生理

主动脉瓣关闭不全的严重程度取决于反流口径的大小、舒张期主动脉与左心室压力阶差及舒张期时限。大量主动脉反流的直接结果是左心室容量负荷增加,因而使主动脉收缩压明显升高,舒张压显著降低,脉压增宽。慢性主动脉瓣关闭不全病例,左心室可发生心腔扩大及肥厚,早期室壁厚度与心腔内径成比例增加即所谓心脏代偿期,多数患者可维持相当长时间无症状,一旦失代偿,即出现临床症状,并出现心力衰竭。急性主动脉关闭不全主要先通过增加心率以维持心排血量,还可以通过左心室舒张末期压急剧升高起到临时保护作用:①减少主动脉反流量;②提高心肌张力,增加心肌收缩力;③使二尖瓣关闭时间提前,防止血液反流回肺循环。

(三)诊断

1.临床表现

(1)病史:风湿热、梅毒、高血压、发热史等。

(2)症状:相当一部分病例诊断明确后仍有一段时间无症状,但一旦出现症状,病情迅速恶化。较早出现的症状为活动后心慌、气促,部分病例主诉心绞痛,这与舒张期冠状动脉灌注不足及心肌肥厚需氧量增加有关。发生晕厥者少见。

(3)体征:心尖搏动增强,心脏向左下扩大,主动脉听诊区可闻及典型叹息样舒张早期杂音向心尖传导。大量反流的血液可冲击二尖瓣前叶,引起二尖瓣相对狭窄,故于心尖部可闻及舒张中期隆隆样杂音。

2.特殊检查

(1)胸部 X 线:左心室扩大,升主动脉向右侧突出或呈瘤样扩张。

(2)超声心动图:左心室径扩大,多普勒可检测到主动脉反流信号,还可粗略计算反流量。

(3)心电图:左心室肥大。

(4)心导管与心脏造影。

①判断反流程度(升主动脉造影)。

Ⅰ度:左心室流出道见反流束。

Ⅱ度:左心室腔全部显影,但其浓度低于升主动脉。

Ⅲ度:左心室与升主动脉同程度显影。

Ⅳ度:左心室显影浓度大于升主动脉。

②了解左心室功能。

③升主动脉形态。

④40 岁以上的患者,须行冠状动脉造影,明确有无冠状动脉病变存在。

3.诊断标准

根据典型的症状与体征结合胸片及心电图可以做出诊断。二维超声及彩色多普勒检查到有主动脉瓣反流信号可以确诊。

(四)治疗

1.主动脉瓣替换术

2.主动脉瓣成形术

(1)瓣叶折叠悬吊术。

(2)瓣叶修补术。

（3）瓣叶环缩术。

（五）预后

主动脉关闭不全的患者,其换瓣术的结果与狭窄患者类同。成形术 13 年生存率约为 86%。

（六）随诊

应长期随诊心功能。

五、二尖瓣、主动脉瓣联合瓣膜病

（一）定义

心脏联合瓣膜病是指两个或两个以上的瓣膜同时受累。

（二）病因

风湿是最常见的原因,其次是马方综合征。感染性心内膜炎有时累及两个以上的瓣膜,引起联合瓣膜病变。

（三）病理

多以二尖瓣为主要病变,合并其他瓣膜器质性或功能性病变,其中以二尖瓣与主动脉瓣联合病变最常见;其次为二尖瓣、主动脉瓣与三尖瓣联合病变,还有二尖瓣和三尖瓣联合病变。

（四）病理生理

1.二尖瓣狭窄合并主动脉瓣关闭不全

二尖瓣狭窄,在心脏舒张时,左心室前负荷不足,心搏出量减少,主动脉瓣反流量也减少,虽然左心室容量和压力均增加,但由于二尖瓣代偿作用,心室扩大、肥厚进程缓慢。

2.二尖瓣与主动脉瓣均为狭窄

虽然左心室充盈减少,但其后负荷增加,心肌发生向心性肥厚,心腔逐渐变小。

3.二尖瓣关闭不全伴主动脉瓣狭窄

左心室流出道梗阻,压力负荷增加,同时二尖瓣有关闭不全,心脏收缩时血液反流入左心房,使左心房容量和压力负荷也均增加,舒张期左心室容量明显增加,因此,左心房和左心室均肥大,易于肺淤血和肺动脉高压。

4.二尖瓣和主动脉瓣均为关闭不全

左心房和左心室的容量负荷均显著增加,肺淤血严重,左心房和左心室均肥大。

5.二尖瓣与三尖瓣联合病变

三尖瓣器质性病变少见,一般为继发性功能性关闭不全,肺动脉高压明显,全心扩大。

6.二尖瓣、主动脉瓣和三尖瓣联合病变

多因二尖瓣病变发生严重肺动脉高压,使右心室代偿性心肌肥厚,右心腔扩大,继发性三尖瓣环扩大,发生三尖瓣功能性关闭不全,最后导致左右心衰竭。

（五）诊断

联合瓣膜病变的诊断有一定的特殊性:①联合瓣膜病变引起的血流动力学变化更加复杂,给临床诊断带来一定的困难;②上游瓣膜病变可掩盖或减轻下游瓣膜病变的临床表现,但心功能损害较单个瓣膜病变严重;③病变严重的瓣膜可以掩盖病变轻的瓣膜的临床表现。常常遇到的问题是病变轻的瓣膜是否同时需要处理。因此,为了在术前做出正确的诊断,除进行仔细全面的体格检查外,尚应结合 X 线胸片、心电图、超声心动图进行综合判断,必要时可行心导管检查。

(六)手术适应证

联合瓣膜病变因其联合方式不同,对左心室病理形态学的改变及血流动力学的影响特点不同,其病程进展也相异。一个瓣膜病变的征象常可掩盖或减轻合并的另一瓣膜病变的征象,减轻另一瓣膜病变产生的血流动力学的改变。有时两个瓣膜病变可以相互加重血流动力学的改变。因而有的联合瓣膜病有较长的代偿期,在此期间,没有或仅有轻微的临床症状,但心肌的损害却在逐渐加重,甚至发生不可逆的损害。联合瓣膜病变的手术指征应考虑以下方面:

(1)心功能状态。

(2)左心室大小。

(3)血流动力学改变程度。

(4)瓣膜病变联合方式。

(5)病因。

(6)瓣膜病变的程度。

(七)手术要点

1.体外循环与心肌保护

上、下腔静脉均须插管,置左心引流管。保持良好的灌注压(60 mmHg),维持重要脏器的充分灌注。心肌停跳液的灌注可经左右冠状动脉或冠状静脉插管灌注。维持心肌的深低温状态尤为重要。

2.手术程序

(1)先探查瓣膜病变程度和瓣环大小。

(2)选择适当大小的瓣膜,并使不同瓣位的瓣膜的大小匹配。

(3)先置换二尖瓣,后置换主动脉瓣。

(4)间断或连续缝合均可,后者节约时间。

(5)缝合二尖瓣前瓣与主动脉瓣相邻的瓣环区,缝针不宜过深,以避免缝合主动脉瓣后使主动脉-心室膜部张力过大,引起主动脉瓣的无冠瓣与左冠瓣内 1/2 部分的撕裂或使两个人造瓣的瓣环接触处于同一水平,引起该处组织压迫坏死。

第三章 胃肠外科疾病

第一节 胃癌

胃癌在癌症死亡中高居第 2 位,全球每年有超 93 万新发的胃癌病例,2002 年,中国、日本和韩国报道的胃癌新发病例超过 50 万,几乎占当年全世界新发病数的 2/3。因此,对许多国家尤其是亚洲国家而言,胃癌成为严峻的卫生和社会经济负担。大多数胃癌患者得到明确诊断时已处于中晚期,其中约 60% 的患者失去手术机会,即使能够手术,行扩大根治术后 5 年的生存率也小于 40%,总体复发率为 50%～70%。虽然随着化疗药物的开发、化疗方案不断改进及新辅助化疗、术中化疗的开展,晚期胃癌的治疗有很大进展,但行辅助化疗预后仍然很差,中位生存期(MST)仅 6～9 个月。而早期胃癌如能及时发现和得到有效的治疗,预后明显优于进展期胃癌,早期胃癌术后 5 年的生存率在 90% 以上,总体复发率在 1.5%～13.7%,复发时间为术后 1～20 年,复发病死率为 2%～4%。因此,早期胃癌的治疗非常关键。我国早期胃癌的诊断率仅 10% 左右。胃癌的发病率和病死率均居我国癌症首位,年平均病死率为 25.53/10 万,好发年龄在 50 岁以上,男女发病率之比为 2∶1。近些年来,我国的胃癌诊疗水平有所提高,但发展不平衡,除少数重点研究胃癌的单位外,总体水平低于国际先进水平。

一、病因

胃癌的确切病因不十分明确,据现有资料可能与下列因素有关。

1.地域环境及饮食生活因素

胃癌的发病有明显的地域性差别,发病率在 30/10 万以上的国家有日本、俄罗斯、南非、智利等,而北美、西欧、印度则发病率低;在我国的西北与东部沿海地区胃癌的发病率比南方地区明显为高。长期食用熏烤、盐腌制食品的人群,胃远端癌的发病率高,这可能与食品中亚硝酸盐、真菌毒素、多环芳烃化合物等致癌物或前致癌物含量高有关,与食物中缺乏新鲜蔬菜与水果也有一定关系。吸烟者的胃癌发病危险比不吸烟者高 50%。

2.幽门螺杆菌(Hp)感染

Hp 感染也是引发胃癌的主要因素之一。我国胃癌高发区成人 Hp 感染率在 60% 以上,比低发区 13%～30% 的 Hp 感染率明显要高。幽门螺杆菌能促使硝酸盐转化为亚硝酸盐及亚硝胺而致癌;Hp 感染引起胃黏膜炎症并通过加速黏膜上皮细胞的过度增殖,导致畸变致癌;Hp 的毒性产物 CagA、VacA 可能具有促癌作用,胃癌患者中抗 CagA 抗体检出率较一般人明显为高。控制 Hp 感染在胃癌防治中的作用已经受到高度重视。

3.癌前病变

胃的癌前条件是指一些使胃癌发病危险性增高的良性胃疾病和病理改变。易发生胃癌的胃疾病包括胃息肉、慢性萎缩性胃炎及部分切除后的残胃,这些病变都可能伴有不同程度的慢性炎症过程、胃黏膜肠上皮化生或非典型增生,时间长久有可能转变为癌。胃息肉可分为炎性息肉、增生性息肉和腺瘤,前两者恶变可能性小,胃腺瘤的癌变率为 10%～20%,直径超过 2 cm 时癌变机会加大。癌前病变系指容易发生癌变的胃黏膜病理组织学改变,本身尚不具备恶性特征,是从良性上皮组织转变成癌过程中的交界性病理变化。胃黏膜上皮的异型增生属于癌前病变,根据细胞的异型程度,可分为轻、中、重三度,重度异型增生与分化较好的早期胃癌有时很难区分。

4.遗传和基因

遗传与分子生物学研究表明,胃癌患者有血缘关系的亲属其胃癌发病率较对照组高 4 倍。许多证据表明胃癌的发生与抑癌基因 $p53$、APC、DCC 杂合性丢失和突变有关,分子生物学研究显示胃癌组织中癌基因 $c\text{-}myc$、$k\text{-}ras$ 有明显扩增和过度表达;而胃癌的侵袭性和转移则与 $CD44v$ 基因的异常表达密切相关。目前资料表明胃癌的癌变是一个多因素、多步骤、多阶段发展过程,涉及癌基因、抑癌基因、凋亡相关基因与转移相关基因等的改变,而基因改变的形式也是多种多样的。

二、病　理

1.大体分型

①早期胃癌(EGC):胃癌仅限于黏膜或黏膜下层者,不论病灶大小或者有无淋巴结转移,均为早期胃癌。

②进展期胃癌:胃癌组织超出黏膜下层侵入胃壁肌层为中期胃癌;病变达浆膜下层或是超出浆膜向外浸润至邻近脏器或有转移为晚期胃癌。

中、晚期胃癌统称进展期胃癌,按照国际上采用 Borrmann 分型法分四型。

Ⅰ型(结节型):为边界清楚突入胃腔的块状癌灶;

Ⅱ型(溃疡局限型):为边界清楚并略隆起的溃疡状癌灶;

Ⅲ型(溃疡浸润型):为边界模糊不清的浸润性溃疡状癌灶;

Ⅳ型(弥漫浸润型):癌肿沿胃壁各层全周性浸润生长导致边界不清。

若全胃受累胃腔缩窄、胃壁僵硬如革囊状称皮革胃,几乎都是低分化腺癌或印戒细胞癌引起,恶性程度极高。

2.组织学分型

世界卫生组织 1979 年提出的国际分类法,将胃癌组织学分为常见的普通型与少见的特殊型。普通型有乳头状腺癌、管状腺癌、低分化腺癌、黏液腺癌、印戒细胞癌。特殊类型主要有腺鳞癌、鳞状细胞癌、类癌、未分化癌等。

三、扩散与转移

1.淋巴转移

淋巴转移是胃癌的主要转移途径,进展期胃癌的淋巴结转移率高达 70%,早期胃癌也可能有淋巴结转移。胃癌的淋巴结转移率和癌灶的浸润深度呈正相关。引流胃的区域淋巴结有 16 组,依据它们距胃的距离可分为 3 站。胃癌由原发部位经淋巴结网向第 1 站胃周淋巴结转移,继之癌细胞随支配胃的血管,沿血管周围淋巴结向心性转移至第 2 站,并可向更远的第 3 站淋巴结转移。胃癌的淋巴结转移通常是循序渐进,但也可发生跳跃式淋巴结转移,即第 1 站无转移而第 2 站有转移。终末期胃癌可经胸导管向左锁骨上淋巴结转移,或经肝圆韧带转移至脐部。

2.直接浸润

贲门胃底癌易侵及食管下端,胃窦癌可向十二指肠浸润。分化差的浸润性生长的胃癌突破浆膜后,易扩散至网膜、结肠、肝、脾、胰腺等邻近器官。当胃癌组织侵及黏膜下层后,可沿组织间隙与淋巴网蔓延,扩展距离可达癌灶外 6 cm,向十二指肠浸润常在距幽门 3 cm 范围以内。

3.血行转移

血行转移常发生在胃癌晚期,癌细胞进入肝门静脉或体循环向身体其他部分播散,形成转移灶。常见转移的器官有肝、肺、胰、骨骼等处,以肝转移为多。

4.腹膜种植转移

当胃癌组织浸润至浆膜外后,肿瘤细胞脱落并种植在腹膜和脏器上,形成转移结节。直肠前凹的转移癌在直肠指检时可以发现。女性胃癌患者可形成卵巢转移种植,称为 Krukenberg 瘤。癌细胞腹膜广泛播散时,可出现大量癌性腹腔积液。

四、诊断

早期诊断和根治性治疗是胃癌取得良好预后的唯一途径。胃镜的应用和普及可使早期胃癌患者获得诊断和手术治疗的机会,5 年生存率可达 90% 以上。由于早期胃癌无特异性症状,患者的就诊率低,加上缺乏有效便利的普查筛选手段,目前国内早期胃癌患者占胃癌住院患者比例还不到 10%。目前常用的胃癌检查手段归纳如下。

1.症状与体征

多数早期胃癌患者无明显症状,少数人有恶心、呕吐或是类似溃疡病的上消化道症状,无特异性,因此早期胃癌诊断率低。疼痛与体重减轻是进展期胃癌最常见的临床症状。患者常有较为明确的上消化道症状,如上腹不适、进食后饱胀,随着病情进展上腹疼痛加重,食欲缺乏、乏力、消瘦,部分患者有恶心、呕吐。另外,根据肿瘤的部位不同,也有其特殊表现。贲门胃底癌可有胸骨后疼痛和进行性吞咽困难;幽门附近的胃癌有幽门梗阻的表现;肿瘤破坏血管后可有呕血、黑粪等消化道出血症状。腹部持续疼痛常提示肿瘤扩展超出胃壁。大约有 10% 的患者有胃癌扩散的症状和体征,比如锁骨上淋巴结肿大、腹腔积液、黄疸、腹部包块、直肠前凹扪及肿块等。晚期胃癌患者常可出现贫血、消瘦、营养不良甚至恶病质等表现。

2.内镜检查

内镜检查是发现早期胃癌最有效的方法,为首选方法。可直接观察病变的部位和范围,并获取病变组织做病理学检查,是诊断胃癌的有效方法。近年来新发展的内镜技术明显提高了诊断水平。

(1)超声内镜(EUS)目前在国外已成为术前胃癌分级的标准诊断手段,它具有内镜和超声的双重功能,扩展了内镜的诊断范围。内镜超声探头因紧贴被测胃组织,用不含气体的蒸馏水作为介质,配合高频探头,因此所得图像清晰,能较好显示肿瘤浸润深度、播散位置、与周围组织的浸润与粘连程度、淋巴结转移等,容易探及消化道旁直径>5 mm 的淋巴结,并可测量肿瘤边缘至血管的距离。超声内镜能清晰地显示胃肠壁的 5 层结构,层次结构的改变是 EUS 下 T 分期的依据。鉴别早期胃癌和进展期胃癌的准确率可达 90%,判断癌肿对各层累及的正确率可达 70%~80%。EUS 引导下细针抽吸活检可获得组织进行病理检查。据谭诗云报道,胃癌的病理活检确诊准确率为 94%,加做胃镜确诊准确率为 100%。对胃癌侵犯深度判断准确率为 81%,淋巴结转移准确率为 73%。若与腹腔镜联合,可克服不能发现远隔转移这一缺点,还可利用腹腔镜超声检查探测第 2 站甚至第 3 站淋巴结,大大提高术前胃癌分期。但检查约有 11% 的病例因肿瘤周围炎症而发生分级偏高,又因未发现癌的微小浸润或浸润较深而分级偏低者约占 4%,因此淋巴结转移检出率有一定的局限性。

(2)荧光素电子内镜能发现在常规内镜下无法查出的极早期胃癌。

(3)红外线内镜可检查胃黏膜下血管,为胃黏膜下浸润提供有价值的信息。

另外,黏膜染色在早期胃癌诊断方面正日益受到人们的重视。亚甲蓝染色的基本原理是在正常黏膜以及覆盖有正常黏膜的病灶区域不着色,若黏膜上皮缺损致病灶暴露(如良性糜烂、表浅癌灶)染蓝紫色,溃疡面白苔或厚的癌灶染色呈蓝色。癌灶区的亚甲蓝染色较深,这与国内文献报道基本一致。胃黏膜损伤后的亚甲蓝染色,可以更清晰地显示隆起病灶的表面形状其始部形态、凹陷或平坦病灶,也能更清晰地看到溃疡边缘的黏膜形态,这不仅有助于肉眼鉴别良性与恶性,还可以使病理活检取材定位更为准确。

3.螺旋 CT 与正电子发射成像(PET)检查

多拍螺旋 CT 扫描结合三维立体重建和模拟内腔镜技术,是一种新型无创检查手段,有助于胃癌的诊断和术前临床分期。术前 CT 检查能同时发现肝、胰、脾等实质性器官的转移灶及腹腔内其他病变,可使术前有所准备,便于术中做相应处理。利用胃癌组织对于 ^{18}F-2-D-葡萄糖(FDG)的亲和性,采用正电子发射成像技术(PET)可以判断淋巴结与远处转移病灶情况,准确性较高。

4.通过 X 线钡剂检查

数字化 X 线造影技术的应用,使得影像分辨率和清晰度大为提高。目前仍为诊断胃癌的常用方法。常采用气钡双重造影,通过黏膜相和充盈相的观察作出诊断。早期胃癌的主要改变为黏膜相异常,进展期胃癌的形态与胃癌大体分型基本一致。

5.超声

在胃癌的诊断中,腹部超声主要用于观察胃的邻近脏器(特别是肝、胰)受浸润及淋巴结转移的情况。

五、治疗

(一)手术治疗

手术是胃癌最有效的治疗方法。胃癌根治术应遵循以下 3 点要求:①充分切除原发癌灶;②彻底清除胃周淋巴结;③完全消灭腹腔游离癌细胞和微小转移灶。胃癌的根治度分为 3 级,A 级:D＞N,即手术切除的淋巴结站别大于已有转移的淋巴结站别,胃组织切缘 1 cm 内无癌细胞浸润;B 级:D＝N,或切缘 1 cm 内有癌细胞浸润,也属于根治性手术;C 级:仅切除原发灶和部分转移灶,有肿瘤残余,属于非根治性手术。

1.早期胃癌

20 世纪 50、60 年代曾将胃癌标准根治术定为胃大部切除加 D_2 淋巴结清除术,小于这一范围的手术不列入根治术。但是多年来经过多个国家的大宗病例临床和病理反复实践与验证,发现这一原则有所欠缺,并由此提出对某些胃癌患者可行缩小手术,包括缩小胃的切除范围、缩小淋巴结的清除范围和保留一定的脏器功能。这样既使患者既获得了根治,又有效地减少了手术的侵袭、提高了手术的安全性和手术后的生存质量。常用的手术方式有:①内镜或腔镜下黏膜切除术,适用于黏膜分化型癌,隆起型直径＜20 mm、凹陷型(无溃疡形成)直径＜10 mm。该术式创伤小但切缘癌残留率较高,达 10%。②其他手术,根据病情可选择各种缩小手术,常用的有腹腔镜下或开腹胃部分切除术、保留幽门的胃切除术、保留迷走神经的胃部分切除术和 D_1 手术等,病变范围较大的则应行 D_2 手术。早期胃癌经合理治疗后黏膜癌的 5 年生存率为 98.0%、黏膜下癌为 88.7%。

2.进展期胃癌

根治术后 5 年生存率一般在 40% 左右。对局限型胃癌未侵犯浆膜或浆膜为反应型、胃周淋巴结无明显转移的患者,以 D_2 手术为宜。局限型胃癌已侵犯浆膜、浆膜属于突出结节型,应行 D_2 手术或 D_3 手术。N_2 阳性时,在不增加患者并发症的前提下,选择 D_3 手术。一些学者认为,扩大胃周淋巴结清除能够提高患者术后 5 年生存率,并且淋巴结的清除及病理学检查对术后的正确分期、正确判断预后、指导术后监测和选择术后治疗方案都有重要的价值。

3.胃癌根治术

包括根治性远端胃大部切除术、根治性近端胃大部分切除术和全胃切除术 3 种。根治性胃大部切除术的胃切断线依胃癌类型而定,Borrmann Ⅰ 型和 Borrmann Ⅱ 型可少一些、Borrmann Ⅲ 型则应多一些,一般应距癌外缘 4～6 cm 并切除胃的 3/4～4/5;根治性近端胃大部切除术和全胃切除术应在贲门上3～4 cm 切断食管;根治性远端胃大部分切除术和全胃切除术应在幽门下 3～4 cm 切断十二指肠。以 L 区胃癌,D_2 根治术为例说明远端胃癌根治术的切除范围:切除大网膜、小网膜、横结肠系膜前叶和胰腺被膜;清除 N_1 淋巴结 3、4 d、5、6 组;N_2 淋巴结 1、7、8a、9、11p、12a、14v 组;幽门下 3～4 cm 处切断十二指肠;距癌边缘 4～6 cm 处切断胃。

根治性远端胃大部切除术后消化道重建与胃大部切除术后相同。根治性近端胃大部切除术后将残胃与食管直接吻合,要注意的是其远侧胃必须保留全胃的1/3以上,否则残胃将无功能。

根治性全胃切除术后消化道重建的方法较多,常用的有:①食管空肠 Roux-en-Y 法,应用较广泛并在此基础上演变出多种变法;②食管空肠襻式吻合法,常用 Schlatter 法,也有多种演变方法。全胃切除术后的主要并发症有:①食管空肠吻合口瘘;②食管空肠吻合口狭窄;③反流性食管炎;④排空障碍;⑤营养性并发症等。

4.扩大胃癌根治术与联合脏器切除术

扩大胃癌根治术是指包括胰体、胰尾及脾在内的根治性胃大部切除术或全胃切除术等脏器的切除术。联合脏器切除术损伤大、生理干扰重,故不治疗的手段,也不宜用于年老体弱,心、肺、肝、肾功能不全或营养、免疫状态差的患者。

5.姑息手术

姑息手术的目的是减轻患者的癌负荷,解除患者的症状,如幽门梗阻、消化道出血、疼痛或营养不良等。术式主要有以下几种:①姑息性切除,即切除主要癌灶的胃切除术;②旁路手术,如胃空肠吻合术;③营养造口,如空肠营养造口术。

(二)腹腔游离癌细胞和微小转移灶的处理

术后腹膜转移是术后复发的主要形式之一。已侵出浆膜的进展期胃癌随着受侵面积的增大,癌细胞脱落的可能性也增加,为消灭脱落到腹腔的游离癌细胞,可采取如下措施。

1.腹腔内化疗

可在门静脉内、肝内和腹腔内获得较高的药物浓度,而外周血中的药物浓度则较低,这样药物的不良反应就随之减少。腹腔内化疗的方法主要有两种:①经皮腹腔内置管;②术中皮下放置植入式腹腔泵或 Tenckhoff 导管。

2.腹腔内高温灌洗

在完成根治术后应用封闭的循环系统,以 42~45℃ 的蒸馏水恒温下行腹腔内高温灌洗,蒸馏水内可添加各种抗癌药物,如 ADM、DDPMMC、醋酸氯己定等。对 T_3 期与 T_4 期胃癌,腹腔内高温灌洗能提高患者的生存期。

(三)化疗

胃癌对化疗药物有低度至中度的敏感性。术后化疗的意义在于在外科手术的基础上杀灭亚临床癌灶或脱落的癌细胞,以达到降低或避免术后复发、转移的目的。目前对胃癌术后化疗的疗效仍存在较大的争议,一些荟萃分析显示术后化疗患者的生存获益较小。

1.适应证

(1)根治术后患者,早期胃癌根治术后原则上不必辅以化疗,但具有下列一项以上者应辅助化疗:癌灶面积>5 cm²、病理组织分化差、淋巴结有转移、多发癌灶或年龄<40 岁。进展期胃癌根治术后无论有无淋巴结转移,术后均需化疗。

(2)非根治术后患者,如姑息性切除后、旁路术后、造口术后、开腹探查未切除及有癌残留的患者。

(3)不能手术或再发的患者,要求患者全身状态较好、无重要脏器功能不全。4 周内进行过大手术、急性感染期、严重营养不良、胃肠道梗阻、重要脏器功能严重受损、血白细胞低于

$3.5\times10^9/L$、血小板低于 $80\times10^9/L$ 等不宜化疗。化疗过程中如出现上述情况也应终止化疗。

2.常用化疗方案

已证实胃癌化疗联合用药优于单一用药。临床上常用的化疗方案及疗效如下。

(1)FAM 方案:由 5-FU(氟尿嘧啶)、ADM(多柔比星)和 MMC(丝裂霉素)三种药组成。用法用量:5-FU 600 mg/m²,静脉滴注,第 1、8、29、36 日;ADM 30 mg/m²,静脉注射,第 1、29日;MMC 1 mg/m² 静脉注射,第 1 日。每 2 个月重复 1 次。有效率为 21%~42%。

(2)UFTM 方案:由 UFT(替加氟/尿嘧啶)和 MMC 组成。用法用量为:UFT 600 mg/d,口服8 mg,静脉注射,1 次/周。以上两药连用 8 周,有效率为 9%~67%。

(3)替吉奥(S-1)方案:由 FT(替加氟)、CDHP(吉莫斯特)和 OXO(奥替拉西钾)三种药按一定比例组成。前者为 5-FU 前体药物,后两者为生物调节剂。用法用量为:40 mg/m²,2 次/日、口服;6 周为 1 个疗程,其中用药 4 周,停药 2 周。有效率为 44.6%。

(四)放疗

胃癌对放射线敏感性较低,因此多数学者不主张术前放疗。因胃癌复发多在癌床和邻近部位,故术中放疗有助于防止胃癌的复发。术中放疗的优点为:① 术中单次大剂量(20~30 Gy)放疗的生物学效应明显高于手术前、后相同剂量的分次照射。②能更准确地照射到癌复发危险较大的部位,即肿瘤床。③术中可以对周围的正常组织加以保护,减少放射线的不良反应。术后放疗仅用于缓解由狭窄、癌浸润等所引起的疼痛,以及对残癌处(非黏液细胞癌)银夹标记后的局部治疗。

(五)免疫治疗

免疫治疗在胃癌综合治疗中的地位越来越受到重视。主要包括:①非特异性免疫增强剂,临床上应用较为广泛的主要有卡介苗、短小棒状杆菌、香菇多糖等。②过继性免疫制剂,属于此类的有淋巴因子激活的杀伤细胞(LAK)、细胞毒性 T 细胞(CTL)等,以及一些细胞因子,如白细胞介素-2(IL-2)、肿瘤坏死因子(TNF)、干扰素(IFN)等。

(六)基因治疗

主要有抑癌基因治疗、自杀基因治疗、反义基因治疗、核酶基因转染治疗和基因免疫治疗等。虽然这些治疗方法目前多数还仅限于动物实验,但正逐步走向成熟,有望将来成为胃癌治疗的新方法。

第二节 直肠肛管周围脓肿

直肠肛管周围脓肿是指直肠肛管周围软组织内或其周围间隙发生的急性化脓性感染,并形成脓肿。肛周脓肿是肛肠疾病中的常见病,发病率较高,仅次于痔。发病高峰年龄在20~40 岁,男性多于女性。肛周脓肿是肛腺受细菌感染后在肛门周围软组织引起的化脓性疾患。这些脓肿通常发生在直肠周围的各个间隙,并最终在肛门附近的体表形成肛管或直肠下段与会阴部皮肤相通的肉芽肿性管道,称为肛瘘。目前认为这种非特异性肛门周围脓肿和肛瘘是一个疾病发展的两个阶段:①肛周脓肿是肛瘘的早期阶段,是急性发作期;②肛瘘是肛周脓肿的后期,是炎症的慢性化阶段。

一、病因和病理

肛周脓肿是肠道细菌感染的结果,致病细菌的种类常是葡萄球状菌、链球菌及大肠埃希菌、魏氏梭形芽孢杆菌和其他厌氧菌,多为两种以上的混合感染。肛隐窝腺体感染学说的理论已被广泛接受,认为肛腺在肛门周围脓肿和肛瘘的病因方面扮演重要角色。位于齿线的开口与肛窦的肛腺有6～8个,腺管向外下方伸展于黏膜下层,有一部分腺管穿过内括约肌。肛窦内容易积存肠道细菌,是容易造成感染的条件。感染由肛腺管进入肛腺,并通过腺体的走行方向和穿行范围向周围扩散到肛管直肠周围间隙,形成各种不同部位的脓肿;肠道细菌通过肛腺引起括约肌间隙感染,这是一个始发病灶,向下沿向下走行的纵肌纤维引起低位括约肌间脓肿;向上沿向上走行的纵肌纤维引起高位括约肌间脓肿;向后,感染灶可以穿过肛管后部薄弱的Minor三角形水平位间隙形成肛门后部脓肿;并且可以在Courtney间隙形成深部脓肿,由于脓肿张力的关系,可向一侧或两侧坐骨直肠窝扩散而形成单侧或双侧坐骨直肠窝脓肿。以肛提肌为界将直肠肛管周围脓肿分为肛提肌下部脓肿和肛提肌上部脓肿:前者包括肛门周围脓肿、坐骨直肠间隙脓肿;后者包括骨盆直肠间隙脓肿、直肠后间隙脓肿、高位肌间脓肿、肛门周围脓肿。

直肠肛管周围脓肿也可继发于肛周皮肤感染、损伤、肛裂、内痔、药物注射、骶尾骨骨髓炎等。克罗恩病、溃疡性结肠炎及血液病患者易并发直肠肛管周围脓肿。

二、临床表现

肛周脓肿初发时只感到肛门直肠周围有一局限性肿硬区,疼痛轻。很快疼痛加重,肛周肿胀明显,皮肤潮红并有压痛,很少有波动感。若脓肿较大,可引发全身症状。轻则不适发热,重则恶寒高热,很快形成脓肿。由于脓肿的位置不同,临床表现也不尽一致。

1.低位肌间脓肿

最常见,全身症状轻微,局部疼痛显著,甚至有搏动性疼痛,红肿较局限,触痛明显,可有波动感。自溃或切开形成低位肛瘘。

2.坐骨肛管间隙脓肿

坐骨肛管间隙脓肿又称坐骨直肠窝脓肿,是肛提肌以下最深最大的脓肿,较常见。多是肌间感染引发肛管后部的Courtney间隙感染向单侧或双侧坐骨直肠窝扩散形成;也可能是低位肌间脓肿沿联合纵肌纤维组织伸入外括约肌的纤维间隔蔓延而形成。坐骨直肠间隙较大,形成的脓肿亦较大而深,容量为60～90 mL。发病时患侧出现持续性胀痛,逐渐加重,继而为持续性跳痛,坐立不安,排便或行走时疼痛加剧,可有排尿困难和里急后重;全身感染症状明显,如头痛、乏力、发热、食欲缺乏、恶心、寒战等。早期局部体征不明显,以后出现肛门患侧红肿,双臀不对称;局部触诊或直肠指检时患侧有深压痛,甚至波动感。如不及时切开,脓肿多向下穿入肛管周围间隙,再由皮肤穿出,形成弯曲瘘,有时形成蹄铁形瘘。

3.骨盆直肠间隙脓肿

骨盆直肠间隙脓肿又称骨盆直肠窝脓肿，较为少见，但很重要。脓肿位于肛提肌以上，顶部为盆腔腹膜，位置深，属高位肌间脓肿。多由肛腺脓肿或坐骨直肠间隙脓肿向上穿破肛提肌进入骨盆直肠间隙引起，也可由直肠炎、直肠溃疡、直肠外伤所引起。此间隙位置较深，空间较大，引起的全身症状较重而局部症状不明显。早期就有全身中毒症状，如发热、寒战、全身疲倦等不适。局部表现为直肠坠胀感、便意不尽、排便时尤感不适、常伴排尿困难。会阴部检查多无异常，直肠指诊可觉直肠内灼热，直肠壁饱满隆起，有压痛和波动感。可形成高位肌间肛瘘，脓肿偶可向肠腔破溃形成内瘘。诊断主要靠穿刺抽脓，经直肠以手指定位，从肛门周围皮肤进针。必要时做肛管超声检查或 CT 检查证实。

4.直肠后间隙脓肿

直肠后间隙脓肿少见。亦由肛窦和肛腺感染引起，括约肌间脓肿、直肠损伤、直肠狭窄、直肠炎、骶骨和尾骨炎症也可引起。以全身症状为主：畏寒、发热、乏力、食欲缺乏。直肠内常有重坠感，骶尾部有酸痛并扩散至股部后方。指检发现尾骨与肛门之间有深压痛，直肠后壁隆起并有波动。

5.直肠黏膜下脓肿

直肠黏膜下脓肿位于直肠黏膜和肌层间结缔组织内，少见。一般较小，多位于直肠下部后方或侧方。肛门内有沉重坠胀感，排便、行走时加重。指检可及直肠壁上卵圆形隆起，有触痛。破溃形成内瘘。

三、治疗

治疗原则：①一旦诊断明确，应及时切开引流，应参考疼痛的程度（张力性加剧）和发病时日（发病 4～5 日即已脓肿成熟）决定治疗方案。②忌滥用抗生素非手术治疗，否则非但不能根治，还易致局部硬结长久难以消散，延误治疗时间，增加患者痛苦。③引流要彻底、通畅。切开脓肿后，要用手指轻柔探查脓腔，分开脓腔内纤维隔，以利于引流。切忌操作粗暴，避免引起感染扩散。④于脓腔至肛门直线距离最短处切开引流，利于肛瘘手术时缩小创面。

（一）提肛肌下方脓肿（低位脓肿）治疗

1.低位脓肿切开引流术

（1）适应证：皮下间隙脓肿、肛管前、后浅间隙脓肿。

（2）禁忌证：严重血液病者，凝血功能障碍者。

（3）体位：截石位或侧卧位。

（4）手术步骤。

①取截石位或左侧卧位，肛周常规消毒。麻醉生效后，于肛缘脓肿波动明显处做放射状切口，即见脓液流出。修剪皮瓣使成梭形。

②以示指伸入脓腔，分离纤维隔，使引流通畅。填引流纱条包扎。

（5）术后处理。

①患者当日不排便，患者每次排便后以聚维酮碘液体清洗伤口，外敷康复新液，填塞紫草

油纱条引流。

②每日更换引流油纱条,纱条填塞创面,自基底生长至逐渐愈合。

(6)注意事项:放射状切口只切至皮下层,勿切入肌层,以免切断括约肌。

2.低位脓肿Ⅰ期根治术

(1)适应证:皮下间隙脓肿、肛管前、后浅间隙脓肿。

(2)禁忌证:严重血液病者,凝血功能障碍者。

(3)体位:截石位或侧卧位。

(4)手术步骤。

①放射状切开皮瓣,方法同切开引流术。

②以探针自切口伸入,在示指于肛内引导下于内口穿出

③沿槽探针切开内、外口间皮肤及皮下组织,搔刮基底坏死腐烂组织,修剪皮瓣使引流通畅,结扎出血点,填引流纱条包扎。

(5)术后处理。

①患者当日不排便,患者每次排便后以聚维酮碘液体清洗伤口,外敷康复新液,堵塞紫草油纱条引流。

②每日更换引流油纱条,约 10 日局部炎症消退,在合适的时机行肛瘘手术。

(6)注意事项:需准确寻找内口,切忌盲目操作,以免术后复发。

3.Ⅰ期切开挂线术

(1)适应证:皮下间隙脓肿、肛管前、后浅间隙脓肿。

(2)禁忌证:严重血液病者,凝血功能障碍者。

(3)体位:截石位或侧卧位。

(4)手术步骤。

①长效局部麻醉。放射状切开皮肤方法同切开引流术。

②槽探针寻找内口同Ⅰ期切除术。

③以橡皮筋或丝线挂线。

(5)术后处理。

①患者当日不排便,每次排便后以聚维酮碘液体清洗伤口,外敷康复新液,中药泡洗熏蒸。

②每日换引流纱条至痊愈。换药中应检查有无分支瘘管,如有分支切开,一并换药引流。

(6)注意事项:探查内口时要认真仔细,不可求速或盲目制造假口,以免复发。

4.坐骨直肠窝脓肿切开引流术

(1)适应证:单侧或双侧坐骨直肠间隙脓肿。

(2)禁忌证:同低位脓肿切开引流术。

(3)体位:截石位或侧卧位。

(4)手术步骤。

①常规肛周消毒,局部麻醉生效后,选择距肛口 3 cm 以外脓肿波动明显处,做与肛缘平行的切口,切口长度与脓肿直径略同。

②以中弯钳伸入切口内,钝性分离纤维间隔,清除脓液和坏死组织,修剪两侧皮瓣呈梭形,填引流条,纱布包扎。

(5)术后处理:同低位脓肿切开引流术。

(6)注意事项。

①凡脓量超过 90 mL 者,系已累及对侧或为骨盆窝脓肿,应采取相应引流措施。

②勿做横切口,以免切断括约肌。

(二)肛提肌上方脓肿(高位脓肿)治疗

1.骨盆直肠窝脓肿切开引流术

(1)适应证:患者自觉肛周剧痛或发热,而肛门部无明显红肿(症状与体征不相符),触诊肛门有压痛。

(2)禁忌证:同低位脓肿切开引流术。

(3)体位:截石位或侧卧位。

(4)手术步骤。

①肛周常规消毒。麻醉生效后,以示指于肛门内做引导,于肛周饱满处使用注射器穿刺直接抽吸探查见脓,勿拔出针头,以确定脓液部位。沿穿刺针头切至脓腔。

②以中弯钳自切口伸向有脓部位钝性分离,另以手指于直肠内做引导,穿过肛提肌进入脓腔,按前后方向撑开止血钳,扩大肛提肌裂口,排净脓液。

③修剪两侧皮瓣呈梭形,放入引流纱条,纱布覆盖,包扎。

(5)术后处理。

①患者每次排便后以聚维酮碘液体清洗伤口,中药泡洗熏蒸,外敷康复新液。

②每日油纱条引流,待炎症消除或瘘管形成后择期行肛瘘术。

(6)注意事项。

①切口位置选择与坐骨直肠窝相似而更靠后方,较易找准脓腔。

②勿盲目切口,应先抽吸见脓后确定切口。

2.直肠后间隙脓肿切开引流术

(1)适应证:患者自觉骶尾部剧痛且放射至下肢,直肠指检后壁压痛并隆起者。

(2)禁忌证:同低位脓肿切开引流术。

(3)术前准备:同骨盆直肠窝脓肿切开引流术。

(4)体位:截石位或侧卧位。

(5)手术步骤。

①常规消毒肛周及肛管。局部麻醉或骶部麻醉生效后,于肛门后正中线距肛缘 1.5 cm 以外做纵切口。

②用止血钳经切口向直肠后钝性分离,穿过肛尾韧带进入脓腔,横向张开止血钳,扩张肛尾韧带和脓腔,使脓流顺畅。

③置入油纱引流,纱布包扎。

(6)术后处理:同骨盆直肠窝脓肿切开引流术。

（7）注意事项。

①切口只切开皮肤及皮下组织，勿切断肛尾韧带。

②为分离方便，亦可向左右绕过肛尾韧带向脓腔分离。

3.直肠黏膜下脓肿切开引流术

（1）适应证：患者诉肛内剧痛，指检触及齿状线上直肠黏膜明显隆起，并有波动感者。

（2）禁忌证：同低位脓肿切开引流术。

（3）体位：截石位或侧卧位。

（4）手术步骤。

①无须麻醉，将肛镜轻轻纳入肛内，在黏膜凸起明显处穿刺出脓液者，即脓肿部位。

②固定好肛门镜，拔出针头，改用手术刀纵向切开黏膜，放出脓液。用针管吸生理盐水冲洗脓腔。填引流油纱条，退出肛镜，纱布包扎。

（5）术手处理。

①患者当日不排便，以后每次排便后填痔疮栓1～2枚。

②每天换药，填引流纱条至创面愈合。

（6）注意事项。

①穿刺吸脓时针尖勿刺入过深。

②刀切黏膜放脓时勿切得过深。

③手术刀纵向切开脓肿黏膜要充分，不要遗留兜状窝致引流不畅。

4.肛周脓肿预期根治术

（1）适应证：各类肛周脓肿。

（2）禁忌证：同低位脓肿切开引流术。

（3）体位：截石位或侧卧位。

（4）手术步骤：在脓肿切开引流完成后，示指在肛门内做引导，找到内口或疑似内口位置，按挂线法步骤，引入丝线或橡皮筋，但不扎紧，挂浮线。

（5）术后处理。

①患者每次便后以聚维酮碘液体清洗伤口，外敷康复新液。

②每日换药，轻轻活动浮线，以利引流，紫草油纱条外敷创面。

③浮线引流1～2周，见局部肿硬消退，即可于长效局部麻醉下紧线，根治肛瘘。

（6）注意事项。

①脓肿期的内口较之成瘘的内口相对易于找到。基本规律是：以两坐骨结节为线，脓肿病灶在此线前方且接近肛门者（3 cm以内），其内口多在直对切口的齿状线部；脓肿病灶在此线后方，或虽在齿状线前方但远离肛门者（3 cm以外），其内口多在截石位6点齿状线部。

②切忌盲目穿通直肠黏膜导致假内口。在无把握准确找到内口时，不必勉强行此手术。

第三节　直肠癌

直肠癌是发生在直肠乙状结肠交界至齿状线之间的上皮来源恶性肿瘤,是常见的消化道肿瘤。中国人直肠癌具有 3 个流行病学特点:①直肠癌比结肠癌发生率高,约 1.5∶1;②低位直肠癌所占的比例高,直肠指诊可触及绝大多数癌肿;③青年人直肠癌比例高。直肠癌根治性切除术后总的 5 年生存率在 60% 左右,早期直肠癌术后的 5 年生存率为 80%~90%。

一、病因与病理

(一)病因

直肠癌的发病原因尚不清楚,目前认为是由环境、饮食、生活习惯等因素与遗传因素协同作用的结果。常见诱因包括高脂低纤维饮食、缺乏某些微量元素、吸烟饮酒等不良生活习惯、肥胖、心理精神因素等。

(二)病理

1.大体形态分型

分为溃疡型、肿块型、浸润型。

(1)溃疡型:多见,占 50% 以上,圆形或卵圆形,中心凹陷,边缘凸起,向周围浸润生长。早期易出血,此型分化程度低,易早期转移。

(2)肿块型:亦称髓样癌、菜花形癌。向肠腔内生长,分化程度高,向周围浸润小,预后较好。

(3)浸润型:亦称硬癌或狭窄型癌。癌肿环肠壁浸润,有显著的纤维组织反应,易引起肠腔狭窄和梗阻,分化程度低,转移早而预后差。

2.组织学分类

(1)腺癌:占大多数,癌细胞排列成腺管状结构或腺泡状,依分化程度可分为 1、2、3 级。3 级分化最差,细胞排列呈片状或索条状。

(2)黏液癌:由分泌黏液的癌细胞构成,癌组织内有大量黏液为其特征,恶性度较高。

(3)未分化癌:癌细胞较小,呈圆形或不规则形,排列不规则,浸润明显,容易侵入小血管和淋巴管,预后差。

(4)印戒型细胞癌:由弥漫成片的印戒细胞构成,胞核深染,偏于胞质一侧,似戒指样,恶性程度高,预后差。

从外科治疗的角度,临床上将直肠癌分为低位直肠癌(距齿状线 5 cm 以内);中位直肠癌(距齿状线 5~10 cm);高位直肠癌(距齿状线 10 cm 以上)。此分类对直肠癌根治手术方式的选择有重要的参考价值。

二、临床表现

直肠癌主要的临床表现为便血及排便习惯改变,多呈鲜血或暗红色血便,与大便不混合,可含有血块和坏死组织,伴大便变细。排便次数增加,甚至每日数十次之多,可伴有排便困难、肛门坠胀感及排便不尽感。晚期因侵犯骶前神经可出现骶尾部剧烈持续性疼痛。癌肿侵犯前列腺、膀胱,可出现尿频、尿痛、血尿。晚期出现肝转移时可有腹腔积液、肝大、黄疸、贫血、消瘦、水肿、恶病质等。

三、诊断

根据病史、体查、影像学和内镜检查不难作出临床诊断,准确率亦可达 95% 以上。多数患者常有不同程度的延误诊断,包括患者对便血、大便习惯改变等症状不够重视,也有医生警惕性不高的原因。具有可疑临床表现者均应考虑直肠癌可能,需进行进一步检查。

直肠癌的筛查应遵循由简到繁的步骤进行。

1.便隐血试验

简便、快速,可作为大规模普查或对高危人群作为结、直肠癌的初筛手段。阳性者再做进一步检查。每年 1 次便隐血试验检查可将直肠癌病死率降低 33%。

2.直肠指诊

直肠指诊是诊断直肠癌最重要的方法,约 80% 的直肠癌患者于就诊时可通过自然直肠指检被发现。可触及质硬凹凸不平包块,晚期可触及肠腔狭窄,包块固定,指套血染。当患者出现便血、大便习惯改变、大便性状改变等情况时,均应行直肠指诊。指诊可了解癌肿部位、距肛缘的距离、癌肿的大小、范围、固定程度、与周围脏器的关系等。

3.内镜检查

内镜检查包括直肠镜、乙状结肠镜和纤维结肠镜检查,门诊常规检查时可用直肠镜或乙状结肠镜检查,操作简便、不需肠道准备,但在明确直肠癌诊断需手术治疗时应行纤维结肠镜检查,排除多发癌可能。肠镜可直观显示肿瘤大小、形状、部位,并可取病理活检行组织学检查。

4.影像学检查

(1)钡剂灌肠检查:是结、直肠癌最简单安全的常规检查方法,对结、直肠癌诊断和早期发现有重要意义,可用以排除结、直肠多发癌和息肉病,但若要得到最终的明确诊断,仍需结肠镜检查。

(2)腔内 B 超检查:用腔内超声探头可检测癌肿浸润肠壁的深度及有无侵犯邻近脏器,内镜超声逐步在临床开展应用,可在术前对直肠癌进行术前分期,指导肿瘤及肿大淋巴结活检,还能够评价治疗效果和随访。

(3)MRI 检查:具有多方位扫描和三维成像,软组织分辨率高,无离子辐射等优点,近年来随着快速屏气序列的开发、躯体与盆腔程控线圈的发展,解决了扫描时间长等缺点,MRI 可显示肿瘤在肠壁内的浸润深度及肿瘤与周围组织器官的关系,对直肠癌的诊断及术前分期有重要价值。

(4)CT 检查:不作为直肠癌诊断的首选检查,主要目的是对已知肿瘤进行分期,作为选择治疗方案的依据,可以了解直肠癌盆腔内扩散情况,有无侵犯膀胱、子宫及盆壁,是术前常用的检查方法,能为术后有无肿瘤残留、复发和转移提供客观信息。腹部 CT 扫描还可了解有无肝转移及腹主动脉旁淋巴结肿大。CT 仿真肠镜能够以内镜图像为主的多种形式直观显示病灶的三维形态以及毗邻关系,但对肠道清洁度要求较高,对于扁平病变及炎症性病变存在局限性。

(5)正电子发射计算机断层显像检查(PET-CT):针对病程较长、肿瘤固定的患者,在排除远处转移及评价手术价值时,有条件者可进行 PET-CT 检查。该检查可发现肿瘤以外的高代谢区域,了解有无远处转移,有助于制定治疗方案。

(6)腹部 B 超检查:直肠癌确诊时有 10%～15% 的概率同时存在肝转移,因此腹部 B 超或 CT 检查应列为常规。

5.肿瘤标记物

目前公认的在大肠癌诊断和术后监测有意义的肿瘤标记物是癌胚抗原(CEA)。ASCO 专家不建议 CEA 用作筛查手段,主要应用于结、直肠癌的治疗、辅助预后判断、监测复发、评价治疗应答等方面。其他常用肿瘤标志物包括 CA199、CA724、CA50 及 TPA。多种肿瘤标志物联合检测可提高诊断的敏感性。

6.其他检查

伴有腹股沟淋巴结肿大的患者,可行淋巴结活检。癌肿位于直肠前壁的女性患者应做阴道检查及双合诊检查。男性患者有泌尿系症状时应行膀胱镜检查,排除泌尿系统受侵。

四、治疗

直肠癌腹会阴联合切除术(APR)(Miles 术),是在 1908 年由 Miles 在其观察和总结的直肠癌转移规律的基础上,提出的一种经典直肠癌术式,切除范围包括乙状结肠及其完整系膜、直肠及全部系膜、肛提肌、坐骨直肠窝内脂肪组织、肛管和肛门周围 3 cm 范围以上皮肤,并于肠系膜下动静脉根部进行结扎切断,清扫肠系膜下动脉根部和周围淋巴结,于左下腹壁做永久性结肠造口。

(一)适应证

肿瘤距肛缘上 5 cm 以下、肛门外括约肌受侵者、已有肛门功能障碍的低位直肠癌者、保肛术后局部肿瘤复发切除者或肛管及肛门周围癌。

(二)麻醉与体位

气管内插管或喉罩置入、静脉复合全身麻醉及连续硬脊膜外阻滞麻醉,体位可取头低足高膀胱截石位(图 3-1)。

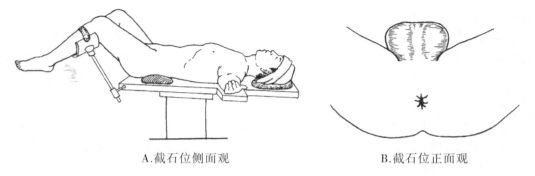

A.截石位侧面观   B.截石位正面观

图 3-1 体位

（三）手术步骤

1.腹部切口

下腹部正中切口向右绕脐，或左下腹部旁正中切口。自耻骨联合止于脐上 3～5 cm（图 3-2）。入腹后，放置切口保护膜或纱布垫严密保护好切口。

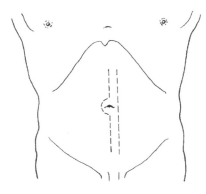

图 3-2　腹正中切口

2.腹腔探查

按照从远到近，从正常到肿瘤的顺序原则，探查肝脏、腹膜、腹主动脉旁及肠系膜下动脉和髂内动脉附近淋巴结有无转移，肿瘤有无浸润膀胱、前列腺、子宫及其附件，根据探查结果决定手术的切除范围。确定切除时，在肿瘤近端用纱布带结扎肠腔。置头低脚高位，用湿纱布垫将小肠推向上腹部，充分显露手术野。

3.游离乙状结肠

一般情况下，乙状结肠及系膜常与左侧腹壁有不同程度的粘连，需先行分离。提起乙状结肠向右侧牵引，自粘连处切开左侧后腹膜达盆底腹膜至膀胱直肠或直肠子宫陷凹处，向上游离至乙状结肠系膜根部。同时游离切除左髂动静脉前的脂肪淋巴组织。此处注意保护左侧输尿管及性腺血管（图 3-3、图 3-4）。

4.同样方法游离切开直肠及乙状结肠右侧系膜

向下至右侧盆底达膀胱直肠或直肠子宫陷凹处与左侧切口汇合（图 3-5）。向前向上牵引乙状结肠，直视下沿系膜后面向上分离至肠系膜根部（图 3-6）。

5.结扎肠系膜下动、静脉血管

提起乙状结肠向上游离乙状结肠系膜达肠系膜下血管根部，切开其表面腹膜，游离并解剖出肠系膜下动、静脉，于根部结扎、切断，近心端双重结扎或缝扎（图 3-7）。

6.直肠后壁的分离

提起直乙状结肠和系膜，上腹下神经丛在骶骨岬下方 1～2 cm 分为左右腹下神经，加以保护。骶前隧道式分离，向前下牵引直肠，即可显露直肠固有筋膜与骶前筋膜间的疏松结缔组织，即为直肠后间隙，沿此间隙直视下用电刀锐性分离直肠后方（图 3-8），从上向下、从中央向两侧进行分离，至侧韧带后方。沿腹下神经内侧游离直肠侧壁至侧韧带，因侧方间隙较狭小，应靠近直肠固有筋膜分离，以免损伤侧方神经和盆壁静脉分支。于骶 4 水平切开较强韧的直肠骶骨筋膜（Waldeyer 筋膜），进入肛提肌上直肠后间隙，即可充分游离直肠系膜及后壁至尾骨尖肛提肌平面至肿瘤远端 5 cm（图 3-9）。在游离分离过程应保持直肠固有筋膜完整，以免损伤骶前和盆壁静脉丛和分支。

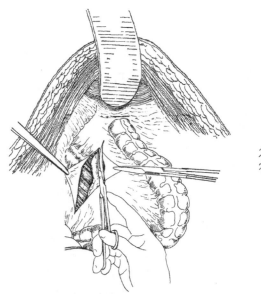

图 3-3　自粘连处剪开乙状结肠左侧腹膜

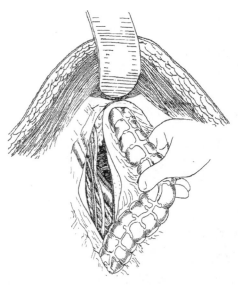

图 3-4　显露左侧腹膜后组织

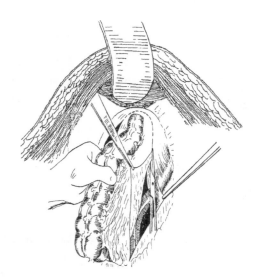

图 3-5　剪开乙状结肠右侧腹膜

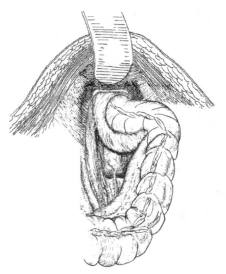

图 3-6　直视下沿系膜后面向上分离

7. 直肠前壁的分离

向前牵开膀胱或子宫，向后上牵拉直肠，在直肠与膀胱或子宫之间的腹膜反折上 0.5 cm 处弧形切开腹膜，于 Denonvillier 筋膜后叶前方与精囊腺（图 3-10）在 Denonvillier 筋膜间分离直肠前壁（图 3-11）前列腺或阴道后壁之间的疏松结缔组织间隙，沿筋膜表面从中央向两侧纵向或横向用电刀切割，使两侧精囊腺或阴道后壁显露，向尾侧游离至前列腺尖端或女性会阴中心腱(图 3-11)。注意避免损伤精囊腺、前列腺或女性阴道后壁及支配泌尿生殖的神经分支。

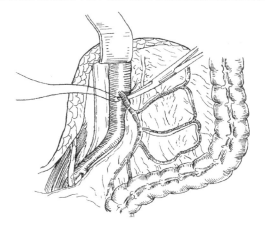

图 3-7　于根部结扎、切断肠系膜下动脉

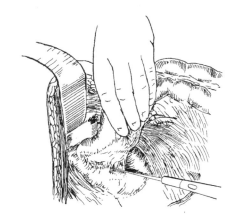

图 3-8　自骶前向下游离直肠后壁

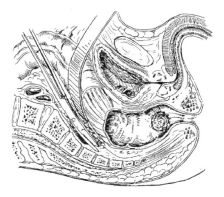

图 3-9　游离直肠系膜至肿瘤远端 5 cm

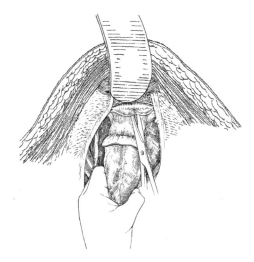

图 3-10　分离精囊腺

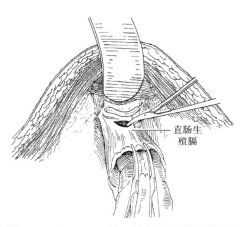

图 3-11　在 Denonvillier 筋膜间分离直肠前壁

8.直肠两侧分离和切断直肠侧韧带

牵引直肠向对侧,即可显露直肠侧韧带(图 3-12),通常直肠中动脉穿行于侧韧带前下方,同时沿腹下神经确认骨盆神经丛位置,靠近直肠固有筋膜外缘用长弯止血钳钳夹结扎切断侧韧带(图 3-13)。若肿瘤侵及浆膜层,可靠近盆壁结扎切断直肠侧韧带及同侧盆神经丛。同法处理左侧直肠侧韧带。此时,直肠已完全游离。

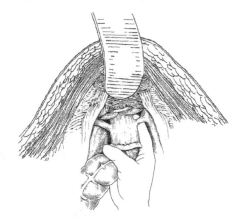

图 3-12　分离直肠两侧韧带

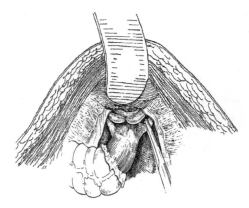

图 3-13　钳夹切断右侧韧带

9.切断近端结肠

距癌肿上缘 10～15 cm 以上切断乙状结肠及相应系膜,断端用酒精纱布消毒处理,近侧肠管用肠钳阻断,远侧肠管断端用粗丝线双重结扎并套入无菌橡皮手套结扎固定。在左下腹壁行结肠永久性造口。

10.会阴部手术操作

重新消毒会阴部(女性同时消毒阴道)。

(1)用丝线荷包缝闭肛门(图 3-14):距肛门 3 cm 环绕肛门作棱形切口,切口前至会阴中点,后至尾骨尖,两侧到坐骨结节内侧缘(图 3-15)。女性患者,如果肿瘤浸润阴道后壁,可同时切除部分或全部阴道后壁(图 3-16)。

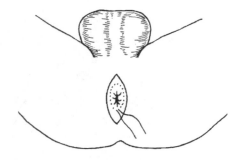

图 3-14　会阴部切口

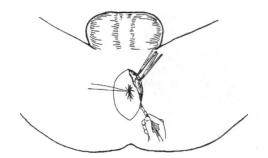

图 3-15　距肛缘 3 cm 切开皮肤和皮下组织

(2)清除坐骨直肠间隙大部分脂肪组织,用电刀沿臀大肌前缘、坐骨结节内缘、会阴浅横肌后缘清除坐骨直肠间隙内脂肪,至肛提肌下方。于坐骨直肠窝顶部可见直肠下动脉自外行向内方,予以切断结扎。

（3）于尾骨尖前方切断肛尾韧带后，用左手示指从切口下方肛提肌，直至直肠后间隙，并靠近盆壁切开后方肛提肌，即髂骨尾骨肌、耻骨尾骨肌，直到前外侧处的耻骨直肠肌外缘（图3-17）。此时，会阴与盆腔仅有一层直肠骶骨筋膜相隔，可借助血管钳与盆腔贯通会师，进入盆腔（图3-18）。

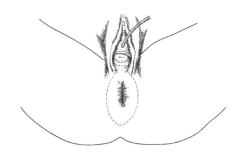

图 3-16　切除阴道后壁的会阴部切口

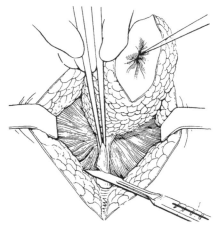

图 3-17　切断肛尾韧带

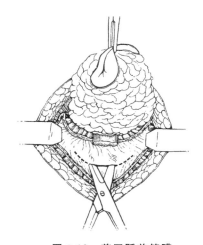

图 3-18　剪开骶前筋膜

（4）然后向左侧分离肛提肌切断结扎（图3-19），同法切断右侧肛提肌，勿盲目钝性分离，将其自骶骨上撕脱造成骶前静脉出血。

（5）伸入卵圆钳将已切断的乙状结肠、直肠经会阴切口后方拉出（图3-20）。

（6）沿会阴浅横肌后缘切断会阴中心腱，显露会阴深横肌及直肠外侧的耻骨直肠肌。术者示指伸至直肠前壁与前列腺之间，明确尿道部位，并引导用电刀切断或钳夹切断耻骨直肠肌（图3-21）、直肠尿道肌，完全分离直肠前壁，切除手术标本（图3-22）。对男性患者，分离过程中应随时确认导尿管位置，避免损伤后尿道，女性患者避免损伤阴道后壁。最后行乙状结肠造口。

（7）手术创面及切口处理：缝合相应系膜切口，关闭造口肠管与侧腹壁间隙，争取无张力缝合盆底腹膜。逐层缝合腹部切口。于骶前间隙放置引流管，经会阴部另行小切口引出固定（图3-23）。

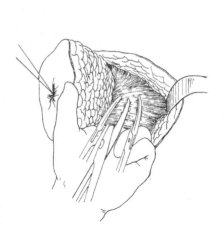

图 3-19　切断肛提肌

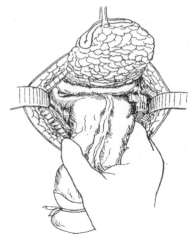

图 3-20　经会阴部切口拉出乙状结肠和直肠

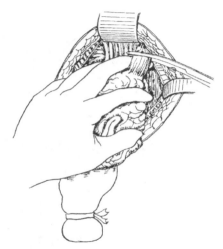

图 3-21　切断耻骨直肠肌和耻骨尾骨肌

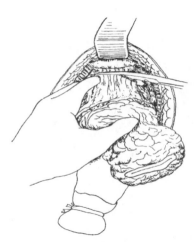

图 3-22　切断直肠尿道肌

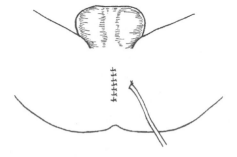

图 3-23　缝合会阴部切口,骶前引流

(四)术中注意事项

1.膀胱损伤

切开腹膜下部时,要先推开膀胱以防损伤。

2.无瘤操作原则

进入腹腔后先要在肿瘤近端结扎阻断直肠腔,以减少因挤压肿瘤导致细胞的溢出、脱落、播散和种植。

3.输尿管损伤

术中游离乙状结肠系膜时需注意在 Toldt 筋膜表面,左侧生殖血管和输尿管均在此筋膜平面深面。输尿管在髂内外血管交叉处最表浅,容易损伤,尤其是对体型肥胖患者,该操作平面不易掌握,常导致损伤。因此,术中应将双侧输尿管仔细显露加以保护。

4.术中大出血

(1)进入骶前间隙,骶前静脉丛位于骶前筋膜与骶骨之间,经骶骨孔与椎静脉系统相沟通,其静脉压为下腔静脉 3 倍,一旦破裂出血,止血十分困难。按照直肠全系膜切除的原则分离骶前间隙。分离直肠后方时应在直视下看清间隙并进行锐性分离,避免盲目钝性分离,以免损伤。一旦发生骶前静脉丛出血,不要勉强钳夹、缝扎或电凝止血,可用止血海绵或纱布直接压迫暂时止血,标本去除后再止血,骨腊封闭骶骨孔或用止血海绵放置出血处加水泥图钉按压,常达到较好止血效果,如出血不能控制时可用纱布卷填塞盆腔压迫止血,止血效果可靠。

(2)前列腺后方静脉丛或阴道后壁静脉丛由于显露困难,术中分离直肠前壁与前列腺间隙时,易撕破前列腺包膜引起出血,女性患者易损伤阴道后壁静脉丛而引起出血。应尽可能在直视下锐性分离,避免出血。

5.后尿道损伤

会阴部游离肛门前方时容易损伤男性后尿道,应在切断后方、侧方肛提肌后进行。分离平面应为会阴浅、深横肌后缘,切断直肠尿道肌时不能超越前列腺后壁平面,术者左手示指可伸入直肠前壁与前列腺间为引导,并随时确认导尿管位置,可避免损伤后尿道。

6.阴道后壁损伤

会阴部游离肛门前方时容易损伤女性阴道后壁,分离平面应为会阴浅、深横肌后缘,必要时术者左手示指可伸入阴道触及后壁作为引导,可避免损伤阴道后壁。

7.盆神经丛和自主神经干损伤

在分离结扎、切断直肠侧韧带时,靠近直肠系膜缘以免损伤盆神经丛。在分离解剖肠系膜下动脉结扎、切断时注意保护自主神经干,使其免受损伤。

(五)术后处理

(1)Miles 手术创伤较大,术后应严密观察生命体征,应密切注意休克发生及电解质平衡失调,维持比较稳定的血压及适当的尿量,必要时可以输血。

(2)注意观察结肠造口血循环,有无回缩、狭窄等情况。

(3)术后应留置尿管 5～7 d,拔管前夹闭 1～2 d,每 3～4 h 开放 1 次,以促进膀胱排尿功能恢复。

(4)观察骶前引流液的量和性状,注意有无短时间内大量引流出血液,一般引流 24 h,引流液逐渐减少、颜色变淡,引流液每日少于 30～50 mL 时,即可拔除引流管。

(六)并发症处理与预防

1.术后肠梗阻

盆底腹膜缝合间距过大或造口肠管与侧腹壁间隙未缝闭,肠管易疝入,导致肠梗阻。表现为术后不易缓解的腹胀或肠梗阻,一旦确诊,应立即手术。术中应仔细缝合盆底腹膜与造口肠管侧间隙,加以预防。

2.盆腔感染

多由于骶前间隙引流不畅所致,可经引流管持续冲洗,或拆开会阴部切口缝线,进行坐浴,通畅引流。对延迟愈合的会阴部切口可间断进行清创处理。

3.结肠造口并发症

造口缺血及坏死、回缩、狭窄,造口旁疝。

(1)造口坏死:较少见,由于造口结肠的血循环障碍所致。坏死多为局限性,可形成肉芽组织自愈。如肠段坏死广泛,应立即再手术处理,重建造口。

(2)造口回缩、狭窄:主要由于拉出腹壁的结肠及其系膜过短所致,多见于肥胖患者。也可因术后粪便长期刺激造口肠管发生浆膜炎,引起纤维增生和瘢痕挛缩所致。对于造口轻度回缩,可行规律的手指扩张,防治狭窄。对于造口严重回缩狭窄,应行手术重建造口。

(3)造口旁疝:多见于直接经腹腔造口的肥胖患者,早期造口旁疝可使用腹带,增大时则应手术修补或补片成形。建议采用经腹膜外造口的方法,造口旁疝发生率较低。

4.会阴部创口延迟愈合

原因主要有创面感染、缝线等异物残留以及引流不畅等。经过换药创口不愈且窦道较深者,可进行适当清创,去除坏死组织、异物和不健康的肉芽组织等。

(七)疗效评价

Miles 手术历经 100 多年来仍为治疗低位直肠癌的标准手术,该手术根治彻底、局部复发率低、治愈率高,在直肠癌的外科历史上贡献巨大。但由于代价是牺牲肛门、腹部做永久性结肠造口,对患者的生活质量影响较大,给患者带来生理功能的丧失和心理上的问题,使得患者难以接受。随着医学的飞速发展、新的吻合器和缝合切割吻合器的问世、低位直肠癌保肛手术技术的不断完善,直肠癌保肛手术已占直肠癌手术的 70%。Miles 手术主要适用于距肛缘 4 cm 以下的低位直肠癌。

第四节 肛裂

肛裂是齿状线以下肛管皮肤层裂伤后形成的小溃疡,其方向与肛管纵轴平行,长 0.5～1.0 cm,呈梭形或椭圆形,常引起剧痛,愈合困难。而肛管表面裂伤因很快自愈,且常无症状,不能视为肛裂。肛裂是一种常见的肛管疾患也是中青年人产生肛管处剧痛的常见原因。肛裂最多见于中年人,但也可发生于老年人及小儿。一般男性略多于女性,但也有报告中女性多于男性。肛裂常发于肛门后、前正中,以肛门后部居多,两侧的较少。初起仅在肛管皮肤上有一小裂口,有时可裂到皮下组织或直至括约肌浅层,裂口呈线形或棱形,如将肛门张开,裂口的创面即成圆形或椭圆形。

一、病因、病理及分类

(一)病因

多因血热肠燥,大便秘结,排便过于用力,使肛门皮肤破裂,反复而发病。《医宗金鉴·外科心法要诀》中说:"肛门围绕,折纹破裂,便结者,火燥也。"扼要阐述了因热结肠燥,或因阴虚津亏而致大便秘结,排便用力,使肛门皮肤裂伤,随后又继发感染,逐渐形成慢性、梭形溃疡。但也有因肛管狭窄、肛门湿疹、痔疮损伤等感染而发病。具体来讲,本病的发生主要与下列因素有关。

1.解剖学因素

肛门外括约肌浅部,从尾骨起,向前至肛门后方。分为两束,沿肛管两侧向前围绕,至肛门前方,又相互联合。因此,在肛门前后都留有间隙。并且肛提肌的大部分均附着于肛管两侧,前后较少。可见肛门前、后方不如两侧牢固,容易受损伤,并且向下、向后与直肠形成一近 90°角。因此,肛门后部受粪便压迫较重,且肛管后部血液循环不足,弹性较差,肛门腺分布又较多,这些都是发生肛裂的因素。

2.外伤学说(机械性因素)

干硬的粪便或异物容易引起肛管上皮的损伤,这是引起肛裂的主要因素。由于肛直角限制及括约肌位置,肛管后正中线,男性尤其容易造成创伤。对于女性,由于外阴阴道与会阴中心处存在一薄弱区,肛管前壁易发生肛裂。

3.感染学说

主要是肛门后部的肛隐窝感染,炎症向肛管皮下部蔓延,致使皮下脓肿破溃而成肛裂。

4.内括约肌痉挛学说

由于肛管部位损伤或炎症刺激,使肛门括约肌处于痉挛状态,致使肛管张力增强,易损伤成肛裂。

5.肛门狭小学说

肛管皮肤在发育中迟缓,生成肛管狭小,易损伤成肛裂。

6.血管学说

肛管前壁和正中线血供减少,可导致溃疡血栓形成。

(二)病理

肛裂病理组织变化可分为 4 个阶段。

1.初发期

由以上各种因素引起的肛裂,初起肛管皮肤浅表损伤,或呈表浅性溃疡,创口周围组织基本正常。

2.溃疡形成期

创口有不良肉芽增生。创底见有环状纤维,创缘皮肤增生。慢性溃疡期,创口陈旧性溃疡,创底可见内括约肌。

3.慢性溃疡合并其他病理改变期

在慢性溃疡基础上有潜行性肛瘘、慢性肛裂等常合并以下病理改变。

(1)肛乳头炎：溃疡上端与齿状线相连，炎性扩散，常引起肛窦炎，最后形成肛乳头肥大。

(2)肛窦炎：由肛窦感染扩散，肛管皮下形成小脓肿，破溃生成溃疡。先有肛裂，后引起肛窦炎。

(3)梭形溃疡：肛管皮肤裂伤，经过感染，形成溃疡。

(4)肛门梳硬结：即栉膜嗜厚和变硬，形成梳状硬结，暴露在溃疡的基底，妨碍括约肌的舒张，影响溃疡的愈合。

(5)潜性瘘管：肛窦基底常见有瘘管与溃疡相通，是因为肛窦感染化脓，形成小脓肿破溃所致。

(6)裂痔：裂口下端皮肤因炎症改变，浅部静脉及淋巴回流受阻，引起水肿，组织增生。形成结缔组织性外痔，又称为哨兵痔。

（三）分类

本病的分类国内外尚未统一，临床常用的有2期分类法和3期分类法。

1.2期分类法

(1)早期肛裂(急性期)：裂口新鲜，未形成慢性溃疡，疼痛较轻。

(2)陈旧性肛裂(慢性期)：裂口已形成慢性溃疡，同时有肛乳头肥大、皮垂等，疼痛严重。

2.3期分类

(1)Ⅰ期肛裂：肛管皮肤浅表纵裂，创缘整齐、鲜嫩。触痛明显，创面富于弹性。

(2)Ⅱ期肛裂：有反复发作史。创缘有不规则增厚，弹性差。溃疡基底紫红色或有脓性分泌物，周围黏膜充血明显。

(3)Ⅲ期肛裂：溃疡边缘发硬，基底紫红有脓性分泌物，上端邻近肛窦处肛乳头肥大，创缘下端有裂痔，或有皮下瘘道形成。

二、鉴别诊断

(1)血栓性外痔：疼痛是血栓性外痔的特点，活动与排便时加剧。肛诊时可见肛门处一卵圆形暗紫红色有一定张力包块。指诊肛门周围质硬性肿块，压痛明显。

(2)肛周脓肿：肛门周围持续性跳痛，排便或行走时加重。肛门指诊时肛门周围有硬结或肿块，局部温度增高，压痛或有波动感。B超可探及脓腔。

(3)另外，需要与Crohn病、溃疡性结肠炎、肠结核、肛周肿瘤等引起的肛周溃疡相鉴别，可取活组织做病理检查以明确诊断。肛裂检查时会引起剧烈疼痛，常在局麻下进行。

三、治疗

（一）非手术治疗

(1)口服缓泻剂或液状石蜡，使大便松软、滑润；纠正便秘，增加饮水和多纤维食物，保持大便通畅。

（2）局部温水坐浴，保持局部清洁。

（3）局麻下手指扩张肛管，维持 5 min 以去除括约肌痉挛。

（二）手术治疗

1.肛裂切除术

在局麻或腰麻下，全部切除前哨痔、肥大的肛乳头、肛裂缘及深部不健康组织，必要时垂直切断内括约肌和外括约肌皮下部分。

2.内括约肌切断术

在局麻下于肛管一侧距肛缘 1～1.5 cm 处作小切口达内括约肌下缘，分离内括约肌至齿状线，剪断内括约肌，充分扩肛后，彻底止血，缝合切口。可一并切除肥大的肛乳头、肛裂和前哨痔。

第四章　肝胆胰外科疾病

第一节　肝癌

一、流行病学

原发性肝癌是世界上发病率最高的 10 种恶性肿瘤之一,其病程短,病死率高。主要发生于温暖、潮湿、居民饮用闭锁水系的地区。在我国广泛流行,占恶性肿瘤的第三位,其发病率为欧美的 5～10 倍,约占全世界肝癌病例的 42.5%。发病年龄可由 2 月婴儿至 80 岁以上老人,而 40～49 岁为发病年龄高峰。男性较女性的发病率高,高发地区男女发病之比为(3～4):1,甚至更高。美国为 2.4:1,英国为 3.1:1,加拿大为 2:1,我国为 7.7:1。女性肝癌发病较少,是否与内分泌系统有关,有待研究。70 年代我国肝癌硬化病死率为 10.09/10 万人,每年9～11 万人死于肝癌,其中男性病死率达 14.52/10 万人,为第三位恶性肿瘤;女性为 5.61/10 万人,为第四位恶性肿瘤,上海地区最高 17.68/10 万人,云南最低 4.41/10 万。据部分城市和农村统计肝癌病死率在部分城市中为第三位恶性肿瘤,仅次于肺癌(32.89/10 万)和胃癌(21.51/10 万),部分农村中为第二位恶性肿瘤,仅次于胃癌(25.94/10 万)。死亡年龄从 20 岁组突然上升,40 岁组达最高峰,70 岁以后有所下降。

我国原发性肝癌的地理分布显示,沿海高于内地;东南和东北高于西北、华北和西南;沿海江河口或岛屿高于沿海其他地区。而且即使在同一高发区,肝癌的分布亦不均匀。

二、病因学

和其他恶性肿瘤一样,原发性肝癌的病因仍不十分清楚。实验证明,很多致癌物质均可诱发动物肝癌,但人类肝癌的病因尚未完全得到证实。临床观察、流行病学资料和一些实验研究结果表明,肝癌可能主要与肝炎病毒、黄曲霉素、饮水污染有关。

(一)病毒性肝炎

1.乙型肝炎病毒(HBV)

HBV 与肝细胞癌(HCC)的关系已研究多年,发现乙肝病毒与原发性肝癌有一致的特异性的因果关系,归纳为:①二者全球地理分布接近,乙型肝炎高发区,其肝癌的发病率也高,我国肝癌三个高发区(启东、海门、扶绥)研究结果表明 HBsAg 阳性者发生肝癌的机会较 HBsAg 阴性者高 6～50 倍。②原发性肝癌患者的血清学与病理证实其 HBsAg 阳性高达 89.5%,

抗-HBc 达 96.5%,明显高于对照人群(5%以下);免疫组化亦提示 HCC 患者有明显 HBV 感染背景;在肝癌流行区及非流行区,男性 HBsAg 慢性携带者发生原发性肝癌的危险性相对恒定,且前瞻性研究表明,HBsAg 阳性肝硬化者发生原发性肝癌的概率比 HBsAg 阴性肝硬化者高,且标志物项越多(除抗-HBs)患肝癌危险性越高,流行病学调查证明病毒感染发生在肝癌之前。③证实 HCC 患者中有 HBV-DNA 整合,我国 HCC 患者中有 HBV-DNA 整合者占 68.2%。分子生物学研究提示 HBV-DNA 整合可激活一些癌基因(如 N-ras、K-ras 等),并使一些抑癌基因突变,已发现 HBsAg 的表达与 p53 突变有关。④动物模型(如土拨鼠、地松鼠、鸭等)提示动物肝炎与肝癌有关。

我国约 10%人口为 HBsAg 携带者,每年约有 300 万人可能从急性肝炎转为慢性肝炎,每年约 30 万人死于肝病,其中 11 万死于肝癌。肝炎的垂直传播是肝癌高发的重要因素,表面抗原阳性的孕妇可使 40%~60%婴儿感染乙型肝炎,这些婴儿一旦感染乙型肝炎,约 1/4 可能发展到慢性肝炎,还有一部分发展到肝硬化和肝癌。国外有学者认为,高发区婴儿接种乙型肝炎疫苗,可减少 80%的肝癌患者。

2.丙型肝炎病毒(HCV)

HCV 主要经血液传播,亦可由性接触传播,HCV 与 HCC 关系的研究近年受到重视。在西班牙、希腊 HCC 的抗-HCV 阳性率分别达到 63%和 55%,HBsAg 阳性率为 39%左右,而印度抗-HCV 阳性率为 15.1%,香港为 7.3%,上海为 5%~8%,表明该型肝炎病毒与肝癌的关系有地理分布关系。

流行病学的证据说明 HBV 是肝癌发生的重要危险因素,但不是唯一的因素。HCV 与肝癌的关系在部分地区如日本、西班牙、希腊可能是重要的,在中国的作用有待进一步研究。流行病学研究提示了病毒病因参与了肝癌的发病过程,随着分子生物学的发展,进一步从分子水平揭示了病毒病因的作用机制。乙肝肝炎病毒(HBV)在人肝癌中以整合型 HBV-DNA 和游离型 HBV-DNA 两种形式存在。病毒在整合前,首先要通过游离病毒的复制,因此在早期以游离型 HBV-DNA 存在于肝癌中,由于整合型 HBV-DNA 中,相当 X 基因存在断裂,部分或全部缺少,游离型 HBV-DNA 可能是 X 基因表达的反式激活因子。

3.黄曲霉素(AF)

黄曲霉素和产生曲霉的产毒菌的代谢产物,动物实验证明有肯定的致癌作用。黄曲霉毒素 B1(AFB1)是肝癌的强烈化学致癌物,能诱发所有实验动物发生肝癌;在人体肝脏中发现有代谢黄曲霉素及黄曲霉毒素 B1 的酶。霉变食物是肝癌高发区的主要流行因素之一,肝癌高发区粮食的黄曲霉素及黄曲霉素污染程度高于其他地区。这可能与肝癌高发区多处于温暖潮湿地带真菌易于生长有关,非洲和东南亚曾进行过黄曲霉素与肝癌生态学研究,发现男性摄入的黄曲霉毒素高的地方,肝癌发病率亦高;摄入黄曲霉素的剂量与肝癌发病率呈线性函数关系 Y(肝病发病率)=0.42×AFB1(ng/kg)+6.06。分子流行病学的研究,也进一步证实黄曲霉毒素 B1(AFB1)与肝癌发生密切相关。

(二)其他

微量元素、遗传因素等在原发性肝癌发病中有一定作用。有人认为硒是原发性肝癌发生发展过程中的条件因子,有资料表明血硒水平与原发性肝癌发病率呈负相关。硒的适量补充可降低原发性肝癌发病率的 2/3~1/3。国内外均有原发性肝癌高发家系的报道,我国启东对原发性肝癌和健康对照组家庭中肝癌的发生情况进行调查,结果表明原发性肝癌高于对照组,统计学检验有显著差异。另外发现肝细胞癌与血色素沉着症(一种罕见的遗传代谢异常)的联系仅仅存在于那些患此病而长期生存以致产生肝硬化的患者。通常情况下遗传的是易患肿瘤的体质而非肿瘤本身。此外对于饮酒、吸烟、寄生虫,某些化学致癌物、激素、营养等与人类肝癌的关系尚有不同的看法。迄今认为,原发性肝癌是多因素协同作用的结果,在不同的阶段,不同的地区,其主要因素可能会有所不同。肝炎病毒 HBV、HCV、黄曲霉素、亚硝胺、饮水污染是原发性肝癌的主要病因。因此,管水、管粮、防治肝炎是预防肝癌的主要措施。

三、病理

(一)大体分型

1.巨块型

除单个巨大块型肝癌外,可由多个癌结节密集融合而成的巨大结节。其直径多在 10 cm以上。

2.结节型

肝内发生多个癌结节,散布在肝右叶或左叶,结节与四周分界不甚明确。

3.弥漫型

弥漫型少见,癌结节一般甚小,弥漫分布于全肝,与增生的肝假小叶有时难以鉴别,但癌结节一般质地较硬,色灰白。

4.小肝癌

单个癌结节直径小于 3 cm,癌结节数不超过 2 个,最大直径总和小于 3 cm。

(二)组织学分型

1.肝细胞癌

最常见,其癌细胞分类似正常肝细胞,但细胞大小不一,为多角,胞质丰富,呈颗粒状,胞核深染,可见多数核分裂,细胞一般排列成索状,在癌细胞素之间有丰富的血窦,无其他间质。

2.胆管细胞癌

为腺癌,癌细胞较小,胞质较清晰,形成大小不一的腺腔,间质较多,血管较小。在癌细胞内无胆汁。

3.混合型肝癌

肝细胞癌与胆管细胞癌混合存在。

4.少见类型

(1)纤维板层型:癌细胞素被平行的板层排列的胶原纤维隔开,因而称为纤维板层肝癌(FCL)。以多边嗜酸肿瘤细胞聚成团块,其周围排列着层状排列的致密纤维束为特征。FCL肉眼观察特征,绝大多数发生在左叶,常为单个,通常无肝硬化和切面呈结节状或分叶状,中央有时可见星状纤维瘢痕,这些有助于区别普通型 HCC,电镜下 FCL 的胞质内以充满大量线粒体为特征,这与光镜下癌细胞呈深嗜酸性颗粒相对应。有人观察到 FCL 有神经分泌性颗粒,提示此癌有神经内分泌源性。

（2）透明细胞癌：透明细胞癌肉眼所见无明显特征，在光镜下，除胞质呈透明外，其他均与普通 HCC 相似，胞质内主要成分是糖原或脂质。电镜下透明癌细胞内细胞器较普通 HCC 少。透明细胞癌无特殊临床表现，预后较普通 HCC 略好。

（三）原发性肝癌分期

1.我国肝癌的临床分期

根据全国肝癌会议拟定的分期标准。

Ⅰ期：无明确肝癌症状和体征，又称亚临床期。

Ⅱ期：出现临床症状或体征无Ⅲ期表现者。

Ⅲ期：有明显恶病质、黄疸、腹腔积液或远处转移之一者。

2.国际抗癌联盟（UICC）的 TNM 分期

（1）分期符号说明。

T：原发性肿瘤；N：局部淋巴结；M：远处转移。

T_1：孤立的肿瘤；最大直径在 2 cm 或以下；无血管浸润。

$T_2 T_1$：中三项条件之一不符合者。

$T_1 T_1$：三项条件 2 项不符合者。

$T_2 T_3$：二者包括多发肿瘤但局限于一叶者。

T_4：多发肿瘤分布超过一叶或肿瘤累及门静脉或肝静脉的主要分支（为便于分期划分肝两叶之平面设于胆囊床与下腔静脉之间）。

N_0：无局部淋巴结转移。

N_1：局部淋巴结转移。

M_0：无远处转移。

M_1：远处转移。

（2）分期标准。

Ⅰ期：T_1，N_0，M_0。

Ⅱ期：T_1，N_0，M_0。

Ⅲ期：T_1，N_1，M_0；T_2，N_1，M_0；T_3，N_0，N_1，M_0。

ⅣA 期：T_4，N_0，N_1，M_0。

ⅣB 期：$T_1 \sim T_4$，N_0，N_1，M_1。

四、诊断

（一）症状与体征

原发性肝癌的临床病象极不典型，其症状多不明显，特别是在病程早期。通常 5 cm 以下小肝癌约 70% 无症状，无症状的亚临床肝癌亦 70% 左右为小肝癌。症状一旦出现，说明肿瘤已经较大，其病势的进展则一般多很迅速，通常在数周内即呈现恶病质，往往在几个月至 1 年内即衰竭死亡。临床病象主要是两个方面的病变：①肝硬化的表现，如腹腔积液、侧支循环的

便等)或在体检后发生破裂。巨块型肝癌发生破裂的机会较结节型多见。当肝癌破裂后,患者有剧烈腹痛、腹胀及出冷汗,严重时可发生休克。肝癌因破裂小所致的内出血量少,往往可被大网膜黏着而自行止血,3~5 天后症状即能自行缓解。体检时可发现腹部有压痛、反跳痛和肌紧张,重者脉搏细速、血压低、腹部膨胀、有移动性浊音等。肝癌破裂引起的大出血可在短期内导致患者死亡。如手术止血,部分患者可延长生命。也有早期小癌结节破裂经手术切除而长期生存者。

2.肝性脑病

通常为肝癌终末期的并发症,是肝性脑病系癌组织严重损害肝实质或同时合并肝硬化导致肝实质广泛严重破坏所致。肝癌出现肝性脑病,其预后远较其他肝病并发的肝性脑病严重。损害肝的药物、出血、感染、电解质紊乱、大量利尿药的应用或放腹腔积液等常为诱发肝性脑病的因素。

3.消化道出血

大多数因肝硬化或癌栓导致肝门静脉高压,引起食管胃底静脉曲张破裂而出血。患者常因出血性休克或诱发肝性脑病而死亡。此外晚期肝癌患者亦可因胃肠道黏膜糜烂、溃疡加上凝血功能障碍而引起广泛渗血等现象。

4.其他并发症

原发性肝癌因长期消耗,机体抵抗力减弱或长期卧床等而易并发各种感染,尤其在化疗或放疗所致白细胞减少的情况下,更易出现肺炎、败血症、肠道及真菌感染等并发症。靠近膈面的肝癌可直接浸润,或通过淋巴、血液转移引起血性胸腔积液。也可因癌破裂或直接向腹腔浸润、播散而出现血性腹腔积液。

(三)化验检查

近年来用于肝癌检测的血清标记物主要有:①甲胎蛋白(AFP)及其异质体;②GP73蛋白;③各种血清酶,如 γ 谷氨酰转肽酶同工酶Ⅱ(GGT-Ⅱ)、碱性磷酸酶同工酶Ⅰ(ALP-Ⅰ)、岩藻糖苷酶(AFU)、5′-核苷酸磷酸二酯酶同工酶Ⅴ(5′-NPD-V)。其中 AFP 的诊断价值最大。对于 AFP 阴性肝癌的诊断,以上几种血清标记物联合应用,具有一定的诊断价值。

1.甲胎蛋白(AFP)及其异质体

甲胎蛋白由 Bergstrand 和 Czar 于 1956 年在人胎儿血清中首次发现,为一种胚胎专一性甲种球蛋白,由胎儿肝细胞和卵黄囊合成。1963 年,Abelev 首先发现小鼠接种肝癌可合成AFP,随后 Tatarinov 在原发性肝癌患者血清中检测到 AFP,并由此广泛地应用于临床和普查。此外,妊娠、活动性肝病、生殖腺胚胎性肿瘤、继发性肝癌和消化道癌中的少数也可呈血清 AFP 阳性。1977 年,我国第一届肝癌协作会议提出单项 AFP 检测诊断原发性肝癌的标准:AFP 对流法阳性或定量≥400 μg/L,持续 2 个月以上,并能排除妊娠、活动性肝病、生殖腺胚胎性肿瘤者。

AFP 的临床应用价值在于:①AFP 为临床诊断原发性肝癌高度专一性的指标。临床发现有 60%~70%的原发性肝癌 AFP 升高,如按标准诊断,假阳性率仅为 2%。②鉴别诊断原发性肝癌与其他肝病。③通过普查,早期发现肝癌。④评价手术或其他疗法的疗效,判断预后。AFP 阳性肝癌根治性切除的,AFP 在术后 1~2 个月转阴。术后 AFP 不能降至正常或降而复升者,提示有癌细胞残存。观察肝癌患者经其他疗法后的 AFP 变化,亦可判断疗效和估计预后。

2.GP73 蛋白

GP73 蛋白是存在于高尔基体的一种跨膜蛋白。2000 年,Kladney 等首先发现其存在于正常人肝组织中,GP73 主要由胆管内皮细胞表达,而肝细胞表达很少甚至不表达。2005 年,Block 等首先提出,在肝癌患者血清中,GP73 水平显著升高。近年来,我国国内研究也证实 GP73 蛋白在肝癌患者血清中显著升高,血清 GP73 蛋白对肝癌的诊断亦是一个较好的检测指标,具有较好的敏感度和特异度,且均高于 AFP。

3.γ 谷氨酰转肽酶同工酶 II(GGT-II)

应用聚丙烯酰胺梯度凝胶电泳可将 GGT 分离出 12～13 条区带,其中 GGT-II 和 II 带是肝癌特异性同工酶带。GGT-II 对肝癌诊断的阳性率为 25%～75%,且与 AFP 无关。国内有学者报道其对肝癌的敏感性为 79.7%,优于 AFP,特异性为 96.4%,与 AFP 接近,是诊断肝癌较好的标记物之一。

4.岩藻糖苷酶(AFU)

岩藻糖苷酶(AFU)是一种广泛存在于人和动物组织液中的溶酶体水解酶。可用分光光度比色法或荧光比色法检测其活性,正常值为 450 mmol/(mL·h)。肝细胞癌患者血清中 AFU 活性显著高于肝硬化和继发性肝癌。但 AFU 高亦可见于病毒性肝炎、糖尿病、突眼性甲状腺肿及胃肠道癌肿,其诊断敏感性为 75%,特异性为 90%。

5.碱性磷酸酶同工酶 I(ALP-I)

ALP 增高多见于中、晚期肝癌,小肝癌中仅占 12%。ALP-I 对肝癌的诊断特异性高达 98.6%,但敏感性较低,仅为 16.7%。ALP-I 有助于少数 AFP 阴性肝癌的诊断。

6.5'-核苷酸磷酸二酯酶同工酶 V(5'-NPD-V)

5'-核苷酸磷酸二酯酶同工酶 V(5'-NPD-V)是一种非核酸酶,其活性与肝癌的生长速度相平行。在 AFP 阳性肝癌中阳性率为 84.6%～85.7%,AFP 阴性肝癌其阳性率为 76%。但转移肝癌可达 72%～98%,良性肝病的假阳性率仅为 8.3%～13.3%,可供鉴别。

(四)影像学检查

1.超声检查

超声检查为非侵入性检查,对人体组织无任何不良影响,其操作简单、直观准确、费用低廉、方便无创、广泛普及,可用于肝癌的普查和治疗后随访。实时超声造影对于小肝癌的鉴别诊断具有重要的临床价值,常用于肝癌的早期发现和诊断,对于肝癌与肝囊肿和肝血管瘤的鉴别诊断较有参考价值,而术中超声直接在开腹后的肝表面探查,避免了超声衰减和腹壁、肋骨的干扰,可发现术前 CT、超声检查皆未发现的肝内小病灶。超声造影(CEUS)诊断肝细胞癌是目前一种重要的新型影像诊断技术,CEUS 又称增强超声成像,是能实时检测肝细胞癌的组织血流动态改变特征的有效方法。CEUS 是在普通超声的基础上,经静脉注射超声造影剂,可以观察肿瘤的血液灌注和微血管网分布状况,从而有助于更准确地判断病灶的血供特点。但是,超声检查容易受到检查者经验、手法和细致程度的影响。

2.CT 检查

CT 检查是一种安全、无创伤、高分辨力的检查方法。对肝癌的定位诊断很有价值。CT 能显示肿瘤的大小、位置、数目及与周围脏器和大血管的关系，可检出 1 cm 左右的早期肝癌。并有助于了解是否伴发肝外转移，如肝门淋巴结、胰头后淋巴结等。结合增强扫描可以判断病变的性质，对肝癌与肝血管瘤的鉴别有较大的价值。平扫下肝癌多为低密度占位，边缘清晰或模糊，部分有包膜的肝癌可显示晕圈征。较大的肝癌可见更低密度的坏死区，少数肝癌可见钙化。肝癌在动脉期尤以注药 20 s 内强化最为明显，癌灶密度高于周围肝组织。30～40 s 后造影剂进入细胞间隙转入实质期，病灶又恢复为低密度，显示更为清晰。近年快速发展起来的肝脏 CT 灌注成像（HCTPI）技术，特别是 64 层螺旋 CT 全肝灌注成像，具有扫描范围广、空间分辨力高、血流测量准以及可重复性强等优点，临床实践证明其在肝癌的诊断中具有重要意义。

3.MRI 检查

MRI 是在发现磁共振现象的基础上发展起来的一种新型医学影像学技术。MRI 具有较高的软组织分辨力，多序列、多参数成像，对直径≤3.0 cm 的肝细胞癌检出率甚至高于螺旋 CT，常规 MRI 平扫检出率为 70%～80%，加用动态增强扫描可以使检出率达 90% 以上，在检测和鉴别 SHCC 上，MRI 拥有比 CT 更多的优势，包括更高的软组织对比度和血管内对比剂的敏感性以及更多类型的序列。与 CT 相比其优点为无电离辐射，能获得横断面、冠状面、矢状面 3 种图像，对肿瘤与肝内血管的关系显示更佳；对软组织的分辨力高；对肝癌与肝血管瘤、囊肿及局灶性结节性增生等良性病变的鉴别价值优于 CT。据国外报道，MRI 对直径>2 cm 的肝癌的检出率为 97.5%，对直径<2 cm 者为 33.3%，检出最小的肝癌直径为 1.5 cm。近年有采用钆离子螯合剂作对比增强剂成像，提高了 MRI 对微小病灶的检出率，并有助于肿瘤性质的判断。原发性肝癌在 T_1 加权像上多为低信号占位，少数可为等信号或高信号，坏死液化信号更低；伴有出血或脂肪变性则局部呈高信号区；钙化表现为低信号。在 T_2 加权像上，绝大多数肝癌表现为强度不均的高信号区，少数可呈等信号区；液化坏死区信号强度很高；钙化则为点状低信号。肝门静脉或肝静脉癌栓在 T_1 加权像和质子密度像上呈稍高的信号；在 T_2 加权像上为较低的信号强度。假包膜在 T_1 加权像表现为肿瘤周围的低信号带，在 T_2 加权像上内层纤维组织为低信号带，外层丰富的受压的小血管或胆管则为高信号带。MRI T_1 加权像可显示清晰的肝血管解剖，对指导手术有很大的参考价值。

4.数字减影血管造影（DSA）

DSA 对小肝癌的定位诊断是目前各种方法中最优者。其诊断阳性率为 90% 以上，可显示 0.5～1.0 cm 的微小肿瘤。但由于肝动脉造影为侵入性检查，故不列为首选。其应用指征为：①临床高度怀疑肝癌或 AFP 阳性而其他影像检查正常者。②其他影像学检查疑有肝占位病变但结果不一致或难以确定病变性质者。③术前怀疑有 1～2 cm 的子灶需做 CTA 以确定位置和数目指导手术者。④肝癌行肝动脉栓塞化疗者。原发性肝癌的肝动脉造影主要特征为早期动脉相肿瘤血管团，肿瘤实质期染色，动脉变形、移位，增粗，动、静脉瘘，肿瘤包绕动脉征以及"池状"或"湖状"造影剂充盈区等。

5.正电子发射体层显像技术（PET）及单光子发射计算机体层显像（SPECT）

SPCET、PET、PET-CT 多种示踪剂显像等技术能利用病变细胞内各种物质代谢的原理显像病变组织,能在肝细胞形态结构未出现明显改变前探测出其功能上的变化,对 SHCC 的早期监测,良、恶性肿瘤的鉴别,分化程度的判断及转移灶的发现有着较高的临床价值。以核素标记的 AFP 或抗人肝癌单抗行放射免疫显像等新技术,使肝癌的检出率有所提高,可检出最小约 2 cm 癌灶。

(五)肝穿刺活体组织检查

肝穿刺活检对确定诊断有一定帮助。但由于其阳性率不高,可能导致出血,癌肿破裂和针道转移等,一般不作为常规方法。对无法确诊的肝内小占位,在 B 超下行细针穿刺活检,可望获得病理学证据。

(六)原发性肝癌的诊断标准

1.病理诊断

单凭发病史、症状和体征及各种化验资料分析,最多仅能获得本病的拟诊,而确切的诊断则有赖于病理检查和癌细胞的发现,临床上大多通过肝穿刺、腹腔积液或胸腔积液中找癌细胞、锁骨上或其他淋巴结或转移性结节之活组织检查、腹腔镜检查以及剖腹探查等不同的方法来达到确定诊断的目的。

2.临床诊断

2001 年 9 月,在广州召开的第 8 届全国肝癌学术会议上正式通过了"原发性肝癌的临床诊断标准",介绍如下。①AFP≥400 µg/L,能排除妊娠、生殖系胚胎源性肿瘤、活动性肝病及转移性肝癌,并能触及肿大、坚硬及有大结节状肿块的肝或影像学检查有肝癌特征的占位性病变者。②AFP＜400 µg/L,能排除妊娠、生殖系胚胎源性肿瘤、活动性肝病及转移性肝癌,并有两种影像学检查有肝癌特征的占位性病变或有两种肝癌标记物(DCP、GGT-Ⅱ、AFU 及 CA19-9 等)阳性及一种影像学检查有肝癌特征的占位性病变者。③有肝癌的临床表现、有肯定的肝外转移病灶(包括肉眼可见的血性腹腔积液或在其中发现癌细胞)并能排除转移性肝癌者。

五、治疗

(一)治疗原则

1.Ⅰa(肿瘤直径＜3 cm)

以手术切除为主,有严重肝硬化,可在 B 超引导下无水乙醇瘤内注射或射频消融术。术后应予中药或免疫药物、化疗药物。

2.Ⅰb、Ⅱa

以手术切除为首选。如肝功能异常,可先用中药或西药保肝治疗后,等肝功能恢复,再考虑手术。手术切除后,如切缘有残癌,应考虑术后的放疗或动脉内化疗;血管内有癌栓者,术后可用中药、免疫治疗,亦可考虑肝动脉内化疗、全身化疗。如术后切缘阴性、门静脉内未见癌栓者,术后采用中药或生物治疗法等以提高远期疗效。

3.Ⅱb

争取做根治性切除,如术前估计无法切除,亦可进行肝动脉栓塞化疗术(TAE)、局部放疗、生物治疗或中药治疗,等肿瘤缩小后再争取手术切除。对手术难度较大或不能手术、肝功能正常、肝硬化不严重者,均可采用放疗。放疗过程中,同时服用中药或瘤内注射无水乙醇,亦可进行 TAE。直径在 13 cm 以上者,可考虑先行介入治疗,予以动脉内注射化疗药物或栓塞,待肝癌缩小后再行放疗,并同时可用中药。由于介入治疗维持有效时间较短,远期疗效不高。在介入治疗后,如肝癌缩小,应结合手术切除或放疗,以提高远期疗效。如肝癌呈多发形势,亦可考虑放疗,或介入治疗结合放疗。肝癌病灶呈弥漫型,可考虑全身化学药物治疗。如雌激素受体阳性,亦可考虑用他莫昔芬治疗,或应用生物治疗及中药治疗。如肝癌病灶弥漫、肝硬化严重者,可以中医中药治疗为主,亦可采用生物治疗。

4.Ⅲa、Ⅲb

肝癌伴腹腔积液者,可先予以利尿治疗。如腹腔积液消退,根据肝内肿瘤情况,仍可按上法治疗。如为血性腹腔积液,则不易消退;门静脉或肝静脉有癌栓者,利尿治疗也不易见效。如肝癌结节破裂出血,予以止血处理。肝癌伴黄疸者,如系肝门区有肿块压迫所致阻塞性黄疸,可采用局部放疗或局部瘤内注射,或介入治疗或内支架或外引流;如系非阻塞性黄疸,可予以中药治疗、保肝治疗。肝癌有肺转移者,如肝癌原发灶已控制、单个肺转移灶,可考虑切除或局部放疗。如系多个转移灶或弥漫两肺者,可考虑放疗(全肺野照射),或化疗药物、生物治疗。如肝癌原发灶未治疗或治疗未见控制,转移灶为单个,或较为局限,亦可考虑放疗。如全肺弥漫转移者,则可采用生物治疗或化疗药物、中药治疗。晚期肝癌骨转移,如转移灶为单个或几个,可采用放疗。如骨转移广泛,可予以化疗药物、生物治疗或放射性核素治疗,亦可予氯曲膦酸钠(骨膦)、帕米膦酸钠(阿可达)等治疗。对门静脉、肝静脉、下腔静脉有癌栓者,可试用肝动脉灌注化疗,一般不采用肝动脉栓塞,可用生物治疗或中药治疗。

(二)外科手术治疗

肝切除是目前治疗肝癌的首选方法,任何其他方法都无法达到与手术相当的效果,文献报道术后总体 5 年生存率多在 30%～40%,微小肝癌切除术后 5 年生存率可达 90% 左右,小肝癌为 75% 左右。

1.切除术式及选择

肝切除术式的选择应根据患者全身情况、肝硬化程度及肿瘤大小、数目、部位和血管浸润状况而定,以提高切除率和生存率、降低手术死亡率。目前,对肝癌的手术适应证有以下几种情况。

(1)患者一般情况:①较好,无明显心、肺、肾等重要脏器器质性病变;②肝功正常,或仅有轻度损害,按肝功能分级属 A 级,或 B 级经短期保肝治疗可恢复至 A 级;③肝外无广泛转移性肿瘤。

(2)下述情况,可行根治性肝切除:①单发微小肝癌;②单发小肝癌;③单发向肝外生长的大肝癌和巨大肝癌,表面较光滑,周围界限较清楚,受肿瘤破坏的肝组织小于 30%;④多发肿瘤,但肿瘤结节小于 3 个,且局限于肝的一段或一叶内。

(3)下述情况,可行姑息性肝切除:①3～5 个多发肿瘤,局限于相邻 2～3 个肝段或半肝内,影像学显示无瘤肝组织明显代偿性增大,达全肝的 50% 以上;如肿瘤分散,可分别做局限性切除;②左半肝或右半肝的大肝癌或巨大肝癌,边界较清楚,第一、二肝门未受侵犯,影像学显示无瘤肝组织明显代偿性增大,达全肝的 50% 以上;③位于肝中央区(肝中叶,或 Ⅳ、Ⅴ、Ⅵ、Ⅷ段)的大肝癌,无瘤肝组织明显代偿性增大,达全肝的 50% 以上;④Ⅰ或Ⅷ段的大肝癌或巨大肝癌;⑤肝门部有淋巴结转移者,如原发肿瘤可以切除,应行肿瘤切除,同时行肝门部淋巴结清扫;淋巴结难以清扫者,术后行放疗;⑥周围脏器(结肠、胃、膈肌、右侧肾上腺等)受侵犯,如原发肿瘤可以切除,应连同受侵脏器一并切除;远处脏器单发转移肿瘤(如单发肺转移),可同时行原发肝癌切除和转移瘤切除术。

(4)肝癌合并胆管癌栓、门静脉癌栓和(或)腔静脉癌栓时,如癌栓形成时间不长,患者一般情况允许,原发肿瘤较局限,应积极手术。切除肿瘤,取出瘤栓。

(5)伴有脾功能亢进和食管胃底静脉曲张者,切除肿瘤同时行脾切除及断流术。

(6)对不能切除的肝癌的外科治疗:可根据具体情况,术中采用肝动脉结扎,肝动脉化疗栓塞、射频、冷冻、激光、微波等治疗。

(7)根治性切除术后复发肝癌的再手术治疗:对根治性切除术后患者进行随访,监测 AFP 水平及 B 超等影像学,早期发现复发,如一般情况好,肝功能正常,病灶局限允许切除,可行二次甚至多次手术。

(8)肝癌破裂出血的患者,可行肝动脉结扎或动脉栓塞术,也可行射频或冷冻治疗,情况差者仅行填塞止血。如全身情况较好、病变局限,可行急诊肝叶切除术,对于出血量较少、生命体征平稳者,可行保守治疗。

需要指出,在临床工作中应当根据患者实际情况,采用个体化治疗,选择最佳治疗方案。

2.肝移植术

目前认为,肝移植如用以治疗小肝癌特别是伴有肝硬化者,疗效较好,优于根治性切除术。理想的病例选择是提高肝癌患者肝移植术后生存率的关键。目前主要参照以下标准。

(1)米兰标准:①单一结节直径≤5 cm;②多结节直径≤3 个,每个直径≤3 cm;③无大血管浸润及远处转移。

(2)UCSF 标准:①单一癌灶直径≤6.5 cm;②多癌灶直径≤3 个,每个直径≤4.5 cm,累计癌灶直径≤8 cm;③无大血管浸润及肝外转移。

(3)杭州标准:①肿瘤无大血管浸润及肝外转移;②所有肿瘤结节直径之和≤8 cm;或所有肿瘤结节直径之和大于 8 cm,但是满足术前 AFP 水平小于 400 ng/mL,且组织分化级为高中分化。一般认为,肿瘤直径<5 cm、单发结节、局部淋巴结无肿大、无血管受侵、肿瘤有假包膜、非侵袭性生长、病理分化程度好、组织切缘阴性、轻度或没有合并肝硬化、没有合并乙肝病毒感染等,这些患者肝移植后疗效较好。

3.二期切除

(1)患者选择:①右叶或肝门区单个大肝癌,包膜完整,因伴有肝硬化特别是小结节性肝硬化而不能切除者;②右叶大肝癌伴卫星结节,但仍局限于右肝者;③主瘤在右叶而左叶有 1~2 个小的可切除结节者。

(2)二期切除指征:肿瘤直径缩小至原先的 50% 以上,对 AFP 阳性肝癌患者而言,肿瘤缩小应伴 AFP 显著下降。白/球蛋白比例恢复正常。综合治疗后不良反应消失,患者体重上升。各种影像学检查提示技术上有切除可能。

（三）肝动脉介入化疗栓塞

肝癌诊断应该以病理学诊断为标准，因此，需要取得细胞学或组织学诊断。如果因为解剖学因素难以取得病理证据，可以采用 2001 年 9 月中国抗癌协会肝癌专业委员会通过的"原发性肝癌的临床诊断与分期标准"。

1.肝动脉化疗（HAI）适应证

（1）已失去手术机会。

（2）肝功能分级 Child C 或难以超选择性插管者。

（3）肝癌手术后复发或术后预防肝动脉灌注化疗。

2.HAI 禁忌证

对于全身情况衰竭、肝功能严重障碍、大量腹腔积液、严重黄疸及严重骨髓抑制者应禁用。

3.肝动脉栓塞（HAE）适应证

（1）肝肿瘤切除术前应用可使肿瘤缩小，有利于切除，同时能明确病灶数目，控制转移。

（2）不能手术切除的中晚期肝癌，无肝、肾功能严重障碍、无门静脉主干完全阻塞、肿瘤占据率＜70％。

（3）小肝癌。

（4）外科手术失败或切除术后复发者。

（5）控制疼痛、出血及动静脉瘘。

（6）肝癌切除术后的预防性肝动脉栓塞术。

4.HAE 禁忌证

（1）大量腹腔积液或重度肝硬化，肝功能属 Child C 级。

（2）门静脉主干完全梗阻，侧支血管形成少者。

（3）感染，如肝脓肿。

（4）癌肿占全肝 70％以上者（若肝功能基本正常，可采用少量碘油分次栓塞）。

（5）严重骨髓抑制。

（6）全身已发生广泛转移者。

（7）全身情况衰竭者。

5.肝动脉化疗栓塞术操作程序

采用 Seldinger 方法，经股动脉穿刺插管，导管置于肝总动脉造影，对比剂总量为 30～40 mL，流量为 4～6 mL/s。图像采集应包括动脉期、实质期及静脉期。若发现肝脏某区域血管稀少或缺乏，则需要探查其他血管（此时常需行选择性肠系膜上动脉造影），以发现异位起源的肝动脉或侧支供养血管。在仔细分析造影片表现，明确肿瘤的部位、大小、数目及供血动脉后，超选择插管至肝固有动脉或肝右、左动脉支给予灌注化疗。用生理盐水将化疗药物稀释至 150～200 mL，缓慢注入靶血管。化疗药物灌注时间以 15～20 min 为宜。然后注入碘油乳剂和（或）明胶海绵栓塞。提倡用超液化乙碘油与化学药物充分混合成乳剂，经导管缓慢注入。碘油用量应根据肿瘤的大小、血供情况、肿瘤供血动脉的多寡灵活掌握，透视下依据肿瘤区碘油沉积是否浓密、瘤周是否已出现少许门静脉小分支影为界限，通常为 10～20 mL，一般不超过 30 mL。碘油如有反流或滞留在血管内，应停止注射。如有肝动脉—门静脉瘘和（或）

肝动脉—肝静脉瘘,可先用明胶海绵或不锈钢圈阻塞瘘口,再注入碘油,或将适量明胶海绵颗粒和(或)少量无水乙醇与碘化油混合,然后缓慢注入。

6.肝癌 TAE 治疗原则

(1)先用末梢类栓塞剂行周围性栓塞,再行中央性栓塞。

(2)碘油用量应充足,尤其是在首次栓塞时。

(3)不要将肝固有动脉完全闭塞,以便于再次 TAE,但肝动脉—门静脉瘘明显者例外。

(4)如有两支或两支以上动脉供应肝肿瘤,应将每支动脉逐一栓塞,以使肿瘤去血管化。

(5)肝动脉—门静脉瘘较小者,仍有碘油栓塞,应慎重。

(6)尽量避免栓塞剂进入非靶器官。栓塞后再次肝动脉造影,了解肝动脉栓塞情况,满意后拔管。穿刺点压迫止血 10~15 min,局部加压包扎。介入术后穿刺侧肢体需制动,卧床 8~12 h,观察生命体征、穿刺点有无出血和双下肢足背动脉搏动情况。

7.肝癌动脉用药原则

(1)铂类药:顺铂(DDP)、卡铂(CBP)、奥沙利铂(L-OHP)。

(2)抗生素类:丝裂霉素(MMC)、阿霉素(ADM)、表阿霉素(EPI)。

(3)中药类:康莱特、华蟾素、榄香烯、鸦胆子。

(4)基因类药:*p53* 基因治疗药物(今又生)。

(5)免疫制剂:干扰素(IFN)、白细胞介素-2(IL-2)、肿瘤坏死因子(TNF)。

8.肝癌介入治疗注意事项

(1)栓塞时,应始终在透视下监视,若碘油在血管内流动很慢,应暂停注入,缓慢推注肝素生理盐水冲洗,待血管内碘油消失后再注入碘油;若注入肝素生理盐水仍不能使碘油前行时,应将血管内碘油回抽入注射器内。切忌强行注射,以免误栓非靶部位。

(2)在注入碘油的过程中,患者可有不同程度肝区闷痛、上腹疼痛等症状,经导管注入 2% 利多卡因溶液可以缓解,一般总量为 100~500 mg。少数患者可出现心率变慢(<50 次/min)、胸闷,甚至血压下降,此时应停止操作,并及时给予患者吸氧,经静脉注入地塞米松 10 mg、阿托品 0.5~1.0 mg,持续静脉滴注多巴胺 60~100 mg。待心率、血压恢复正常后,再酌情处理。

(3)对于高龄肝癌患者(>65 岁),或肝硬化较重患者,但不伴门静脉主干或大支癌栓、肝功能指标正常或轻度异常、无或少量腹腔积液者,可超选择插管于肿瘤供养动脉,给予单纯化疗性栓塞[如 MMC 10 mg、表柔比星(EADM)40~60 mg,与超液化乙碘油 5~15 mL 混悬成乳剂],然后再使用 2~3 条短明胶海绵栓塞。若伴有门静脉主干或大支癌栓,碘油乳剂和明胶海绵的使用均应慎重。

(4)寻找侧支血管进行肝癌的栓塞治疗。多次肝动脉栓塞后,肝癌的原有动脉血供减少或消失,必然会建立侧支循环。如临床上发现局部肝脏动脉血管缺乏、稀少或肿瘤内碘油沉积呈偏向性时应考虑有侧支循环形成可能,须探查其他血管。

9.肝癌的相关介入治疗方法

(1)肝段性栓塞疗法:采用微导管超选择至供养肿瘤的肝段动脉支,行肝段化疗性栓塞,可使肿瘤的栓塞治疗更为彻底,肝功能不受损害或损害很轻,疗效明显提高,不良反应大大减低。肝段性栓塞的理论基础是正常肝动脉与门静脉之间存在着吻合支,如胆管周围动脉丛、门脉的营养血管、肝表部位的动、门脉直接交通,在正常情况下不太开放,当肝动脉压异常增高或门静脉高压时,这些吻合支可开放。另外,在肝癌患者中,肝动脉、门静脉瘘的发生率为63.2%。肝段性栓塞时注入过量碘油乳剂,可同时栓塞肝肿瘤的动脉血供、微血管及瘤周的门静脉小分支,达到肝动脉、门静脉联合栓塞的目的,使肿瘤灶坏死更彻底。手术切除的标本显示主瘤及瘤周的微小病灶均完全坏死,因此,应推广应用肝段性栓塞疗法。

(2)暂时性阻断肝静脉,行肝动脉化疗栓塞术:由于肝静脉的暂时阻断,窦状隙内压力增高,致使肝动脉与门静脉间的吻合支开放,化疗药物进入门静脉分支,使肿瘤浸浴在高浓度化疗药物中达到双重化疗的目的。随后行碘油乳剂栓塞,则达到了肝动脉—门静脉联合栓塞目的,可明显提高疗效。行肝静脉阻断时,应注意球囊导管需放置在肿瘤所在叶、段的引流静脉,如肝右静脉、肝中静脉、肝左静脉。另外,阻断肝静脉的时间以30~40 min为限。

(3)经肝动脉注入无水乙醇-碘油乳剂混合物及TAE后加用无水乙醇注射治疗肝癌:超选择插管至肝段动脉,经导管灌注无水乙醇与碘油乳剂的混合物,比例为1∶2或1∶3。对于肝动脉化疗栓塞(TACE)后肝肿瘤内碘油沉积欠佳者,可在1周后B超导引下直接向瘤体内注射无水乙醇,以弥补TACE的不足。

(4)肝肿瘤缩小后Ⅱ期切除。大肝癌经介入治疗后缩小,多数学者主张Ⅱ期外科手术切除,但应严格掌握手术适应证。有以下情况者不宜行Ⅱ期外科手术切除:肝动脉造影及CT片除显示主瘤灶之外,还有数个子结节且难以切除者;瘤体直径>5 cm,仅能做姑息性手术切除者;门静脉主干或大分支,或肝静脉大支内有癌栓者;已有肝外转移者;严重肝硬化者。

(5)肝肿瘤术后的预防性介入治疗:肝癌切除术后40天左右行首次肝动脉插管,若肝动脉造影未发现复发灶,先行化疗,再注入5~6 mL碘油,2~3周后行CT复查,以期达到早期发现和治疗小的复发灶。若无复发灶,则分别间隔3个月和6个月行第2、3次肝动脉预防性灌注化疗。

(6)胆管细胞性肝癌的连续动脉灌注化疗和(或)放疗:原发性肝癌中大多系肝细胞性肝癌,仅少数为胆管细胞性肝癌。该类型肝癌属少血供,常用的肝动脉灌注化疗、栓塞效果不佳,选择肝动脉保留导管连续性灌注化疗,可提高疗效。常采用经皮穿刺左锁骨下动脉插管途径,保留导管在肝固有动脉内,导管尾端外接药盒,埋植在皮下,每天灌注化疗药物。配合放疗,可以提高疗效。

(7)肝癌合并梗阻性黄疸时的治疗:肝癌压迫、侵蚀、阻塞胆管所致梗阻性黄疸,可先行经皮穿刺肝脏胆管减压引流术(PTBD)或置放胆管内支架于梗阻部位,使胆汁引流通畅,2周后再行选择性动脉灌注化疗或栓塞。

(8)肝癌伴门静脉癌栓的治疗:若门静脉主干被瘤栓完全阻塞,肝动脉栓塞属相对禁忌证,需视肝门附近有无较丰富侧支循环、瘤体占肝脏体积百分比、肝功能状况及有无严重食管静脉曲张等酌定。若有较丰富侧支血管、肝功能Child B级以上者,可进行栓塞,但需用超液化乙碘油,用量一般不超过10 mL,否则易引起肝功能衰竭。对于门静脉主干癌栓完全阻塞,无侧支血管形成,肝动脉栓塞属绝对禁忌证;对于合并门静脉右支癌栓,处理原则同门静脉主干;对于仅合并左支癌栓、肝功能Child B级以上者,或合并门静脉2级分支癌栓,可进行常规栓塞;对于门静脉主干癌栓,在介入治疗3周后待肝功能及白细胞恢复正常时,可加用放疗。经皮穿发生,呕血及肢体的水肿等;②肿瘤本身所产生的症状,如体重减轻、周身乏力、肝区疼痛及肝增大等。

1.分型

根据患者的年龄不同、病变类型各异,以及是否并有肝硬化等其他病变亦不一定,故总的临床表现亦可以有甚大差别。一般患者可以分为4个类型。

(1)肝硬化型:患者原有肝硬化症状,但近期出现肝区疼痛、肝增大、肝功能衰退等现象;或者患者新近发生类似肝硬化的症状如食欲缺乏、贫血清瘦、腹腔积液、黄疸等,而肝增大则不明显。

(2)肝脓肿型:患者有明显的肝增大,且有显著的肝区疼痛,发展迅速和伴有发热及继发性贫血现象,极似肝的单发性脓肿。

(3)肝肿瘤型:此型较典型,患者本属健康而突然出现肝大及其他症状,无疑为一种恶性肿瘤。

(4)癌转移型:临床上仅有癌肿远处转移之表现,而原发病灶不显著,不能区别是肝癌或其他癌肿;即使肝增大者亦往往不能鉴别是原发性还是继发性的肝癌。

上述几种类型以肝肿瘤型最为多见,约50%的患者是以上腹部肿块为主诉,其次则为肝脓肿型,约1/3以上的病例有上腹部疼痛和肝增大。肝癌的发生虽与肝硬化有密切关系,但临床上肝癌患者有明显肝硬化症状者却不如想象中之多见。

2.症状

肝癌患者虽有上述各种不同的临床表现,但其症状则主要表现在全身和消化系统两个方面。60%~80%的患者有身体消瘦、食欲缺乏、肝区疼痛及局部肿块等症状。其次如乏力、腹胀、发热、腹泻等亦较常见,30%~50%的患者有此现象;而黄疸和腹腔积液则较国外报道者少,仅约20%的患者有此症状。此外还可能有恶心、呕吐、水肿、皮肤或黏膜出血、呕血及便血等症状。

3.体征

患者入院时约50%有明显的慢性病容。阳性体征中以肝增大最具特征:几乎每个病例都有肝大,一般在肋下5~10 cm,少数可达脐平面以下。有时于右上腹或中上腹可见饱满或隆起,扣之有大小不等的结节(或肿块)存在于肝表面,质多坚硬,并伴有各种程度的压痛和腹肌痉挛,有时局部体征极似肝脓肿。唯当腹内有大量腹腔积液或血腹和广泛性的腹膜转移时,可使肝的检查发生困难,而上述的体征就不明显。约1/3的患者伴有脾大,多数仅恰可触及,少数亦可显著肿大至脐部以下。20%的患者有黄疸,大多为轻、中度。其余肝硬化的体征如腹腔积液、腹壁静脉曲张、蜘蛛痣及皮肤黏膜出血等亦时能发现,其中腹腔积液尤属常见,约40%的患者可能有之。

(二)并发症

原发性肝癌的并发症可由肝癌本身或并存的肝硬化引起。这些并发症往往也是导致或促进患者死亡的原因。

1.癌结节破裂出血

肝癌可因肿瘤发展、坏死软化而自行破裂,也可因外力、腹内压增高(如剧烈咳嗽,用力排间隔 1 个月后行彩色多普勒超声检查;若 B 超检查显示肿瘤继续缩小或情况同前,可再间隔 1 个月后行 MRI 检查,了解肿瘤组织坏死和存活情况。选用何种影像学检查,依检查目的和患者的经济情况而定。

(16)原发性肝癌 TACE 后的疗效评价:无论是 WHO 标准还是 RECIST 均不适用,通过 CT 观察碘油沉积判断疗效并未得到普遍认可。根据临床观察、实验室和影像学检查结果,综合考虑患者的进一步治疗方案。疗效判定指标分为临床治愈、明显好转、好转、暂时稳定、进展或恶化五种情况。

①临床治愈:肿瘤病灶消失或缩小 75% 以上,瘤灶内碘油沉积密实,MRI 检查显示肿瘤组织完全坏死,DSA 无肿瘤血管和肿瘤染色,甲胎蛋白正常。患者生存期达 5 年以上。

②明显好转:肿块缩小≥50% 以上,瘤灶内碘油沉积密实,充填面积≥肿块面积的 80%。MRI 检查显示肿瘤组织大部坏死,仅在肿瘤周缘有少许肿瘤血管和肿瘤染色。甲胎蛋白下降到术前的 70% 以下。患者生存期达 1 年以上。

③好转:肿块缩小≥25% 且<50%,瘤灶内碘油非均匀性沉积,充填面积≤肿块面积的 50%。MRI 检查显示肿瘤组织部分存活、部分坏死,坏死区域占 30%～50%。甲胎蛋白下降到术前的 50% 以下。患者生存期达 6 个月以上。

④暂时稳定:肿块缩小<25%,瘤灶内碘油沉积稀疏,充填面积≤肿块面积的 30%。MRI 检查显示肿瘤组织大部分存活,仅小部分坏死,坏死区域≥10% 且<30%。甲胎蛋白未下降或仅下降到术前的 30% 以下。

⑤进展或恶化:肿块增大,瘤灶内无碘油沉积或呈散在斑点状,充填面积≤肿块面积的 10%。MRI 检查显示肿瘤组织大部分存活,肿瘤血管明显增多,肿瘤染色明显,可见新的肿瘤病灶。甲胎蛋白升高。

(四)肝癌放疗

1.适应证

下列情形的肝癌经放疗后,有可能达到癌灶控制并完全缓解(CR),甲胎蛋白降至正常,全身情况好转,有较长的生存期:全身情况良好,Kamofsky 评分 70 以上;肝内癌灶单个直径在 8 cm 以下;或癌灶局限于一叶,总体积占肝脏体积 50% 以下;无明显癌栓存在;肝功能分级 Child A。下列情形的肝癌经放疗后具有一定的姑息价值,包括肝内癌灶得到一定的控制,达到部分缓解(PR)、稳定(S)的情况;改善症状,如肝区疼痛、胀满等;门静脉内癌栓得到一定的控制;对远处转移的治疗为控制转移灶或改善症状;其他治疗后肝内残存或复发癌灶的姑息价值,可作为放疗的相对指征:肝内癌灶直径大于 8 cm,或多个癌灶占肝脏总体积 50% 以上;门静脉总干或其左、右分支有癌栓,针对癌栓做放疗;肝门区附近癌肿,伴有阻塞性黄疸存在,可试行肝门区放疗以缓解症状;不论原发灶有否控制,存在肺、骨、淋巴结转移,或已有脊髓受压症状时,可采用放疗缓解症状;手术后或介入治疗后癌灶残存未控制或有肝内播散,一般情况好。

2.禁忌证

(1)全身情况差,出现恶液质。

(2)重度肝硬化,肝脏功能严重受损,白蛋白<30 g/L,PT、APTT 明显延长。

（3）炎症性肝癌，病情凶险，进展迅速，短期内可能死亡者。

（4）黄疸严重，并发肝昏迷、上消化道出血、肝肾综合征等。

（5）肿瘤巨大，伴有大量腹腔积液和腹腔及远处转移者。

（6）伴有全身严重感染及其他严重疾病者。

3.适形放疗技术

适形放疗技术又称三维立体放疗。该技术使高剂量区（即治疗区）剂量分布的形状在立体方向上与肿瘤的实际形状一致。立体放疗作为一项照射技术受到极大的欢迎。它对肿瘤组织起到"手术刀"式的效果，最大限度地保护了肿瘤组织周围的正常组织和重要器官。该疗法已成为放疗肝癌的主流。

放射剂量和放射分割，局限野照射，2～3 Gy/（每野·每次），肿瘤总量 2.5 Gy 以上。照射野面积愈小，给予放射总量则可愈高，高者可达 60 Gy。一般每周照射 5 天，每天照射一次。

（五）生物及免疫治疗

1.IL-2

0.9％氯化钠注射液 250 mL＋IL-2 20 万～60 万 U 每日静脉滴注；4 周为一疗程，休息 2～4 周后重复。

2.胸腺肽

0.9％氯化钠注射液 250 mL＋胸腺肽 40～200 mg 每日静脉滴注；4 周为一疗程，休息 2～4 周后重复。

3.α-干扰素

100 万～300 万 U/肌内注射，隔日一次或每周两次；4 周为一疗程，休息 2～4 周后重复。

4.其他

常用的有卡介苗、小棒状杆菌、左旋咪唑、瘤苗、转移因子、免疫核糖核酸、淋巴因子激活的杀伤细胞等，疗效尚不确切。

（六）其他局部治疗

（1）集束电极射频治疗。

（2）冷冻治疗：采用−196℃液氮冷冻固化。

（3）局部无水乙醇注射疗法：在 B 超引导下经皮穿刺注射无水乙醇，适用于肿瘤体积较小而又不能或不愿手术者。一般需重复数次。

（4）瘤体内 p53 腺病毒注射液治疗。

第二节　肝损伤

在开放性腹部外伤中，肝是最容易受伤的器官；在闭合性腹部外伤中，其受伤机会仅次于脾。作为体内最大实质性脏器，正常情况下，肝质脆、包膜脆弱、易在外力影响下发生裂伤甚至碎裂。肝结构复杂、血液循环丰富、承担着复杂而重要的生理功能。复杂肝外伤的处理对外科医师来讲，至今仍是棘手的问题。这些患者早期往往死于出血性休克，稍晚多死于胆汁性腹膜炎、继发性出血及感染等并发症。肝外伤还往往合并其他器官损伤,从而使伤情及处理更复杂化,并发症率及死亡率亦随之升高。

一、损伤机制

正常情况下,肝质地脆、包膜薄弱。从解剖位置上看,肝与脊柱关系密切,右肝更与肋弓有着密切联系。在外力作用下,肝易受挤压伤,有时外伤致肋骨骨折,断端可能会直接刺伤肝;肝膈面与膈肌间有韧带相连,在剪切外力作用下,可发生撕脱,损伤肝包膜甚至肝实质。另外,在特殊情况下,临床上某些有创操作有时可致肝损伤,如 TIPS、肝穿刺活检、肝穿刺引流、胆道系统引流等。肝包膜,甚至肝实质在操作过程中撕裂或穿破后,可能会发生出血或胆漏。

在钝性腹部外伤中,肝损伤机制一般有下面两种情况。①在车祸伤或高空坠落伤中,常见肝减速伤。身体因外力突然停止移动,而肝还在运动中,此时,往往在其与膈肌附着部发生包膜甚至肝实质的撕裂伤。裂隙常见于右前叶、右后叶之间。②外力直接作用于腹部,如钝击伤,肝间接受力发生挤压伤,受伤部位常见肝中间部分(Couinaud Ⅳ、Ⅴ、Ⅷ)。如果挤压严重,脊柱前方的尾状叶亦可能受伤。

贯通伤常见原因有枪伤、刀刺伤,根据伤口不同位置,可伤及肝任何部位。而枪伤,往往同时并发其他脏器损伤,使病情复杂化。

二、肝损伤分级

根据美国创伤外科协会(AAST)脏器损伤分级委员会(OIS)肝损伤分级,按损伤的程度,肝损伤分为 6 级(表 4-1)。

表 4-1　AAST 肝损伤分级

级别	类别	具体损伤情况
Ⅰ	血肿	被膜下,<10%肝表面积
	裂伤	被膜撕裂,肝实质裂伤深度<1 cm
Ⅱ	血肿	被膜下,占肝表面积 10%～50%;位于肝实质内,直径<10 cm
	裂伤	被膜撕裂,肝实质裂伤深度 1～3 cm,长度<10 cm
Ⅲ	血肿	被膜下,>50%肝表面积;位于包膜下但表面破裂或肝实质血肿;肝实质内血肿直径>10 cm 或为扩展性
	裂伤	肝实质裂伤深度>3 cm
Ⅳ	裂伤	肝实质破裂累及 25%～75%肝叶或 1～3 个肝段
Ⅴ	裂伤	肝实质破裂累及 75%以上肝叶或单个肝叶中累及 3 个以上肝段
	血管	肝附近静脉损伤,如肝后下腔静脉或主要肝静脉损伤
Ⅵ	血管	肝撕脱

一般来讲,Ⅰ、Ⅱ级损伤属于轻度肝损伤,占 80%～90%肝损伤患者,非手术治疗效果良好,或仅需简单手术治疗;Ⅲ至Ⅴ级属于严重损伤,需要手术治疗;Ⅵ级肝损伤一般没有生存

机会。

三、病理

肝损伤后因大量出血会出现不同程度的休克。胆管损伤或肝组织内小胆管破裂将致胆汁外渗引起腹膜刺激症状。大量血液和胆汁积聚于腹腔内,可引起心率快、电解质紊乱、代谢性酸中毒、肾衰竭或急性呼吸窘迫综合征等。胆汁性腹膜炎可加重细胞外液的丢失,引起凝血机制障碍,出现继发性出血和感染。肝损伤后,肝包膜下血肿的容量可以是数毫升,也可以多至2000~3000 mL,甚至更多;肝实质破裂可造成广泛的肝组织坏死。如此前肝损伤机制所述,肝右叶受伤的机会是左肝的4~5倍,膈顶部损伤在所有肝外伤中约占40%。

四、诊断

(一)症状与体征

肝外伤的临床表现因致伤原因、损伤程度及病理类型而异。主要表现是腹腔内出血、休克或腹膜刺激症状。表浅裂伤出血和胆汁外渗不多,且在短期内多能自行停止,故临床表现轻微,一般仅有上腹部疼痛,很少出现休克,且症状可逐渐消退。

严重肝裂伤或贯通伤,因广泛肝组织碎裂和肝内较大胆管及血管断裂,腹腔内出血和胆汁渗出较多。临床上常有不同程度的休克,剧烈腹痛,体格检查时有明显的腹膜刺激征。

肝严重碎裂或合并有肝门大血管、下腔静脉破裂时,可发生大出血。患者往往因失血过多来不及抢救而死亡。

(二)辅助检查

肝在实际工作中,应根据致伤原因及部位或者开放性损伤的伤口来判断有无肝外伤可能。但在合并多处、多发伤时,或创伤严重,患者神志不清,不能配合临床检查时,诊断常有困难。如果患者血流动力学暂时稳定,可借助辅助检查明确诊断。常用辅助检查方法如下。

1.诊断性腹腔灌洗

肝损伤较明显,出血量相对较多时,腹腔穿刺多能获得阳性结果。当穿刺阴性仍然疑诊肝破裂时,可行腹腔灌洗协助诊断。以细导管经穿刺针插入腹腔内,进行抽吸,如抽吸不到液体,即将0.9%氯化钠注射液(20 mL/kg)经导管注入腹腔内,并轻柔地帮助患者向左右两侧移动,2~3 min后,将液体吸出,进行检查。若液体清亮则为阴性;若红细胞>10万/mm³,白细胞>500/mm³,或检测出胆红素,表明有肝破裂可能。

2.创伤患者重点超声检查

腹部超声通常作为肝外伤初诊首选的影像学检查方法。随着现代技术的发展,超声检查设备的移动性得到加强,更有便携设备在临床得到广泛应用。在创伤外科,超声具备了无创、快速、便携的特点,结果判读实时化,可快速发现腹腔内异常积液、积血,对肝实质的损伤亦可清晰地发现,创伤外科医师尝试将其作为DPL的替代检查方法。实际应用中,对于腹部创伤,发现病变的敏感度为82%~88%,特异度可达99%。但超声检查对检查者的依赖性较强,结果判读时应充分考虑这个不确定因素。

3.CT 检查

一般情况稳定的腹部实质脏器创伤患者,CT 扫描是目前普遍应用的影像学检查方法。对于肝创伤,CT 有很高的敏感度与特异度,随着创伤与扫描间隔时间的延长,这个敏感度与特异度会更加升高。CT 扫描不仅能发现肝创伤,而且对创伤部位、创伤程度可以清晰显示,并可以据此对肝损伤进行精确分级;在检查肝的同时,CT 还能发现腹腔内其他脏器损伤,减少遗漏诊断的机会。

4.选择性肝动脉造影

借助数字减影血管造影(DSA),选择性肝动脉造影可清晰显示肝内血管破损部位。在其他诊断方法无效时,可考虑行血管造影明确诊断。选择性血管造影不仅有重要诊断价值,还有重要治疗价值。损伤位置借造影明确后,可同时行选择性肝动脉栓塞,达到止血的目的。

5.腹腔镜技术

腹腔镜技术在腹部创伤患者中的应用日益广泛。对于诊断困难的患者,腹腔镜探查可明确诊断;对于非严重创伤,腹腔镜下可同时给予治疗。初步应用表明,腹腔镜的应用可以减少阴性或非治疗性开腹探查率,缩短患者住院时间,减少治疗费用。

五、治疗

治疗主要分为非手术治疗和手术治疗。

(一)非手术治疗

临床资料显示,部分肝外伤患者可采用非手术方法治愈,这是因为人们对肝外伤的自然转归有了更深入的了解。随着现代医学的发展,现代医疗检查设备(B 超、CT、MRI 等)的应用,高质量的 CT、B 超等检查设备能较准确地判断肝损伤的部位及腹腔积血量,以及腹腔内其他脏器的损伤情况。临床医生经验不断丰富,综合处理的手段和监测能力不断加强,使相当一部分肝外伤患者通过非手术治疗而痊愈,减少了患者的痛苦,节约了医疗费用,故在临床观察、B超及 CT 检查监测的基础上,近年来,国内外的许多文献有选择地应用非手术治疗闭合性肝外伤。

1.非手术治疗指征

(1)单纯性肝裂伤,或肝内血肿,或伤情较轻,属Ⅰ～Ⅲ级肝损伤,无活动性出血,血肿不进行性扩大者。

(2)无腹腔内其他脏器损伤而需手术探查者。

(3)患者血流动力学稳定,无明显的腹膜炎体征。

(4)患者神志清楚,在观察中反复多次检查患者。

(5)腹腔积血为 250～500 mL,少量输血(<200 mL)就能纠正血流动力学的改变。

(6)观察过程中 CT 检查证实已好转或已稳定。

(7)具备重症监护的条件及 CT 或 B 超检查条件,若病情发生变化能及时转手术治疗。

2.注意事项

由于肝外伤病情的复杂性,在非手术治疗期间,要严密动态观察病情变化。

（1）严密观察患者生命体征和腹部情况，观察是否合并腹腔内其他脏器损伤，防止漏诊消化道穿孔，必要时要做多次 B 超及 CT 检查以明确腹腔内积血、渗漏胆汁及肝脏的愈合情况。

（2）监测血流动力学的变化，检验包括血红蛋白、红细胞计数及血细胞比容等。

（3）用 B 超对肝损伤进行动态监测。

（4）做好术前准备，随时中转手术。如发现患者有腹痛进行性加重，持续的血流动力学不稳定，血压下降，腹胀、腹膜炎体征逐渐加重时，要及时行 B 超或 CT 检查，如果腹腔出血量持续增加，化验红细胞计数、血红蛋白含量及血细胞比容进行性下降，或发现合并其他脏器较严重的损伤，必须及时中转手术治疗。

3.治疗措施

（1）严密观察伤情变化及生命体征：入院 48 h 内每小时测 1 次血压和脉搏，而后改每 2～4 h 测 1 次。每 1～2 天测血红蛋白、血细胞比容、白细胞总数及分类。经常检查腹部体征，动作要轻柔。

（2）建立通畅的静脉通道，纠正水、电解质紊乱，酌情输血，有休克者积极抗休克治疗，应用止血药物，促凝、抗纤溶药物联用，必要时联用小血管收缩剂。

（3）禁食，静脉营养支持，必要时胃肠减压，以促进胃肠功能恢复，使腹腔内积血易于吸收。72 h 后若伤情稳定，可开始进食。

（4）选择适当的抗生素预防感染，以胆汁可能存在的细菌为依据。

（5）绝对卧床休息 2 周以上；吸氧，适当的镇静、止痛。

（6）72 h 内每日复查 CT 或床边 B 超，以后每 5～7 天复查 1 次，观察肝脏创伤愈合及腹腔积血吸收情况。

（7）出院后 3 个月内限制剧烈活动，半年内避免重体力劳动。

非手术治疗需要维持血流动力学的稳定。输血量与失血量有关，如输血不能使血流动力学稳定，应立刻手术。

如患者没有进行性加重的腹痛，血流动力学稳定，部分患者可行选择性动脉造影，查找出出血灶后栓塞出血部位的肝动脉分支，效果较好。

非手术治疗肝外伤的最大危险是延迟性出血。一般认为，肝外伤延迟性出血多发生在伤后 2 周内，且多与腹内压突然异常增加、剧烈活动或再次外伤有关，在非手术治疗期间应绝对卧床休息 2 周，避免腹内压增加，3 个月内避免剧烈活动，半年内避免重体力劳动。如果发生延迟性出血，应立即中转手术治疗，不再适宜采取非手术治疗的方法；如果出院后发生再出血，应立即住院观察治疗；如果住院期间出现渐进性出血，但血流动力学稳定，可继续采用非手术治疗，若血流动力学不稳定或突发大出血，应迅速进行手术治疗。

选择非手术治疗时，要注意避免漏诊其他脏器的损伤，如肠破裂、胰腺裂伤、十二指肠损伤以及合并胸部联合伤等，否则可造成严重的后果，危及患者的生命。因此，选择非手术治疗要严格掌握适应证，不要盲目从一，要随时调整治疗方案。

（二）手术治疗

手术是治疗严重肝外伤最重要且有效的方法。

1.适应证

当肝外伤患者有明显的腹腔内出血，血流动力学不够稳定，疑有腹腔脏器合并伤，多量腹腔内积血、积液者,应在积极抗休克的同时行剖腹探查术。

2.手术治疗原则

彻底清创、有效止血、阻止胆漏、清除坏死肝组织、通畅引流以及处理合并伤。

3.手术探查

(1)切口:闭合性钝挫伤,明确受伤部位为右上腹或右胸部撞击,术前疑为肝破裂为主可做右腹部切口,可采用右肋缘下切口,切口宜大,暴露充分,便于手术操作;火器伤或车祸伤,术前不能排除多脏器伤,一般选用上腹正中切口,此类切口可根据术中需要向上、向下延伸,或可延伸至第七肋间成胸腹联合切口。

(2)止血:不能控制出血是肝外伤患者早期死亡的主要原因,据估计,在伤后 24 h 死亡的患者,60%~80%是死于出血,因此,肝外伤处理的根本问题就是如何控制出血。

开腹后边抽吸腹腔内的积血边注意出血来源,凝血块较集中处往往为出血部位。明确出血部位后,可根据具体情况选用以下几种止血方法。

①肝门阻断法:若见创面出血多、速度快,可用指压法阻断肝门,一般术者左手拇指、示指自小网膜孔分别压住肝蒂即可止血,但此法不能持久,且妨碍术者进行手术操作;再换用准备好的乳胶管自小网膜孔穿入,分开肝胃韧带后穿出,以血管钳钳夹乳胶管可暂时阻断肝动脉、门静脉血流而达到止血的目的,此时,即可进行肝创面的清创,阻断肝血流以 20 min 为限,以免造成肝脏的缺血性损伤,故每隔 20 min 松开止血乳胶管一次。若行肝门阻断后仍有大量出血,从肝破裂处涌出,提示肝破裂可能累及肝静脉主干或下腔静脉,是肝外伤最危险、处理最困难的合并伤,其出血量大、迅速,且有并发空气栓塞的可能,死亡率高达 80%。直接修补静脉破裂口因术野出血多,且显露不佳而十分困难,通常需将切口延至胸部以改善显露,并将一带有气囊的硅胶管经肾静脉下方、下腔静脉前壁小切口植入下腔静脉内,气囊插至膈肌上方时,即向气囊注水,同时在肾静脉上方用纱带缚住下腔静脉,以建立暂时性静脉血流内转流,这样可大大减少肝静脉破裂处的出血,且此时较易看清楚肝静脉或下腔静脉损伤范围,有利于肝静脉或下腔静脉裂口的修补。

②纱布填塞法:适用于严重肝外伤、肝双叶广泛的碎裂伤,出血难以控制、广泛扩展的肝包膜下血肿、已有休克,在无大量输血条件、无肝切除技术、患者情况较差不能耐受较大手术时,可用此法暂时止血,待情况稳定后再做进一步的处理。此外,若肝门阻断法止血效果不佳,疑为肝静脉或下腔静脉损伤时,应迅速用纱布卷肝后填塞止血。创面以明胶海绵、淀粉海绵或止血纱布垫压数块,纱布尾端经腹壁切口或另做腹壁戳孔引出,原切口缝合。手术后第3~5天起,每日抽出纱条一段,7~10天取完。此法有并发感染或在抽出纱条的最后部分时引起再次出血的可能,故非不得已,应避免采用。

③局部止血法:结扎肝裂伤创缘内小动脉、门静脉分支,较大的分支血管双重结扎或结扎加缝扎;对于肝创面渗血可用微纤丝胶原、胶原片、海绵纤维蛋白、止血纱布等止血。

④肝动静脉结扎术:适用于创伤局部结扎不能止血或术中止血效果不佳及手术止血后继发性出血者,尤其是星芒状、中央型破裂伤及深度断裂伤、肝广泛爆炸伤、广泛扩展的肝包膜下血肿者,可行肝动脉结扎术。一般只行结扎肝左动脉或肝右动脉的选择性肝动脉结扎术,因其止血效果与肝动脉结扎术相似,但对肝功能影响更小。在严重肝外伤中,由于肝静脉损伤致大

出血,为争取时间,抢救患者的生命,在不宜也无法行肝静脉修补时,可采用肝静脉结扎术。动物实验证明,结扎猪的肝静脉(累及全肝的50%)可导致局部充血,4～6个月后组织检查与正常组织无明显区别,累及全肝75%的肝静脉结扎,可导致局部纤维化,但局部仍有功能,有保留的价值,因此,肝静脉的部分结扎不至于导致完全的肝功能丧失。随着科学实验的不断深入、临床经验的不断丰富,曾经视为禁忌证的肝静脉结扎术也逐步应用,并取得了良好的效果,成为抢救严重肝外伤大出血患者的重要手段。

(3)清创缝合术:对于裂口浅、创口整齐的肝损伤,常采用单纯缝合术。该术式简便、快捷,且能在短时间内控制出血、修复创面。大多数伤口可做间断缝合或褥式缝合。缝合的要点是经裂口底部缝合,不残留无效腔,并常规放置引流。对于肝脏钝性或高速投射物伤、有肝组织粉碎、创缘不整齐、失活组织较多者,彻底的清创是手术的关键步骤。原则上应切除、清除已失活的肝组织碎片,修齐创缘,经创缘结扎、缝扎肝内断裂血管、胆管,清除血凝块,但应尽可能保留健康的肝组织,彻底止血。有生机的肝组织的判断标准是肝创面上有鲜血渗出,清创后的肝创面应达到无失活肝组织、无渗血、无胆漏。创面渗血可用止血纱布压敷或大网膜覆盖后,用1号丝线或肠线做间断"8"字缝合或交叉垂直褥式缝合,缝合时进针要深,不留残腔。

(4)清创性肝切除术:清创性肝切除术是指清除外伤造成的失去活力或脱落、损毁的肝组织碎块及部分肝叶、肝段,并直接于创面上止血。清创性肝切除术适用于复杂严重的肝外伤,如刀刺伤、高速枪弹伤、腹部钝挫伤的肝部分毁损、离断,火器伤、挤压伤以及星芒状破裂伤、多发碎裂伤等都有较大范围失活的肝组织或肝碎片相连,尤其是第Ⅷ段的星状破裂常合并有肝内血肿,或在同一肝平面上有两条平行的裂伤时,中间的肝组织无生机者。若肝脏的损毁或撕脱伤局限于肝脏一叶、一段、半肝时,或肝叶、肝段的肝动脉、门静脉、胆管完全断裂时,可行肝叶切除术。施行清创性肝切除术仍具有较高的死亡率。尽管如此,清创性肝切除对治疗严重肝外伤仍不失为一种有效措施。清创性肝切除的要点为清创性肝切除术与规则性肝切除术的区别,就在于前者常跨段、跨叶切除,即肝破到哪里就切到哪里,手术简单、止血可靠,正常肝组织破坏少。在清创切除时,应注意观察创面远侧残留肝脏的颜色,如呈暗紫色,则应及时将缺血部分切除。

(5)肝网片包裹术:肝脏碎裂严重而无法行修补的,采用合成网片行碎裂肝脏包裹术,即肝网片包裹术,此法能较好地达到肝修复的目的。对严重肝外伤的治疗取得了良好的效果。具体为用可吸收性聚乙二醇酸等人工合成的网织片,紧紧包裹受损伤的肝脏一叶和(或)全肝达到压迫止血目的,为近年开展治疗严重肝外伤的新技术,尤其适用于大面积肝实质星芒状裂伤而各碎块未失活且与肝蒂相连者。其禁忌证为伴有主肝静脉或肝段腔静脉损伤而出血难以控制者。该方法操作较为简单,也克服了纱布填塞需再次手术的缺点。

(6)引流术:所有的肝外伤经外科处理后均放置腹腔内引流,以引流渗出的血液和胆汁,这是减少肝外伤后并发症的一项重要措施。一般在肝下间隙放置烟卷引流或双套管引流,术后持续吸引双套管,以免胆漏引起胆汁性腹膜炎。

(7)腹腔镜在肝外伤中的应用:腹腔镜是近年来兴起的一门微创技术,自1987年法国的Mouret首次将腹腔镜应用于临床以来,不断在世界各地兴起了腹腔镜的外科热潮。由于肝脏的解剖特点,使得腹腔镜技术在肝脏外科中的应用受到限制,无法施展其操作空间,故在肝脏外科中应用发展较慢。近年来,由于腹腔镜技术已广泛应用于临床,随着对肝脏外科领域的不断探索,也逐步应用于肝脏损伤。腹部闭合性外伤行腹腔镜检查可判断损伤的部位、损伤的程度以及指导具体的治疗,在国外已成为常规检查手段。对轻型肝外伤可利用腹腔镜行修补术,可减少患者的创伤,有利于手术后恢复。运用腹腔镜行肝动脉结扎术,可配合应用医用生物胶涂撒于肝损伤创面,减少出血,并可做腹腔积血的清洗与引流等处理。我国腹腔镜技术在肝外伤中的应用尚处于初步探索阶段,有待进一步实践、总结经验,不断提高技术水平。

(8)肝移植:本法适于极严重肝损伤,特别是肝门撕脱、断裂而造成无法修复的致命性损伤时,采用肝移植挽救患者生命是一种唯一合理的手段。肝外伤行肝移植术多为急诊手术,往往在技术和肝源上存在问题。

第三节　胆囊结石

胆囊结石主要是胆固醇结石,其次为混合结石和黑结石。多年来对胆囊结石的研究多集中在胆石的成分方面,对胆石的形成机制仍缺乏清楚的了解。近年对胆石的病因和形成机制研究取得了一些进展,但距离防止结石形成和结石溶解的目标仍很远。

胆囊结石在我国胆石症中发病率最高,成年女性患者多见,男女之比约为1∶3。

一、病因及发病机制

(一)相关因素
病因研究和流行病学调查表明胆囊结石的发生与以下因素有关。

1.年龄
青少年少见,成年人胆囊结石的发病率随年龄增长而增长,高发年龄为50～59岁。

2.性别
胆囊结石发病以女性为多,男女发病之比约为1∶2.57。

3.饮食
动物脂肪、蛋白质和精细碳水化合物摄入的增加,纤维素食物摄入的减少,均可使胆囊结石的发病率升高。1992年,33所医院普查统计,由于我国居民膳食结构的改变,胆囊结石的发病率由10年前的52.8%上升为79.9%,胆固醇结石则从50.64%上升为69%。

4.肥胖
研究表明,肥胖者胆汁酸池较小,胆囊、胆汁、胆固醇常呈过饱和状态,容易析出形成结石。有研究发现,体重/相同性别和身高的平均体重×100,高出20%以上的人群,其患胆囊结石的危险性比高10%以下者增加近两倍。

5.经产次数
经产次数多者胆囊结石的发病率明显高于未经产妇女。

6.药物
关于药物与胆石形成的关系仍有争论。有文献报道,某些药物可促进胆石形成,如噻嗪类

现为中上腹或右上腹不适、厌油腻食物等消化不良症状,常误诊为"胃病"。胆囊结石也可于进食油腻饮食后或睡眠时体位改变,移位梗阻于胆囊管或胆囊壶腹部而引发胆绞痛。较大结石可持续压迫胆囊壶腹部或胆囊颈部,引发"Mirizzi综合征"。由于胆囊的收缩,较小的结石有可能通过胆囊管进入胆总管而诱发梗阻性黄疸,甚至胆源性胰腺炎。部分患者结石压迫和炎症可引起胆囊胆道瘘,甚至排入肠道引发肠梗阻。部分结石或可停留在胆管内成为继发性肝外胆管结石。结石亦可长期梗阻胆囊管不发生感染,仅形成胆囊积液,积液呈无色透明,称为"白胆汁"。

2.体征

患者多数无阳性体征。胆囊结石在无感染时,一般无特殊体征或仅有右上腹轻度压痛。但当有急性感染时,可出现中上腹及右上腹压痛、肌紧张,有时还可扪及肿大而压痛明显的胆囊,Murphy征常阳性。如同时伴有其他并发症时,可出现相应体征,如高热、寒战和黄疸等。

三、检查

1.B超检查

B超是最可靠的检查方法。当发现胆囊液性暗区内有强回声信号伴声影,且随体位改变,而在胆囊内移动时,诊断的准确率可高达96%以上。但超声诊断的正确率很大程度上取决于检查者的经验。诊断错误的常见原因有:①含有气体的十二指肠对胆囊的压迹可产生酷似结石的回声并伴有声影;②胆囊或附近淋巴结的钙化、胆囊内积气或稠厚胆汁、胆囊内的沉淀物等,可误认为结石;③胆囊颈部螺旋瓣和胆囊壁生理性折叠,其断面有时呈一强回声突起,甚至可伴有声影;胆囊萎缩,结缔组织增厚,也可产生结石假象;④若结石很小或胆囊内充满结石或胆囊管内结石,可发生漏诊。

2.X线检查

在X线平片上,约20%的胆囊结石因含钙量高,可呈阳性影像。由于结石阳性率低,肝胆区的X线平片已不作为临床诊断要求。但X线平片可显示肿大的胆囊及炎性肿块的软组织影以及在气性胆囊炎时可见胆囊内及胆囊周围的气体影。此外,一些间接的X线征象,往往有助于急性胆囊炎的诊断:①胆囊下方小肠的扩张、充气等反射性肠淤积症;②胆囊区软组织阴影增大;③腹膜的刺激征象,如右侧的腹膜脂肪线模糊或消失、右侧膈肌抬高;④右侧胸腔反应性积液或右下肺叶盘状肺不张等。

3.其他检查

在十二指肠引流术中所取得的胆汁中发现胆砂或胆固醇结石,也有助于诊断。CT、MRI和MRCP等检查对诊断胆囊结石均有一定帮助,但价格昂贵,准确率不及B超,不宜作为首选检查手段。

四、诊断

胆囊结石病临床症状常不典型。有急性发作病史的胆囊结石,一般根据临床症状体征不难作出诊断,但若无急性发作史,诊断则主要依靠辅助检查。B超检查能正确诊断胆囊结石,诊断正确率可达 95%。口服胆囊造影有时可显示胆囊内结石,也可观察胆囊收缩功能。

诊断要点如下:

(1)反复发作急性胆囊炎、慢性胆囊炎、胆囊积液或胆绞痛,而皮肤黏膜无黄染或黄疸轻。

(2)反复多年发作胆囊炎而无黄疸,此次发作伴有黄疸,应考虑胆囊结石伴继发性胆总管结石。

(3)B超发现胆囊内有结石,胆囊肿大、积液,壁增厚或萎缩;口服胆囊造影证实胆囊内结石。B超诊断正确率可达 95% 以上。

五、鉴别诊断

胆囊结石病并发急性胆囊炎时应注意与以下疾病相鉴别。

1.胃、十二指肠溃疡穿孔

患者多有溃疡病史,腹痛发作突然并很快波及全腹,腹壁呈板状强直,腹腔内有游离气体。较小的十二指肠溃疡穿孔,或穿孔后很快为网膜所包围,形成一个局限的炎性病灶时,易与急性胆囊炎混淆。

2.肝脓肿

位于肝右前叶下方的脓肿,临床上表现有发热、腹痛、右上腹部肿块,可误诊为急性胆囊炎。

3.急性阑尾炎

高位急性阑尾炎的临床表现与急性胆囊炎相似,二者的鉴别在于详细的分析病史及症状。急性胆囊炎多有胆道疾患病史。

4.急性胰腺炎

急性胰腺炎常并发于急性胆囊炎及胆管炎,须及时加以识别,合理处理。急性胰腺炎呈持续性疼痛,范围较广泛并偏向腹部左侧,压痛范围也较广泛,血、尿淀粉酶一般均升高。

六、治疗

自 1882 年 Langenbuch 首次成功实施开腹胆囊切除术以来,胆囊切除术便成为治疗胆囊结石的主要方法,但医务工作者们一直在不断寻求和探讨更为安全有效、痛苦少、微创伤和更易于患者接受的治疗方法。近年曾出现许多对胆囊结石病的新治疗方法,有的曾风行一时,最终还需通过实践的检验。目前,胆囊结石治疗分非手术治疗和手术治疗。

(一)非手术治疗

1.口服溶石药物治疗

目前口服溶石治疗的主要药物是鹅去氧胆酸及熊去氧胆酸。

(1)鹅去氧胆酸(CDCA):吸收后转运至肝,在肝内与甘氨酸和牛磺酸结合,随胆汁分泌至胆道。CDCA 的作用机制可以归纳为:①通过抑制肝 HMG-COA 限制胆固醇的生物合成;②减少肠道胆固醇的吸收;③降低 7α-羟化酶活性,以抑制内源性胆酸的生物合成,同时减少胆固醇进入可交换的胆固醇池;④CDCA 有增加血中低密度脂蛋白的作用。

其不良反应包括：①血清转氨酶升高，一般为暂时性，很少超过正常的2倍；②血清胆固醇持续升高；③大剂量时发生腹泻。

（2）熊去氧胆酸（UDCA）：是CDCA的7-β同分异构体。其作用优于CDCA，且无CDCA的不良反应。二者的作用机制不同，UDCA对胆固醇的生物合成和胆酸生物合成没有抑制作用，可使胆汁中UDCA含量增加。UDCA的不良反应少，效果可能较好。

CDCA和UDCA只对胆固醇结石有效，仅适用于直径<1 cm的结石，数量可以是单个或多个，结石为透X线者，且胆囊功能良好的患者。持续服药半年到2年有效。由于疗程长，能坚持治疗者不足10%。复发率高，药物有不良反应，药价昂贵，使其应用受到限制。

2.灌注溶石法

甲基叔丁醚（MTBE）和单辛脂（MO）能溶解胆固醇结石，MTBE作用较MO至少强50倍。可经皮肝穿刺胆囊置管注入MTBE，也可通过胆囊管内镜套管插管注入MTBE溶石。MTBE能迅速有效地溶解胆固醇结石，其沸点为55.2℃，较乙醚的沸点高，进入人体内不会立即挥发，接触24 h左右胆固醇结石可以溶解。应用条件要求胆囊结石数量较少、能透X线、胆囊功能良好、无急性炎症。必须注意注药前应尽可能抽尽胆汁，MTBE的比重是0.74，有胆汁存在则分层，会影响溶石效果。MTBE药液应定时更换，以保证有效药液与胆石接触。综合文献资料，应用此药接触溶石的不良反应包括：①上腹部烧灼痛；②引起肠炎和溶血，多在药液灌注过快时发生；③局限性肝实质坏死和出血性肺炎。因此，用MTBE溶石存在一定的危险，必须十分慎重。

3.体外冲击波碎石术（ESWL）

目前，临床上多把ESWL与溶石合用，因存在结石复发问题，费用亦高，效果不甚确切，所以ESWL在临床应用受到一定限制。

（1）分类：按冲击波的发生原理不同分为3种类型。①液电冲击波；②电磁冲击波；③压电冲击波。

（2）适应证：①症状性胆囊结石；②口服胆囊造影确定胆囊功能正常；③胆囊阴性结石；④5～25 mm单颗或5～15 mm的2～5颗结石。

（3）禁忌证：①口服胆囊造影胆囊不显影或胆囊位置过高或有畸形致结石定位困难；②阳性结石；③胆囊萎缩或胆囊壁增厚达5 mm以上；④胆囊急性炎症时期；⑤凝血机制有障碍；⑥有心、肺、肝、肾以及十二指肠溃疡病，特别有起搏器者不宜选择行此治疗；⑦妊娠期；⑧碎石3次仍无效者。

（4）并发症及预防：常见并发症有胆绞痛，约1/3患者发生；皮下瘀斑，约14%患者出现；胰腺炎，约1.2%患者发生；此外尚有发热、黄疸、心律失常、胆管炎、黑粪、血尿、血丝痰、胆道出血等，严重者有休克发生。为了提高冲击波碎石的安全性，防止不良反应的发生，必须严格掌握病例选择，不断提高碎石机的整体性能和工作人员的素质，应当由有经验的外科医生组成治疗小组，指导ESWL治疗。

（二）手术治疗

1.保胆取石

近年来，国内不少学者对传统的切胆理论提出了怀疑和挑战，争论的焦点主要是切胆和保胆。这些学者提出了保胆取石的新概念,开展了内镜微创保胆取石的临床实践。

(1)保胆取石不同阶段:保胆取石术经历了胆囊造口取石术、经皮胆镜碎石清除术(PCCL)和纤维胆道镜保胆取石术3个阶段。早期的胆囊造口取石术结石复发率太高,目前仅用于危急病例无法行胆囊切除而病情不允许继续非手术治疗者;PCCL由学者于1988年首先实施并获得成功,并作为一项新技术得到推广,但其所用的硬性胆囊镜不能弯曲,故术后因结石遗漏所致的复发率较高,因此该手术逐渐被废弃;纤维胆道镜弥补了硬性胆囊镜的缺点,其导光及显像系统均由光导纤维组成,末端可弯曲,能全面探查胆囊内部的情况,并允许使用取石网或篮进行微创取石,避免了对胆囊黏膜的损伤。

(2)适应证:为了减少术后胆囊结石的复发,避免保胆取石术的滥用,多数学者认为,胆囊结石患者在具备以下条件时可以考虑保胆手术。①胆囊大小基本正常,胆囊壁厚<3 mm;②胆囊功能良好;③胆囊管无结石梗阻;④胆囊结石少;⑤近期无急性发作;⑥患者有明确的保胆要求,并且完全理解结石复发的可能性。

(3)禁忌证:出现以下情况之一,应视为保胆手术的禁忌证,必须胆囊切除。①胆囊炎症明显;②胆囊充满型结石;③胆囊分隔;④胆囊萎缩;⑤伴发胆管结石或急性胰腺炎;⑥可疑胆囊恶性肿瘤;⑦胃大部切除术后;⑧严重糖尿病患者。

(4)手术方法:术前B超检查可充分了解胆囊大小、壁厚情况、结石数目及大小,并且可对胆囊底的位置进行定位。在肋缘下2 cm做2～3 cm皮肤切口,逐层切开入腹。对个别胆囊位置较深者,不易探及,常需扩大切口。直视下寻找胆囊,用卵圆钳通过小切口将胆囊底提出到腹壁外,也可通过腹腔镜引导的方法完成上述操作。注意牵拉胆囊要轻柔,以防将其撕裂。将胆囊壁浆膜层与周围腹膜固定数针,或者用纱布垫保护切口,以防胆汁流入腹腔。于胆囊底做一长约1 cm切口(视结石大小而定),用0号丝线缝扎3针并牵拉固定。插入纤维胆道镜,通过吸引器吸净胆汁,注入0.9%氯化钠注射液清晰视野。在纤维胆道镜直视下,用取石网或取石篮套取结石。禁用钳夹、勺刮,以免结石破碎。取净后再反复用纤维胆道镜检查,确认无残留结石及胆囊管通畅,胆汁反流良好后,用5-0可吸收线缝合胆囊黏膜下层及浆肌层。关闭腹壁切口,皮肤用免缝胶带拉拢。

2.开腹胆囊切除术

传统的开腹手术分顺行性切除和逆行性切除两种,如遇胆囊三角解剖异常或炎症、水肿、严重粘连不易分离时,亦可采用顺逆结合的方法切除胆囊。

(1)开腹手术适应证:胆囊结石伴急性胆囊炎,发病72 h以内,有明确手术指征(化脓性、坏疽性、梗阻性);慢性胆囊炎胆囊结石反复发作,经非手术治疗无效,超声提示胆囊壁增厚者;有症状的胆囊结石,尤其是易造成嵌顿的小结石;胆囊萎缩已无功能;胆囊内、外瘘,特别是胆囊造口术后的黏液性瘘管;糖尿病患者的胆囊结石。

(2)开腹手术禁忌证:不能用胆囊病变解释的右上腹部慢性疼痛,超声和胆囊造影未发现胆囊异常;梗阻性黄疸病因未明确前不应盲目切除胆囊;严重心、肺、肝、肾功能不全或有其他严重内科疾病不能耐受胆囊切除者。对符合以下情况的急性胆囊炎患者可以先用非手术治疗,待急性期过后施行择期手术:①初次发作症状较轻的年轻患者;②非手术治疗后病情迅速缓解者;③临床症状不够典型者;④发病已3天以上,无紧急手术指征、非手术治疗症状减轻者。

（3）顺行性胆囊切除：①显露和处理胆囊管，沿肝十二指肠韧带外缘剪开胆囊颈部左侧的腹膜，仔细分离出胆囊管，距胆总管 0.5 cm 处钳夹切断胆囊管结扎。②处理胆囊动脉，解剖胆囊三角，找到胆囊动脉，注意其与肝右动脉的关系，证实其分布至胆囊后，在靠近胆囊一侧钳夹、切断并结扎，近端双重结扎。如能清楚辨认局部解剖关系，可先于胆囊三角区将胆囊动脉结扎切断后，再处理胆囊管。这样手术野干净、出血少，可放心牵拉胆囊管，使扭曲盘旋状的胆囊管伸直，容易认清和胆总管的关系。如胆囊动脉没有被切断、结扎，在牵拉胆囊时，很可能撕破或拉断胆囊动脉，引起大出血。③剥除胆囊：在胆囊两侧与肝面交界的浆膜下，距离肝边缘1～1.5 cm 处，切开胆囊浆膜，如近期有过急性炎症，即可用手指或纱布球沿切开的浆膜下疏松间隙进行分离。如胆囊壁增厚、与周围组织粘连不易剥离时，可在胆囊浆膜下注入少量无菌生理盐水或 0.25% 普鲁卡因，再进行分离。分离胆囊时，可从胆囊底部和胆囊颈部两端向中间会合，切除胆囊。如果胆囊和肝之间有交通血管和迷走小胆管时，应予结扎、切断，以免术后出血或形成胆瘘。④处理肝：剥除胆囊后，胆囊窝的少量渗血可用热盐水纱布垫压迫 3～5 min止血。活动性出血点应结扎或缝扎止血。止血后，可将胆囊窝两侧浆膜用丝线做间断缝合，以防渗血或粘连。但若胆囊窝较宽、浆膜较少时，也不一定做缝合。

（4）逆行胆囊切除术：①切开胆囊底部浆膜，用卵圆钳夹住胆囊底部做牵引，在胆囊周边距肝界 1 cm 处的浆膜处切开。②分离胆囊，由胆囊底部开始，在胆囊的浆膜下间隙分离胆囊至体部。分离时的结扎、切断都必须紧靠胆囊壁进行。遇粘连紧密、分离困难，可切开胆囊底，用左手示指伸入胆囊内做引导，在胆囊壁外周进行锐性分离。③显露、结扎胆囊动脉，当分离达胆囊颈部时，在其内上方找到胆囊动脉，在贴近胆囊壁处将动脉钳夹、切断、结扎，近端双重结扎。④分离、结扎胆囊管，将胆囊颈部夹住向外牵引，分离覆盖的浆膜，找到胆囊管，分离追踪到与胆总管的交界处。看清二者的关系，在距胆总管 0.5 cm 处钳夹、切断后，切除胆囊。胆囊管残端用中号丝线结扎后加缝扎。

3.腹腔镜胆囊切除术

腹腔镜胆囊切除术现已成为一种成熟的外科技术，并以创伤小、患者痛苦少、恢复快为特点，为广大患者所接受。但应严格掌握手术的适应证、禁忌证，并加强技术训练。

（1）适应证：①有症状的胆囊结石。②有症状的慢性胆囊炎。③直径＞3 cm 的胆囊结石。④充满型胆囊结石。⑤有症状的和有手术指征的胆囊隆起性病变。⑥急性胆囊炎经过治疗后症状缓解有手术指征者。⑦患者对手术的耐受良好者。

（2）禁忌证：①合并急性胆管炎，或 Mirizzi 综合征。②胆源性胰腺炎。③急性胆囊炎合并严重并发症如胆囊积脓、坏疽、穿孔等。④原发性胆总管结石及肝内胆管结石。⑤胆肠内瘘。⑥胆囊癌或胆囊隆起性病变疑为癌变。⑦腹腔感染、腹膜炎。⑧中、后期妊娠。其他尚有慢性萎缩性胆囊炎。伴有出血性疾病、凝血功能障碍。重要脏器功能不全，难以耐受手术、麻醉以及安放有心脏起搏器者。全身情况差不宜手术或患者已高龄。

腹腔镜手术的适应证范围随着技术的发展不断扩大。某些原来是手术禁忌证的疾病也不断被尝试用腹腔镜来完成。如继发性胆总管结石已部分能用腹腔镜手术来解决。

（3）手术步骤。

①制造气腹：沿脐窝下缘做弧形切口，约 10 mm 长，若下腹有过手术，可在脐上缘以避开原手术瘢痕，切开皮肤。术者与第一助手各持布巾钳从脐窝两侧把腹壁提起。术者以右手拇指、示指夹持气腹针，腕部用力，垂直或略斜向盆腔刺入腹腔。在穿刺过程中针头突破筋膜和腹膜时有 2 次突破感；判别针尖是否已进入腹腔。可接上抽有 0.9％氯化钠注射液的注射器，当针尖在腹腔内时呈负压。接上气腹机，若充气压力显示不超过 1.73 kPa，表明气腹针在腹腔内。开始充气时不应过快，采用低流量充气，1～2 L/min。同时观察气腹机上的腹腔内压力，充气时压力应不超过 1.73 kPa，过高说明气腹针的位置不正确或麻醉过浅及肌肉不够松弛，要做适当调整。当腹部开始隆起和肝浊音界消失时，可改为高流量自动充气，直至达到预定值（1.73～2.00 kPa），此时充气 3～4 L，患者腹部完全隆起，可以开始手术操作。

在脐部气腹针处用巾钳将腹壁提起，用 10 mm 套管针穿刺，第 1 次穿刺带有一定的"盲目性"，是腹腔镜中较危险的一个步骤，要格外小心。将套管针缓慢地转动，用力均匀地进针，进入腹腔时有一个阻力突然消失的感觉，打开封闭的气阀有气体逸出，此即穿刺成功。连接气腹机保持腹腔内恒定压力。然后将腹腔镜放入，在腹腔镜的监视下进行各点的穿刺。一般在剑突下 2 cm 穿刺，放入 10 mm 套管以备放电凝钩、施夹器等器械；在右锁骨中线肋缘下 2 cm 或腹直肌外缘和腋前线肋缘下 2 cm 各用 5 mm 的套管针穿刺，以放入冲洗器和胆囊固定抓钳。这时人工气腹和准备工作已完成。由于制造气腹和第 1 次套管针穿刺可能误伤腹腔内的大血管和肠管，且术中不易发现。近来有改为在脐部开一小口，找到腹膜，直接把套管针放入腹腔充气。

②解剖 Calot 三角区：用抓钳抓住胆囊颈部或 Hartmann 囊，向右上方牵引。最好将胆囊管牵引与胆总管垂直，以便明显区分两者，但注意不能把胆总管牵引成角。用电凝钩把胆囊管上的浆膜切开，钝性分离胆囊管及胆囊动脉，分清胆总管和肝总管。因该处离胆总管较近，尽量少用电凝，以免误伤胆总管。用电凝钩上下游离胆囊管，并看清胆囊管和胆总管的关系。在尽量靠近胆囊颈的地方上钛夹，两个钛夹之间应有足够的距离，钛夹距离胆总管至少应有0.5 cm。在两钛夹之间用剪刀剪开，不能用电切或电凝以防热传导而损伤胆总管。而后在其后方找到胆囊动脉，并置钛夹剪断。切断胆囊动脉后不能用力牵拉，以免拉断胆囊动脉，并注意胆囊的后支血管。仔细剥离胆囊，电凝或上钛夹止血。

③切除胆囊：夹住胆囊颈向上牵引，沿着胆囊壁小心剥离，助手应协助牵拉使胆囊和肝床有一定的张力。将胆囊完整地剥下，放在肝右上方。肝床用电凝止血，用生理盐水仔细冲洗，检查有无出血和胆漏（在肝门处置一纱布块，取出后检查有无胆汁染色）。吸尽腹腔内积水后将腹腔镜转换到剑突下套管中，让出脐部切口，以便下一步从结构比较松弛、容易扩张的脐部切口取出＞1 cm 的含结石的胆囊，如果结石较小也可以从剑突下的戳孔取出。

④取出胆囊：从脐部的套管中将有齿爪钳送入腹腔，在监视下抓住胆囊管的残端，将胆囊慢慢地拖入套管鞘内，连同套管鞘一起拔出。在抓胆囊时要注意将胆囊放在肝上，以避免锋利的钳齿误伤肠管。如果结石较大或胆囊张力高，切不可用力拔出，以免胆囊破裂，结石和胆汁漏入腹腔。这时可用血管钳将切口撑大后取出，也可用扩张器把该切口扩张至 2.0 cm，如果结石太大可将该切口延长。如有胆汁漏至腹腔，应用湿纱布从脐部切口进入将胆汁吸净。结

石太大不能从切口中取出时也可以先把胆囊打开,用吸引器吸干胆囊内的胆汁,钳碎结石后一一取出,如果发现有结石落入腹腔中要予取尽。检查腹腔内无积血和液体后拔出腹腔镜,打开套管的阀门排出腹腔内的二氧化碳气体,然后拔出套管。在放置 10 mm 套管的切口用细线做筋膜层缝合 1~2 针,将各切口用无菌胶膜闭合。

第四节 急性胰腺炎

急性胰腺炎(AP)是胰腺的急性炎症过程,在不同病理阶段,可不同程度地波及邻近组织和其他脏器系统。临床表现轻重不一,轻型急性胰腺炎呈临床自限性,但重型急性胰腺炎预后凶险,病死率高达 30%。随着我国人民生活水平的提高,生活方式及饮食习惯的改变,酒精饮料消耗的增加,我国 AP 发病率有逐年增多的趋势。近年来,随着对 AP 研究的逐渐深入、临床检测手段的发展及更新,为 AP 的诊断治疗提供了可靠依据。

一、病因和发病机制

(一)病因

1.胆管疾病

在我国,60%以上的 AP 因胆石症、胆管炎症和(或)胆管蛔虫所引起。多数患者的胰管与胆总管共同开口于十二指肠肝胰壶腹部(vater 壶腹),当壶腹部因结石、寄生虫、肿瘤或炎症等引起括约肌痉挛、狭窄或梗阻时,胆汁和胰液排泌不畅,如胆管内压力大于胰管内压力,胆汁可逆流入胰管,激活胰酶,引起胰腺的自身消化(即所谓共同通路学说)。小的胆石排出时,刺激 Oddi 括约肌,引起一过性的括约肌功能障碍(痉挛或失弛缓),同样可能出现胆汁或肠内容物反流入胰管。近几年认识到在原因不明的胰腺炎中,相当比例的患者存在胆囊的微结石(胆泥、胆固醇结晶、胆色素晶体等),这些微结石排出时刺激 Oddi 括约肌,引发胰腺炎(胆石的滚动学说)。目前认为,胰管和胆总管汇合并开口于十二指肠壶腹而形成共同通路者,仅占人群的 2/3,故不能完全以"共同通路"学说解释胰腺炎的发病机制。此外,也可因胆石嵌顿、胆管感染等因素引起 Oddi 括约肌痉挛或功能障碍,导致胆汁或十二指肠液反流进入胰管,激活胰酶引起 AP。胆管感染性炎症时,细菌及其毒素经淋巴管进入胰腺,改变胰腺外分泌细胞膜,使胰酶外溢也能引起本病。

2.胰管梗阻

胰管结石、狭窄、水肿、胰头部和(或)肝胰壶腹部肿瘤或 Oddi 括约肌痉挛等均可引起胰液引流不畅,如同时有饱餐、饮酒、迷走神经兴奋性增高等促进胰液分泌的因素存在,则胰管及其分支压力增高而致胰小管及腺泡破裂,胰酶流入胰腺组织而引起炎症。

3.饮食不当

暴饮暴食,特别是进食油腻或大量饮酒等,可使胰液分泌旺盛。饮酒可引起胃和十二指肠炎、Oddi 括约肌痉挛,上述因素均可引起胰液分泌增加、排泌障碍而发病。乙醇可刺激 G 细胞分泌促胃液素,从而使胃酸分泌增多,高酸进入十二指肠后刺激缩胆囊素及促胰液素分泌,导致胰液胆汁分泌增多,十二指肠液反流入胰管,引起胰管内压力增高,胰管上皮增生,以及消化功能紊乱等。如伴有剧烈呕吐而致十二指肠内压力骤增,亦可导致十二指肠液反流。大量脂质饮食除刺激胰腺分泌外还导致短暂的高脂血症,使血液黏滞度增高,加重胰腺的血循环障碍。国外资料多强调过度饮酒是本病的主要原因。随着生活条件的改善,我国因饮食、乙醇诱发的 AP 的比例正在增高,即使在胆源性病因存在的前提下,或多或少,饮食因素也参与了发病。

4.十二指肠乳头邻近部位的病变

邻近乳头部的十二指肠憩室炎、球部溃疡并发炎症等,常伴有十二指肠内压力增高及 Oddi 括约肌功能障碍,导致十二指肠液反流进入胰管引起 AP。

5.其他

如腹部创伤、感染(如流行性腮腺炎、病毒性肝炎、伤寒等)可损及胰腺而发生急性炎症;血管病变及过敏均可诱发本病;十二指肠降部阻塞或淤积可使十二指肠液反流入胰管而致胰腺炎。某些药物如肾上腺皮质激素、噻嗪类利尿药(呋塞米)吲哚美辛、水杨酸制剂、免疫抑制药,以及高脂血症、高钙血症等和 ERCP 检查时注射造影剂压力过高等均可引起 AP。近年来,发现胰酶抑制物的浓度与 AP 有密切关系。前者能抑制酶的活化,如果这些物质减少,则胰酶易被激活,引起 AP。

临床上大约 20% 的胰腺炎无法找到病因,称为特发性胰腺炎。这一部分患者,由于病因因素持续存在,往往会出现胰腺炎的复发,对此类患者,应该积极查找病因。

(二)发病机制

1.胰酶原过早激活

胰酶原的过早激活一直被认为是 AP 的重要发病机制之一,但胰酶原如何被过早激活尚不完全清楚,目前胰蛋白酶原的自动激活和胰蛋白酶原被组织蛋白 B 激活较为引人关注。例如,除溶酶体组织蛋白酶 B 基因的小鼠,其胰蛋白酶活性下降 80%,用此种小鼠复制 AP 后,结果发现胰腺损害显著减轻,血清胰脂肪酶、胰淀粉酶活性及腺体组织的坏死仅为对照组的 50%。上述结果提示:在细胞内溶酶体组织蛋白酶 B 进入细胞内含有胰酶原的部位并将其激活是引发 AP 的重要机制,同时也提示临床上使用膜稳定药(如糖皮质激素)防止溶酶体破裂,组织蛋白酶 B 逸出以及使用组织蛋白酶 B 抑制药防止其在胞内将胰酶原激活有利于 AP 的控制。胰蛋白酶原自动激活需要钙离子和 H^+,提示控制酸中毒和使用钙拮抗药在 AP 防治中可能有重要作用。此外,胰蛋白酶原分子结构异常及溶酶体膜的稳定性下降可能引起自动激活。

2.胰腺缺血

临床观察与动物实验均证实胰腺对缺血和(或)再灌注损伤是高度敏感的。在出血性休克、持续性惊厥、体外循环、胰腺移植等情况下可并发 AP,但临床上对缺血性胰腺炎的诊断是困难的,并常被延误,因此,在心肺手术或大血管手术之后应提高对 AP 的警惕性。研究表明:缺血和(或)再灌注引起的 AP 的发病与氧自由基、白细胞激活、微循环灌流不良、细胞酸中毒、钙超载等因素有关。

3.神经因素

近年研究发现,酗酒可使分布在胰腺、十二指肠和 Oddi 括约肌上的毒蕈碱受体(M-受体)的功能发生异常,从而导致对乙酰胆碱的反应增强,引起富含蛋白质的胰液分泌增加、十二指肠的张力增大、十二指肠腔内的压力增高,而 Oddi 括约肌松弛,结果导致十二指肠-胰反流引起 AP。这一重要机制的发现可以解释急性酒精性 AP 的全部临床特征,如反复发作、胰酶原在胰管内被肠肽酶快速激活、胰管内形成蛋白栓子、严重的血管病变、极易发生感染通过坏死-纤维化转变为慢性胰腺炎等。因此,M-受体阻断药(溴丙胺太林,阿托品等)在 AP 的治疗价值应予关注。

4.细胞因子的作用

目前认为 AP 的全身表现主要与特异的炎性细胞因子的作用有关。当一种细胞因子被合成释放出来后,即可作用于多种其他细胞,促进新的细胞因子产生,使原有的生物学效应得到放大,形成级联反应。例如,在炎症区域可有大量 IL-1 产生,IL-1 引起黏附分子如 ICAM1、L-选择素上调,然后吸引更多的白细胞到炎症区,参与炎症反应,释放更多的细胞因子。可引起发热、低血压、DIC、休克甚至死亡。

5.自由基的作用

近年来,研究表明氧自由基在 AP 发病中起了重要作用,由于炎症刺激白细胞呼吸暴发产生大量氧自由基,胰腺的缺血和(或)再灌注过程也可有大量的氧自由基生成,由这些途径产生的氧自由基可直接引起胰腺组织的损伤,学者在灌注液中加入黄嘌呤氧化酶抑制药别嘌醇预先灌注 4 h,能有效预防 3 种 AP 胰腺水肿的发生和胰淀粉酶的升高,提示黄嘌呤氧化酶催化生成的大量氧自由基可能介导了 AP 发病机制中的关键环节。AP 时,除黄嘌呤氧化酶催化次黄嘌呤生成氧自由基外,还有其他产生氧自由基的途径,如胰腺缺血再灌注过程中中性粒细胞内的 NADPH 氧化酶激活,致使中性粒细胞"呼吸暴发"而产生大量的氧自由。

氧自由基及其攻击细胞膜后形成的 LPO 可以破坏多不饱和脂肪酸、蛋白质、黏多糖等重要的生物分子;可以引起微血管痉挛,损伤微血管内皮细胞,使毛细血管通透性增加;另外还可以促使白细胞的黏附,引起胰腺的微循环紊乱。过多的氧自由基还可使腺泡细胞破坏,以及引起胰酶的细胞外和细胞内激活,导致 AP 时胰腺损伤的一系列恶性循环。

此外,Curran 等发现 AP 患者血浆抗氧化性维生素(维生素 A、维生素 E、类胡萝卜素)浓度显著下降,与炎症的严重程度呈平行关系,与血浆 C-反应蛋白浓度呈负相关。因此,在 AP 治疗中加入适量抗氧化剂以增强局部和全身的抗氧化应激能力值得进一步探索。

6.胰腺腺泡内钙超载

近年来,一些学者把研究的重点放在胰腺细胞内变化,尤其是细胞内 Ca^{2+} 超负荷在 AP 的病理生理中的作用受到普遍重视。动态观察胰组织中 Ca^{2+} 含量的变化,发现 AP 的早期胰腺组织中就有 Ca^{2+} 的异常积聚,并随 AP 的发展而加重。这是由于在各种致病因子作用下,细胞膜的完整性遭到损害,细胞外 Ca^{2+} 可在电化学梯度趋势下,经异常开放的 Ca^{2+} 通道大量流入细胞,造成细胞内 Ca^{2+} 超负荷。给大鼠应用钙通道拮抗药维拉帕米观察其对实验性 AP 的影响,发现该药可以有效抑制血淀粉酶活性,改善胰腺组织水肿和炎症细胞浸润,保护细胞器免受损伤,呈现良好的细胞器官保护作用,由此证明 Ca^{2+} 超负荷参与了 AP 的病理生理机制。AP早期细胞内Ca^{2+}增高可以激活PLA_2催化膜磷脂水解生成LT、TXA_2、PAF，造成胰腺的微循环紊乱，进一步加重胰腺和全身的组织损伤。胰腺细胞内胰蛋白酶原的过度活化与过量的钙离子有关，腺泡细胞内钙超载可能是AP发病机制中的早期环节。

二、分级

根据炎症的严重程度分级为A至E级。

A级：正常胰腺。

B级：胰腺实质改变，包括局部或弥漫的腺体增大。

C级：胰腺实质及周围炎症改变，胰周轻度渗出。

D级：除C级外，胰周渗出显著，胰腺实质内或胰周单个液体积聚。

E级：广泛的胰腺内、外积液，包括胰腺和脂肪坏死，胰腺脓肿。

A级至C级：临床上为轻症急性胰腺炎；D级至E级：临床上为重症急性胰腺炎。

三、临床表现

1.症状

（1）腹痛：是AP最主要的症状（约95%的患者均有不同程度的腹痛），多为突发性上腹或左上腹持续性剧痛或刀割样疼痛，上腹及腰部呈束带感，常在饱餐或饮酒后发生，伴有阵发加剧，可因进食而增强，可波及脐周或全腹。常向左肩或两侧腰背部放射。有时单用吗啡无效，若合并胆管结石或胆道蛔虫，则有右上腹痛、胆绞痛。但老年体弱者腹痛可不突出，少数患者无腹痛或仅有胰区压痛，称为无痛性急性胰腺炎。

发病初期，腹痛一般位于上腹部，其范围常与病变的范围有关。腹痛以剑突下区为最多，右季肋部次之，左季肋部第三，全腹痛约6%，如病变主要在胰头部时，腹痛偏右上腹，并可向右肩或右背部放射；病变主要在胰颈和体部时，腹痛以上腹和剑突下为著；尾部病变者腹痛以左上腹为突出，并可向左肩背部放射；病变累及全胰时，呈上腹部束腰带样痛，可向背部放射。随着炎症发展，累及腹膜，扩大成弥散性腹炎时，疼痛可涉及全腹，但仍以上腹部为著。

腹痛的性质和强度大多与病变的严重程度相一致。水肿型胰腺炎多为持续性疼痛伴阵发性加重，常可忍受。因有血管痉挛的因素存在，可为解痉药物缓解。出血坏死型胰腺炎多为绞痛和刀割样痛，不易被一般解痉药物缓解。进食后促进消化酶分泌，可使疼痛加重，仰卧时亦加重。患者常取屈髋侧卧位或弯腰前倾坐位，借以缓解疼痛。当腹痛出现阵发性加重时，患者表现为扭转翻滚，不堪忍受，此与心绞痛不同，后者多采取静态仰卧位，鲜见翻滚者。腹痛可在发病一至数日内缓解，但此并不一定是疾病缓解的表现，甚或是严重恶化的标志。

腹痛原因主要是胰腺水肿引起的胰腺肿胀，被膜受到牵扯；胰周炎性渗出物或腹膜后出血侵及腹腔神经丛；炎性渗出物流注至游离腹腔引起的腹膜炎，以及胰管梗阻或痉挛等。

（2）恶心、呕吐：2/3的患者有此症状，发作频繁，早期为反射性，内容为食物、胆汁。晚期是由于麻痹性肠梗阻引起，呕吐物为粪样。如呕吐蛔虫者，多为并发胆道蛔虫病的胰腺炎。酒精性胰腺炎患者的呕吐常于腹痛时出现，胆源性胰腺炎患者的呕吐常在腹痛发生之后。

肝或脾门静脉插管灌注化疗。经皮穿肝或脾途径行门静脉内支架置放术。

（9）肝癌伴下腔静脉栓的治疗处理：此类肝癌，视下腔静脉阻塞情况而定。若血管腔狭窄<50%，则按常规化疗、栓塞；若狭窄>50%，则应于狭窄部位置放金属内支架，保持下腔静脉的畅通，同时行肝动脉化疗栓塞术。

（10）肝癌伴肺转移的治疗：对于肝癌伴肺转移者，仍应把治疗重点放在肝脏，同时处理肺部转移灶。若肺部病灶数目≤3个，多采用一次性支气管动脉或/和肺动脉灌注化疗，亦可用微导管超选择至支气管动脉2～3级分支，谨慎地用碘油乳剂栓塞；或采用局部外放疗。

（11）肝癌伴门静脉高压的介入治疗：肝癌由于肝硬化病变或肿瘤所致肝动脉—门静脉瘘、门静脉癌栓堵塞，均可发生门静脉高压，甚至出现消化道大出血。处理方法：在介入治疗前2天及治疗后3天，每天皮下注射奥曲肽（善宁）200 μg（100 μg/次，每天2次），以降低门静脉压力。如肝癌病灶不在穿刺道上，亦可酌情行经颈内静脉肝内门体分流术（TIPS）或经皮穿肝内门静脉（PTPE）以减轻门静脉压力，防止静脉曲张破裂出血。行脾动脉栓塞术也可减轻门静脉高压。肝癌并门静脉高压时，常伴有脾功能亢进，在TAE治疗的同时可行部分性脾动脉栓塞术，以缓解脾亢症状。

（12）用微导管超选择插管，保护患者肝功能。原发性肝癌多数是在肝炎后肝硬化基础上发生的肿瘤，其肝功能常有异常或处于临界值。介入治疗对肝肿瘤虽有较好疗效，但同时也不可避免地损伤了患者肝功能。采用微导管超选择插管技术可以成功地从靶血管支给予化疗和栓塞，既能有效地控制肿瘤，又保护了患者肝功能。对于肿瘤数目<3个者，应使用微导管超选择性分别插入每个肿瘤周缘的供养动脉支；肿瘤数目>3个者，需将微导管插入肝右或肝左动脉，并避开胆囊动脉。同时，还要寻找肿瘤的侧支供血动脉，予以处理。

（13）制订优化的"个体化"方案：根据每位患者肝肿瘤的类型和大小、有无门静脉癌栓、肝硬化程度、肝功能状况、年龄及全身情况，制订适合于个人的不同介入治疗方案。如对于高龄肝癌患者（≥65岁）或肝硬化较重者，应超选择插管于肿瘤供养动脉，给予单纯性化疗栓塞；而对于TAE后随访时发现肝癌病灶内大部碘油沉积密实，仅小部分边缘碘油缺损，可在B超导引下直接注射无水乙醇或射频消融治疗。介入治疗的间隔时间依随访而定。通常介入治疗每次间隔50天至3个月，原则上是从患者上次介入术后恢复算起，至少3周以上。若影像学检查肝肿瘤病灶内碘油沉积浓密、肿瘤组织坏死且无新病灶或无新进展，则暂不行介入治疗。

（14）介入治疗间隔期综合治疗宜采用保肝、提高免疫力及中医扶正固本治疗。①中医中药：介入术后即可开始应用。原则为健脾理气、扶正固本、提高免疫力。禁用以毒攻毒、软坚散结、活血化瘀、清热解毒类药物。②提高免疫力措施：应用干扰素、胸腺肽、转移因子、白细胞介素-2、肿瘤坏死因子、香菇多糖、保尔佳等，可单独或选用2～3种药物联合使用。

（15）制订疗效观察、分析的指标和方案：临床观察和实验室检查，前者指症状和体征的变化，后者包括AFP水平、肝功能和血常规等。影像学检查主要了解肝肿瘤缩小和坏死程度及有无新病灶。B超和彩色多普勒超声简单易行，可观察肿瘤缩小情况，了解肿瘤病灶的血流情况；CT不但能显示肿瘤病变大小，而且能观察肿瘤内碘油沉积情况；MRI不仅能显示肿瘤的大小，还可以显示肿瘤组织坏死和存活情况。影像学随访检查常在TACE后30～35天进行。首次介入术后，通常进行CT检查。若CT显示肿瘤缩小，肿瘤内碘油沉积密实，无新病灶，则利尿剂、雌激素、安妥明及口服避孕药等。但也有研究认为,口服避孕药对胆囊功能无影响,与胆石的形成无明显关系。

7.疾病

胆囊结石与许多内科疾病有关,如镰状细胞贫血、地中海贫血、糖尿病及肝硬变等。某学者对肝硬变与胆石症的关系进行了研究,发现肝硬变并发胆囊结石比无肝硬变者高 1～4 倍,肝硬变者胆色素结石占 64.52%。

8.胆囊收缩功能异常

多数学者研究结果表明胆囊结石的形成与胆囊动力学障碍有关。胆囊收缩功能减退是结石形成的重要因素。Festi 发现胆囊结石患者在空腹状态下的体积和进食脂肪餐后的残余体积均较正常者大,胆囊排空减慢,胆囊收缩功能下降。

此外,迷走神经切断术后患者、全胃肠外营养患者及老年人也存在胆囊收缩功能减退,易患胆囊结石。

(二)胆石形成机制

关键是生理情况下呈溶解状态的胆固醇和葡萄糖醛酸双酯胆红素不能在胆汁中保持溶解状态而析出沉淀形成结石。胆固醇结石形成机制如下。

1.胆汁中胆固醇过饱和

胆固醇分子具有疏水性,只有与胆汁酸、卵磷脂共同形成微胶粒时,才能在胆汁中保持溶解状态。若胆固醇分子呈过饱和状态,超出了胆汁酸和卵磷脂的溶解能力,则易析出形成结石。

2.胆汁中促、抗成核因子在胆石形成中的作用

人们在研究中发现,人类肝胆汁的胆固醇饱和度要比胆囊胆汁高的多,而胆固醇结石极少在肝胆管内形成;40%～80%正常人的胆囊胆汁是胆固醇过饱和胆汁,却也未形成结石。近年研究发现胆汁中存在着促成核因子和抗成核因子,二者组成了调节胆固醇成核的动力体系。正常人胆汁中这两种因子处于平衡状态,而胆固醇结石患者的胆汁,成核因子则处于优势。

(1)促成核因子:现已证实黏蛋白、糖蛋白、免疫球蛋白、胆红素、Ca^{2+}、小分子多肽等具有促进胆固醇结石形成的能力。

(2)抗成核因子:1984 年,Holgbach 发现由胆汁中蛋白介导的抑制成核效应,即正常人胆囊胆汁中存在小分子量蛋白质,可抑制模拟过饱和胆汁胆固醇单水结晶(CMC)形成。后来证实这类小分子量蛋白质是载脂蛋白 A_1、A_2,它们能延长模拟过饱和胆汁的成核时间。近年又先后发现 58KD、63KD、16KD、74KD 和 28KD 糖蛋白也有抗成核活性。但有关抗成核因子研究的文献报道较少。

二、临床表现

1.症状

胆囊结石的症状取决于结石的大小和部位以及有无梗阻、炎症和胆囊的功能。部分胆囊结石患者终身无任何症状,即"隐性结石",常在体检时经 B 超发现。有症状的胆囊结石常表

（3）黄疸：约 20％的患者于病后 1～2 天出现不同程度的黄疸。其原因可能为并存胆管结石，引起胆管阻塞，或肿大的胰头压迫胆总管下端或肝功能受损出现黄疸，黄疸越重，提示病情越重，预后不良。

（4）发热：多为中度热，38～39℃，一般 3～5 天后逐渐下降。但重型患者则可持续多日不降，提示胰腺感染或脓肿形成，并出现中毒症状，严重者可体温不升。合并胆管炎时可有寒战、高热。

（5）其他：水、电解质以及酸碱平衡紊乱、低血压、休克、腹腔积液和胸腔积液等。

2.体征

（1）腹部压痛及腹肌紧张：其范围在上腹或左上腹部，由于胰腺位于腹膜后，故一般较轻，轻型者仅有压痛，不一定有肌紧张，部分病例左肋脊角处有深压痛。当重型患者腹内渗出液多时，则压痛、反跳痛及肌紧张明显，范围亦较广泛，但不及溃疡穿孔那样呈"板状腹"。

（2）腹胀：重型患者因腹膜后出血刺激内脏神经引起麻痹性肠梗阻，使腹胀明显，肠鸣音消失，呈现"安静腹"，渗出液多时可有移动性浊音，腹腔穿刺可抽出血性液体，其淀粉酶含量甚高，对诊断很有意义。

（3）腹部包块：部分重型患者，由于炎症包裹粘连，渗出物积聚在小网膜腔等部位，导致脓肿形成或发生假性胰腺囊肿，在上腹可扪及界限不清的压痛性包块。

（4）皮肤淤斑：部分患者脐周皮肤出现蓝紫色淤斑或两侧腰出现棕黄色淤斑，此类淤斑在日光下方能见到，故易被忽视。其发生乃胰酶穿过腹膜、肌层进入皮下引起脂肪坏死所致，是后期表现之一。

（5）手足抽搐：为血钙降低所致，系进入腹腔的脂肪酶作用，使大网膜、腹膜上的脂肪组织被消化，分解为甘油和脂肪酸，后者与钙结合为不溶性的脂肪酸钙，因而血清钙下降。

（6）休克：多见于急性出血坏死性胰腺炎，由于腹腔、腹膜后大量渗液出血，肠麻痹、肠腔内积液，呕吐致体液丧失引起低血容量性休克。另外，大量蛋白质分解产物被吸收，导致中毒性休克的发生。主要表现为烦躁、冷汗、口渴、四肢厥冷、脉细、呼吸浅快、血压下降、尿少，严重者出现发绀、呼吸困难、谵妄、昏迷、脉快、血压测不到、无尿、肾功能衰竭等。

四、诊断

（一）诊断标准

诊断 AP 一般需以下 3 条中的 2 条。①具有急性胰腺炎特征性腹痛；②血清淀粉酶和（或）脂肪酶≥正常值上限 3 倍；③急性胰腺炎特征性的 CT 表现。需要注意的是：允许淀粉酶和（或）脂肪酶小于正常值上限 3 倍而诊断急性胰腺炎的可能。如果患者具备急性胰腺炎特征性的腹痛，血清酶水平低于正常值上限 3 倍，必须进行 CT 检查以确诊急性胰腺炎。此外，如果患者因急性或慢性疾病致严重神志不清而使腹痛无法评估，也应通过血淀粉酶和影像学特征进行诊断。

（二）严重程度的诊断标准

（1）重型急性胰腺炎诊断标准：APACHE Ⅱ 评分＞8 分、Ranson 评分＞3 分或 Balthazar

CT 分级系统≥Ⅱ级可诊断为重症急性胰腺炎。

（2）暴发性急性胰腺炎（FAP）诊断标准：凡在起病 72 h 内经正规非手术治疗（包括充分液体复苏）仍出现脏器功能障碍的重症胰腺炎，可诊断为暴发性急性胰腺炎。

（三）并发症的诊断

1.局部并发症的诊断

（1）急性液体积聚：0～57％胰腺炎患者表现为胰周液体积聚。发病早期（4 周内），影像学检查可发现胰周、胰腺内液体，无包膜，通常能吸收，少数感染形成脓肿。对于胰周液体积聚通常非手术治疗；如果液体增多、导致持续腹痛、感染或压迫邻近脏器则需进一步干预。

（2）胰腺及胰周组织坏死：20％胰腺炎患者发生胰腺实质坏死或胰周脂肪坏死，分为无菌性坏死和感染性坏死。如出现以下征象常提示感染性坏死：①脓毒症；②增强 CT 见坏死区域内"气泡征"；③细针穿刺得到细菌学证据。超过 80％的胰腺炎死亡与胰腺坏死有关。由于胰腺坏死是增加并发症及病死率的高危因素，因此诊断胰腺坏死感染与否对于重症胰腺炎后期的治疗方案及预后很重要。

（3）急性胰腺假性囊肿：是指胰腺炎发作后形成的由纤维组织或肉芽囊壁包裹的胰液积聚，胰管损伤引起胰腺假性囊肿形成，可导致顽固性腹腔积液及胸腔积液。

（4）胰腺感染：包括坏死感染、胰腺脓肿及假性囊肿感染。致病菌为革兰氏阴性细菌，如大肠埃希菌、肠球菌及克雷伯杆菌。近年来革兰氏阳性菌被发现与胰腺感染有关。15％的胰腺坏死感染为真菌感染，如白色念珠菌感染，并可导致严重的全身并发症。预防性应用抗生素可导致真菌感染危险性增加。多见于发病 4 周后，胰周包裹性脓液，基本不含胰腺组织区别于胰腺坏死组织感染。有时区分胰腺无菌性坏死还是感染性坏死比较困难，需要超声或 CT 引导穿刺寻找病原学证据。

2.脏器功能不全的诊断

早期的脏器功能衰竭导致菌群移位，表现为脓毒症及脓毒症休克。坏死感染是胰腺炎早期出现脏器功能衰竭（2 周内）的主要原因。大部分研究显示感染（细菌性、真菌性及胰腺脓肿）占致死原因的 80％，仍然是导致胰腺炎死亡的主要原因。

（1）急性呼吸窘迫综合征（ARDS）：SAP 患者出现下述 4 项或①、②及④项，即可确诊 SAP 并发 ARDS。①呼吸系统症状，R>28/min 和（或）呼吸窘迫。②血气分析异常、低氧血症，在海平面呼吸新鲜空气时氧分压（PaO_2）<8 kPa（60 mmHg，1 mmHg＝0.133 kPa），氧合指数（PaO_2/FiO_2）<200。③肺部 X 线征象，包括肺纹理增多、边缘模糊、斑片状阴影或大片状阴影等肺间质性或肺泡性病变。④排除慢性肺疾病和左心衰竭（表 4-2）。实际上，当临床上有严重的呼吸困难及缺氧症状，X 线胸片见到弥散模糊阴影时，疾病已属晚期，即使应用呼吸机等积极治疗措施，病死率也很高，因此要提高该病治疗效果即应早期诊断、尽早治疗。有学者曾提出"ARDS 先兆"值得参考，即把 R>35/min、吸氧流量 6 L/min 时 PaO_2<80 mmHg，并可排除左心功能不全引起者，诊断为"ARDS 先兆"，提示 ARDS、MODS 的前奏，提醒临床医生尽早采取有效治疗措施。

表 4-2　急性呼吸窘迫综合征(ARDS)诊断标准

R>28/min
(PaO$_2$)<8 kPa(60 mmHg,1 mmHg=0.133 kPa),氧合指数(PaO$_2$/FiO$_2$)<200
X线征象:包括肺纹理增多、边缘模糊、斑片状阴影或大片状阴影等肺间质性或肺泡性病变
排除慢性肺疾病和左心衰竭

注:出现上述 4 项或①、②及④项即可诊断。

(2)急性肾衰竭:又被称为胰性肾病。胰腺炎并发急性肾损伤(AKI)发病率高达60%~78%,病死率高达60%~100%。常继发于 ARDS,多见于病程 3 d 内及 14 d 以后。表4-3 为 RIFLE 分级诊断标准。

表 4-3　RIFLE 分级诊断标准

分级	GFR	尿量
R 级	肌酐增加值是基础值的 1.5 倍或 GFR 下降>25%	<0.5 mL/(kg·h)×6h
I 级	肌酐增加值是基础值的 2 倍或 GFR 下降>50%	<0.5 mL/(kg·h)×12 h
F 级	肌酐增加值是基础值的 3 倍,或绝对值≥40 mg/L 或急性增加>5 mg/L	<0.3 mL/(kg·h)×24h 或无尿 12 h
L 级	持续的肾衰竭>4 周	
E 级	终末期肾病>3 个月	

注:GFR 为肾小球滤过率。

(3)腹腔间隔室综合征(ACS):2007 年,世界腹腔间隔室综合征协会(WSACS)达成共识,定义危重症患者的正常腹内压波动在 5~7 mmHg。病理性腹腔内压力是一个包含从腹腔内压力轻度升高(无显著临床并发症)到伴有重要脏器严重损伤的持续性腹腔内压力升高的连续范畴。尽管采用腹腔内压力单个指标来定义腹腔内高压受到质疑,但腹腔内压力升高至10~15 mmHg 时便可出现肾、心和胃肠道功能损伤。基于新近多中心研究,新的指南把出现持续或反复的腹腔内压力病理性升高≥12 mmHg 定为腹腔内高压的诊断指标。如持续腹腔内压力>20 mmHg(伴或不伴腹腔灌注<60 mmHg),并伴有新的器官功能不全或衰竭则定义为 ACS(表 4-4)。

测量方法分为直接法与间接法。后者通过测定内脏压力来间接反映腹腔内压力,相对无创、安全和易行,且与直接测压具有良好相关性,包括膀胱测压法、胃内测压法和下腔静脉压测定等。其中,膀胱测压法因简便价廉而最为常用。指南详细规定了膀胱测压法的操作标准:患者应仰卧和腹肌松弛。排空膀胱内尿液后注入 25 mL0.9%氯化钠注射液,以腋中线为"0"点,在呼气末测定和以 mmHg 为单位。

指南把 ACS 分为原发性、继发性和复发性三类。①原发性 ACS:过去称为外科性、手术后或腹腔性 ACS。以腹腔内病因导致的、相当短时间内发生的急性或亚急性腹腔内高压为特征,多于腹部严重创伤和腹部术后,如腹主动脉瘤破裂、腹腔积血、急性腹膜炎、继发性腹膜炎、腹膜后出血和肝移植等。②继发性 ACS:过去称为药物性或腹腔外 ACS。以腹腔外病因导致的亚急性或慢性腹腔内高压为特征,多见于药物治疗或烧伤患者,包括脓毒血症、毛细血管渗漏、大面积烧伤或其他需液体复苏的患者。③复发性 ACS:过去称为第三期 ACS。可发生于腹腔开放之时,也可见于关腹术后新出现的 ACS,多为急性腹腔内高压和意味二次打击,患者病情险恶,预后极差。

表 4-4　腹腔高压分级及 ACS 诊断标准

腹腔内高压分级	压力
Ⅰ级	12~15 mmHg
Ⅱ级	16~20 mmHg
Ⅲ级	21~25 mmHg
Ⅳ级	>25 mmHg
ACS	>20 mmHg,伴有新的器官功能不全或衰竭

五、分期

(一)炎症反应期

10%~20%急性胰腺炎患者于发病后 2 周内会出现全身炎症反应。此期间可出现休克、ARDS、ARF、胰性脑病,是胰腺炎病死率高发的第一阶段。全身性炎症反应综合征(SIRS)诊断标准如下。

具备以下 2 条或以上者可诊断为 SIRS。

(1)脉搏>90 次/min。

(2)呼吸频率>20 次/min 或 PCO_2<32 mmHg。

(3)直肠体温<36℃或>38℃。

(4)白细胞计数<4000/mm³ 或>12000/mm³。

(二)全身感染期

发病后 2 周至 2 个月,以腹腔细菌性感染为主。

(三)残余感染期

发病后 2~3 个月,感染经久不愈,局限,可形成窦道。

经过治疗,大多数轻型急性胰腺炎患者不经历三期直接恢复;大部分重症急性胰腺炎经历第一期而恢复;少部分重症急性胰腺炎及全部暴发性胰腺炎经历三期。大部分患者经治疗上述三期持续时间会不同程度地缩短。

六、治疗

急性胰腺炎总体病死率约为 5%;单一器官衰竭者为 3%(0~8%),多系统器官衰竭者为 47%(28%~69%)。经过液体支持治疗、疼痛控制治疗及早期控制性规律进食后,大部分(80%)急性胰腺炎,患者恢复良好。少部分重症胰腺炎,尤其是暴发性胰腺炎预后仍然较差,病死率可超过 40%。如何降低这部分患者的病死率是我们亟待解决的问题。

当患者人院时,我们即应关注诸如高龄(>55 岁)、肥胖(BMI>30)、器官衰竭、胸腔积液和(或)渗出等重症危险因子。具有上述特征的患者可能需要在重症监护病房(ICU)治疗。

(一)治疗主体

AP 的治疗主体可包括不同学科的医生,如普通外科、肝胆外科、消化内科或急诊科等。如前所述大部分 AP 为自限性,恢复良好,因此对治疗团队的组成要求不高;但是 SAP 则有较高要求。

(二)治疗要求

经过规范的治疗,我们应该达到:①AP 总体病死率<10%;SAP 病死率<30%。②应该 48 h 内确诊。③应该明确大部分 AP(>80%)的病因。④48 h 内完成严重度分级。⑤治疗 6～10 天后,患者仍出现脏器功能不全、脓毒症或病情恶化时,应该有能力复查增强 CT。⑥所有重症患者应在 ICU 监测治疗。⑦如果没有细菌学证据,抗生素治疗胰腺坏死感染不超过 14 天。⑧对于胆源性胰腺炎,一期施行胆囊切除术。

(三)基本治疗措施

1.液体治疗

SAP 发病早期,胰腺组织出血坏死,释放大量炎性介质及细胞因子,使机体处于严重的全身炎症反应综合征(SIRS)状态。血管通透性增高,短期内体液失衡,大量液体进入“第三间隙”,有效循环血容量锐减,容易导致休克、ARF、ARDS 等严重并发症。全身炎症反应期是 SAP 患者死亡的第 1 个高峰。液体复苏治疗可以有效地纠正循环血容量锐减导致的低灌注状态,减少脏器功能损害,减少 MODS 及休克等并发症的发生,是 SAP 早期治疗的重要环节。绝大部分 AP 患者就诊时都处于有效循环血容量不足的状态,应尽快积极液体复苏,争取 6 h 内达到复苏目标。重症急性胰腺炎全身炎症反应期 6 h 液体复苏目标如下。

(1)CVP 8～12 mmHg。

(2)平均动脉压>65 mmHg。

(3)尿量>0.5 mL/(kg·h)。

(4)中心静脉血氧饱和度>70%。

早期液体复苏治疗的具体实施仍然是 SAP 治疗的难点之一。一般来说,正常人对液体的生理需要量为 35 mL/kg×24h。既往文献建议,如果患者心脏功能允许,在急性胰腺炎发病后 48 h 内,每小时输液量为 250～300 mL/h;目前则很少规定输液量。治疗经验是:①液体复苏要及时充分。一旦确诊重症胰腺炎即应尽早给予液体复苏治疗。最初 6 h 的复苏治疗最为关键,被称为“黄金 6 h”。胶体能有效提高并稳定血浆渗透压,输液的时候,如果输注过快或过量容易导致心功能不全或肾功能受损。我们的治疗经验是为患者开两组静脉通路分别走晶体和胶体液。前 6 h 胶体液输注速度略快,以提高胶体渗透压,稳定有效循环血容量为先;6～24 h 根据循环变化适当减少胶体输注速度和总量。②应根据患者的心率、平均动脉压、尿量、尿比重、血细胞比容等评价 APACHE-Ⅱ 评分中容量不足所贡献的分值比例,评价患者的循环情况并加以区分。对于血流动力学稳定患者和老年患者(其年龄所占的分值比例很大而心肺功能较差),过多的液体输注往往会增加循环负荷导致肺水肿或心功能不全,诱发或加重 ARDS。对于此类患者,除了保证一定比例的胶体液输注外,我们采取“量出为入”的方法,即常规监测每小时尿量,估算每小时出量,以此为标准限制每小时输注的液体量略高于估算的总出量并匀速输注。根据循环指标评价每小时的治疗效果和脏器功能并随时调整。此外监测中心静脉压(CVP)和肺毛细血管楔压(PCWP)有助于评价心脏负荷,找到液体不足与负荷过量的平衡点,指导液体复苏治疗。

2.营养支持治疗

(1)肠外营养(PN)与肠内营养(EN):轻度胰腺炎患者一般于住院3～7天可恢复进食,不需要营养支持。对于重症急性胰腺炎患者,通常于入院后3～4天进行评估,如果估计数周内不能经口进食则应尽早营养支持。

对于重症胰腺炎或合并复杂疾病的患者,营养支持至关重要。胰腺炎早期,为了达到胰腺休息的目的,临床医生常常应用全肠外营养(TPN)支持。然而,TPN是感染的高危因素,同时会引起代谢失衡;肠内营养(EN)可以防止肠道黏膜的萎缩,增强抵御细菌侵袭的能力,进而可以通过降低感染发生率,避免外科干预,减少住院时间及降低住院费用,改善患者的预后。两项Meta分析显示与PN相比,早期(3～36 h)EN显著降低感染发生率和病死率。肠内营养临床应用的困难在于部分患者难以耐受鼻胃管或鼻空肠管的长期机械刺激所致的不适。因此营养支持的途径必须因人而异,同时根据患者的反应和耐受性调整。目前认为SAP患者,如果疼痛症状持续时间长,有胰腺坏死,在能够经口进食之前采用肠内营养支持更合理。对于不耐受EN或规律治疗2～4 d后仍液体不足的患者,应该以PN营养支持。

(2)肠内营养的途径:EN营养支持的途径包括鼻空肠管(NJ)和鼻胃管(NG)。一般通过NJ途径给予肠内营养。不使用NG途径的理由是食物进入胃或十二指肠时可能刺激胰腺分泌,结果可能导致腹痛加重或血清淀粉酶升高。但也有文献报道鼻胃管(NG)途径也是可以采取的。一项49例胰腺炎患者的随机对照研究表明NJ与NG效果相同,但后者更易于操作且花费更少。另一项研究比较了16例NJ和15例NG的效果及安全性同样认为NG优势更大。甚至更积极的做法是在SAP发病后24～72 h就让患者经口半量营养进食,然而该研究病例数偏少,尚未有积极的结论。因此,目前选择哪种方法进行EN支持尚存争议。

如果患者疼痛缓解,食欲增加则提倡早期经口进食。通常最初为半流食,而后流食全量,最后过渡到低脂饮食。近期对121例急性胰腺炎的随机对照研究结果显示:胰腺炎恢复后低脂饮食与流食同样安全并且提供更充足的能量。

3.抗生素的应用

轻型胰腺炎多为自限性,因此不推荐使用抗生素;对于重症胰腺炎抗生素的应用仍存争议。预防性应用抗生素的理由是胰腺或胰周坏死感染可导致患者病死率明显升高,预防性应用抗生素有可能预防坏死感染,从而降低病死率。此结论受到一项Meta分析的支持。近期一项随机对照研究显示:胰腺炎感染者50%发生在入院后1周内,菌血症是感染导致死亡的独立危险因素,肠道细菌是菌血症的主要细菌,真菌感染者病死率更高,因此主张早期预防性应用抗生素并持续3～5天。此外,胰腺坏死的患者可出现白细胞升高、脓毒症表现。即使没有细菌学证据,临床医生在经验上仍倾向于使用抗生素。不主张应用抗生素的原因是两项Meta分析结果显示重症胰腺炎预防性应用抗生素并不能减少坏死感染发生率及病死率。2007年美国胰腺炎治疗指南推荐:如果血液及其他培养(包括CT引导细针穿刺培养)均阴性,无确认的感染源存在,则停止使用抗生素。胰腺坏死感染的首选治疗是清创引流术,微创治疗是发展趋势。亚胺培南、美罗培南或者喹诺酮与甲硝唑(灭滴灵)联合应用最易于穿透血胰屏障到达坏死感染灶,因此为首选抗生素。

4.胰腺休息治疗

禁食、胃肠减压,主要目的是减少对十二指肠黏膜分泌促胰酶素进而减少胰酶分泌。同时可以缓解恶心、呕吐及腹胀症状。生长抑素抑制胰腺分泌等。

5.镇痛

疼痛剧烈时考虑镇痛治疗。在严密观察病情下,可注射盐酸哌替啶(杜冷丁)。不推荐应用吗啡或胆碱能受体拮抗药,如阿托品、山莨菪碱(654-2)等,因前者会收缩壶腹乳头括约肌,后者则会诱发或加重肠麻痹。

(四)并发症的治疗

1.胆源性胰腺炎治疗方案

(1)无胆道梗阻或胆管炎:约 5% 有症状的胆囊结石患者会并发胆源性胰腺炎,30%～50%未行确定性治疗的胆源性胰腺炎会再发。胆囊切除术可以解除绝大部分胆源性胰腺炎的诱发因素。因此,推荐待胰腺炎缓解后在同一次住院期间实施胆囊切除手术以防出院后再发,已出院者 2～4 周内手术。大部分胆源性胰腺炎,如果不合并胆管炎则不建议行ERCP。

(2)胆道梗阻或胆管炎:胰腺炎合并持续胆道梗阻或急性胆管炎则应该 48 h 内行 ERCP治疗。如患者血清胆红素及其他肝功能指标进行性升高,胆总管明显扩张,症状持续不缓解,则强烈提示结石所致胆总管梗阻,此时应即刻行 ERCP 诊治。如果影像学、术中胆道造影证实胆总管结石或梗阻性黄疸,则应该择期行 ERCP。多中心研究发现 ERCP 能够明显降低胆源性胰腺炎的病死率。对于不耐受手术、妊娠期胰腺炎或可疑胰管损伤者首选 ERCP 行胆管括约肌切开、鼻胆管引流术。顽固性特发性胰腺炎或胰腺畸形患者可以应用 ERCP 进行诊断、治疗。偶发性胰腺炎如果病因不明则可以采用内镜超声(EUS)或 MRCP 检查,通常不必行 ERCP 诊断,因为后者本身可能造成创伤。由于传统的开腹胆总管探查、T 管引流术可导致二次打击、增加感染机会。因此,学者认为急诊手术实施胆道减压应慎重。

2.病情加重者的治疗方案

虽然大部分 SAP 患者经液体复苏、营养支持及对症治疗后病情恢复顺利,但仍有小部分患者对系统治疗反应较差,值得我们高度重视。为了寻找导致病情加重的原因,临床医生应该复查增强 CT 了解腹腔情况,如积液、坏死、感染及其他并发症。超声、CT 或 EUS 引导下细针穿刺有助于获得坏死感染的直接证据。对于在短期内没有缓解的患者推荐应用抗生素及营养支持。

3.胰腺假性囊肿的治疗

胰腺假性囊肿如果导致明显的腹痛、消化道梗阻、体重减轻、梗阻性黄疸、胰漏或并发感染经非手术治疗无效者应采取手术治疗。需要注意的是胰腺假性囊肿形成后 4～6 周,囊壁成熟才可手术。按照假性囊肿的位置及是否与胰管相通,可采用内镜经十二指肠乳头置管胰管引流术、假性囊肿-胃、假性囊肿-十二指肠内引流术(通过胃镜或者手术)。

4.胰腺坏死的治疗

胰腺坏死的治疗难点在于明确是否存在感染。因为感染与否决定不同的治疗方案，可影响患者的预后。自发现胰腺坏死后7～10天应该常规复查增强CT，进一步了解是否感染。如果胰腺坏死导致发热、白细胞升高、心率加快甚至脏器功能不全则需要经皮穿刺寻找感染证据，并预防性应用抗生素；如果坏死感染明确，则应用穿透血—胰屏障能力强的抗生素并施行外科手术干预。外科清创术是胰腺坏死感染治疗的金标准，可以通过传统的开腹手术或腹腔镜手术完成，以脓肿清除、引流手术为主。目前达成共识：急性胰腺炎外科手术创伤越小、手术时间越晚对患者恢复越有利。因此近来以经皮穿刺置管引流（PCD）为代表的微创技术逐渐兴起。PCD的优势是创伤小，应用范围广（确定感染或可疑感染者都可应用），可以推迟或避免外科手术干预，进而改善患者预后。PCD的主要问题是引流不彻底、不通畅，成功率低，出血。内镜技术（如EUS引导穿刺）也有一定价值，其优势是创伤小、恢复快，但技术难度大，并发症多，要求操作者经验丰富、技术熟练，因此临床上并未广泛开展。胰腺无菌性坏死经保守治疗通常能够治愈不需手术引流。

5.急性胰腺炎出血

急性胰腺炎导致出血是少见的严重并发症，多见于SAP，发生率为1.2%～14.4%，病死率高达36%。分为早期出血（发病1周内）和晚期出血（发病超过1周）。静脉曲张、长期抗凝治疗、胰腺感染、假性囊肿、脓肿是胰腺炎出血的危险因素。胃肠道出血多为早期出血；术后腹腔出血多为晚期出血，后者危险性更高。消化内镜是检查治疗消化道出血如应激性溃疡、食管胃底静脉曲张破裂、消化性溃疡等的首选方法。增强CT是发现术后腹腔出血的首选检查。正确的手术时机，减少有创操作，准确定位引流，远离大血管，有助于减少出血。腹腔出血首选介入动脉栓塞（TAE）止血效果良好，如TAE失败则应果断开腹手术，胰腺部分切除是拯救生命的最后选择，危险性极大。

6.高脂血症的治疗

三酰甘油（TG）超过11.3 mmol/L，诱发的急性胰腺炎称为高脂血症性胰腺炎。高脂血症性胰腺炎可能主要与游离脂肪酸对胰腺腺泡、间质、毛细血管内皮细胞的损伤作用有关。其特征是血脂显著升高而血淀粉酶仅轻度升高或不升高，通常需要结合CT检查确诊。治疗重点在于补液、抗凝、控制血糖、降低血脂水平，避免脂肪乳剂摄入。由于高脂血症性胰腺炎常复发，我们应做好出院宣教，长期规律地控制血脂。

第五章 神经外科疾病

第一节 颅脑外伤

一、头皮损伤

(一)头皮血肿

1.定义

(1)皮下血肿:皮下组织的血管出血,血肿位于头皮表层和帽状腱膜之间。

(2)帽状腱膜下血肿:帽状腱膜下层的血管撕裂出血,血肿位于帽状腱膜下。

(3)骨膜下血肿:血肿积聚在骨膜和颅骨之间,多为颅骨骨折板障出血或骨膜剥离所致。

2.诊断依据

(1)临床表现外伤史,多为钝器伤。

①皮下血肿:局部肿块,疼痛。

②帽状腱膜下血肿:范围广,有波动,可有贫血或休克。

③骨膜下血肿:血肿止于骨缝,多见于婴幼儿。

(2)辅助检查。

①血常规。

②头颅 X 线:包括血肿部位切线位。

③必要时,行头颅 CT 检查了解有无合并其他颅脑损伤。

3.鉴别诊断

头皮下肿物。

4.治疗原则

(1)内科治疗。

①早期冷敷,24～48 h 后热敷。

②加压包扎。

③有休克表现者,应补充容量。

(2)外科治疗:巨大帽状腱膜下血肿和骨膜下血肿可在严格消毒的情况下,行穿刺抽吸后加压包扎,有时需多次穿刺才能排净。

（二）头皮裂伤

1.定义

由锐器或钝器伤所致的头皮连续性中断，可伤及帽状腱膜，有时可深达骨膜。

2.诊断依据

(1)临床表现。

①头部外伤史。

②头皮活动性出血。

③可有贫血或休克。

(2)辅助检查。

①血常规。

②头颅 X 线：包括创伤部位切线位扫描。

③必要时，行头颅 CT 检查了解有无合并颅内损伤。

3.治疗原则

(1)内科治疗。

①注射破伤风抗毒素。

②根据伤口情况及受伤时间，决定是否给予抗生素、输血、补液等。

③有休克表现者，应建立静脉通路，扩容。

(2)外科治疗：紧急处理时压迫止血。早期行清创缝合，一般在 24 h 内可行一期缝合。

（三）头皮撕脱伤

1.定义

切线方向暴力作用于头皮，导致头皮自帽状腱膜下层或连同部分骨膜被撕脱。

2.诊断依据

(1)临床表现。

①头部外伤史，多为发辫受暴力牵拉。

②大块头皮撕脱，可有颅骨裸露。

③头皮活动性出血。

④可有贫血或休克。

(2)辅助检查。

①血常规。

②头颈 X 线。

③必要时，行头颅和颈部 CT 检查，了解有无颈椎和颅内损伤。

3.治疗原则

(1)内科治疗。

①注射破伤风抗毒素。

②抗生素、输血、补液等。

③有休克表现者，应建立静脉通路，扩容。

（2）外科治疗。

①在伤后 6 h 内、皮瓣完整、无明显污染时，可争取行血管端端吻合，皮瓣复位再植；此外，还可行中厚皮片植皮术。

②若颅骨裸露，可在颅骨外板多处钻孔深达板障，或将该处外板凿除，待肉芽组织形成后再植皮。

③若创面已有感染，须清洁创面，定期换药，控制感染并长出肉芽组织后再植皮。

二、颅骨骨折

颅骨骨折往往是由于钝性暴力或穿透性损伤造成，大多无须特殊处理，故骨折本身并不重要，但颅骨骨折的发生与暴力作用的方向、大小、减速距离等密切相关，且易合并有脑膜、血管、脑组织和脑神经的损伤，并可继发颅内感染、脑脊液漏或引起脑局部受压，造成肢体瘫痪、癫痫。因此，颅骨骨折应根据患者临床症状的不同而有不同处理。

（一）外力与颅骨骨折的关系

华山医院与交通大学应用光弹方法对颅骨受力后的应力分布进行测定，并用激光全息干涉法研究颅骨受力时的变形情况，摄取局部颅骨变形图像，发现施加同样外力以颞鳞部受力时变形最大，额骨正中受力时变形最小，如同时发生线性骨折则额骨以纵行及斜行方向为多见，颞骨以斜行和横行方向可能较大。外力作用颅盖部位时，应力可循颅骨内外板传达颅底，颅底的骨质较薄，可以出现颅盖未骨折而颅底眶板骨折现象。研究还指出，低速度、高能量、面积小的打击易造成小范围的凹陷性骨折；而低速、高能量、面积大的打击易造成散状的线性骨折；高速、小面积物体可致穿入性或粉碎性骨折；高速、大面积物体则造成广泛的凹陷骨折或粉碎性骨折。

（二）颅骨骨折的分类

颅骨骨折一般分为线性骨折、凹陷性骨折和粉碎性骨折 3 类。按骨折部位的不同分为颅盖骨折和颅底骨折。颅盖骨折，尤其是骨折线通过脑膜血管沟或静脉窦时，需注意硬脑膜外血肿的可能。凹陷性骨折见于局部暴力集中的较小颅骨区域，多为全程凹陷，少数仅为内板凹陷。颅盖骨折根据头皮的完整性又分为闭合性和开放性，开放性骨折特别是当硬膜撕裂时，颅内感染的可能性大大增加，甚至导致严重后果（图 5-1）。

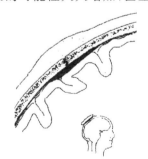 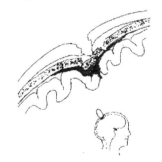

A.线性骨折　　　B.粉碎凹陷性骨折［注意骨折可并发颅内出血和（或）脑组织损伤

图 5-1　颅骨骨折

（三）颅盖的线性骨折

颅盖的线性骨折往往继发于大面积的暴力作用。线性骨折造成的损伤与颅骨在外力作用下的变形和移位有关。而外力作用的位置、方向和骨折线的延伸等因素对损伤的类型有着一定的影响。对于一般的闭合性线性骨折无临床表现，无须特殊处理。电生理研究发现伴有线性骨折的轻微颅脑损伤患者在骨折发生部位无脑电图的异常。但对于骨折线通过脑膜血管沟或静脉窦者，需提防有硬外膜血肿的可能。

当存在头皮的破裂时就形成开放性线性骨折，颅内感染的可能性就大大增加，特别当硬膜撕裂时则更甚。在婴幼儿阶段，伴有硬膜撕裂的开放性线性骨折可能逐渐增宽，造成所谓的"生长性骨折"，以致继发囊性脑膨出。这些病变可逐渐增大而需手术治疗，否则增大的囊肿可使脑组织移位或受压，引起相应的症状。

CT 检查是目前用于颅脑损伤骨折最广泛应用的筛选方法，但平行于 CT 扫描方向的线性骨折不易发现，需要行头颅 X 线检查来补充明确诊断。

（四）颅底骨折

颅底骨折在所有的颅骨骨折中占 19％～21％，在所有的颅脑损伤中占 4％。颅底骨折的产生多因为颅盖骨折的延伸，但也有是暴力直接作用的结果。在颅底有几处薄弱的区域，如蝶窦、蝶骨翼的内侧部、颞骨岩尖部，这些区域易发生骨折，骨折的类型则取决于外力的方向、局部骨结构和颅底的孔隙。

颅底骨折一般皆属线性骨折。颅底与硬脑膜粘连紧密，骨折时易致硬脑膜撕裂，加之颅底孔道众多，骨折线又常累及鼻旁窦。可使蛛网膜下隙与外界相同，而称"内开放性骨折"，导致脑脊液漏和脑损伤。颅前、中、后窝解剖结构不同，骨折后临床表现亦各具特点。典型的颅前窝骨折具有"熊猫眼"，伴有脑脊液鼻漏和嗅、视神经的损伤；对于出现"熊猫眼"征的患者，要注意眼球听诊以排除颈内动脉海绵窦瘘的可能。颅中窝骨折多以岩尖部骨折为主，岩尖部骨折占全部颅骨骨折的 15％～48％。它可分为横行骨折（5％～30％）和纵行骨折（70％～90％）。一半的横行骨折患者可有第 Ⅴ、Ⅵ、Ⅶ 或 Ⅷ 对颅神经的损伤，而纵行骨折则往往造成传导性耳聋。两者皆可表现出脑脊液耳漏、鼓室积血和 Battle 征。颅后窝骨折少见，可有乳突部皮下淤血和颈部肌肉肿胀，少数可有后组颅神经的损伤。

颅底骨折主要根据临床症状和体征诊断，头颅 CT 检查有助诊断气颅，颅底薄层 CT 检查可提高诊断阳性率。治疗主要是预防颅内感染，合并脑损伤或脑脊液漏的患者按相应原则处理。近颈静脉孔区的颅底骨折，在原发脑损伤并不严重、意识水平进行性下降而出现全脑肿胀的患者，注意行头颅 CT 静脉造影（CTV）检查，以排除颅底骨折导致颈内静脉损伤后的静脉窦血栓形成。

（五）凹陷性骨折

凹陷性骨折的发生一般因为局部暴力作用，当外力足够大或集中于面积较小的颅骨区域，造成颅骨内陷引起凹陷性骨折，多为全程凹陷（图 5-2），少数仅为内板凹陷。发生于成人者，在凹陷性骨折之边缘多有环形骨折线；发生于婴幼儿者，因骨板薄而富于弹性，可无骨折线，在生长过程中有自行复位的可能。

非手术治疗适合于没有硬膜穿破的临床和影像学证据、没有明显的颅内血肿、凹陷不大于1 cm、没有额窦累及、没有伤口感染、气颅和伤口显著污染的患者。静脉窦部位的凹陷骨折，患者无神经功能缺失和其他手术指征时最好保守治疗。

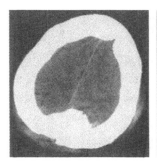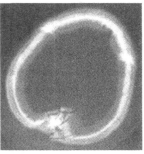

图 5-2　凹陷性骨折

手术指征：①凹陷深度等于或大于周围颅骨厚度，或深度＞10 mm；②严重骨折畸形影响容貌，如前额部凹陷骨折；③复杂类型和开放性凹陷性骨折；④合并需要手术的颅内血肿；⑤凹陷骨折脑组织受压而导致神经功能缺损。

早期手术尽可能降低感染率。术前需要预防性使用抗生素，清创可采用"S"形切口，颅骨钻孔在骨折和正常颅骨的边缘，轻轻地抬起凹陷的颅骨，直接抬起困难的或铣刀沿骨折周围取下凹陷颅骨，复位后用微型钛片固定。新鲜、清洁的游离骨片可以用微型连接片固定。清洁无污染、新鲜且小的复杂游离骨折片，去除后可以考虑钛网一期颅骨成形修补。必须仔细探查硬膜是否破裂。如果存在硬脑膜下血肿和脑内血肿，必须打开硬膜进行血肿清除，严密止血，术后严密缝合硬膜。当伤口严重污染或超过 24 h，需要的颅骨成形修补术应在 1～2 个月后进行。

没有证据证明凹陷性骨折复位手术有助于减少外伤后癫痫的发生，癫痫可能与原发脑损伤关系更密切。

（六）额窦骨折

复杂额窦损伤的患者，必须特别关注额窦前后壁同时损伤的患者。非凹陷性骨折单纯累及额窦后壁通常不需要手术修复。当足够大的力量穿透额窦前后壁，迟发的感染发生率很高，此类骨折需要在几天内探查修复，尤其是当有尖锐物体的刺入时。闭合性额窦前后壁骨折合并脑脊液漏超过 1 周，硬膜应行手术修补。冠状切口是手术的最佳入路。额窦的前壁需要重建，撕裂的硬膜必须致密缝合，必要时取骨膜或颞肌筋膜修补。若额窦黏膜完全剥离，则填塞肌瓣或骨膜瓣，骨折的额窦后板可以去除。

三、硬脑膜外血肿

（一）病因与病理

硬脑膜外血肿是位于颅骨内板与硬脑膜之间的血肿，占颅脑损伤的 1％～3％、外伤性颅内血肿的 25％～30％，其中，急性 85％，亚急性 12％，慢性 3％。可发生于任何年龄，但以15～30 岁的青年多见，小儿则少见，可能因小儿的脑膜中动脉与颅骨尚未紧密靠拢有关。硬脑膜外血肿多发生在头部直接损伤部位,是因为颅骨骨折(约90%)或颅骨局部暂时变形致血管破裂,血液聚积于硬脑膜和颅骨之间而形成血肿。出血来源为硬脑膜中动脉(70%)和静脉、板障导血管、静脉窦和脑膜前动脉和筛动脉等损伤,除原出血点外,由于血肿的体积效应可使硬脑膜与颅骨分离,撕破另外一些小血管可使血肿不断增大。血肿多位于颞部、额顶部和颞顶部。

典型的急性硬脑膜外血肿常见于青壮年男性颅骨线性骨折患者,以额颞部和顶颞部最多,这与颞部含有脑膜中动、静脉,又易为骨折所撕破有关。特别是发展急速的硬脑膜外血肿,其出血来源多为动脉损伤所致,血肿迅速增大,可在数小时内引起脑疝,威胁患者生命。若出血源于静脉,如硬脑膜静脉、板障静脉或静脉窦,则病情发展稍缓,可呈亚急性或慢性病程。急性硬脑膜外血肿在枕部较少,因该处硬膜与枕骨贴附较紧,且常属静脉性出血。但有时由于骨折线穿越上矢状窦或横窦,亦可引起骑跨于窦上的巨大硬脑膜外血肿,这类血肿的不断扩张,多为硬脑膜与骨内板剥离后,因新的再出血导致,而非仅由静脉压造成继续出血。血肿的大小与病情的轻重关系密切,愈大愈重。不过出血速度更为突出,往往小而急的血肿早期即出现脑压迫症状,而出血慢的血肿,则于数日甚至数周,始表现出颅内压增高。位于半球凸面的急性血肿,常向内向下推压脑组织,使颞叶内侧的海马及钩回突向小脑幕切迹缘以下,压迫大脑脚、动眼神经、大脑后动脉,并影响脑桥静脉及岩上窦的回流,称为小脑幕切迹疝。为时较久的硬脑膜外血肿,一般于6~9天即有机化现象,由硬膜长入纤维细胞并有薄层肉芽包裹且与硬膜及颅骨粘连。小血肿可以完全机化,大血肿则囊性变内贮褐色血性液体。

(二)临床表现

硬脑膜外血肿可同时存在多种类型的颅脑损伤,血肿又可以出现在不同部位,故其临床表现各有差异,出血速度及年龄的差异也使其临床表现有所不同,但从临床特征看,仍有一定规律及共性,即昏迷—清醒—再昏迷。以单纯的颞部硬脑膜外血肿为例,具有下列特征。

(1)有急性颅脑损伤病史,颞部可有伤痕、可有骨折线跨过脑膜中动脉沟,伤后神经系统可无阳性体征。

(2)意识障碍:由于原发性脑损伤程度不一,这类患者的意识变化,有三种不同情况。①如果没有原发脑损伤,可无原发昏迷,而是随着颅内出血、血肿形成颅内压升高逐渐进入昏迷状态;②如果原发性脑损伤略重,伤后曾一度昏迷,受伤时可能有短暂意识障碍,意识好转后,因颅内出血使颅内压迅速上升,出现急性颅内压增高症状,同时再次转入昏迷状态,两次昏迷之间的时间称为"中间清醒期";③如果原发脑损伤较重,原发昏迷较深、持续时间较长,伤后可出现昏迷程度变浅,而随着颅内出血、血肿形成颅内压升高再次出现昏迷程度加深,这段时间称为"意识好转期"。"中间清醒期"或"意识好转期"短者为2~3 h或更短,大多为6~12 h或稍长,24 h或更长者则少见。"中间清醒期"或"意识好转期"短,表明血肿形成迅速,反之则缓慢。

(3)颅内压增高:随着颅内压增高,患者常有头疼、呕吐加剧,躁动不安和四曲线的典型变化,即Cushing反应,出现血压升高、脉压增大、体温上升、脉率及呼吸缓慢等代偿性反应,等到衰竭时,则血压下降、脉搏细弱及呼吸抑制。

(4)神经系统体征:单纯的硬脑膜外血肿,早期较少出现神经受损体征,仅在血肿形成压迫脑功能区时,才有相应的阳性体征,如果患者伤后立即出现面瘫、偏瘫或失语等症状和体征时,应归咎于原发性脑损伤。当血肿不断增大引起颞叶钩回疝时,患者则不仅有意识障碍加深,生命体征紊乱,同时将相继出现患侧瞳孔散大,对侧肢体偏瘫等典型征象。偶尔,因为血肿发展急速,造成早期脑干扭曲、移位并嵌压在对侧小脑幕切迹缘上,则可引起不典型体征,即对侧瞳孔散大、对侧偏瘫;同侧瞳孔散大、同侧偏瘫;或对侧瞳孔散大、同侧偏瘫;应立即借助辅助检查定位。

(三)诊断

具有上述典型表现的病例约占小脑幕上硬脑膜外血肿的 1/3 左右,诊断较容易。辅助检查:X 线片可有骨折线;CT 检查绝大多数(84%)表现为颅骨内板与脑表面之间的双凸镜形或梭形高密度影,据此可确定诊断,11%表现为颅骨侧球面外凸形,而脑组织侧平直,5%表现类似硬脑膜下血肿的新月形。急性一般为高密度影,含不凝血时可有低密度影,边界清楚,亚急性和慢性可等密度,需增强才能显示,有时血肿内含气体。CT 检查可以明确血肿定位、计算血肿量、了解脑受压及中线结构移位情况,以及脑挫裂伤、脑水肿、多个或者多种血肿并存的情况,CT 骨窗可了解有无骨折及骨折情况。MRI 表现为颅骨内板梭形病灶,T_1WI 呈高信号,T_2WI 为低信号。

(四)治疗与预后

急性硬脑膜外血肿的治疗,原则上一经诊断即应施行手术,排除血肿以缓解颅内高压,术后根据病情给予适当的非手术治疗。一般若无其他严重并发症且脑原发损伤较轻者,预后均良好。病死率为 5%~25%,不同地区或单位较悬殊。实际上这类患者死亡的主要原因并非血肿本身,而是因脑疝形成后所引起的脑干继发性损害所致,因此,必须做到早期诊断、及时处理,才能有效地降低病死率。国外有人提出单纯硬脑膜外血肿患者应该争取无死亡。

1.手术治疗

按常规行皮瓣、肌骨瓣或游离骨瓣开颅,部分患者可行骨窗开颅,开瓣大小要充分,以能全部或大部暴露血肿范围为宜。翻开骨瓣见到血肿后,可用剥离子或脑压板轻轻将血肿自硬脑膜上剥离下来,亦可用吸引器将其吸除。血肿清除后如遇到活动出血,应仔细寻找出血来源,探明损伤血管后,应将其电凝或用丝线贯穿结扎,彻底止血。位于骨管内段的脑膜中动脉破裂时,可采用骨蜡填塞骨管止血。如上矢状窦或横窦损伤,可覆盖吸收性明胶海绵压迫止血,出血停止后,可于静脉窦损伤处,用丝线缝合对吸收性明胶海绵加以固定。对硬脑膜表面的小血管渗血,应电凝彻底止血。沿骨瓣周围每隔 2~3 cm,用丝线将硬脑膜与骨膜悬吊缝合。如仍存有渗血处,须在硬脑膜与颅骨内板之间放置吸收性明胶海绵止血。对骨瓣较大者,应根据骨瓣大小,于骨瓣上钻数小孔,做硬脑膜的悬吊,尽量消灭无效腔。如血肿清除后,发现硬脑膜张力很高,脑搏动较弱,硬脑膜下方呈蓝色,说明硬脑膜下方可能留有血肿,应切开硬脑膜进行探查,如发现有血肿,则按硬脑膜下血肿继续处理。如未见硬脑膜下有血肿并排除邻近部位的脑内血肿时,提示可能在远隔部位存在血肿,应行 CT 复查或钻孔探查,以免遗漏。

2.非手术治疗

对于神志清楚、病情平稳、血肿量<15 mL 的幕上急性硬脑膜外血肿患者可采取保守治疗。但必须动态观察患者神志、临床症状和动态 CT 检查。一旦发现血肿增大,立即改为手术

治疗。急性硬脑膜外血肿,无论施行手术与否,均须进行及时、合理的非手术治疗,特别是伴有严重原发性脑损伤和(或)继发性脑损害的患者,决不能掉以轻心。治疗措施应是在严密观察患者临床表现的前提下,采用脱水、激素、止血及活血化瘀药物治疗,如丹参、川芎等。

(五)迟发性硬脑膜外血肿及慢性硬脑膜外血肿

1.迟发性硬脑膜外血肿

迟发性血肿的意义是影像学检查的概念,即首次 CT 检查时没有明显影像异常,而是在相隔几小时甚至十多天之后再次复查时,才发现的血肿,故谓之迟发,并不是指血肿的期龄或病程的急缓。迟发性硬脑膜外血肿占整个硬脑膜外血肿的 5%～22%,男性青年较多。其发病机制,可能是由于患者头部外伤时存在硬脑膜的出血源,但因伤后脑组织水肿、其他先此形成的血肿及某些引起颅内压增高的因素,形成了填塞效应而对出血源有压迫作用。但继后若采用过度换气、强力脱水、脑脊液漏、清除颅内血肿及手术减压等措施,或因全身性低血压的影响使颅内高压迅速降低,突然失去了填塞效应,故而造成硬脑膜自颅骨剥离,遂引起迟发性硬脑膜外血肿。临床上,这类患者常有病情突然恶化或首次 CT 检查为阴性而病情却无好转,此时应立即复查 CT,明确诊断。一旦诊断确立,应尽早手术清除。迟发性硬脑膜外血肿与慢性硬脑膜外血肿相比,预后明显较差。

对已有明显病情恶化的患者,应及时施行手术治疗。除少数血肿发生液化,而包膜尚未钙化者,可行钻孔冲洗引流之外,其余大多数患者都须行骨瓣开颅清除血肿。一则暴露充分,二则不残留颅骨缺损。同时对术中查寻出血点和施行止血操作均较方便。此类患者如果处理得当,不伴发严重并发症,预后均较好。对个别神志清楚、症状轻微、没有明显脑功能损害的患者,亦有人采用非手术治疗,在 CT 监护下任其自行吸收或机化。

2.慢性硬脑膜外血肿

在临床上慢性硬脑膜外血肿较少见,系指伤后 2～3 周以上发现者,占硬脑膜外血肿的 3.5%～3.9%,自从 CT 检查应用以来发生率有所上升,这中间可能有部分属亚急性硬脑膜外血肿,甚至是迟发性血肿,而且诊断慢性硬脑膜外血肿的时间标准,也不像慢性硬脑膜下血肿那样明确。一般认为伤后 13 天以上,血肿即开始有钙化现象可作为慢性血肿的诊断依据。慢性硬脑膜外血肿的致伤因素与急性者并无特殊之处,其不同者乃是患者伤后能较长时间地耐受血肿,且临床症状表现十分迟缓。这可能与血肿的大小、形成速度、所在部位和患者颅腔容积的代偿能力有关。故有出血源于静脉的说法,虽然静脉压力较低不易剥离硬脑膜,但若受伤的瞬间硬膜与颅骨已被分离,或因伴发脑脊液漏致使颅压偏低时,均有造成慢性血肿的可能。此外,亦有人认为是外伤后引起的脑膜中动脉假性动脉瘤破裂所致。慢性硬脑膜外血肿的转归与硬脑膜下血肿不同,早期呈凝血块状,后期在局部硬膜上形成一层肉芽组织并能由 CT 所显示。仅有少数慢性血肿形成包膜及中心液化,但为时较久,约需 5 周左右。

本病以青年男性为多,可能是因为硬脑膜在颅骨上的附着没有妇女、儿童及老人紧密,而易于剥离。好发部位与急性硬脑膜外血肿正好相悖,即位于额、顶、枕等处为多,而颞部较少,究其原因,多系颞部血肿易致脑疝,故而病程发展较速。临床特点主要是头疼、呕吐及视乳头水肿。患者可以较长时间处于慢性颅内高压状态,如果不认真检查,往往误诊为脑外伤后综合征,直到因颅内高压引起神经系统阳性体征,如意识障碍、偏瘫、瞳孔异常或眼部体征时,才引起重视。

慢性硬脑膜外血肿的诊断有赖于影像学检查。绝大多数患者均有颅骨骨折,而且骨折往往穿越硬膜血管压迹或静脉窦。CT 扫描的典型表现,是位于脑表面的梭形高密度影,周界光滑,边缘可被增强,偶见钙化。MRI 于 T_1 和 T_2 加权图像上均呈边界锐利的梭形高信号区。

四、硬脑膜下血肿

硬脑膜下血肿是颅脑损伤常见的继发损害,是颅内血肿中最常见的一类,发生率为 5%～6%,占颅内血肿的 50%～60%。由于出血来源的不同又分为复合性硬脑膜下血肿与单纯性硬脑膜下血肿。前者系因脑挫裂伤、脑皮质动静脉出血,血液集聚在硬脑膜与脑皮层之间,病情发展较快,可呈急性或亚急性表现。有时硬脑膜下血肿与脑内血肿相融合,颅内压急剧增高,数小时内即形成脑疝,多呈特急性表现,预后极差;单纯性硬脑膜下血肿系桥静脉断裂所致,出血较缓,血液集聚在硬脑膜与蛛网膜之间,病程发展常呈慢性,脑原发伤较轻,预后亦较好。

急性硬脑膜下血肿发生率最高达 70%,亚急性硬脑膜下血肿约占 5%。两者致伤因素与出血来源基本相同,均好发于额颞顶区。临床病程发展的快慢,则据脑原发损伤的轻重、出血量及个体代偿能力的不同而异。慢性硬脑膜下血肿约占 25%,多系单纯性硬脑膜下血肿。

(一)急性硬脑膜下血肿

1.伤因与病理

急性硬脑膜下血肿大都是脑挫裂伤皮质血管破裂引起的出血,基本上均属复合性硬脑膜下血肿。如果加速性损伤导致脑挫裂伤,血肿多在同侧;而减速性损伤引起的对冲性脑挫裂伤出血常在对侧;一侧枕部着力的患者,在对侧额、颞部前份发生复合性硬脑膜下血肿,甚至同时并发脑内血肿;枕部中线着力易致双侧额极、颞尖部血肿;当头颅侧方受到打击时,伤侧可引起复合性硬脑膜下血肿,即硬膜下及脑内血肿;头颅侧方碰撞或跌伤时,同侧多为复合性硬脑膜下血肿或硬脑膜外血肿,对侧可致单纯性和(或)复合性硬脑膜下血肿;另外,前额部遭受暴力,不论是打击还是碰撞,血肿往往都在额部,很少发生在枕部,而老年人则常引起单侧或双侧单纯性硬脑膜下血肿。

2.临床表现

复合性硬脑膜下血肿发生后,首先使原来的神经症状加重,进而出现急性颅内压增高及脑疝征象。患者伤后意识障碍严重,常无典型的中间清醒期或只表现意识短暂好转,继而迅速恶化,一般表现为持续性昏迷或意识障碍程度进行性加重。由于病情进展迅速,多很快出现血肿侧瞳孔散大,不久对侧瞳孔亦散大,肌张力增高,呈去脑强直状态。而单纯性硬脑膜下血肿伴有的原发性脑损伤多较轻,似硬脑膜外血肿,患者常有中间清醒期,出血量一般较复合性者多,如及时将血肿清除,多可获得良好的效果。

局灶性体征:伤后早期可因脑挫裂伤累及某些脑功能区,伤后即有相应的体征,如偏瘫、失语、癫痫等;若是在观察过程中有新体征出现,系伤后早期所没有的或是原有的阳性体征明显加重等,均应考虑颅内继发血肿的可能。

3.诊断与鉴别诊断

颅脑损伤后,原发昏迷时间较长或原发昏迷与继发性意识障碍互相重叠,表现为昏迷程度不断加深,并随之出现脑受压及颅内压增高的征象,特别是伴有局灶体征者,即应高度怀疑急性硬脑膜下血肿;须行辅助检查诊断,切勿观望,不要等到患者瞳孔散大、对侧偏瘫、昏迷加深及生命征紊乱等典型脑疝综合征出现,以致延误病情,应该及早进行 CT 检查。另外,对小儿及老人急性硬脑膜下血肿的诊断,应注意其临床表现各具特点:小儿脑受压症状出现较早、较重,有时脑挫裂伤不重但脑水肿或肿胀却很明显,易有神经功能缺损,癫痫较多,预后较成人差;老年人因血管硬化、脑萎缩,脑的活动度大,故轻微头伤也可造成严重损害,故急性硬脑膜下血肿多属对冲性复合性血肿,常伴有脑内血肿,虽然脑水肿反应没有青年人重,但组织修复能力差,恢复慢,并发症多,病死率亦高。

辅助检查首选 CT 检查,既可了解脑挫裂伤情况,又可明确有无硬脑膜下血肿;颅骨 X 线检查,约有半数患者可出现骨折,但定位意义没有硬脑膜外血肿重要,只能用作分析损伤机制的参考;头颅 CT 显示:颅骨内板与脑表面之间新月形高密度影,也可为混杂密度或等密度。

4.治疗与预后

(1)非手术治疗:急性硬脑膜下血肿无论手术与否,均须进行及时、合理的非手术治疗,特别是急性血肿术后,尤为重要。虽有个别急性硬脑膜下血肿可以自动消散,但为数甚少,不可存侥幸心理,事实上仅有少数病情发展缓慢的急性硬脑膜下血肿患者,如果原发脑损伤较轻,病情发展迟缓,才可采用非手术治疗。适应证为:神志清楚、病情稳定、生命征基本正常、症状逐渐减轻;无局限性脑压迫致神经功能受损表现;CT 检查脑室、脑池无显著受压,血肿在 40 mL 以下,中线移位不超过 10 mm;颅内压监护压力在 3.33～4.0 kPa(25～30 mmHg)以下。

(2)手术治疗:大多数急性硬脑膜下血肿病情发展快、伤情重,尤其是特急性病例,病死率为 50%～80%,一经诊断,刻不容缓,应争分夺秒,尽早施行手术治疗。手术方法的选择须依病情而定,根据血肿是液体状(多为单纯性硬脑膜下血肿和亚急性硬脑膜下血肿)或固体凝血块(多为复合性硬脑膜下血肿),分别采用不同的手术方法。常用的手术方法包括钻孔冲洗引流术、颞肌下减压术、骨瓣开颅血肿清除术+去骨瓣减压术和标准外伤大骨瓣开颅术。

①钻孔冲洗引流术:只适合术前没有条件进行 CT 检查或病情进展太快,来不及 CT 定位的紧急钻孔探查,则应按致伤机制及着力点,结合患者临床表现做出定位,然后按序钻孔。若属对冲性损伤,应首先在颞前部钻孔,其次是额部,然后顶部;若系直接冲击伤,则先在着力部,继而于对冲部位钻孔探查。发现血肿后,应将钻孔稍加扩大,以方便冲洗和清除血肿。如为液状血肿,又无活动性出血时,可于血肿较厚的部位再多做 1～2 个钻孔,然后经各孔间插管冲洗常可将血肿大部排出。此时,若颅内高压得以缓解,脑搏动良好,即可终止手术。于低位留置引流管一根,持续引流 24～48 h,分层缝合头皮。小儿急性硬脑膜下血肿囟门未闭者可经前囟侧角穿刺反复抽吸逐渐排出,若属固态血肿则需钻孔引流或开颅清除血肿。

②常规手术入路与操作:急性硬脑膜下血肿往往与脑挫裂伤和脑内血肿并存,且多位于对冲部位的额叶底区和颞极区,易发生于两侧,故多需采用开颅手术清除血肿及去骨瓣减压术。

ⅰ.骨瓣开颅切口:按血肿部位不同,分别采取相应骨瓣开颅。因额叶底和额极的对冲伤最为多见,常采用额颞区骨瓣或双侧前额区冠状瓣开颅,具有手术野显露广泛和便于大范围减压的优点,但其缺点为不能充分显露额极区与颞极区以及脑的底面,难以彻底清除上述部位坏死的脑组织及对出血源止血。对损伤严重者可采用标准外伤大骨瓣开颅术。如血肿为双侧,对侧亦可采用相同切口。

ⅱ.钻孔减压:对于脑受压明显,估计颅内压显著升高者,可先在设计的颞区切口线上做小的切开,颅骨钻孔后,切开硬脑膜,清除部分血肿,迅速减轻脑受压。如系两侧血肿,也用同法将对侧血肿放出后再继续扩大开颅完成手术全过程。这样可以避免加重脑移位,防止脑膨出和脑皮质裂伤以及损伤脑的重要结构。

ⅲ.清除血肿:翻开硬脑膜瓣后,先用0.9%氯化钠注射液冲洗术野及冲洗出骨瓣下较远部位脑表面的血液,吸除术野内的血块和已挫裂失活的脑组织,对脑皮质出血用双极电凝耐心细致地加以止血;然后分别从颅前窝底和颅中窝底将额叶和颞叶轻轻抬起,探查脑底面挫裂伤灶,用吸引器清除失活的脑组织,并彻底止血;最后用大量0.9%氯化钠注射液冲洗术野。

ⅳ.减压:应视情况而定。如损伤以出血为主,脑挫裂伤不重,血肿清除后见脑组织已自行塌陷、变软、波动良好者,只需将颞极区做适当切除,行颞肌下减压即可;如血肿量不太多,脑挫裂伤较重,血肿清除后仍有明显脑肿胀或出现急性脑膨出,并确已证明无其他部位血肿时,在应用脱水药物的同时将额极区和颞极区做适当切除,并弃去骨瓣,行颅内外减压术。

注意事项:在翻开骨瓣切开硬脑膜时,要特别注意观察,如果硬脑膜很紧张,脑压很高,最好用宽的脑压板经硬脑膜的小切口伸入硬脑膜下将脑皮质轻轻下压,然后迅速将硬脑膜切口全部剪开,或者先经硬脑膜小切口(可多处)清除部分血肿减压后再扩大硬脑膜切口,这样可以在切开硬脑膜的过程中,避免严重肿胀的脑组织由切口中膨出,造成脑皮质裂伤。

③标准外伤大骨瓣开颅术:主要用于治疗单侧急性幕上颅内血肿和脑挫裂伤,特别是伴有脑疝者更适合。因为标准外伤大骨瓣开颅术能达到下列手术要求:a.清除额颞顶硬脑膜外、硬脑膜下以及脑内血肿;b.清除额叶、颞前以及眶回等挫裂伤区坏死脑组织;c.控制矢状窦—桥静脉、横窦以及岩窦撕裂出血;d.控制颅前窝、颅中窝颅底出血;e.修补撕裂硬脑膜,防止脑脊液漏等。

大量临床应用证明标准外伤大骨瓣开颅术[(10~12)cm×(12~15)cm]比经典骨瓣[(6~8)cm×(8~10)cm]疗效好,而且改良后用于双侧硬脑膜下血肿脑挫裂伤患者。目前已在国外广泛推广应用,取得肯定的疗效。临床证明标准外伤大骨瓣开颅术能清除约95%单侧幕上颅内血肿,另外5%幕上顶后叶、枕叶和颅后窝血肿则需行其他相应部位骨瓣开颅术。例如,顶后和枕部颅内血肿应该采用顶枕瓣、颅后窝血肿则需要行颅后窝直切口或倒钩切口、双额部颅内血肿应该采用冠状瓣切口等。

标准外伤大骨瓣开颅术手术切口开始于颧弓上耳屏前1cm,于耳郭上方向后上方延伸至顶骨正中线,然后沿正中线向前至前额部发际下。若颅脑伤患者术前病情急剧恶化,出现脑疝症状时,应首先采取紧急颞下减压术,在颞部耳郭上方迅速切开头皮,分离颞肌,颅骨钻孔,用咬骨钳扩大骨窗,迅速切开硬脑膜,放出并吸除部分血肿。紧急颞下减压术能暂时有效地降低颅内高压,缓解病情。然后应该继续行标准外伤大骨瓣开颅术。采用游离骨瓣或带颞肌骨瓣,顶部骨瓣必须旁开正中线矢状窦2~3cm。切开硬脑膜,对于已采取紧急颞下减压术的患者,从原来颞部硬脑膜切开处开始作 T 字弧形硬脑膜切开。若未曾采取紧急颞下减压术的患者，应从颞前部开始切开硬脑膜，再作 T 字弧形切开硬脑膜。硬脑膜切开后可以暴露额叶、颞叶、顶叶、颅前窝和颅中窝。清除硬脑膜下血肿、脑内血肿。脑膜切开后，采用冲洗、吸引和杯状钳等轻柔去除硬脑膜下血肿。血肿清除后，仔细寻找出血来源。

对于脑表面动静脉破裂出血者采用双极电凝止血；对于矢状窦静脉出血双极电凝止血无效时，宜采用吸收性明胶海绵止血或肌片填塞止血。脑挫裂伤通常发生在额叶前部、额叶底部和颞叶。对于肉眼所见的挫裂伤坏死脑组织应彻底吸除；对于颞上回后部、中央沟附近、顶叶或枕叶等重要功能区挫裂伤组织应慎重处理。若这些功能区挫裂伤组织确实坏死，则应吸除。脑内血肿最常见的部位是额叶和颞叶。脑内血肿可发生于脑浅表组织同脑挫裂伤并存，也可单独发生于脑深部组织。

对于直径＞1 cm 浅表脑内血肿应予以手术清除。对于脑深部血肿应慎重处理，若深部脑内血肿造成颅内高压、脑移位或神经功能障碍时，则应小心分开脑组织，暴露和清除深部脑内血肿；对于未引起颅内高压和神经功能障碍的较小脑深部血肿，则不必采用外科手术清除，血肿可自行吸收。

硬脑膜切开后，有时会出现急性脑肿胀和脑膨出。手术过程中急性脑肿胀、脑膨出的原因主要包括脑血管张力自主调节能力丧失。当硬脑膜切开或血肿清除减压后，脑血管被动性扩张，脑充血脑肿胀形成；手术同侧或对侧术前已存在的颅内血肿或手术过程中形成的新血肿。对于其他颅内血肿应该给予手术清除；对于脑血管张力自主调节能力丧失所致的脑肿胀患者，目前最有效的治疗措施是控制性低血压，收缩压控制在 8.0～12.0 kPa，时程 2～4 min，以减轻脑充血和脑肿胀。在实施控制性低血压时可同时给予甘露醇和过度通气。控制性低血压时程不宜过长，以免造成缺血性脑损害。目前通常使用的控制性低血压药物是硫喷妥钠。给药方法：成人先静脉注射 500 mg，必要时加大剂量至 75 mg/kg；另外，术前或术中给予降温处理，也能有效地减轻脑肿胀和脑充血，绝大多数患者经过上述治疗后能有效地控制脑肿胀和脑膨出，若经过上述治疗措施仍无效，可考虑实施部分额叶或颞叶切除术。

缝合硬脑膜和手术切口：颅内手术完毕后，应尽一切可能缝合硬脑膜，若因脑张力大硬脑膜无法缝合时，应采用腱膜或其他组织修补缝合硬脑膜。缝合硬脑膜的理由：防止术后硬脑膜外渗血进入蛛网膜下隙；减少术后大脑皮层与皮下组织的粘连；减少术后脑脊液漏和脑脊液切口漏；减少术后硬脑膜下脑内感染；防止脑组织从切口膨出；减少术后外伤性癫痫发生率。硬脑膜缝合完毕，放回并固定骨瓣，缝合手术切口。在手术缝合过程中，手术区放置引流管，用于引流手术部位渗血和渗液。术后脑室放置引流管，用于监测颅内压，颅内压高时可用于放脑脊液以降低颅内压。

（二）亚急性硬脑膜下血肿

其形成机制、症状与急性型相似，不同的是进展较慢，常在脑挫裂伤的基础上，逐渐出现颅内压增高症状，出现新的神经体征或原有体征加重，甚至出现脑疝。若外伤后病情发展较缓已为期 4～12 天，曾有中间意识好转期，继而加重，并出现眼底水肿及颅内压增高症状，则往往伴有亚急性硬脑膜下血肿。这类血肿要与继发性脑水肿相鉴别。MRI 不仅具有能直接显示损伤程度与范围的优点，同时对处于 CT 等密度期的血肿有独到的效果，因红细胞溶解后高铁血红蛋白释出,T_1、T_2 像均显示高信号,故有其特殊优势。所以,MRI 对于亚急性硬脑膜下血肿的诊断优于 CT 检查。亚急性硬脑膜下血肿中,有部分原发性脑损伤较轻,病情发展较缓的病例,亦可在严密的颅内压监护下或 CT 检查动态观察下,采用非手术治疗获得成功。但治疗过程中如有病情恶化,即应改行手术治疗,任何观望、犹豫都是十分危险的。手术方法的选择须依病情而定,根据血肿是液体状或固体凝血块,分别采用钻孔冲洗引流术及骨瓣开颅血肿清除术。

(三)慢性硬脑膜下血肿

慢性硬脑膜下血肿是指头部伤后 3 周以上出现症状,位于硬脑膜与蛛网膜之间,具有包膜的血肿。本病好发于婴幼儿及老年人,占颅内血肿的 10%,占硬脑膜下血肿的 25%。起病隐匿,临床表现多不明显,容易误诊。从受伤到发病的时间,一般在 1～3 个月,文献中报告有长达 34 年者。

1.病因与病理

血肿形成和逐渐扩大的机制尚无统一认识。一般将慢性硬脑膜下血肿分为婴幼儿型及成人型。成人型绝大多数都有轻微头部外伤史,老年人额前或枕后着力时,脑组织在颅腔内的移动较大,易撕破脑桥静脉,其次静脉窦、蛛网膜粒等也可受损出血。一般血肿的包膜多在发病后 5～7 天开始出现,到 2～3 周基本形成,为黄褐色或灰色结缔组织包膜,靠蛛网膜一侧包膜较薄,血管很少,与蛛网膜粘连轻微,易于剥开,靠硬脑膜一侧包膜较厚,与硬脑膜紧密粘连,该层包膜有丰富的新生毛细血管,血浆不断渗出,有时见到毛细血管破裂的新鲜出血。非损伤性慢性硬脑膜下血肿十分少见,可能与动脉瘤、脑血管畸形或其他脑血管疾病有关。慢性硬脑膜下血肿扩大的原因,可能与患者脑萎缩、颅内压降低、静脉张力增高及凝血机制障碍等因素有关。

婴幼儿慢性硬脑膜下血肿以双侧居多,常因产伤引起,产后颅内损伤者较少,一般 6 个月以内的小儿发生率最高,此后则逐渐减少,不过外伤并非唯一的原因,除由产伤和一般外伤引起外,营养不良、维生素 C 缺乏病、颅内外炎症及有出血性体质的儿童,甚至严重脱水的婴幼儿,也可发生本病。出血来源多为大脑表面汇入上矢状窦的脑桥静脉破裂所致,非外伤性硬脑膜下血肿则可能由全身性疾病或颅内炎症所致的硬脑膜血管通透性改变引起。

慢性硬脑膜下血肿的致病机制主要为:占位效应引起颅内高压,局部脑受压,脑循环受阻、脑萎缩及变性,且癫痫发生率高达 40%。为期较久的血肿,其包膜可因血管栓塞、坏死及结缔组织变性而发生钙化,以致长期压迫脑组织,促发癫痫,加重神经功能缺失。甚至有因再出血内膜破裂,形成皮质下血肿的报道。

2.症状与体征

一般把临床表现归纳为四类。

(1)颅内压增高症状:一般呈慢性颅内压增高表现,有头疼及眼底水肿等。

(2)智力、精神症状:如记忆力和理解力减退、智力迟钝、精神失常。

(3)局灶性症状:如偏瘫、失语、偏侧感觉障碍等,但均较轻。

(4)婴幼儿患者:前囟膨隆,头颅增大,可误诊为先天性脑积水。

国外有人将慢性硬脑膜下血肿的临床表现分为四级:Ⅰ级,意识清楚,轻微头疼,有轻度神经功能缺失或无；Ⅱ级，定向力差或意识模糊，有轻偏瘫等神经功能缺失；Ⅲ级，木僵，对痛刺激适当反应，有偏瘫等严重神经功能障碍；Ⅳ级，昏迷，对痛刺激无反应，去大脑强直或去皮质状态。

3.诊断与鉴别诊断

由于这类患者的头部损伤往往轻微，出血缓慢。加以老年人颅腔容积的代偿间隙较大，故常有短至数周、长至数月的中间缓解期，可以没有明显症状。当血肿增大引起脑压迫及颅内压升高症状时，患者早已忘记外伤的历史或因已有精神症状或理解能力下降，不能提供可靠的病史，所以容易误诊。因此，在临床上怀疑此症时，应尽早施行辅助检查，明确诊断。以往多采用脑超声波、脑电图、核素脑扫描或脑血管造影等方法辅助诊断。近年来临床都采用 CT 检查，不但能提供准确诊断，而且能从血肿的形态上估计其形成时间，从密度上推测血肿的期龄。一般从新月形血肿演变到双凸形血肿，需要 3～8 周，血肿的期龄平均在 3.7 周时呈高密度，6.3 周时呈等密度，至 8.2 周时则为低密度。但对某些无占位效应或双侧慢性硬脑膜下血肿的患者，MRI 更具优势，对呈等密度时的血肿或积液均有良好的图像鉴别。

慢性硬脑膜下血肿须与以下几种情况鉴别诊断：

(1)慢性硬脑膜下积液：又称硬脑膜下水瘤，多数与外伤有关，与慢性硬脑膜下血肿极为相似，甚至有学者认为硬膜下水瘤就是引起慢性血肿的原因。鉴别要靠 CT 或 MRI，否则术前难以区别。

(2)大脑半球占位病变：除血肿外，其他尚有脑肿瘤、脑脓肿及肉芽肿等占位病变，均易与慢性硬脑膜下血肿发生混淆，区别主要在于无头部外伤史及较为明显的局限性神经功能缺损体征。确诊亦需借助于 CT、MRI 或脑血管造影。

(3)正常颅压脑积水与脑萎缩：这两种病变彼此雷同又与慢性硬脑膜下血肿相似，均有智能下降和(或)精神障碍，不过上述两种病变均无颅内压增高表现，且影像学检查都有脑室扩大、脑池加宽及脑实质萎缩为其特征。

4.治疗与预后

目前，对慢性硬脑膜下血肿的治疗意见已基本一致，一旦出现颅内压增高症状，即应施行手术治疗，而且首选的方法是钻孔引流，疗效堪称满意，如无其他并发症，预后多较良好。因此，即使患者年老病笃，亦需尽力救治，甚至进行床旁锥颅引流，只要治疗及时，常能转危为安。现存的问题主要是术后血肿复发率仍较高，还有部分患者出现硬脑膜下积液，经久不愈，因此术后治疗不可忽视。

(1)钻孔冲洗引流术：根据血肿的部位和大小选择前后两孔(一高一低)。也有临床研究证明单孔钻孔冲洗引流术与双孔钻孔冲洗引流术的疗效基本相同，故不少临床医生采用单孔钻孔冲洗引流术。于局麻下，先于前份行颅骨钻孔，进入血肿腔后即有陈旧血凝血块及棕褐色碎凝血块流出，然后用硅胶管或 8 号尿管小心放入囊腔，长度不能超过血肿腔半径，进一步引流液态血肿。同样方于较低处(后份)再钻孔，放入导管，继而通过两个导管，用生理盐水轻轻反复冲洗，直至冲洗液变清为止。术毕，将两引流管分别另行头皮刺孔引出颅外，接灭菌密封引流袋。采用单孔钻孔冲洗引流术者，术中需注意排气。

(2)前囟侧角硬脑膜下穿刺术：小儿慢性硬脑膜下血肿，前囟未闭者，可经前囟行硬膜下穿刺抽吸积血,选用针尖斜面较短的肌肉针头,经前囟外侧角采用 45°角斜行穿向额或顶硬膜下,进针 0.5～1.0 cm 即有棕褐色液体抽出,每次抽出量以 15～20 mL 为宜。若为双侧应左右交替穿刺,抽出血液常逐日变淡,血肿体积亦随之减小,如有鲜血抽出和(或)血肿不见缩小,则需改行剖开术。

(3)骨瓣开颅慢性硬脑膜下血肿清除术:适用于包膜较肥厚或已有钙化的慢性硬脑膜下血肿。开颅方法已如前述,掀开骨瓣后,可见青紫增厚的硬脑膜,先切开一小孔,缓缓排出积血,待颅内压稍降后瓣状切开硬膜及紧贴其下的血肿外膜,一并翻开可以减少渗血。血肿内膜与蛛网膜多无愈着,易于分离,应予切除,但不能用力牵拉,以免撕破内外膜交界缘,该处容易出血,可在近缘 0.5 cm 处剪断。术毕,妥善止血,分层缝合硬脑膜及头皮各层、血肿腔置管引流3～5 天。对双侧血肿应分期、分侧手术。

(4)术后处理:除一般常规处理外,可将床脚垫高,早期补充大量液体(每日 3500～4000 mL),避免低颅压,利于脑复位。记录每 24 h 血肿腔的引流量及引流液的颜色,如引流量逐渐减少且颜色变淡,表示脑已膨胀,血肿腔在缩小,3～5 天后即可将引流管拔除;如颜色为鲜红,多示血肿腔内又有出血,应及时处理。病情稳定好转并拔管后,可早期实施高压氧治疗,改善脑组织相对缺氧状态,以利于脑复张,减少血肿复发和慢性硬脑膜下积液发生。

5.外伤性硬脑膜下积液

外伤性硬脑膜下积液又称硬脑膜下水瘤,是外伤后硬脑膜下出现的脑脊液积聚,发病率占颅脑损伤的 0.5%～1%,以老年人多见。硬脑膜下积液的原因不清,多认为系外伤引起蛛网膜破裂形成活瓣,使脑脊液进入硬脑膜下腔不能回流,或液体进入硬脑膜下腔后,蛛网膜裂口处被血块或水肿阻塞而形成。有急、慢性之分,急性少见,无包膜,慢性形成晚,有完整的包膜。临床表现似硬脑膜下血肿。CT 表现为一侧或双侧颅骨内板下方新月形低密度区,以双侧额颞区多见,常深入到前纵裂池,呈 M 型,CT 值 7Hu 左右。MRI 表现为 T_1WI 为低信号,T_2WI 为高信号。可演化为硬脑膜下血肿,也可自行吸收。治疗以保守治疗为主,不吸收者可行钻孔冲洗引流术或分流术。

第二节 颅脑肿瘤

一、神经胶质瘤

神经胶质瘤是神经外胚叶衍化而来的神经胶质发生的肿瘤,是颅内肿瘤中最常见的一种。从神经外胚叶中衍化而来的神经胶质有星形胶质、少突胶质和室管膜细胞等,它们都可以发生肿瘤。

(一)诊断标准

1.临床表现

(1)病史:依病变部位及性质表现各异。一般起病缓慢,但位于脑脊液通道附近的肿瘤,因继发脑积水病史较短。

(2)颅压高:症状的发展通常呈缓慢、进行性加重的过程,少数有中间缓解期。典型表现为头痛、呕吐和眼底视盘水肿。

(3)局灶症状与体征。

①大脑半球肿瘤:位于大脑半球,如位于功能区或其附近,可早期表现有神经系统定位体征。

精神症状:主要表现有人格改变和记忆力减退。如反应迟钝、生活懒散、近记忆力减退、判断能力差。亦可有脾气暴躁、易激动或欣快等。

癫痫发作:包括全身性及局限性发作。发作多由一侧肢体开始,有些表现为发作性感觉异常。

锥体束损伤:肿瘤对侧半身或单一肢体力弱或瘫痪。病初为一侧腹壁反射减弱或消失,继而病变对侧腱反射亢进、肌张力增加和病理反射阳性。

感觉异常:主要表现为皮质觉障碍,如肿瘤对侧肢体的关节位置觉、两点辨别觉、图形觉、实体感觉等。

失语和视野改变:如肿瘤位于优势半球额下回后部和颞枕叶深部,可出现相应表现。

②第三脑室后部肿瘤:位于第三脑室后部的松果体区的肿瘤,所引起的症状和体征主要表现为颅压增高所引起的症状及体征,肿瘤增大或向一侧发展时尚可有局部体征。

四叠体症状:双眼上视障碍和瞳孔对光反应及调节反应障碍。

小脑体征:肿瘤向下发展,压迫小脑上蚓部,引起步态、持物不稳,眼球水平震颤。

③颅后窝肿瘤:肿瘤位于小脑半球、小脑蚓部、脑干和小脑脑桥角所引起的相应表现。

小脑半球症状:患侧肢体共济失调,如指鼻试验和跟—膝—胫试验不准,轮替试验缓慢笨拙等。

小脑蚓部症状:躯干性共济失调,如步行时两足分离过远,步态蹒跚等。

脑干症状:交叉性麻痹。

小脑桥脑角症状:病变同侧中后组脑神经症状,如耳鸣、耳聋、眩晕、面部麻木、面肌抽搐、面肌麻痹、声音嘶哑、吞咽呛咳等。

2.辅助检查

(1)头部X线:可表现为颅内生理钙化移位、局限性骨质改变、肿瘤钙化、鞍区或内听道骨质改变等。

(2)头部CT和MRI:根据肿瘤组织形成的异常密度和信号区,以及肿瘤对脑室和脑池系统的压迫来判断。根据CT及MRI的信号可对肿瘤的性质初步判定,详见表5-1。

表5-1 根据CT及MRI的影像学特征进行胶质瘤分级

Kernohan分级	影像学特征	
I	CT:低密度 MRI:异常信号	无占位效应,无增强

Kernohan 分级	影像学特征	
Ⅱ	CT:低信号 MRI:异常信号	占位效应,无增强
Ⅲ	复杂	增强
Ⅳ	坏死	环形增强

多数低级别胶质瘤在 CT 及 MRI 片上不增强(尽管有 40% 的出现增强,并且增强者预后更差)。CT 检查通常表现为低密度,MRI 检查 T_1 加权相为低信号,T_2 加权相为高信号且范围超过肿瘤的边界。一些恶性胶质瘤不增强。胶质母细胞瘤 CT 表现为环形增强,低密度的胶质母细胞瘤的中央区代表坏死区,环形强化带为肿瘤细胞,不过肿瘤细胞也可延伸至远离"增强环"15 mm 处。

为了评价肿瘤的切除程度,有条件者可在术后 2~3 日内行头部普通 CT 检查或 MRI 增强扫描。术后早期 CT 普通扫描非常重要,可用于确定哪些由于术后残留血液而不是增强所致的密度增高。CT 或 MRI 增强扫描所见的密度增高区可能代表残余的肿瘤。大约 48 h 后,术后炎性血管改变导致的强化开始出现,且与肿瘤无法区别,这种改变到大约 30 日减弱,但可持续 6~8 周。

(3)脑血管造影:表现为正常血管移位和曲度改变、病变区域的新生血管形成。

3.鉴别诊断

须与脑炎、脑脓肿、脑质增生、炎性肉芽肿、脑内血肿及慢性硬脑膜下血肿、脑血栓和脑栓塞、良性脑压高等相鉴别。

(二)临床分型

通常将脑胶质瘤分为星形细胞瘤、少突胶质瘤、胶质母细胞瘤等不同病理类型。具体的分型可根据标准来划分。恶性肿瘤可以进一步被分为Ⅰ~Ⅳ级。确诊需依靠病理检查结果。

1.星形细胞瘤

(1)弥散性浸润性星形细胞瘤(这些肿瘤有恶变倾向)。

①星形细胞瘤(Ⅳ级分类中的Ⅱ级):变异类型,如纤维型、肥胖细胞型、原浆型、混合型。

②间变(恶性)星形细胞瘤(Ⅲ级)。

③多形性胶质母细胞瘤(GBM)(Ⅳ级):恶性程度最高的星形细胞瘤。变异类型,如巨细胞型胶质母细胞瘤、胶质肉瘤。

(2)更局限的病变:以下这些肿瘤无向间变星形细胞瘤及 GBM 发展的倾向。

①毛细胞型星形细胞瘤。

②多形性黄色星形细胞瘤。

③室管膜下巨细胞型星形细胞瘤。

2.室管膜细胞

(1)室管膜细胞瘤:变异类型有以下 4 种。

①细胞型。

②乳头型。

③透明细胞型。

④伸长细胞型。

(2)间变(恶性)室管膜瘤。

(3)黏液乳头状室管膜瘤。

(4)室管膜下瘤。

3.混合型胶质瘤

(1)少枝—星形细胞瘤:包括间变(恶性)少枝—星形细胞瘤。

(2)其他。

4.脉络丛肿瘤

(1)脉络丛乳头状瘤。

(2)脉络丛癌。

5.未确定来源的神经上皮性肿瘤性母细胞瘤

(1)星形母细胞瘤。

(2)极性成胶质母细胞瘤。

(3)大脑神经胶质瘤。

6.神经细胞瘤(即神经细胞-胶质细胞混合性肿瘤)

(1)神经节细胞瘤。

(2)小脑发育不良性神经节细胞瘤。

(3)婴儿促结缔组织生成性神经节细胞瘤。

(4)胚胎发育不良性神经上皮性肿瘤。

(5)神经节胶质细胞瘤:包括间变(恶性)神经节胶质细胞瘤。

(6)中枢神经细胞瘤。

(7)终丝副神经节瘤。

(8)嗅母细胞瘤(成感觉神经细胞瘤,嗅神经上皮瘤)。

7.松果体细胞瘤

(1)松果体细胞瘤(松果体瘤)。

(2)松果体母细胞瘤。

(3)混合型/过渡型松果体瘤。

8.胚胎性肿瘤

(1)髓上皮瘤。

(2)神经母细胞瘤:其他类型包括神经节神经母细胞瘤。

(3)视网膜母细胞瘤。

(4)室管膜母细胞瘤。

(5)原发性神经外胚层肿瘤(PNET)。

①髓母细胞瘤:变异类型,如促结缔组织生成性髓母细胞瘤、髓肌母细胞瘤、黑色素沉着性髓母细胞瘤。

②大脑(幕上)和脊髓 PNET。

（三）治疗原则

据胶质瘤的类型和恶性程度的不同,其对于各种治疗方法的敏感性和效果有较大差异。因此,在治疗方法的选择上具有不同的原则和特点。

1.低级别星形细胞瘤(世界卫生组织Ⅱ级)

(1)治疗选择。

①手术切除肿瘤。

②放疗。

③化疗。

④放疗和化疗联合使用。

(2)外科手术治疗。

①在下列低级别星形细胞瘤中外科手术应作为首要治疗措施。

a.临床和影像学资料不能获得确切的诊断,建议患者行手术活检或部分切除以确立诊断。

b.毛细胞型星形细胞瘤:包括发生于儿童或青少年的小脑半球肿瘤和幕上毛细胞型星形细胞瘤。

c.肿瘤巨大或囊性肿瘤有导致脑疝的可能。

d.阻塞脑脊液循环通路。

e.用于治疗难治性癫痫。

f.为了推迟辅助性治疗及其对儿童的不良反应(尤其是年龄小于 5 岁的患儿)。

g.小型肿瘤的侵袭性不如大型肿瘤,可能更适合早期手术治疗。

②对于大多数浸润生长的大脑半球胶质瘤外科手术无法治愈,这些肿瘤许多不能完全切除。在可能的情况下完全切除可改善预后。

③对于水肿明显的大脑半球胶质瘤,建议术前 3 天开始口服激素,如泼尼松,每次 5 mg,每日 3 次。术中继续静脉给予甲泼尼龙 40~80 mg 或地塞米松 10 mg。

④由于低级别胶质瘤的边界术中不易辨认,尤其是脑深部和功能区附近的病变,一些辅助性措施如立体定向及影像导航技术,对于确定深部或重要功能区肿瘤的边界有帮助。

⑤全麻术后应注意电解质改变(1 次/日)和 24 h 出入量监测,尤其是患者不能进食或进食差时,可能存在下丘脑损伤等。有异常者至少每日 2 次监测电解质变化。

⑥老年患者或短期内不能下床活动的患者应注意预防下肢血栓和肺栓塞。相关治疗包括低分子肝素和弹力袜等。

(3)癫痫药物治疗原则。

①对于幕上大脑半球肿瘤,术前 1 周开始癫痫的预防性治疗,术前 1 天查血药浓度。

②常用的一线抗癫痫药物包括卡马西平(100 mg,口服,每日 3 次)、苯妥英钠(100 mg,口服,每日 3 次)和丙戊酸钠缓释片(500 mg,口服,每日 2 次,数天后血药浓度达到有效范围后可改为每日 1 次)。

③手术结束前 30 min 即开始抗癫痫治疗[丙戊酸钠缓释片,800 mg,静脉注射后以 1 mg/(kg·h)静脉持续泵入,至改为口服治疗]。

④术前无癫痫者,术后视情况口服抗癫痫药 3~6 个月,如术后出现癫痫者服用 6~12 个

月;如手术前后均有发作者则服用1~2年。

⑤原则上以1种一线抗癫痫药物为主,联合用药时不同抗癫痫药物间可出现拮抗作用。

⑥用药期间注意相关药物不良反应。如皮疹、肝功能损害、血细胞下降等。长期用药时每月至少定期复查1次相关指标。

⑦停药时应逐渐减量。

(4)放疗:回顾性研究显示放疗可以延长肿瘤未完全切除患者的缓解期和生存期。对肿瘤未完全切除、复发或进展且不能手术、恶变时可考虑放疗。具体放疗计划由放射科医师制定。

(5)化疗:通常情况下到肿瘤发展时才采用,PCV(盐酸丙卡巴肼,洛莫司汀和长春新碱)或替莫唑胺常可在一定程度上抑制肿瘤的生长,详见表5-2。

表5-2 胶质瘤常用化疗药物及作用机制

	化疗药物	作用机制
A	亚硝基脲:卡莫司汀(BCNU)、洛莫司汀(Lomustine)、尼莫司汀(Nimustine)	DNA交联,氨基团甲基化
B	烷基化(甲基化)药物:甲(基)苄肼、替莫唑胺	DNA碱基化,干扰蛋白合成
C	卡铂,顺铂	通过链内交联产生螯合作用
D	氮芥:环磷酰胺、异环磷酰胺、癌得星	DNA碱基化,正碳离子形成
E	长春花生物碱:长春新碱、长春碱、紫杉醇	微管功能抑制药
F	Epidophylloxins(ETOP-oside、VP-16、替尼泊苷、VM-26)	拓扑异构酶Ⅱ抑制药
G	拓扑替康(Topotecan)、伊立替康(Irinotecan)(CPT-11)	拓扑异构酶Ⅰ抑制药
H	他莫昔芬	蛋白激酶C抑制药
I	博来霉素	
J	紫杉醇(Paclitaxel)	
K	甲氨蝶呤	
L	胞嘧啶:阿拉伯糖苷	
M	皮质激素:甲泼尼龙、地塞米松	
N	氟尿嘧啶(FU)	

(6)其他治疗:包括免疫治疗、基因治疗、光动力治疗等。

2.恶性星形细胞瘤(世界卫生组织分类的Ⅲ级和Ⅳ级)

对于恶性星形细胞瘤患者,治疗方法的选择必须首先考虑到以下3个影响生存期的独立因素:①年龄,所有研究均发现年龄是最有意义的预后因素,年轻患者预后较好;②病理学特征;③入院时功能状态(如Karnofsky评分)。

(1)外科手术治疗。

与其他治疗方法相比,手术切除肿瘤使肿瘤细胞减少加外照射治疗一直被作为一个标准方法。肿瘤切除程度和术后影像检查发现的残余肿瘤体积对肿瘤发展及平均生存期有显著影响。手术并不能治愈这些肿瘤,因此手术应该以延长患者的高质量生存时间为目标;通常情况下,神经功能良好、单个脑叶内的胶质瘤切除后可以达到这一效果。多形性胶质母细胞瘤部分切除术后出血和(或)水肿导致脑疝的机会非常高。同时,次全切除对于延长生存期无多大益处。因此,只有在完全切除肿瘤可行的情况下或患者家属要求下才考虑手术治疗。外科手术治疗对老年患者收效不大,应慎重考虑。术前无癫痫者,术后视情况常规口服抗癫痫药 3～6 个月,如术后出现癫痫者服用 6～12 个月;如手术前后均有发作者则服用 1～2 年。不到 10% 的复发肿瘤远离原发部位。复发肿瘤再次手术可在一定程度上延长生存期。除 Karnofsky 评分外,对再次手术有显著意义的预后因素包括年龄和两次手术间隔的时间,间隔时间越短则预后越差。并且再次手术的并发症发生率更高。基于上述原因,建议下列患者不宜或慎重采用手术治疗:

①广泛的优势脑叶的胶质母细胞瘤。

②双侧侵犯明显的病变(如巨大蝶形胶质瘤)。

③老年或合并其他系统疾病,身体状况较差的患者。

④Karnofsky 评分低的患者(通常情况下,在使用皮质激素时神经功能状况是术后预期能够达到的最好功能,手术对神经功能的改善很少能超过这种程度)。

⑤复发性胶质母细胞瘤。

(2)放疗:患者一般状况允许时可进行放疗。恶性胶质瘤外放疗的常用剂量为 50～60 Gy。可分为局部外放疗和全脑外放疗。与局部外放疗相比,全脑外放疗并不能明显延长患者的生存期,而且不良反应较大。

(3)化疗。

①在所有使用的化疗药物中有效率不超过 40%,大多数只有 10%～20%。普遍认为肿瘤切除越多,化疗效果越好,传统化疗药物在放疗前使用更为有效。对于胶质母细胞瘤,新型化疗药物替莫唑胺推荐与放疗同时进行。

②烷化剂在大约 10% 的患者中有显著疗效[所有烷化剂疗效相似:卡莫司汀(BCNU)、洛莫司汀、甲苄肼]。卡莫司汀和顺铂是目前用于恶性胶质瘤治疗的主要化疗药物。新型烷化剂替莫唑胺用于胶质母细胞瘤目前被广泛推荐。

(4)立体定向活检:立体定向活检可能会使 25% 的胶质母细胞瘤患者漏诊。在中央低密度区(坏死)和周边环形强化区采集标本时,活检检出率最高。怀疑恶性星形细胞瘤时下列情况应考虑活检。

①肿瘤位于重要功能区或手术难以到达的区域。

②大型肿瘤合并轻微神经功能障碍。

③一般情况差,难以承受全身麻醉的患者。

④当无明确诊断时,为了明确诊断以便确定进一步治疗的最佳方案,如多形性胶质母细胞瘤和淋巴瘤在影像学检查方面表现可能相似,如果没有免疫染色,病理学上也可误诊。活检应予认真考虑,防止对首选放疗和化疗的淋巴瘤进行手术治疗。

(5)其他治疗:包括免疫治疗、基因治疗、光动力治疗等综合治疗。

二、脑膜瘤

脑膜瘤为典型的脑外生长的肿瘤,起源于蛛网膜的内皮细胞,尤其是有蛛网膜颗粒的部位发生较多,其次为硬脑膜及软脑膜、脉络膜。脑膜瘤生长缓慢,一般呈膨胀性生长,有完整的包膜,病程长,早期因症状不明显容易被延误诊治。多数为良性,但某些组织类型如血管外皮细胞型脑膜瘤因生长活跃有恶性倾向,恶性脑膜瘤少见。

常见的发病部位主要有:矢状窦旁、大脑凸面、鞍结节、蝶骨嵴、嗅沟、大脑镰、侧脑室、小脑幕、中颅窝、脑桥小脑角区等。

常见的病理组织学类型包括:内皮型、纤维型、血管型、砂粒型、混合型、微囊型、分泌型、化生型、透明细胞型、间变型等不同类型。

(一)诊断与鉴别诊断

(1)临床表现。

①病史。

a.患者多有长期慢性头痛及反复癫痫发作病史,癫痫可以是局灶性发作或大发作。

b.颅内压高的症状,包括头痛、恶心、呕吐、视神经乳头水肿。

c.局灶性神经系统症状如偏瘫、失语、视力障碍、精神症状、有听力下降、面部感觉迟钝或痛觉过敏、肢体感觉障碍、步态不稳等小脑症状。

d.颅骨受侵犯的表现。

②体征。

a.神经系统全面检查,重点了解有无视神经乳头水肿、有无脑神经障碍、运动感觉长束征、有无小脑共济运动障碍、病理反射。

b.检查颅骨有无局部骨性隆起。

(2)辅助检查。

①颅骨 X 线:主要表现为颅内压增高的征象;颅骨局限性增生或破坏,病理性钙化。骨质增生是脑膜瘤的一种特征性表现,但颅底部的脑膜瘤在颅骨平片上多显示不清,仅表现为局部密度增高。因供应脑膜瘤的脑膜血管扩张可以显示动脉沟增宽和增多。肿瘤钙化表现为结节状、球状、片状、斑点状或放射状。

②颅脑 CT:肿瘤为均匀等密度或略高密度,肿瘤内部可有钙化,边缘光滑并与颅骨内板关系密切。颅骨内板可有局限性骨质增生和(或)破坏。增强扫描肿瘤强化。

③颅脑 MRI:多表现为均匀的等 T_1 信号,少数为低信号;T_2 像为等信号或高信号,也可为混杂信号。增强扫描显示肿瘤强化,肿瘤基底部脑膜可有尾征,肿瘤周围可有不同程度水肿带。肿瘤可有囊性变,但甚少见。

④脑血管造影:对脑膜瘤不但能作出定位诊断,也有助于作出定性诊断。肿瘤邻近血管可发生受压移位,肿瘤多由多支血管供血,颈外动脉分支供血多见,同时可有颈内动脉分支供血。动脉分支扩张迂曲,产生多支细小的分支走向肿瘤表面,表现为丛状、毛刷状或喷射状。在动脉期出现"抱球状"征象,即肿瘤邻近动脉扩张并包绕在肿瘤周围。静脉期肿瘤呈"雪球状"染

色,边缘清楚,密度均匀,有时可见透亮区,为肿瘤囊性变或坏死所致,这种致密影如果与静脉窦相连则可诊断为脑膜瘤。造影中对于有明显颈外动脉供血者,可用微粒等栓塞剂栓塞,以减少肿瘤血供,减少术中出血。

⑤腰椎穿刺:肿瘤巨大或影响脑脊液循环的患者可有颅内压增高,脑脊液蛋白含量增高。

⑥PET:可作为检查手段之一,但非必需的检查手段。

⑦脑电图:巨大的肿瘤压迫邻近脑组织,影响到局部血液循环时可出现改变。典型的脑电图改变为肿瘤区出现局限性低电压慢波,有时可出现棘波或其他癫痫波。

(3)本病主要与相应部位的胶质瘤、转移癌、脑脓肿、海绵状血管瘤、生殖细胞瘤等相鉴别。

(二)治疗原则

脑膜瘤以手术治疗为主。对于能完全切除肿瘤的患者,多数能治愈,对已经受肿瘤侵犯的脑膜和颅骨,也应一起切除。超声刀、激光刀等有助于术中切除肿瘤。

(1)颅底脑膜瘤按照其部位不同,各有其手术适应证。对于肿瘤基底部有重要的神经、血管等结构,特别是与肿瘤包膜粘连紧密而难以全切除的患者,可作姑息性切除,术后辅助放疗。

(2)在颅底的脑膜瘤多数能全切除,应早手术为宜。

(3)片状生长的脑膜瘤可手术治疗,但难以根治。

(4)对硬膜或颅骨因肿瘤侵袭而手术切除后造成缺损者,可用颅骨外衣或颞筋膜等自体材料,亦可选用人工硬膜或钛板、钛夹等其他材料修补。

(5)术前行脑血管造影并对供瘤血管,特别是颈外动脉的供瘤分支行动脉栓塞,有利于减少术中出血。

(6)肿瘤处的骨瓣定位要准确,最好使肿瘤位于手术切口的中心。术中神经导航定位有助于判断肿瘤位置和选择手术切口。

(三)不同部位脑膜瘤的诊疗要点

1.矢状窦旁和大脑镰旁脑膜瘤

矢状窦旁脑膜瘤是指肿瘤起源于或基底附着于上矢状窦,大脑镰旁脑膜瘤的基底粘连部位在大脑镰,按照肿瘤的起源部位分为矢状窦前、中、后 1/3 脑膜瘤。

(1)诊断与鉴别诊断

①临床表现。

a.局灶症状,包括精神症状、运动和感觉异常、癫痫发作,后 1/3 者有枕叶症状,如视物模糊或视野缺损。

b.颅内高压的症状。

c.局部颅骨骨性隆起。

②辅助检查。

a.参见脑膜瘤的辅助检查。

b.DSA:主要了解胼周动脉、胼缘动脉和桥静脉有无受压移位,上矢状窦是否通畅,有无侧支回流静脉。

③鉴别诊断:需要与脑转移癌、胶质瘤、淋巴瘤、海绵状血管瘤等鉴别。

(2)治疗原则:肿瘤位于前 1/3 矢状窦,必要时可以结扎并切断上矢状窦;肿瘤位于中、后

1/3 上矢状窦旁,术中勿损伤上矢状窦,窦内尚未完全堵塞者,宁可保留部分瘤组织,也不能结扎矢状窦。只有在造影显示上矢状窦完全闭塞的情况下才可结扎切断。术中尤其应保护中央静脉。

2.大脑凸面脑膜瘤

脑膜瘤起源于大脑半球表面的脑膜,向脑表面压迫性生长,肿瘤基底部与颅底硬膜或静脉窦无关的脑膜瘤。

(1)诊断与鉴别诊断。

①临床表现。

a.颅内高压症状:头痛、恶心、呕吐、视神经乳头水肿等。

b.局部症状:癫痫、运动、感觉障碍、精神障碍、失语和视觉障碍。

c.查体主要了解视神经乳头有无水肿或萎缩。

d.颅骨受侵犯症状,如头部的骨性包块。

②辅助检查。

a.参见脑膜瘤的辅助检查。

b.DSA:主要了解供血动脉的来源、血运情况、引流静脉情况,对主要供血为脑膜中动脉者,术前可行该动脉和肿瘤血管栓塞。

③鉴别诊断:需要与脑转移癌、胶质瘤、淋巴瘤、海绵状血管瘤等鉴别。

(2)治疗原则:手术治疗,大多疗效较好。术后处理要点如下:

①防止继发血肿或水肿。

②抗癫痫治疗、抗感染治疗。

③对已经出现肢体运动障碍者,应早期进行被动活动,防止关节失用性僵直和下肢深静脉血栓形成。

3.蝶骨嵴脑膜瘤

脑膜瘤起源于蝶骨嵴表面的脑膜,按照其基底部粘连部位分为 3 种:蝶骨嵴内 1/3(床突型)、蝶骨嵴中 1/3(小翼型)、蝶骨嵴外 1/3(大翼型),形态上有球形和片状生长。

(1)诊断与鉴别诊断。

①临床表现。

a.床突型脑膜瘤的临床表现:肿瘤压迫同侧视神经、眶上裂和海绵窦内的脑神经、颞叶内侧的嗅脑、大脑脚等,产生相应的症状,如视力下降或完全丧失、原发性视神经萎缩、偏盲、Foster-Kennedy 综合征表现;幻嗅、幻味及其他颞叶癫痫的表现;嗅觉丧失、偏瘫、失语及精神障碍;垂体功能低下表现;眼眶组织充血,突眼。

b.小翼型、大翼型脑膜瘤的临床表现:颅内压增高的症状;局灶症状,偏盲、癫痫发作、嗅觉丧失、面瘫、失语、智力下降。

c.蝶骨嵴片状脑膜瘤的临床表现:女性多见;局部颅骨增生,颞部隆起;病程长,缓慢进行性单侧突眼和眼睑肿胀;视力下降或丧失;复视、眼球运动障碍;癫痫、嗅觉减退、智力减退;颅内高压症状出现较晚。

②辅助检查。

a.参见脑膜瘤的辅助检查。

b.头颅平片:可见局部骨质破坏或增生、钙化、骨质稀疏,颅底骨缝、骨孔增生或变得狭小。

③鉴别诊断:需要与垂体腺瘤、颅咽管瘤、生殖细胞瘤、胶质瘤等鉴别。

(2)治疗原则。

①球状脑膜瘤需手术切除。

②片状脑膜瘤不急于手术,当合并颅内高压症状时有手术指征。但突眼症状难以改善或术后加重。

③多采用翼点为中心的额颞入路,术中注意保护颈内动脉、大脑前动脉、大脑中动脉、动脉交通支、视神经、视交叉及海绵窦内的脑神经。

4.嗅沟和前颅窝底脑膜瘤

肿瘤与硬脑膜的粘连部位在前颅窝底,嗅沟脑膜瘤自筛板及其后方的硬膜长出;前颅窝底脑膜瘤自筛板外侧的眶顶处的硬膜长出。

(1)诊断与鉴别诊断。

①临床表现。

a.嗅觉丧失,但早期不易发现。

b.颅内压增高症状。

c.视力下降、视神经萎缩或视神经乳头水肿、Foster-Kennedy综合征。

d.额叶症状:主要表现为精神症状,如抑郁、兴奋、欣快感、缄默等。

②辅助检查。

a.参见脑膜瘤的辅助检查。

b.头颅平片:筛板向下移位的表现。

③鉴别诊断:参见脑膜瘤的鉴别诊断。

(2)治疗原则:大多能手术切除,但要注意保护大脑前动脉、颅底动脉环及其重要的穿通支,鞍区的神经和血管,防止脑脊液鼻漏和感染。

5.鞍结节脑膜瘤和鞍膈脑膜瘤

鞍结节脑膜瘤和鞍膈脑膜瘤是起源于鞍结节或鞍膈硬膜的脑膜瘤。

(1)诊断与鉴别诊断。

①临床表现。

a.视功能症状:视力下降、视野缺损、视神经萎缩、失明。

b.内分泌功能障碍:表现为性欲下降、阳痿或闭经、尿崩、肥胖等。

c.头痛。

d.邻近结构受累的表现,如额叶、嗅束、海绵窦受累的表现。

e.颅内高压症状:肿瘤增大压迫第三脑室导致脑脊液循环障碍。

②辅助检查。

a.参见脑膜瘤的辅助检查。

b.颅骨平片:前床突骨质吸收、蝶骨平面不平或隆起。

③鉴别诊断：主要与鞍区其他肿瘤如垂体腺瘤、颅咽管瘤、生殖细胞瘤等鉴别。

（2）治疗原则：手术治疗为主，手术的目的是切除肿瘤和视神经减压，同时防止出现脑脊液漏，术中注意保护视交叉、颈内动脉分支、大脑前动脉及其分支、动眼神经、垂体柄和下丘脑。

6.颅中窝脑膜瘤和鞍旁脑膜瘤

按照肿瘤与脑膜粘连部位分为四种：鞍旁脑膜瘤、眶上裂脑膜瘤、岩尖脑膜瘤和颅中窝外侧脑膜瘤；前三种也合称为鞍旁脑膜瘤。

（1）诊断与鉴别诊断。

①临床表现。

a.鞍旁脑膜瘤的临床表现与床突型脑膜瘤相似，眶上裂脑膜瘤症状与小翼型脑膜瘤相似。

b.岩尖脑膜瘤常有患侧三叉神经分布区感觉异常、疼痛和感觉减退；眼肌麻痹、眼睑下垂、突眼、听力下降、耳鸣、小脑和脑干症状、颅内压增高症状。

c.颅中窝外侧脑膜瘤：缺乏局灶症状。

②辅助检查。

a.参见脑膜瘤的辅助检查。

b.电测听和听觉诱发电位。

③鉴别诊断：需要与三叉神经鞘瘤、听神经鞘瘤、垂体腺瘤、生殖细胞肿瘤、脊索瘤等鉴别。

（2）治疗原则：有颅内压增高症状者，应手术切除；肿瘤侵袭海绵窦者，手术全切除的机会较小。

三、垂体腺瘤

垂体腺瘤是属于内分泌系统的一种肿瘤，其发病率仅次于胶质瘤和脑膜瘤，位列颅内肿瘤的第3位。绝大多数的肿瘤发生在腺垂体，呈灰白色，多数肿瘤质地较软，与周围的正常组织分界明显；垂体大腺瘤常将正常垂体组织挤向一旁，使之萎缩。

（一）诊断标准

1.临床表现

（1）病史：症状与肿瘤类型及生长方向有关。无分泌功能的腺瘤，多向鞍上及鞍外发展，患者多有神经损伤症状；分泌性腺瘤早期可以出现相关内分泌症状。

（2）头痛：多数无分泌功能的腺瘤可有头痛的主诉，早期系肿瘤向上发展牵拉鞍隔所致，当肿瘤穿破鞍隔后症状减轻或消失。而 GH 型腺瘤则头痛症状明显而持久、部位不固定。

（3）视神经受压：肿瘤将鞍隔顶起或穿破鞍隔向鞍上生长可压迫视交叉，产生视力及视野改变，如视力减退及双颞侧偏盲。

（4）内分泌功能紊乱：多数功能性垂体腺瘤分泌下列激素。

①泌乳素（PRL）：最常见的内分泌腺瘤，可导致女性患者停经—泌乳综合征（Forbes-Albright 综合征），男性患者阳痿、无生育功能以及骨质疏松。

②促肾上腺皮质激素（ACTH）：又称促皮质激素，即 Cushing 病，ACTH 升高可导致如下病症。

内源性高皮质激素血症：由高皮质激素血症引起的一系列改变。为确定 Cushing 综合征的病因，可行地塞米松抑制试验。

Nelson 综合征：Cushing 病行肾上腺切除的患者中有 10％～30％出现色素沉积过多[通过促黑色素激素(MSH)与 ACTH 之间交叉反应]。

③生长激素(GH)：分泌异常可导致成人肢端肥大，表现为手、足增大，脚后跟增厚、前额隆起、巨舌、高血压、软组织肿胀、周围神经卡压综合征、使人衰弱的头痛、出汗过多(尤其是手掌)及关节痛。25％的肢端肥大患者出现甲状腺肿，但化验检查正常。儿童(在骨骺闭合前)GH 水平的升高可导致巨人症。

④极少垂体腺瘤可分泌促甲状腺素(TSH)，导致甲状腺功能亢进。

2.实验室检查

(1)血生化检查：注意是否伴发糖尿病等内分泌疾病。

(2)内分泌学检查：通常采用放射免疫法测定激素水平，包括催乳素(PRL)、生长激素(GH)、促肾上腺皮质激素(ACTH)、促卵泡素(FSH)、黄体生成素(LH)、促黑激素(MSH)、三碘甲腺原氨酸(T_3)、四碘甲腺原氨酸(T_4)、促甲状腺激素(TSH)。垂体激素的分泌呈脉冲性释放，有昼夜节律的改变，因此单项基础值不可靠，应多次、多时间点抽血检查。对疑为 ACTH 腺瘤患者，常需检测血浆皮质醇、24 h 尿游离皮质醇(UFC)，以及行地塞米松抑制试验及 ACTH 刺激试验。

3.辅助检查

(1)视力及视野的检查。

(2)影像学检查。

①头部 X 线或蝶鞍断层检查：要求有正侧位，了解蝶鞍大小、鞍背、鞍底等骨质破坏的情况。

②头部 CT 检查：应行轴位及冠状位检查，薄层扫描更有意义。以了解额窦及蝶窦发育状态、蝶窦纵隔的位置及蝶鞍区骨质破坏的情况、肿瘤与蝶窦的关系、有无钙化等。

③头部 MRI 检查：了解肿瘤与脑池、海绵窦、颈内动脉、第三脑室的关系；对微腺瘤的诊断更有意义。动态强化扫描对寻找微腺瘤更有意义。

④脑血管造影检查：主要用于除外鞍旁动脉瘤。

⑤视觉诱发电位(VEP)检查：协助判断视路的损害情况。

4.鉴别诊断

(1)颅咽管瘤：小儿多见，首发症状常为发育矮小、多饮多尿等内分泌异常表现，CT 检查肿瘤多呈囊性，伴周边钙化，或较大的钙化斑为其特征。头部 MRI 检查可见垂体信号，蝶鞍扩大不明显，通常多向鞍上生长。

(2)脑膜瘤：成年人多见，内分泌学检查正常，CT 及 MRI 检查为均匀信号强度的病变，明显强化，可见脑膜尾征，囊性变少见，可见垂体信号。

(3)床突旁动脉瘤：无明显内分泌障碍。CT 及 MRI 检查可见正常垂体信号，鞍旁可有或无钙化，混杂信号强度。明确诊断需 DSA 检查。

(4)视神经胶质瘤：少儿多见，主要表现为明显视力下降，无内分泌异常表现，可合并神经纤维病变的表现。

(5)脊索瘤:好发于颅底中线部位的肿瘤,常有脑神经损害的表现,CT 及 MRI 检查示肿瘤位于斜坡可侵及蝶窦,但较少向鞍上生长,可见骨质破坏及垂体信号。

(6)表皮样囊肿:易于鉴别,通常在 CT 及 MRI 分别表现为低密度及低信号强度病变,边界锐利,沿脑沟及脑池生长。

(7)异位生殖细胞瘤:少儿多见,首发症状为多饮多尿,垂体激素水平正常或低下。

(8)空泡蝶鞍综合征:有时在临床表现上与垂体腺瘤无法鉴别。但 CT 及 MRI 检查可见同脑脊液样信号强度相同,病变限于鞍内,无鞍上发展。

(9)拉克囊肿:系颅咽管的残留组织,多表现为囊性病变,内分泌异常表现少见。

(10)垂体脓肿:甚为少见,其特征为头部 CT 或 MRI 检查可见明显的环状强化影像。可有或无手术史、全身感染史。

5.临床分类

(1)按有无内分泌功能分类。

①功能性腺瘤:包括 GH 型垂体腺瘤、PRL 型垂体腺瘤、ACTH 型垂体腺瘤、TSH 型垂体腺瘤。

②非功能性腺瘤。

(2)按常规组织染色分类。

①嗜酸性。

②嗜碱性。

③嫌色性。

④混合性。

(3)按照肿瘤大小分类。

①垂体微腺瘤:指肿瘤直径＜1 cm 的垂体腺瘤。

②垂体大腺瘤:肿瘤直径＞1 cm 的称为大腺瘤。

(二)治疗原则

1.手术治疗

(1)开颅手术入路及适应证。

①经额入路:适于肿瘤大部位于鞍上,未侵及第三脑室前部。

②经纵裂入路:适于肿瘤大部位于第三脑室前部,充满鞍上池,未侵入第三脑室。

③经胼胝体入路:适于肿瘤侵入第三脑室及(或)侧脑室,脑积水明显。

④经侧脑室入路:适于肿瘤侵入侧脑室,室间孔明显梗阻。

⑤经翼点入路:适于肿瘤向鞍旁、颅中窝底生长,并向鞍后发展者。

(2)经蝶窦入路手术。

①经口—鼻—蝶入路:适于肿瘤位于鞍内或向鞍上生长及向蝶鞍两侧发展者。

②经鼻—蝶窦入路:适于肿瘤位于鞍内及鞍上生长者。

③经筛-蝶窦入路:适于肿瘤位于鞍内,并向筛窦发展者。

(3)术后处理常规:经蝶窦入路术后,由于鼻咽部渗血渗液,为防止误吸,仍需保留气管内插管2～3 h,待患者完全清醒后,方可拔除气管内插管。术后当日应严密观察尿量,控制尿量在250 mL/h以下。若尿量超过8000～10000 mL/24h,尿比重低于1.005,应肌内注射垂体后叶素,抗利尿作用可达4～6 h,也可口服醋酸去氨加压素片治疗。无论经额还是经蝶窦术后均应注意有无脑脊液鼻漏。出院前应复查内分泌激素水平,根据检查结果,继续激素的补充或替代治疗。出院时建议患者3～6个月后,门诊复查MRI和内分泌激素水平,长期随访。

2.非手术治疗

(1)垂体泌乳素腺瘤:首选药物治疗,疗效不佳或不能耐受者可以手术治疗。

(2)垂体无功能微腺瘤:可以门诊随访,如肿瘤增大再行手术治疗。

(3)对于未婚未育者,应向家属及本人讲明,垂体腺瘤本身可以影响生育功能。

3.药物治疗原则

(1)垂体腺瘤术后,垂体功能严重低下者,应口服激素。主要有泼尼松、甲状腺素片等以替代垂体功能的不足。服药时间的长短视垂体功能恢复情况而定。

(2)病史中或手术后有癫痫发作者,应口服抗癫痫药。如苯妥英钠、卡马西平、丙戊酸钠等,服药3～6个月。如无发作方可考虑药物减量,并于1～2年内完全停药。

(3)血内分泌检查高泌乳素者,可口服甲磺酸溴隐亭片。泌乳素腺瘤:建议采用药物治疗,常用药物为甲磺酸溴隐亭片。关于此药应注意以下几点。

①甲磺酸溴隐亭片是一种半合成麦角生物碱,与正常或肿瘤催乳激素受体结合,抑制催乳素(PRL)的合成和释放及其他过程,调节细胞生长。不论泌乳素是来源于腺瘤还是正常垂体(如因垂体柄作用),甲磺酸溴隐亭片均能降低其水平。

②约75%的大型腺瘤患者在服药6～8周内可使肿瘤缩小,但是只有在坚持服药的情况下对分泌泌乳素的肿瘤才起作用。

③甲磺酸溴隐亭片可使生育能力恢复,怀孕期间坚持服药先天畸形的发生率为3.3%,自然流产率为11%,与正常情况下一致。停药可使催乳素瘤迅速长大,怀孕也可使肿瘤长大。

④不良反应:恶心、头痛、疲乏、体位性低血压伴头晕、寒冷导致的血管扩张、精神萎靡、梦魇、鼻腔阻塞、肿瘤卒中等。在治疗的最初数周内不良反应最明显。

生长激素水平增高者,可使用生长抑素类药物,如醋酸奥曲肽注射液。

第三节 脑血管病

一、蛛网膜下隙出血

蛛网膜下隙出血(SAH)是脑底或脑表面病变血管破裂出血,血液进入蛛网膜下隙所致,常见于颅脑损伤,但通常所指是自发性蛛网膜下隙出血,习惯简称"蛛血"。其发病率受地域或种族影响有一定差异,大多数研究显示为10～11/(10万人·年),芬兰与日本发病率最高,1983—1985年芬兰一项研究显示男性发病率为33/(10万人·年),女性为25/(10万人·年);在日本一般人群发病率为 18.3/（10 万人·年），但男性 80 岁年龄段则高达 92.3/（10 万人·年）；美国 Framingham 和 Massachusetts 对 30～88 岁人群研究结果发病率为 28/（10 万人·年）。国内迄今尚未有相关流行病学方面结果。发病率差异除与种族有关外，与相应国家和地区因社会经济发展不同而导致的接受检查率、诊断技术标准不同、尸检率等也有关系。

（一）病因

可能由于检查技术的发展与普及，颅内动脉瘤破裂导致的蛛网膜下隙出血所占比例由原来的 50% 上升至 75%～90%，其他可能引起出血原因见表 5-3。

表 5-3　蛛网膜下隙出血原因

病因	占百分比/%	CT 显示出血部位
脑动脉破裂	85	各脑池，脑内或无出血
非动脉瘤性中脑周围出血	10	基底池、环池、脚间池为主
罕见病因	5	
脑动静脉畸形		基底池、脑表面
动脉夹层分离		基底池
硬脑膜动静脉瘘		基底池
垂体卒中		鞍上池
颈脊髓血管病变		枕大池、基底池
滥用可卡因		基底池、脑表面
Moyamoya 病		基底池、脑表面、脑室

（二）病理生理

当血液突然进入蛛网膜下隙刺激蛛网膜及软脑膜、硬膜上痛觉纤维，产生脑膜刺激征象；若出血量大产生的冲击力可能影响意识，甚至波及呼吸、循环中枢，或造成脑组织挤压导致相应神经功能障碍，或者致颅内高压发生脑疝；颅底或脑室出血早期可导致梗阻性脑积水，后期因脑脊液循环和蛛网膜粘连闭塞形成交通性脑积水；血液或其分解产物可刺激下丘脑引起相关功能紊乱；血液溶解后释放一系列血管活性物质，5-HT、血栓烷 A_2（TAX_2），组胺等引起脑血管痉挛（CVS）。

20 世纪 80～90 年代的一系列研究发现 SAH 后脑脊液中的红细胞、白细胞溶血时释放出血红蛋白以及氧合血红蛋白是造成血管痉挛的主要因素。氧合血红蛋白诱导产生大量的自由基，引起脂质过氧化和磷酸酶 C、P 和 A_2 的活化，同时由血管收缩因子刺激释放内皮素活化 C 蛋白也致磷脂酶活化，磷脂酶具有分解磷脂作用，促进肌醇三磷酸刺激肌质网细胞内钙离子释放，然后导致细胞外钙离子通过二氢吡啶敏感性较强的、含有较高的电压依从性钙离子通道流入细胞内。另一方面自由基导致细胞膜干扰，钙离子泵影响细胞内钙离子移出，导致细胞内钙超载。许多文献均认为血管平滑肌的物理收缩开始于细胞膜的去极化以及细胞内钙浓度的上升。SAH 后血管痉挛的机制目前尚未完全阐明，除钙超载学说外，可能还包括免疫、炎症反应、一氧化氮、内皮素以及神经源性因素等，血管痉挛的发生可能是多因素共同作用的结果。

（三）临床表现

1.头痛

大多数 SAH 为突然发生剧烈头痛,患者常讲述为"从未经历过的最严重头痛",同时伴呕吐,以后疼痛逐渐减轻,可以持续 1~2 周。疼痛程度可因出血量多少而异,但个人对头痛反应不一样,有些老年人蛛网膜下隙积血很多,疼痛并不严重。约 1/3 的动脉瘤性出血在之前几天可有轻微头痛,被认为是小量漏血或瘤囊扩大牵拉所致,或可能是出血进入瘤壁中致瘤囊急剧扩张或缺血。

2.脑膜刺激征

常表现在出血量较多的患者,出血量少以及年老者不显著。

3.视力障碍

急性颅内高压和眼静脉回流受阻致眼玻璃体下出血引起视物模糊,复视。

4.刺激性症状

少数患者发生癫痫,精神症状。

5.意识障碍

部分患者有意识障碍、生命体征紊乱,常见于前交通动脉瘤、后循环动脉瘤破裂出血。

6.神经缺失症状

大脑中动脉瘤出血若量大可产生偏瘫、语言障碍;颈内动脉后交通动脉瘤可以出现眼睑下垂、瞳孔散大等动眼神经损害表现。前交通动脉瘤出血常发生额叶血肿外,血液还可进入脑室系统致梗阻性脑积水或脑室系统灌满血液(脑室铸型),而出现相关症状。

（四）诊断

中老年人,突然发生剧烈头痛,伴恶心、呕吐,应首先考虑 SAH。可有意识障碍、脑膜刺激征、脑神经或肢体功能障碍。有些人可能发病前有激动、用力、排便困难等诱因。后交通动脉瘤常伴动眼神经麻痹,前交通动脉瘤则意识、精神障碍多见,中动脉瘤出血则偏瘫较多。无神经功能障碍者,头痛注意与全身或颅内感染、高血压病、偏头痛、鼻窦炎、肿瘤病变、颈脊髓血管畸形、酒精中毒区别。

非动脉瘤性中脑周围出血发生出血危险因素与动脉瘤相似,临床表现大致相同,但头痛多是渐进性,时间稍长,不伴意识丧失、癫痫及局灶性神经功能障碍。一般不会再次出血,预后好,出血原因认为是小静脉、毛细血管、基底动脉小分支出血,但是不能完全排除动脉瘤,特别是微小动脉瘤、形似芽孢状的小动脉瘤,DSA 检查仍然有被漏诊可能,对于首次 DSA 检查无异常征象者,宜在 1 个月后再行检查,微小动脉瘤做三维 DSA 检查较易发现。

SAH 后根据病情轻重临床上已有多种分级法,但应用较普遍的当是 Hunt-Hess 法,其他还有 Borttell 和国际神经外科联盟分类,后者主要依据 Glasgow 昏迷程度评分划分级别(表 5-4)。病情分级最好在患者情况稍稳定后确定,临床上如一些前交通动脉瘤出血早期有较严重的意识障碍,但几小时后逐渐清醒;梗阻性脑积水引流后病情也显著改善,诸如此类,如按之前病情划分等级则分级都很高。

表 5-4　动脉瘤性蛛网膜下隙出血的临床分级

分级	Hunt 和 Hess	Botterell 等	国际神经外科联盟
1	无症状或轻度头痛和颈强直	清醒,有或无蛛网膜下隙出血体征	Glasgow 昏迷评分 15 分,无运动功能缺损
2	中到重度头痛、颈强直、除脑神经外无其他神经缺损症状	嗜睡,无明显的神经系统缺损症状	Glasgow 昏迷评分 13～14 分,无运动功能缺损
3	嗜睡、谵妄或有轻度神经缺损症状	嗜睡伴神经系统缺损症状,或有脑内血肿	Glasgow 昏迷评分 13～14 分,有运动功能缺损
4	昏迷、中到重度偏瘫、可有早期去脑强直和自主神经紊乱	明显的神经系统缺损症状,由于大的脑内血肿情况恶化或患者神经缺损不严重而年龄较大或有脑血管病病史	Glasgow 昏迷评分 7～12 分,有或无运动功能缺损
5	深昏迷、去脑强直、垂死表现	垂死状态,生命中枢衰竭,去大脑强直	Glasgow 昏迷评分 3～6 分,有或无运动功能缺损

1.腰椎穿刺检查

自 CT 检查广泛应用以后,少有靠腰穿检查明确 SAH 诊断。对于出血量少或时间相隔较久的患者仍可通过腰穿了解脑脊液来判定是否有 SAH。出血 3 周左右 CSF 外观显黄变。早期穿刺 CSF 中红细胞应注意与穿刺损伤出血区别,一般可将 CSF 分段留管,穿刺出血应该逐渐减少,但该方法不完全可靠,应将 CSF 标本置于 4℃ 下立刻离心,及时检查是否有黄变。若发病数小时后 CSF 用分光光度计未查到血红细胞或胆红素,可排除 SAH。

2.头部 CT 检查

头部普通扫描除可发现蛛网膜下隙出血外,还可显示脑内血块、脑室积血,较大动脉瘤还可见结节影。但出血量少,或 CT 检查扫描层面过厚可能显示正常。有报道在 1553 例确诊为 SAH 患者中在 24 h 内检查有 3% 显示正常,92% 有 SAH,20% 有脑室内积血,19% 有脑内血肿,2% 有硬脑膜下血肿,8% 有占位效应,16% 有脑积水,5% 可见动脉瘤结节影。在出血后 5 天 27% 患者扫描正常。根据 SAH 血液积聚及脑内血肿情况,有 50%～70% 的患者可估计动脉瘤部位,如一侧鞍上池及侧裂池深部积血较多以颈内动脉、后交通动脉瘤常见;鞍上池及纵裂池积血多见于前交通动脉瘤;桥小脑角及桥前池积血常因后循环动脉瘤出血。SAH 合并颞叶脑内血肿多是后交通动脉瘤出血;侧裂区及基底核血肿多是大脑中动脉瘤出血;SAH 合并脑室内积血多见前交通动脉瘤出血。若出血主要在四脑室及延髓池,除考虑小脑后下动脉瘤外,还要注意颈脊髓血管畸形。Fisher 等将 SAH 的 CT 扫描结果分为四级:Ⅰ级,蛛网膜下隙少量积血;Ⅱ级,脑基底池出血较多呈片状;Ⅲ级,出血多有血块,合并脑内血肿;Ⅳ级,合并脑室内积血甚至脑室铸型。

头部 CT 血管成像(CTA)近年已较广泛用于颅内动脉瘤的筛查,检查采用多排螺旋 CT 在注射显影剂后快速扫描,经计算机处理重建脑血管图像。该检查技术简单、快捷、安全、经济实用,较一般血管造影比它还可以从各个方向和不同角度去观察血管及动脉瘤,比较清楚显示载瘤动脉、动脉瘤颈与相邻或穿支血管的关系。近年来,已有许多神经外科中心将该技术用于

SAH患者急症检查,如出血与CTA检查结果吻合即给予早期手术或血管内介入治疗,否则应进一步作血管造影检查。

3.MRI检查

MRI了解出血情况不如CT,但对于造影剂过敏不宜造影检查者,可采用MRA技术,但较小动脉瘤可能被遗漏。该技术优势还有对大型和巨大型动脉瘤合并有血栓者可显示动脉瘤形态、大小、瘤内血栓情况以及与周围组织结构关系。

4.脑血管造影

目前脑血管造影仍然是SAH患者最常用的病因学检查手段,只要患者生命体征较稳定,无严重的颅内高压征象,应尽早行血管造影检查。为避免遗漏多发动脉瘤,应选择性对双侧颈内动脉及双侧椎动脉插管造影,临床上遇见不少仅做一侧椎动脉造影而对侧小脑后下动脉瘤被漏诊。对4根血管造影未发现动脉瘤应加做双侧颈外动脉造影了解是否有硬脑膜动静脉瘘,或者再加脊髓血管造影排除脊髓血管畸形。SAH首次血管造影检查阴性者在7d后应再次行脑血管造影。有统计初次检查阴性的1218例,对其中253例再次行血管造影,有11%发现动脉瘤。一些较微小的动脉瘤更易被漏诊。另外,载瘤血管重度痉挛、瘤内血栓形成也不易发现动脉瘤。3D血管造影技术因可旋转观察可减少动脉瘤漏诊。

脑血管造影发生造影剂过敏者罕见,约1/5万,因过敏致死约1/100万。造影过程中有可能发生动脉瘤再次破裂,有报道大约3%在造影中可见血管外造影剂渗漏。SAH分级差的人再次出血机会大,有人主张此类患者在出血后6h内不宜做血管造影。

(五)治疗

1.一般处理

有意识障碍、生命体征不稳定者应入住重症监护室,持续监测生命体征,保持气道通畅,或采用气管插管呼吸机辅助呼吸,加强口咽气道护理,避免低氧血症发生。清醒的患者可住条件较好的普通病房,应卧床休息,房间灯光不要太亮刺眼,尽量限制会客,避免情绪波动、用力。一般人卧床大便困难,可常规给予缓泻剂以利排便。意识不清晰或老年男性小便困难应置保留尿管。不能进食者应置胃管鼻饲流质饮食。情绪紧张者予安定类药物稳定情绪及帮助睡眠。一般性头痛可予止痛药物口服止痛。

SAH后习惯使用抗纤溶剂止血,迄今为止多数文献认为抗纤溶药物虽能减少再出血,但也增加了脑梗死的危险。一项479例SAH的实验随机分为氨甲环酸组和安慰剂组进行对比观察,3个月后治疗效果并无差异,再出血率治疗组9%,对照组24%;而缺血并发症治疗组为24%,对照组15%。抗纤溶药物还可能增加脑积水和静脉血栓形成的危险,故主张止血药物仅用于发生脑血管痉挛可能性小与短时间内不能做动脉瘤治疗的患者。

脱水剂应用:SAH后清醒者都有头痛,有些人头痛还很剧烈。无颅内压监测时脱水剂应以头颅CT扫描情况决定用与不用及用量。SAH后类似于无菌性脑膜炎,如颅内压不高则以口服镇静、止痛药处理。对有脑水肿者则可静脉输入20%甘露醇125～250 mL,每8～12 h 1次。对肾功能不良者尽量少或不输入甘露醇脱水,可选用甘油制剂、人体白蛋白和呋塞米脱水降颅内压。

糖皮质激素一般不使用,对改善预后无效还可增加消化道出血,也不利于高血压、糖尿病的控制。

昏迷患者因不能进食及脱水剂应用会导致水、电解质代谢紊乱,应严格计算每日出入量及测定电解质。24 h入量应在2500 mL左右,中心静脉压监测对重症患者了解血容量,掌握用药剂量以及输血、输液均有好处。

SAH以老年人居多,注意预防肺、心、泌尿道、消化道并发症。昏迷及下肢瘫痪患者还应注意压疮、下肢静脉血栓形成等并发症。

2.出血病因治疗

动脉瘤破裂出血再次出血危险性极高,再出血通常比首次出血量更大,对脑组织破坏及颅内压影响更严重。一项动脉瘤手术时机的协作研究结果显示,出血后头24 h再出血率达4%,二周内达20%。第1次出血病死率约40%,而再次出血病死率高达67%。一般认为高血压、高龄、动脉瘤体较大、动脉瘤不规则或有子囊、动脉瘤位于主干血管上、动脉瘤囊长径与瘤颈之比大于1.6以及临床分级较高者更易发生再出血,故在动脉瘤出血早期头3天内,动脉瘤未处理前将高血压控制在接近正常范围以降低再出血风险,通常可应用镇痛、镇静药物,或降血压药物来控制血压。

对于动脉瘤诊断明确的宜尽早处理,避免再次出血,现今倾向临床分级为Ⅰ、Ⅱ级者早手术或血管内介入治疗;Ⅲ级患者也可早期手术,但如已到血管痉挛期宜暂缓,特别是开颅手术后病情有可能加重;Ⅳ、Ⅴ级患者如分级高是因脑内血肿、脑积水所致,仍应及时手术清除颅内血肿和在脑积水引流同时处理出血动脉瘤,术后病情有可能逐渐好转。因脑缺血、脑水肿致高级别者不宜手术,应待病情好转,级别下降后再行动脉瘤处置。早期手术处理除可规避再次出血外还可及早清除蛛网膜下隙的血块,降低脑血管痉挛以及脑积水的发生,术后患者也可尽早下床活动而减少卧床时间。早期手术不利之处在于颅内压较高,动脉瘤的显露较困难,手术中动脉瘤容易破裂出血,由于蛛网膜下隙血性脑脊液致术野不清晰,过度牵拉脑组织易致脑损伤等。两项关于动脉瘤手术时机的研究显示,在SAH后1周左右手术效果较更早或更晚手术者明显差,所以有主张要么在SAH后3 d内手术,要么延至2周时再手术。

3.脑血管痉挛防治

SAH后脑血管造影有50%显示脑血管痉挛,综合文献影像学上20%～100%有血管痉挛征象。在出血后1周内即有脑血管痉挛,第2周达高峰期,可持续至第3、4周。在第1周末至第2周初,2/3患者有血管痉挛。另有人统计2738例SAH,其中1842例发生血管痉挛,血管痉挛可以分节段性和弥散性,痉挛按血管直径收缩程度分为轻度(<25%)、中度(25%～50%),重度(>50%)。

但影像学脑血管痉挛不一定有临床症状,只有血管收缩狭窄50%以上才会影响脑血流灌注,发生脑梗死者大约1/3。有人统计了32188例SAH发生脑梗死10445例,占32.5%。

血管痉挛的发生目前研究认为与蛛网膜下隙出血多、临床分级差、年龄小于35岁、吸烟、高血压、Wills环发育不佳等密切相关。其中蛛网膜下隙积血量多少关系更密切,Fisher分级Ⅱ、Ⅲ级患者发生血管痉挛概率远高于Ⅰ、Ⅳ级患者。老年人发生血管痉挛较年轻者低,可能是对"痉挛原"反应不敏感,但老年人或因血管硬化,脑血流代偿储备差发生症状性血管痉挛、脑梗死较年轻人危险性更大。

过去认为 SAH 后一半人有影像学脑血管痉挛,其中又有一半人因脑梗死致死,但近年来由于对 SAH 发生血管痉挛的重视,一些预防措施及钙拮抗剂得以应用,目前致死、致残率已下降至 10%～15%,其措施包括以下几种:

(1)高血容量、高灌注压、高动力学即"3H"疗法:适度增加 SAH 患者的血容量,稀释血液,提高脑的灌注压。对症状性血管痉挛患者采用晶体液扩容,以及应用胶体溶液如人体白蛋白稳定血容量,将中心静脉压稳定在 8～10 mmHg。血液稀释降低血液黏稠度,有利于氧气输送,但血细胞比容不低于 30～35,血红蛋白不低于 10 g/L。若破裂动脉瘤已处理,可以将血压维持在 160 mmHg 左右,可用多巴胺升高血压,如无效可用去甲肾上腺素升压,有人提出只要无心、肺疾患的老年人,严重的血管痉挛患者可考虑甚至将血压升至 200 mmHg。

(2)钙离子通道阻滞药:临床已广泛应用的尼莫地平,可以通过阻滞二氢吡啶敏感的钙离子通道防治细胞内钙超载,具有扩张脑血管作用。多项研究证实尼莫地平可以降低出血动脉瘤患者的病死率及致残率。在 58 篇 2526 例 SAH 患者中,使用尼莫地平后迟发性脑梗死为16%,静脉用药较口服效果更好,成年人先可按每小时 0.5 mg 静脉滴入,如对血压影响不明显可加大静脉滴入剂量,二周后改口服,持续到三周;如用药后血压下降可加用多巴胺维持血压保护脑的灌注压不受影响。除尼莫地平外尼卡地平也有相似作用。国外正在试用的甲磺酸替拉扎特是一种脂质过氧化物酶抑制药,也已应用于动脉瘤性 SAH。

(3)清除凝血块:早期清除凝血块减少血液即分解产物对血管的刺激已被证实对防治脑血管痉挛有效。能够在早期手术处理动脉瘤同时尽可能冲洗、吸出蛛网膜下隙的血液和凝血块,在冲洗盐水中加入重组组织型纤溶酶原激活物(rt-PA)对加快廓清 CSF 中血块有效。有研究显示,如在出血后 48 h 内手术清除积血可提高手术治疗效果。

(4)应用罂粟碱:手术中将罂粟碱棉片贴敷于痉挛血管后几分钟可见收缩发白的血管变红润、增粗,但持续作用时间较短。有人采用鞘内或动脉内注入罂粟碱可缓解血管痉挛,但作用持续时间仍然有限。

(5)血管内球囊扩张术:对症状性血管痉挛患者应用血管内球囊扩张,或在脑血管造影时出现严重痉挛性狭窄行扩张已被证实有效,但扩张仅能到达 1 级血管,2、3 级血管不易进行扩张。另有报告指出,若能早期扩张脑血管痉挛患者中可有 1/2～1/3 的症状得到改善。

4.脑积水

动脉瘤出血后早期因脑室内大量积血导致脑室扩张,或因凝血块导致水管、第四脑室堵塞,或因蛛网膜下隙特别是基底池血块引起脑脊液循环不畅产生脑积水。SAH 2～3 周后则可因吞噬细胞以及成纤维细胞增生致蛛网膜下隙粘连,蛛网膜颗粒闭塞形成交通性脑积水。蛛网膜下隙积血较多和脑室积血,以及高龄、临床分级差者易发生脑积水。SAH 后早期有脑室扩张占 20%,多见于前交通动脉瘤与后循环动脉瘤出血,有报道前者需行分流术约 19%,后者更高达 53%,中动脉瘤发生脑积水较少。

对有意识障碍、颅内压升高的脑室扩张应急诊手术行脑室外引流,如动脉瘤诊断已明确可以同时手术夹闭动脉瘤。先做脑室穿刺引流,待脑压下降后开颅处理动脉瘤已不困难,如前交通动脉瘤在清除直回血肿后可同时吸除进入脑室系统积血,置入引流管于侧脑室后角方向还可吸出后角、下角内血液。如动脉瘤已作介入处理还需行单纯脑室外引流者可注入 t-PA 以加快血块溶解;未做动脉瘤处理者脑室外引流不宜过快,过快的颅内压降低可能增加动脉瘤跨壁压力而引发再次出血,主张将 ICP 维持在 25 mmHg 以上以降低这种危险。慢性脑积水根据脑室内 CSF 情况决定引流方式,如 CSF 不够分流标准可暂行腰池外引流缓解颅内高压。

二、颅内动脉瘤

颅内动脉瘤是脑动脉的局限性异常扩大,以囊性动脉瘤最为常见,其他还有梭形动脉瘤、夹层动脉瘤等。颅内动脉瘤是自发性蛛网膜下隙出血(SAH)最常见的原因。

(一)诊断标准

1.临床表现

(1)出血症状:动脉瘤破裂引起蛛网膜下隙出血、脑内出血、脑室内出血或硬脑膜下腔出血。突发剧烈头痛是最常见的症状,见于 97% 的患者。通常伴呕吐、意识障碍,甚至呼吸骤停、晕厥、颈部及腰部疼痛(脑膜刺激征)、畏光。如果有意识丧失,患者可能很快恢复神志。可伴发局灶性脑神经功能障碍,如动眼神经麻痹而导致复视和(或)上眼睑下垂,出血随脑脊液沿蛛网膜下隙向下流动地刺激腰神经根引起腰背部疼痛。

(2)体征。

①脑膜刺激征:颈强直(特别是屈曲时)常发生于出血后 6~24 h。

②高血压。

③局灶性神经功能丧失:如动眼神经麻痹、偏瘫等。

④意识状态变差。

⑤眼底出血。

目前已有许多种关于 SAH 分级标准,临床常用的是 Hunt 和 Hess 分级。

(3)局灶症状:即非出血症状,如动脉瘤体积缓慢增大,压迫邻近神经,也可出现相应的神经功能缺损症状。

①视神经症状:如视力下降、视野缺损和视神经萎缩等。

②动眼神经麻痹:常见的为一侧动眼神经麻痹。

③海绵窦综合征。

④癫痫。

(4)脑血管痉挛:脑血管痉挛分为早期和迟发性血管痉挛。早期血管痉挛,发生于出血数小时之内,也称即刻脑血管痉挛,多因机械性反应性因素引起,表现为出现后意识障碍、出血量不大,但呼吸突然停止、四肢瘫痪或截瘫。迟发性脑血管痉挛发生于 SAH 的 4~5 天以后,也称为迟发性缺血性神经功能缺失(DIND)或症状性血管痉挛,是 SAH 后病情加重的原因之一。临床特征表现为精神混乱或意识障碍加深,伴局灶性神经功能缺损(语言或运动)。症状通常缓慢发生,包括头痛加重、昏睡、脑膜刺激征和局灶性神经体征,可出现以下临床综合征。

①大脑前动脉综合征:额叶症状为主,可表现为意识丧失、握持/吸吮反射、尿失禁、嗜睡、迟缓、精神错乱、低语等。双侧大脑前动脉分布区梗死通常由于大脑前动脉瘤破裂后血管痉挛引起。

②大脑中动脉综合征:表现为偏瘫、单瘫、失语(或非优势半球失认)等。

"迟发性血管痉挛"诊断是在排除其他原因的基础上建立的,单凭临床较难确诊,可行 TCD 或 TCI 检查协助诊断;必要时可行 3D-CTA 和 DSA 明确诊断。

2.辅助检查

包括 SAH 和脑动脉瘤两个方面的评估诊断。

(1)头部 CT:头部 CT 检查是诊断 SAH 的首选检查,也可对脑动脉瘤的某些方面作初步评估。通过颅脑 CT 检查还可评定以下方面。

①脑室大小:21%动脉瘤破裂患者立即发生脑积水。

②颅内血肿:有占位效应的脑内血肿或大量硬脑膜下血肿。

③脑梗死。

④出血量:脑池、脑沟中出血量多少是预测血管痉挛严重程度的因素。

⑤部分患者可以通过头部 CT 检查初步预测动脉瘤的位置。

此外,CTA,尤其是 3D-CTA 对诊断脑动脉瘤有较大参考价值,在急诊情况下可作为首选。

(2)腰椎穿刺:SAH 最敏感的检查方法,但目前已不常用。可发生假阳性,例如,穿刺损伤。脑脊液检验阳性表现包括压力升高、脑脊液为无血凝块的血性液体、连续几管不变清。

(3)数字减影血管造影:数字减影血管造影(DSA)是诊断颅内动脉瘤的"金标准",大部分患者可显示出动脉瘤的部位、大小、形态、有无多发动脉瘤,脑血管造影还可以显示是否存在血管痉挛及其程度。

脑血管造影的一般原则如下。

①首先检查高度怀疑的血管,以防患者病情改变,而不得不停止操作。

②即使动脉瘤已经显现,建议继续完成全脑血管(4 根血管:双侧颈内动脉和双侧椎动脉)造影,以确诊有无多发动脉瘤并且评价侧支循环状况。

③如确诊有动脉瘤或者怀疑有动脉瘤,应摄取更多的位像以帮助判断和描述动脉瘤颈的指向。

④如果未发现动脉瘤,在确定血管造影阴性之前,建议如下。

使双侧小脑后下动脉起始部显影:1%～2%动脉瘤发生在 PICA 起始部。如果有足够的血流反流到对侧椎动脉,通过一侧椎动脉注射双侧 PICA 通常可以显影,偶尔除了观察对侧 PICA 的反流外,还需要观察对侧椎动脉情况。

颈内动脉交叉造影:了解脑内前后交通动脉及侧支循环情况,即在照汤氏位相时,可通过一侧颈内动脉注入造影剂,压迫对侧颈内动脉,使造影剂通过前交通动脉使对侧颈内动脉显影;在照侧位相时,通过一侧椎动脉注入造影剂,压迫任一侧颈内动脉,使颈内动脉系统显影。

(4)头部 MRI:最初 24～48 h 内不敏感(正铁血红蛋白含量少),尤其是薄层出血。4～7 天后敏感性提高(对于亚急性到远期 SAH,10～20 天以上,效果极佳)。对于确定多发动脉瘤中的出血来源有一定帮助,并可发现以前陈旧出血的迹象。MRA 作为无创检查对诊断脑动脉瘤有一定参考价值,可作为辅助诊断方法之一。

（二）治疗原则

1.病因治疗

颅内动脉瘤的治疗关键是病因治疗，即针对颅内动脉瘤的手术或血管内栓塞的病因治疗，治病必求其本，其次为 SAH 及其并发症的对症治疗。动脉瘤的治疗取决于患者的身体状况、动脉瘤的大小及其解剖位置、外科医师的手术处理能力，以及手术室的设备水平等。对于大多破裂的动脉瘤而言，最佳的治疗是手术夹闭动脉瘤颈或行血管内栓塞动脉瘤腔，使之排除于循环外而不闭塞正常血管，从而阻止动脉瘤再出血和增大。

对于因蛛网膜下隙出血急诊入院的患者，应及时向家属交代，患者在住院期间随时可能有因动脉瘤再次破裂出血而死亡的危险。

2.术前处理

(1)患者绝对卧床，有条件者在 ICU 观察。

(2)观察神志、血压、脉搏、呼吸。

(3)给予镇静(地西泮等)、止血(6-氨基己酸等)、脱水、激素、通便(果导、番泻叶)药物等；同时预防性给予抗癫痫药物，并保持有效血药浓度；给予钙离子通道阻滞(尼莫地平等)。对于高血压患者应用降压药。

3.手术适应证

对无明显手术禁忌证的患者均可开颅手术夹闭动脉瘤。

颅内动脉瘤手术依据手术时间可分为"早期手术"(SAH 后 6～96 h 内)和"晚期手术"(SAH 后 10～14 天以上)。在 SAH 后的 4～10 天(血管痉挛期)手术效果较差，不如早期或晚期手术效果好。

4.手术方式

(1)夹闭(切除)术：开颅手术中利用动脉瘤夹直接夹闭动脉瘤的颈部，使其与脑循环隔离，是最为理想的治疗方法。前循环和基底动脉顶端的动脉瘤，一般采用翼点入路，经侧裂暴露、夹闭动脉瘤。

(2)包裹或加固动脉瘤：对于无法夹闭的脑动脉瘤，可以考虑使用一定的材料加固动脉瘤壁，尽可能地阻止动脉瘤再出血的发生。目前临床常用的加固材料是自体肌肉，其他还包括棉花或棉布、可塑性树脂或其他多聚物、Teflon 和纤维蛋白胶等。

(3)孤立术：通过手术(结扎或用动脉瘤夹闭塞)或结合球囊栓塞的方法有效阻断动脉瘤的近端和远端动脉，使其孤立。

(4)近端结扎：是指夹闭或结扎动脉瘤的输入动脉，是一种间接的手术方法。分急性和慢性结扎两种。可能增加血栓栓塞和对侧动脉瘤形成的危险。仅作为直接手术的一种替代方法。

5.血管内栓塞治疗动脉瘤

通过微导管技术将一定的栓塞材料放置在颅内动脉瘤腔内，达到闭塞动脉瘤的目的。

(1)主要方法。

①各种类型的可脱性弹簧圈：通过向动脉瘤腔内放置电解、水解可脱性铂金弹簧圈，闭塞动脉瘤囊腔，从而达到闭塞动脉瘤和防止动脉瘤破裂(或再破裂)出血的目的。对于宽颈动

瘤可采用支架＋弹簧圈或球囊辅助技术(R-T技术)来达到闭塞动脉瘤的目的。

②球囊：通过导管将球囊送入载瘤动脉来闭塞载瘤动脉，来孤立动脉瘤，使其血栓形成而达到治疗目的。

③非黏附性液体栓塞剂：适用于颈内动脉虹吸部巨大动脉瘤的治疗。

④带膜支架：适用于眼动脉起点近端颈内动脉动脉瘤。

(2)适应证：一般脑动脉前、后循环，尤其是后循环任何部位的动脉瘤均是血管内治疗的适应证，但对巨大动脉瘤其完全闭塞率较低。尤其适用于手术夹闭困难或夹闭失败的动脉瘤、老年患者或身体状况不能很好耐受手术者、宽颈的动脉瘤、复杂动脉瘤(如后循环动脉瘤、梭形动脉瘤和巨大动脉瘤等)、夹层动脉瘤及假性动脉瘤。

(3)并发症：术中动脉瘤破裂出血；材料脱落导致远端栓塞；血管痉挛；血栓形成；动脉瘤闭塞不全，术后动脉瘤可能再生、增大和再出血等。

6.术中及术后处理

(1)开颅前30 min应用抗生素、激素和抗癫痫药物。手术后当日注意控制血压。防止脑血管痉挛及脑梗死，可应用尼莫地平等药物，一般用药7～10天。

(2)手术后均应复查脑血管造影，确定动脉瘤夹闭情况。

(3)出院医嘱：一般出院休息3个月后门诊复查。手术前有癫痫发作的患者，术后服用抗癫痫药，监测血药浓度来指导用药。无癫痫发作6～12个月后，可逐渐减(停)药。

7.SAH的治疗

(1)一般性治疗。

①卧床休息：床头抬高15°，减少外界刺激，限制探视，禁止噪音。

②神志和生命体征(包括心律)监测。

③24 h尿量监测：留置尿管的指征包括Hunt-Hess分级Ⅲ级和Ⅲ级以上(除外情况好的Ⅲ级患者)；可能有脑性耗盐(CSW)或抗利尿激素分泌不当(SIADH)患者；血流动力学不稳定患者。

④昏迷或呼吸道不通畅的患者(如哮喘)应进行气管内插管或气管切开；同时监测血气分析，必要时给予呼吸机辅助通气。

⑤饮食：如果准备早期手术应禁食水；如果不考虑早期手术，对于清醒患者建议清淡饮食，而伴有意识障碍者早期可禁食，后期给予静脉营养或鼻饲饮食。

⑥预防深静脉血栓和肺梗死：可给予弹力袜等。

⑦补液。

⑧吸氧。

⑨血压和容量控制：应进行动脉压监测，必须避免血压过高以减少再出血的危险。但低血压会加重缺血，也应该避免。理想的血压控制水平仍存在争议。必须考虑到患者的基础血压水平，袖带测量收缩压120～150 mmHg可作为临床的一个指导标准。应用血管扩张剂降低血压时，理论上可以增加未夹闭动脉瘤破裂的危险。对于不安全(未夹闭)的动脉瘤，轻度扩容和血液稀释，以及略微升高血压有助于防止或减少血管痉挛及脑性耗盐。对于夹闭的动脉瘤，可应用积极的扩容和提高血流动力的治疗("3H"治疗)。

三、高血压性脑出血

（一）定义

高血压性脑出血是因高血压病伴发的颅内小动脉粥样硬化性病变在血压骤升时破裂导致的出血。

（二）诊断依据

1.好发年龄

50～70岁,有高血压和动脉粥样硬化史。

2.临床表现

(1)一般症状:急骤发病,初为急性颅内压增高表现,可伴有失语、偏瘫,继之进入昏迷状态,严重的可在短时间内发生脑疝(瞳孔散大、病理呼吸、去脑强直)而死亡。

(2)神经定位征:常在发病后半小时内出现体征。

①壳核出血:最常见,出血累及内囊和(或)外囊,有典型的"三偏征":a.偏瘫,出血对侧中枢性面瘫、不完全或完全性偏瘫;b.偏身感觉障碍;c.偏盲并有双眼同向凝视,累及优势半球的可伴有失语。

②丘脑出血:表现为"三偏征",同时伴有眼球运动障碍和Horner征,出血可破入脑室。

③皮质及皮质下出血:多以抽搐发病,昏迷较少见。

④小脑出血:眩晕、呕吐症状较著,可伴有眼球震颤和共济失调,易发生脑积水。

⑤脑干出血:90%位于脑桥,发病后迅即进入深昏迷,表现为呼吸循环不稳定,瞳孔呈"针尖"样,伴有四肢瘫、中枢性高热。病死率极高。

⑥脑室出血:多数情况下出血破入脑室使病情进一步恶化,表现为不同程度的意识障碍、脑膜刺激征、中枢性高热和急性脑积水,甚至急性肺水肿和严重心律失常。

3.头颅CT检查

头颅CT检查是确诊脑出血的首选检查,新鲜出血为脑内高密度、边缘清晰、有占位效应的病灶,吸收期血肿边缘模糊,周边有水肿带。阅片时应明确血肿部位、出血量、占位效应(中线移位、脑室脑池受压等)、是否破入脑室、周边水肿带,以及有无急性脑积水或蛛网膜下隙出血等。

按以下公式估算血肿量:血肿量(cm^3)＝血肿最大层面的长径(cm)×血肿最大层面的宽径(cm)×整个血肿层厚(cm)×0.5。

（三）鉴别诊断

1.出血性脑梗死

有脑梗死病史,出血区内为混杂密度影,CT值不如脑出血的高。

2.动脉瘤破裂

表现为蛛网膜下隙出血,血肿部位与动脉瘤部位一致,很少见于壳核和丘脑等高血压脑出血好发部位。对怀疑动脉瘤的病例,应行脑血管造影检查。

3.脑动静脉畸形(AVM)

多见于青少年或青壮年,很少见于高血压性脑出血的好发部位。MRI检查可见到局部有异常血管流空影,脑血管造影对诊断有决定性意义。

4.海绵状血管瘤

临床症状较轻,可表现为癫痫、局灶性神经功能障碍等。CT 检查可见密度更高的钙化灶。MRI 检查具有诊断价值,T_1 像呈等或混杂信号,T_2 像呈高信号,周围因含铁血黄素沉积呈低信号环影,病变可不同程度强化。

5.颅内肿瘤出血

出血可使病情在原有症状基础上突然加重,也可为首发症状。增强的头颅 CT 和 MRI 检查具有诊断意义。

6.脑内出血

还应考虑的鉴别诊断有脑动脉淀粉样变、脑外伤、凝血机制障碍等。

(四)治疗原则

1.一般处理

(1)密切观察病情变化,有条件的住重症监护室。

(2)体位:绝对卧床,抬高头位,有意识障碍的应定时翻身。被动活动肢体防止发生深静脉血栓、压疮和失用性肌肉萎缩。

(3)呼吸道管理:及时清除呼吸道和口腔分泌物、呕吐物,防止舌后坠。定时翻身拍背、雾化吸入和吸痰,预防坠积性肺炎。如估计昏迷时间较长可做预防性气管插管和(或)气管切开,并留置鼻饲管。

(4)支持治疗:加强营养,纠正水电解质和酸碱紊乱。可鼻饲瑞素、能全力、匀浆奶等,也可同时或单独给予静脉营养如脂肪乳、氨基酸、水乐维他等。

(5)对症治疗:酌情应用止痛、镇静药物,高热患者应予以物理和药物降温治疗。

(6)应用润肠通便药物,咳嗽者予以止咳药物。

2.内科治疗

(1)控制颅内压:20%甘露醇脱水作用最强,但有肾损害不良反应,可以 125～250 mL 静脉快速输注,每 6～8 h 一次。甘油果糖作用次之,用法同上,肾损害小。利尿性脱水剂如呋塞米可与甘露醇等合用增强其脱水作用,同时有降血压作用。

(2)控制血压:血压应维持在 160/100 mmHg 以下,高于上述水平应给予药物降压。如硝普钠 50 mg 加入 500 mL 的 5%葡萄糖注射液以 10～30 滴/min 静滴或以 0.25～10 μ/(kg·min)的滴速持续静脉泵入。压宁定可先行静脉注射 25～50 mg,待血压下降 2 min 后,静脉维持给药,给药方法是将 50～250 mg 的药物加入到 100～500 mL 的静脉输液中或 25 mg 稀释到 50 mL 静脉泵中泵入,初始输入速度为 2 mg/h,可根据血压情况调整至 9 mg/h。硝酸甘油 5～10 mg 入 5%葡萄糖注射液 500 mL 以 10～30 滴/min 静点或静脉泵入。卡托普利 12.5 mg 口服,3 次/日。硝苯地平 10 mg 口服,3 次/日。

(3)止血药和抗纤维蛋白酶制剂的应用:立止血、6-氨基己酸、氨甲苯酸等能够促进动脉破裂口处的凝血过程或抑制纤溶过程,同时防止消化道出血和治疗有出血倾向的患者。

(4)肾上腺皮质激素:有助于减轻脑水肿。地塞米松 10～30 mg/d 静脉注射,甲泼尼龙 0.2～1.0 g/d 静脉输入。

（5）防止应激性溃疡：法莫替丁 40 mg 静脉注射，1～2 次/日。奥美拉唑 40 mg 静脉注射，1～2 次/日。吉维乐 1 包口服，3 次/日。

（6）防止癫痫发作：苯妥英钠 100 mg 口服，3 次/日；苯巴比妥 100 mg 肌内注射，3 次/日；安定 10 mg 肌内注射，3 次/日。德巴金（丙戊酸钠的商品名）800 mg 静脉注射作为负荷量，然后以 1600 mg/d，持续 24 h 静脉泵入，体重轻者或儿童可酌情减量至 1200 mg/d，连续用药 3～4 天后改为口服德巴金 500 mg，每天 2 次。

（7）抗生素：明确诊断合并肺炎者可根据痰培养、药敏结果选择应用抗生素治疗。

（8）改善脑代谢药物：纳洛酮、ATP、辅酶 A、细胞色素 C、胞磷胆碱、醒脑静等用于催醒和神经功能的恢复。

3.手术治疗

（1）适应证。

①壳核出血：出血量＞30 mL，有意识障碍，有或无一侧脑疝形成而无手术禁忌者；经内科治疗无效、病情继续加重为浅、中度昏迷者；出血破入脑室或脑室内铸型者。

②各脑叶的出血量大于 30 mL，伴有中线移位或周围水肿严重者。

③小脑出血量＞10 mL，颅内压增高，小脑症状明显，病情呈进行性加重者；血肿较小但压迫或破入第四脑室，引起急性梗阻性脑积水。

④脑干出血超过 5 mL，临床症状呈进行性加重者或血肿接近脑干表面，有破入脑室或蛛网膜下隙的危险。

⑤血肿量在 15～30 mL，最大径 2～3 cm 的丘脑出血经密切观察保守治疗无效，出现意识障碍者；血肿量超过 30 mL，血肿最大径超过 3 cm 的。

（2）禁忌证。

①年龄超过 70 岁的深昏迷患者。

②脑疝晚期，双侧瞳孔已散大，有去脑强直、病理性呼吸及脑干继发性损害。

③生命体征不稳定者，如血压过高（＞200/120 mmHg）或过低、高热、呼吸不规则等；有严重心、肝、肺、肾、血液等器质性病变，如合并严重的冠心病或供血不足、肾衰竭、呼吸道不畅、高热及肺部严重并发症。

④脑干血肿量少于 5 mL，患者情况良好的。

⑤小脑出血量在 10 mL 以下，临床症状轻微的。

⑥大脑脑叶出血量少于 30 mL，患者意识清醒，神经功能障碍较轻者。

（3）手术方法。

①开颅血肿清除术，必要时去骨瓣减压，目前主张微创手术。

②锥颅穿刺抽吸血肿。

③立体定向脑内血肿穿刺吸除术。术中酌情在血肿腔置管引流，术后如无禁忌可经引流管注入尿激酶来促使血肿液化和排出，方法是将 10000 U 尿激酶溶于 3 mL 0.9％氯化钠注射液中并注入血肿腔，夹管 1～2 h，然后开放引流。可反复给药不超过 3 次/日，至引流液减少或变清。

第六章 泌尿外科疾病

第一节 肾上腺疾病

一、原发性醛固酮增多症

醛固酮增多症是由肾上腺皮质或异位肾上腺(罕见)分泌过多的醛固酮而引起的高血压和低血钾综合征。醛固酮分泌增多有原发性和继发性之分。原发性醛固酮增多症(简称原醛症)是 1954 年由 Conn JW 首次报道的一种以高血压、低血钾、低血浆肾素及高血浆醛固酮水平为主要特征的临床综合征,又称 Conn 综合征,它是一种继发性高血压,其发病年龄高峰为 30～50 岁,女性患者多于男性。它是由于肾上腺皮质肿瘤或增生,分泌过多的醛固酮所致,导致潴钠、排钾,体液容量扩张,抑制了肾素—血管紧张素系统,产生以高血压和低血钾为主要表现的综合征,但以腺瘤为多见,故经手术切除肾上腺腺瘤后,原醛症可得到治愈。但是如不能早期诊断和及时治疗,则长期高血压可导致严重的心、脑、肾血管损害。而继发性醛固酮增多症是由肾上腺以外的疾病引起肾上腺分泌过多的醛固酮所致,如肝硬化、充血性心力衰竭、肾病综合征、肾性高血压等。

醛固酮是从肾上腺皮质球状带合成与分泌的一种 C21 类固醇激素,其分子量为 360.44 Da,它是体内调节水盐代谢的一种重要激素。正常成年人在普食状态下肾上腺皮质球状带细胞的醛固酮分泌率为 50～250 mg/24h,血浆中醛固酮的浓度为 100～400 pmol/L。醛固酮作为体内一种主要的盐皮质激素,其生理作用为潴钠排钾。当肾上腺皮质发生腺瘤或增生,使醛固酮自主分泌过多,通过增加肾小管对钠的重吸收产生钠、水潴留而使血容量增加,外周阻力增大;醛固酮还可影响去甲肾上腺素的代谢,使交感神经系统兴奋性增加;促使肾排镁离子增多,综上作用而导致血压升高;醛固酮还通过 Na^+—K^+ 和 Na^+—H^+ 置换而增加 K^+、H^+ 排出,使肾小管排泄钾离子增多而产生尿钾升高、血钾水平降低及代谢性碱中毒。

目前认为原醛症可分为以下 6 大类。

(1)肾上腺皮质分泌醛固酮的腺瘤,即 Conn 综合征,是真正的原醛症。

(2)两侧肾上腺皮质增生,可呈结节性增生,又称特发性或假性醛固酮增多症。

(3)原发性肾上腺皮质增生,其内分泌及生化测定类似腺瘤,肾上腺大部切除可治愈。

(4)分泌醛固酮的肾上腺皮质腺癌。

(5)家族性用糖皮质激素治疗有效的醛固酮增多症,又称为 ACTH 依赖型醛固酮增多症,被认为是常染色体显性遗传,测定血浆 17-去氧皮质酮升高,服用地塞米松 2 mg,每日 1 次,3 周后患者血钾、血压、醛固酮分泌量恢复正常,则可确诊。

(6)不定型原醛症,包括异位肾上腺皮质腺瘤及卵巢恶性肿瘤分泌醛固酮所致的醛固酮增多症。

(一)临床表现

本病临床主要表现有 3 大类,均与醛固酮长期分泌过多有关。

1.高血压

几乎所有患者都有高血压,且出现较早,常于低血钾引起的症状群出现之前 4 年左右即出现。一般为中度升高,且以舒张压升高较明显。呈慢性过程,与原发性高血压相似,但降压药物治疗效果较差。其发病原理与醛固酮分泌增多引起钠潴留和血管壁对去甲肾上腺素反应性增高有关。在晚期病例则更有肾小球动脉硬化和慢性肾盂肾炎等因素加入,致使肿瘤摘除后血压仍不易完全恢复正常。长期高血压常引起心脏扩大甚至心力衰竭。

以下两组症群可能主要由低血钾引起,但尚有其他电解质如钙、镁代谢紊乱的因素参与。

2.神经肌肉功能障碍

(1)神经肌肉软弱和麻痹:一般地说,血钾越低,肌病越重。劳累、受冷、紧张、腹泻、大汗、服用失钾性利尿药(如氢氯噻嗪、呋塞米)均可诱发。往往于清晨起床时发现下肢不能自主移动。发作轻重不一,主要影响到躯干和下肢,重者可波及上肢,有时累及呼吸肌。脑神经支配肌肉一般不受影响。发作时呈双侧对称性弛缓性瘫痪。开始时常有感觉异常、麻木或隐痛。呈周期性发作,可以数小时至数日,甚至数周,多数为 4~7 天。轻者神志清醒,可自行恢复。严重者可致昏迷,应尽早抢救。发作频率自每年几次到每周、每日多次不等。当累及心肌时有期前收缩、心动过速等心律失常,甚至伴血压下降,偶见室颤。心电图示明显低血钾图形,T 波变平或倒置、U 波增大、ST 段下降、P-R 间期延长。

(2)阵发性手足搐搦及肌肉痉挛:见于约 1/3 的患者,伴有束臂加压征(Trousseau 征)及面神经叩击征(Chvostek 征)阳性。可持续数日至数周。可与阵发性麻痹交替出现。发作时各种反射亢进。低血钾时神经肌肉应激功能降低而肌肉麻痹。当补钾后应激功能恢复而抽搐痉挛。这种症状与失钾、失氯使细胞外液及血循环中氢离子减低(碱中毒)后钙离子浓度降低,镁负平衡有关。

3.失钾性肾病和肾盂肾炎

长期失钾,肾小管近段发生病变,水分再吸收的功能降低,尿液不能浓缩,比重多在 1.015 以下,因而出现烦渴、多饮、多尿,尤以夜尿增多显著。钠潴留亦可刺激下视丘司渴中枢而引起烦渴。由于细胞失钾变性,局部抵抗力减弱,常易诱发逆行性尿路感染,并发肾盂肾炎。有慢性肾盂肾炎时尿中可见白细胞和脓血泡。

虽然大部分病例均由肾上腺皮质腺瘤引起,但术前仍应尽可能明确定性和定位诊断,以利手术和治疗。

(二)诊断

1.定性诊断

(1)血生化检查。

①血钾:确定有无低血钾对本病诊断有重要意义。为确保测定结果可靠,检查前应停用利

尿药 3～4 周。有人主张在检查期间,每日口服氯化钠 6 g(分 3 次口服)共 5～7 天,并需连续多次测定才更可靠。血钾可降至 2.0～3.0 mmol/L,最低可降至 1.4 mmol/L。但是,本病早期低血钾的临床症状常不存在,甚至血钾也在正常范围内,此时仅可从醛固酮分泌率增快、血浆肾素活性偏低及高血压才疑及此病。数年后才发展成间歇性低钾血症期,伴应激后发生阵发性肌无力及麻痹表现。至较晚期才发展为持续性低血钾伴阵发性麻痹症状。尤其是肾小管病变更是长期低血钾的后果。因此,低钾血症是随病情加重而逐渐明朗化的。

②血氯化物:常低于正常值。

③血钠:有轻度增高。

④二氧化碳结合率:常上升,提示代谢性碱中毒。

⑤血浆 pH 常偏高,可达 7.6。

⑥钙、磷:大多正常。有搐搦者游离钙常偏低。

⑦镁:正常血镁(0.85 ± 0.15)mmol/L。患者可轻度降低。

⑧糖耐量试验:由于失钾,抑制了胰岛素的分泌,口服葡萄糖耐量试验可呈糖耐量减低。

⑨静脉血浆中醛固酮测定:正常人卧位为(5.2 ± 2)μg/dL。本病患者明显升高,肾上腺皮质肿瘤者尤为明显。

⑩血浆 18-羟皮质酮(18-OH-B)或 18-羟皮质醇(18-OH-F)水平:醛固酮腺瘤及特发性醛固酮增多症患者血中醛固酮的前体-18-OH-B、18-OH-F 水平明显增高,血浆 18-OH-B 水平多>2.7 mmol/L(100 ng/dL),而 IHA 和原发性高血压患者则低于此水平。

(2)尿。

①尿量增多。尿常规比重减低,且趋向固定。常呈碱性或中性,有时有尿路感染表现。

②尿钾。在普通饮食时虽有低血钾,但尿钾仍较多,为 25～30 mmol/24 h,是本病的特征。

③尿醛固酮。常高于正常(10 μg/24 h)。但尿醛固酮排出量受许多因素影响,测定时应固定钠、钾的摄入量(钠 160 mmol/d,钾 60 mmol/d)。并反复多次测定才可靠。当血钾严重降低时,尿醛固酮排出增多则不明显。对尿醛固酮排出量正常者则必须补钾后再测尿醛固酮、醛固酮分泌率或静脉血浆醛固酮,若增高则有诊断价值。

(3)钾负荷试验:在普通饮食条件下(钠 160 mmol/d,钾 60 mmol/d),观察 1 周,可发现钾代谢呈负平衡。继之补钾 1 周,每日增加钾 100 mmol,但仍不能纠正低钾血症。而其他原因所致的低血钾者,血钾却有明显的升高。

(4)食物中钠含量改变对钾代谢的影响。

①低钠试验:正常人当食物中氯化钠摄入为 20～40 mmol/d,1 周后,尿醛固酮增高,尿钠降低,但尿钾不降低。但在原醛症者中,由于继续储钠排钾,则尿钠降低,原已增高的醛固酮不再进一步升高,而尿钾也同时降低。尿钾降低的原因是尿钠降低,限制了与钾的交换。

②高钠试验:对病情轻、血钾降低不明显的疑似原醛症患者,可做高钠试验。每日摄钠 240 mmol,共 1 周。如为轻型原醛症则由于大量钠进入远曲小管并进行离子交换,使尿钾排出增加,血钾将更降低。对严重低血钾的典型病例不应做高钠试验,以免加重病情。

(5)螺内酯(安体舒通)治疗试验:此药可拮抗醛固酮在肾小管中对电解质的作用而改善症

状,但尿醛固酮排量仍显著增高。方法是每日分 3～4 次口服螺内酯 300～400 mg,连续 1～2 周或以上。患者服药后血钾升高恢复正常,血压下降至正常。继发性醛固酮增多症的患者结果与原醛症相同。

(6)卡托普利(开博通)试验:卡托普利是一种血管紧张素转化酶抑制药,可抑制正常人的血管紧张素Ⅰ向Ⅱ转换,从而减少醛固酮的分泌,降低血压。为避免盐水滴注试验增加血容量而加重病情的危险,可推荐采用卡托普利试验。具体做法如下,于普食、卧位过夜,如排尿则应于次日早晨 4 时以前,早晨 4～8 时应保持卧位,于早晨 8 时空腹、卧位取血并测血压,取血后立即口服卡托普利 25 mg,然后继续卧位 2 h,于上午 10 时卧位取血并测血压。血标本的处理、保存和测定与卧、立位试验一样。在正常人或原发性高血压患者,服卡托普利后血浆醛固酮水平被抑制到 15 ng/dL(416 pmol/L)以下,而原醛症患者的血浆醛固酮则不被抑制,该试验诊断原醛症的灵敏度为 71%～100%,特异度为 91%～100%。

(7)血浆醛固酮、肾素活性、血管紧张素Ⅱ测定及卧、立位醛固酮试验:原醛症患者的血浆醛固酮水平增高而肾素分泌被抑制,测定卧、立位血浆醛固酮、肾素活性及血管紧张素Ⅱ的方法如下,于普食、卧位过夜,如排尿则应于次日早晨 4 时以前,早晨 4～8 时应保持卧位,于早晨 8 时空腹、卧位取血,取血后立即肌内注射呋塞米 40 mg(明显消瘦者按 0.7 mg/kg 体重计算,超重者亦不超过 40 mg),然后站立位活动 2 h,于上午 10 时立位取血。如患者不能坚持站立 2 h,则只测定卧位;如患者在站立过程中有不适或晕厥时,则立即让患者躺下、抽血及结束试验,必要时可静脉输液予以治疗。抽血后血标本应在低温下(4℃)放置,经分离血浆后,于 －20℃保存至测定前,血浆醛固酮、肾素活性及血管紧张素Ⅱ水平分别用放射免疫分析法进行测定。需强调的是目前国内实验室均测定的是血浆肾素活性(PRA),而不是直接肾素浓度测定。

利尿药、血管紧张素转化酶抑制药、米诺地尔(长压定)可增加肾素的分泌,而阻断药却明显抑制肾素的释放。年龄、性别、月经周期、妊娠期,日内、日间变化,食物钠、钾摄入量,体位、降压利尿药的使用等因素均可影响醛固酮、肾素活性及血管紧张素Ⅱ的测定。因此测定前,在保证患者安全的情况下,应尽可能地停用治疗药物 2～4 周,同时患者应进正常钠、钾含量的饮食。

(8)地塞米松抑制试验:用于诊断糖皮质激素可抑制性醛固酮增多症患者。在此类患者中,因醛固酮增多可被小剂量糖皮质激素持久抑制,故口服地塞米松 2 mg/d,服药 3～4 周或以后,醛固酮可降至正常,低肾素活性、高血压及低血钾等症状可被改善并恢复至正常或接近正常。长期应用小剂量地塞米松(如0.5 mg/d)即可使患者维持正常状态,因此地塞米松抑制试验是诊断糖皮质激素可抑制性醛固酮增多症的主要依据。

2.定位诊断

当原醛症的定性诊断明确后,需进一步鉴别醛固酮腺瘤和特发性醛固酮增多症,因其治疗方法明显不同,醛固酮腺瘤需手术治疗,特发性醛固酮增多症则需用药物治疗。由于引起原醛症的肾上腺皮质腺瘤大多比较小,B 超、CT、MRI 及核素标记[131]I-19-碘化胆固醇做肾上腺扫描等辅助检查对肿瘤定位有帮助,但有遗漏小腺瘤的可能。选择性肾上腺静脉造影不但能显示肾上腺的影像,还可通过静脉导管采血测定醛固酮,以明确定位。但有肾上腺出血、肾上腺周围粘连、下肢血栓性静脉炎等并发症可能。

常用的定位诊断方法有以下几种。

(1)B超:直径<1 cm的肾上腺肿瘤B超常难以发现。

(2)肾上腺CT检查:为首选的无创性定位方法,其诊断醛固酮腺瘤的符合率为70%～90%,近年来,随着CT检查机器性能的提高、扫描技术的进步,采用连续薄层(2～3 mm)及注射造影剂增强扫描,使醛固酮腺瘤的诊断阳性率明显提高。

(3)肾上腺MRI检查:MRI检查因价格昂贵,且对较小的醛固酮腺瘤的诊断阳性率低于CT检查,故临床上不应作为首选的定位方法。

(4)[131]I-19-碘化胆固醇肾上腺核素显像:核素显像对腺瘤、癌和增生的鉴别有较大帮助,如一侧肾上腺显示放射性浓集区,提示该侧有醛固酮肿瘤的可能;如双侧显示,提示双侧增生或双侧腺瘤可能。

(5)肾上腺静脉血浆醛固酮水平测定:采用下腔静脉插管分段取血并分别检测两侧肾上腺静脉醛固酮浓度,如操作成功,并能准确插入双侧肾上腺静脉,则腺瘤侧醛固酮明显高于对侧,其诊断符合率可达95%～100%。因该操作复杂,需特殊设备,且为侵入性检查及有肾上腺出血的危险,近年来,随着CT检查技术的提高,此项检查已较少使用。

3.诊断标准

当血浆醛固酮水平及尿醛固酮排量明显增加,同时血浆肾素活性及血管紧张素水平受到严重抑制时,有助于原醛症的确诊。Conn曾提出诊断原醛症的3项标准如下。

(1)高醛固酮:醛固酮分泌增多,且不被高钠负荷产生的高血容量所抑制。

(2)低肾素:肾素分泌受抑制,且不因立位及低钠刺激而增高。

(3)正常皮质醇:尿17-羟皮质类固醇或皮质醇水平正常。

Conn认为不论有无低血钾,凡符合上述条件均可诊断,其诊断符合率达94%。

(4)血浆肾素活性(PRA):低PRA水平且不因低钠、脱水或站立体位等刺激而增高,为诊断原醛症的标准之一,但有一定局限性,因约35%的原醛症患者在上述刺激时PRA水平可升高,而40%的原发性高血压患者的PRA也可被抑制。

(5)血浆醛固酮水平:原醛症患者的血浆醛固酮水平升高,但部分原醛症和原发性高血压患者的血浆醛固酮浓度(PAC)有重叠,因此,仅用PAC来作为筛选试验是不够的。为了提高PAC和PRA测定的诊断符合率,目前大多数学者提出用PAC与PRA的比值(PAC/PRA)来鉴别原醛症或原发性高血压,如PAC(ng/dL)/PRA[ng/(mL·h)]>25,高度提示原醛症的可能,而PAC/PRA>50,则可确诊原醛症。如果同时运用下述标准,PAC/PRA>30、PAC>20 ng/dL,其诊断原醛症的灵敏性为90%,特异性为91%。但是腺瘤也和正常人一样,其醛固酮分泌可有波动,因此计算PAC/PRA比值时,最好用立位2 h测定值,其诊断符合率较卧位值高。

诊断原醛症最好的单次试验是在盐负荷条件下测定24 h尿醛固酮水平,大多数患者可与原发性高血压鉴别,原醛症患者血、尿醛固酮浓度测定值与原发性高血压患者的重叠率分别为39%或7%。

由于严重低血钾本身可明显减少醛固酮的合成,并能使升高的醛固酮降至正常,因此最好在低血钾纠正后再测定醛固酮水平。

（三）鉴别诊断

1.与肾上腺腺瘤（APA）、增生（IHA）的鉴别

（1）症状与体征：一般来说，APA患者的高血压、低血钾的症状及体征较IHA患者严重，血浆醛固酮水平也较高，PRA受抑制更明显。

（2）体位变化：大多数IHA患者在站立2～4 h或以后，因肾血流量减少而使PRA、醛固酮轻度升高；而大多数APA患者的醛固酮分泌却对体位变化缺乏反应，或随ACTH分泌节律的变化而减少，因此血浆醛固酮水平在早上8时时升高，在中午时降低，但PRA仍受抑制，体位试验的诊断符合率为60%～85%。有25%～42%的APA患者对直立体位或输注血管紧张素Ⅱ表现为阳性反应，即血浆醛固酮水平可随站立体位而增高，故称为对肾素有反应的醛固酮分泌腺瘤或血管紧张素Ⅱ反应性腺瘤。

（3）血浆18-羟皮质酮（18-OH-B）或18-羟皮质醇（18-OH-F）：APA及PAH患者的血浆18-OH-B或18-OH-F水平明显增高，而IHA和原发性高血压患者则降低。

（4）地塞米松抑制试验：糖皮质激素可抑制性醛固酮增多症患者的醛固酮过量分泌可被小剂量糖皮质激素持久抑制，而APA及IHA患者，其血浆醛固酮水平仅暂时能被地塞米松所抑制，但抑制时间一般不会长于2周。

（5）肾上腺影像学检查：进行肾上腺CT或MRI等影像学检查，可鉴别肾上腺腺瘤或增生。

2.与高血压、低血钾的鉴别

临床上发现有高血压、低血钾的患者，除进行原醛症的确诊检查外，应与下列疾病进行鉴别。

（1）原发性高血压：长期服用噻嗪类排钾利尿药的原发性高血压患者，可出现低血钾而不易与原醛症进行鉴别。一般来说，可先停用利尿药或含利尿药的降压药2～4周，观察血钾变化，如为利尿药引起，则停药后血钾可恢复正常。此外，详细询问病史及高血压家族史，测定血浆醛固酮、肾素活性水平，必要时可行肾上腺CT检查、卡托普利试验等，对鉴别原醛症与原发性高血压均有较大帮助。

（2）继发性醛固酮增多症：因肾血管、肾实质性病变引起的肾性高血压，急进性、恶性高血压致肾缺血，均可产生继发性醛固酮增多症，其中大部分患者也可有低血钾。但其高血压病程进展较快，眼底改变较明显，肾动脉狭窄时腹部可闻到血管杂音，恶性高血压者常有心、脑、肾并发症，测定血浆醛固酮及肾素活性水平均增高；而原醛症为高醛固酮，低肾素活性。故从病史、体征及肾功能化验，血浆醛固酮、肾素活性等测定亦不难予以鉴别。此外，肾血流图、肾血管多普勒超声检查、卡托普利肾图、肾动脉造影等均可以帮助确诊肾动脉狭窄。

（3）肾疾病：①低钾性肾病。如低钾性间质性肾炎、肾小管酸中毒、Fanconi综合征等肾疾病，因有明显的肾功能改变及血pH的变化，且为继发性醛固酮增多，而不难与原醛症进行鉴别。②Liddle综合征，是一种少见的常染色体显性遗传性家族性疾病，因远端肾小管及集合管的上皮细胞钠通道的调控序列发生突变，导致钠通道被过度激活，引起钠重吸收增加，细胞外液容量扩张，钠、钾离子转运异常，表现为肾潴钠过多综合征，高血压、低血钾、碱中毒、尿钾排

泄增多,但醛固酮分泌正常或稍低于正常,口服醛固酮拮抗药螺内酯(安体舒通)不能纠正低钾血症,仅有肾小管钠离子转运抑制药氨苯蝶啶才可使尿排钠增加,排钾减少,血压恢复正常。故可用上述两种药物的治疗效果来进行鉴别。③肾素瘤,是一种因肾产生分泌肾素的肿瘤而致高肾素、高醛固酮的继发性醛固酮增多症,多见于青少年。测定血浆醛固酮水平及肾素活性,行肾影像学检查等则可确诊。

(4)雌激素及口服避孕药所致高血压:因雌激素可通过激活肾素-血管紧张素系统而刺激醛固酮分泌,引起高血压、低血钾,故鉴别诊断主要依据病史、服药史以及停药后上述改变可恢复正常来进行判断。

3.与肾上腺疾病的鉴别

(1)皮质醇增多症:因肾上腺肿瘤或增生而分泌大量皮质醇,临床上也可出现高血压、低血钾,但此症有典型的向心性肥胖及其他高皮质醇血症的体征,且血、尿皮质醇水平增高,因此可与原醛症进行鉴别。

(2)异位 ACTH 综合征:常见于支气管燕麦细胞癌、类癌、小细胞肺癌、胸腺类癌等恶性肿瘤患者,由于肿瘤组织产生 ACTH 样物质刺激肾上腺,引起肾上腺皮质增生,临床上出现高血压、低钾血症,但此类患者一般有原发病的症状和体征,也不难予以鉴别。

(3)先天性肾上腺皮质增生(CAH):在肾上腺类固醇激素合成过程中,由于 11b 或 17a-羟化酶缺乏时,醛固酮的合成减少,但去氧皮质酮(DOC)、皮质酮(B)、18-羟去氧皮质酮(18-OH-DOC)及 18-羟皮质酮(18-OH-B)的生成增加,临床上出现盐皮质激素增多所致的高血压、低血钾等症状,但因同时也存在性激素合成障碍而表现为性腺发育异常,如原发闭经、假两性畸形等。因此,从病史、体征、染色体及实验室检查等可予以鉴别。

(4)肾上腺去氧皮质酮(DOC)或皮质酮(B)分泌瘤:因肾上腺肿瘤分泌大量 DOC 而产生盐皮质激素性高血压,临床表现为血压高、血钾低,但此肿瘤瘤体通常较大并多为恶性,有的可分泌雄激素或雌激素,在女性出现多毛、在男性出现女性化表现,其皮质醇分泌正常,有的患者可有水肿。由于 DOC 水平明显升高,抑制肾素及醛固酮,CT 扫描可提示肾上腺肿瘤。因此,对低醛固酮、低肾素的肾上腺肿瘤应注意鉴别是否为肾上腺去氧皮质酮或皮质酮分泌瘤。

(四)治疗

1.手术治疗

醛固酮腺瘤的治疗方法是切除肾上腺醛固酮肿瘤。术前补充钾及口服螺内酯。螺内酯120~480 mg/d;每日 3 次口服,服用 2~4 周或以后使血压及血钾达正常范围后手术。因绝大多数病例由肾上腺皮质腺瘤所致,切除肿瘤可望完全康复,如由双侧肾上腺增生引起,则需做肾上腺次全切除(一侧全切除,另一侧大部分切除)。也可先切除一侧肾上腺,如术后仍不恢复,再做对侧大部或半切除。其效果不如腺瘤摘除病例。腺癌及病程较久已有肾功能严重损害者,预后较差。

2.药物治疗

对于不能手术的肿瘤以及特发性增生性患者(未手术或手术后效果不满意),宜用螺内酯治疗,用法同手术前准备,长期应用螺内酯可出现男子乳腺发育、勃起功能障碍、女性月经不调等不良反应,可改为氨苯蝶啶或阿米洛利,以助排钠潴钾。必要时加降压药物,对 ACTH 依赖型应用地塞米松治疗,每日约 1 mg。

钙通道阻滞药可使一部分原醛症患者醛固酮产生量减少、血钾和血压恢复正常,因为醛固酮的合成需要钙的参与,对继发性醛固酮增多症患者,血管紧张素转化酶抑制药也可奏效。先天性醛固酮增多症则不能用手术治疗,可试用地塞米松(氟美松)等药物。

二、皮质醇症

皮质醇症是由于机体长期处于过量糖皮质激素的作用而产生的一系列典型的临床症候群,是最常见的肾上腺皮质疾病。1912 年,Harvey Cushing 收集文献中的 10 例病例,结合自己观察的 2 例,首次对其临床特点作了系统描述,故也称为库欣综合征。通常把由于垂体分泌过量促肾上腺皮质激素(ACTH)而引起的肾上腺皮质增生症称为库欣病。伊森科在 1925 年曾提出此病症在垂体和间脑有病变的观点,故亦称之为"伊森科-库欣综合征"。现在可以肯定这一类病症的直接原因都是皮质醇量过多,故不论其原因如何,均称之为皮质醇增多症,简称皮质醇症。

(一)病因和分类

皮质醇症分为外源性(医源性)和内源性,其中医源性最常见。内源性又分为 ACTH 依赖性和 ACTH 非依赖性两大类。ACTH 依赖性皮质醇症包括库欣病和异位 ACTH 综合征;ACTH 非依赖性皮质醇症包括肾上腺皮质腺瘤和腺癌及少部分原发性肾上腺皮质增生。在内源性皮质醇症中,以库欣病的比例最高,约占 70%;肾上腺皮质肿瘤占 20%;异位 ACTH 综合征占 10%~20%。

1.医源性皮质醇症

长期大量使用糖皮质激素治疗某些疾病可出现皮质醇症的临床表现,这在临床上十分常见。这是由外源性激素造成的,停药后可逐渐复原。但长期大量应用糖皮质激素可反馈抑制垂体分泌 ACTH,造成肾上腺皮质萎缩,一旦急骤停药,可导致一系列皮质功能不足的表现,甚至发生危象,故应予注意。长期使用 ACTH 也可出现皮质醇症。

2.库欣病

专门指垂体性双侧肾上腺皮质增生,主要是由于垂体分泌过多 ACTH 引起双侧肾上腺皮质弥散性或结节状增生,进而产生大量糖皮质激素所致。这类病例由于垂体分泌 ACTH 已达反常的高水平,血浆皮质醇的增高不足以引起正常的反馈抑制,但口服大剂量地塞米松仍可有抑制作用。其原因:①垂体肿瘤:80%以上的库欣病患者存在自主或相对自主地分泌 ACTH 的腺瘤或微腺瘤,多见嗜碱细胞瘤,10%~20% 为嫌色细胞瘤。垂体 ACTH 瘤大多数为良性肿瘤,平均直径 6 mm,仅小部分为较大的腺瘤,因此库欣病患者多数在 X 线及 CT 检查中较难发现垂体占位性病变及蝶鞍改变。这类患者在垂体 ACTH 瘤摘除后,90%左右的患者可获得临床症状及内分泌检查指标的缓解。②垂体 ACTH 细胞增生:垂体无明显肿瘤,而表现为垂体 ACTH 细胞弥散性、簇状增生或形成多个结节。此类患者比例较小,可能是由于下丘脑或下丘脑外分泌过量促肾上腺皮质激素释放因子(CRF)刺激垂体分泌 ACTH 的细胞增生所致。

3.异位 ACTH 综合征

异位 ACTH 综合征是指垂体以外的肿瘤组织分泌大量 ACTH 或 ACTH 类似物质,刺激双侧肾上腺皮质增生,进而分泌过量皮质激素所引起的一系列综合征。能引起异位 ACTH 综合征的肿瘤很多,最常见的是小细胞性肺癌(约占 50%),胰岛细胞瘤和胸腺细胞瘤各占 10% 左右,支气管类癌约占 5%,其他还有甲状腺髓样癌、嗜铬细胞瘤、神经节瘤、神经节旁瘤、神经母细胞瘤、胃肠道恶性肿瘤、鼻咽癌、卵巢或睾丸的恶性肿瘤。异位 ACTH 综合征的肾上腺皮质的病理改变和库欣病相同,但增生程度更明显。这类患者常伴有明显的肌萎缩和低钾血症。病灶分泌 ACTH 类物质是自主的,不受 CRH 的兴奋,口服大剂量地塞米松亦无抑制作用。病灶切除或治愈后,症状可缓解。

4.肾上腺皮质肿瘤

肾上腺皮质肿瘤,其中 60% 为良性的肾上腺皮质腺瘤,40% 为恶性腺癌。肿瘤的生长和分泌肾上腺皮质激素是自主性的,不受 ACTH 的控制。由于肿瘤分泌了大量的皮质激素,反馈抑制垂体的分泌功能,使血浆 ACTH 浓度降低,从而使非肿瘤部分的正常肾上腺皮质明显萎缩。此类患者无论是给予 ACTH 兴奋或大剂量地塞米松抑制,皮质醇的分泌量都不会改变。肾上腺皮质肿瘤多为单个良性腺瘤,直径一般为 2～4 cm,色棕黄,有完整的包膜,瘤细胞形态和排列与肾上腺皮质细胞相似。腺癌则常较大,鱼肉状,有浸润或蔓延到周围脏器,常有淋巴结和远处转移,细胞呈恶性细胞特征。肾上腺腺瘤通常只分泌糖皮质激素;而肾上腺皮质癌除分泌糖皮质激素外,还可以分泌雄激素,甚至醛固酮、雌二醇等;无内分泌功能的肾上腺皮质肿瘤则不导致皮质醇症。

5.原发性肾上腺皮质增生

原发性肾上腺皮质增生包括 ACTH 非依赖性肾上腺大结节性增生(AIMAH)和原发性色素结节性肾上腺皮质病(PPNAD),两者都比较少见。AIMAH 属增生与腺瘤的中间型,为良性疾病,发病原因不清,可能与异位受体表达或遗传有关。AIMAH 患者肾上腺增生不依赖于 ACTH,血浆 ACTH 可呈较低水平,大剂量地塞米松不被抑制。PPNAD 多单独存在,也可以伴随多发肿瘤综合征,即 Carney 综合征。PPNAD 患者双侧肾上腺外观仅轻度增大,切面多发深褐色或黑褐色色素沉重结节为其特征,结节间肾上腺皮质大多数明显萎缩。

(二)临床表现

皮质醇症可发生于任何年龄组,但以青壮年女性最多见。本病均为体内皮质醇过多所致,但不同患者临床轻重不一、表现各异。

1.向心性肥胖

为皮质醇症的经典表现,包括满月脸、水牛背、悬垂腹和锁骨上窝脂肪垫,而四肢瘦小。向心性肥胖是皮质醇过量引起的脂代谢异常和脂肪异常分布所致。

2.皮肤紫纹、皮肤菲薄

此为蛋白质代谢障碍所致的典型表现。大量皮质醇促进蛋白质分解,抑制蛋白质合成,形成负氮平衡状态。患者因蛋白质过度消耗而表现的皮肤菲薄、毛细血管脆性增加,呈现典型的宽大皮肤紫纹,多见于下腹部、大腿内侧、臀部、腋下等处皮肤。

3.糖耐量下降或糖尿病

皮质醇症患者半数有糖耐量受损,约 20% 有显性糖尿病。高皮质醇血症加速糖原异生,使肝脏向血液中分泌葡萄糖增多;同时使脂肪细胞和肌肉细胞对胰岛素的敏感性下降,使这些细胞对葡萄糖的摄取和利用减少,结果导致血糖增高、糖尿、糖耐量减低,甚至糖尿病。

4.高血压、低血钾

大量皮质醇有潴钠排钾作用,且部分皮质醇症患者还伴有盐皮质激素分泌增加。患者常表现为轻中度高血压、低钾血症、高尿钾及轻度碱中毒等。

5.性功能紊乱

高皮质醇血症不仅直接影响性腺功能,还可抑制下丘脑促性腺激素释放激素的分泌。男性表现为性功能低下、勃起功能障碍、睾丸变软等;女性表现为月经不调、闭经、不育等,男性化性征亦常见,如女性长胡须、体毛旺盛、面部痤疮、皮脂腺分泌增加、阴蒂肥大等。

6.神经精神障碍

患者易出现不同程度的激动、烦躁、失眠、抑郁、妄想、记忆力减退等神经精神的改变,但一般较轻。

7.骨骼系统

可见骨质疏松,出现腰背痛、脊柱压缩性骨折,后期可因椎体塌陷而成驼背。

8.其他症状

如肌肉消瘦无力、伤口愈合不良、体重增加、多血质、机体抵抗力下降、易发感染、小儿生长发育迟缓、肾结石发病率增高等。

(三)诊断和鉴别诊断

皮质醇症的诊断首先是结合病史、典型症状和体征进行初步筛选。对可疑者再借助一些实验室和影像学检查进一步明确。主要分为两部分:定性诊断明确是否为皮质醇症;定位诊断明确皮质醇症的病因、病变部位(表 6-1)。

表 6-1　皮质醇症的诊断方法

诊断步骤		具体方法
定性诊断		24 h 尿游离皮质醇(UFC)(重要)
		24 h 尿 17-羟皮质类固醇(17-OHCS)
		血浆皮质醇(PF)及节律
		小剂量地塞米松抑制实验(重要)
		胰岛素诱发低血糖试验
功能定位诊断		血浆 ACTH 测定
		大剂量地塞米松抑制实验(重要)
		CRH 兴奋试验
		岩下窦静脉分段取血测 ACTH
		24 h 尿 17-酮类固醇(17-KS)
		甲吡酮(美替拉酮)试验
解剖定位诊断	垂体定位	蝶鞍 X 线片、CT、MRI(重要)
	肾上腺定位	B 超、CT(重要)、MRI、^{131}I-标记胆固醇肾上腺皮质扫描

诊断步骤	具体方法
异位 ACTH 肿瘤定位	X 线、CT、MRI

1.24 h 尿游离皮质醇(UFC)

人体内约 1/100 的皮质醇分泌量是以游离及未代谢的形式从尿中排泄。24 h UFC 可以客观地反映人体 24 h 内肾上腺皮质醇的分泌量,即不受血液中皮质醇结合蛋白(CBG)浓度的影响,也不受血浆皮质醇昼夜节律波动的影响,是皮质醇症较重要的定性诊断方法。测定 2 次以上 24 h UFC 超过正常上限的 5 倍($>300~\mu g$ 或 828 nmol/d),即可诊断为皮质醇症。应注意过量饮水、酒精中毒、抑郁症、肥胖、肝硬化、妊娠等可造成一定的假阳性,周期性皮质醇症、严重肾功能不全等可造成一定的假阴性。

2.24 h 尿 17-羟皮质类固醇(17-OHCS)

尿 17-OHCS 的水平代表着体内皮质醇代谢产物的水平,也反映着体内皮质醇的分泌量。当皮质醇症时,患者体内皮质醇分泌量明显增加,24 h 尿 17-OHCS 的也明显升高(正常值男性 $5 \sim 15$ mg/24 h,女性 $4 \sim 10$ mg/24 h)。

3.血浆皮质醇(PF)及节律

皮质醇的分泌有明显的昼夜变化:于清晨 8 时达最高峰[$(10 \pm 2.1) \mu g/dL$],以后逐渐下降,下午 4 时平均值为$(4.7 \pm 1.9) \mu g/dL$,午夜 0 时水平最低。若每 4 h 测定 1 次血浆皮质醇浓度并标在坐标上连成一曲线,应呈 V 形。而皮质醇症时,其血浆皮质醇浓度可 $>30~\mu g/dL$,并失去 V 形曲线的变化规律,常常下午 4 时及午夜 0 时 PF 均增高,甚至可接近上午 8 时的最高水平。PF 昼夜节律的消失对早期提示本病有重要意义。但应注意血浆皮质醇受 CBG 浓度的影响,妊娠及服用含雌激素的药物均可使血浆皮质醇总量上升。

4.小剂量地塞米松抑制实验(LDDST)

地塞米松是一种人工合成的高效糖皮质激素,服用后不干扰血尿皮质醇的测定值,但可抑制下丘脑—垂体—肾上腺轴的功能,正常情况下,可使皮质醇分泌量减少。故地塞米松抑制试验为皮质醇症重要的诊断方法。LDDST 有两种实施方法:①每 6 小时口服 1 次地塞米松,0.5 mg/次,连服 8 次。服药前 1 日和服药第 2 天留 24 h 尿测 UFC 和 17-OHCS。正常反应为第 2 天 UFC$<20~\mu g/24$ h 或 17-OHCS<4 mg/24 h,而皮质醇症患者不被抑制;②过夜小剂量地塞米松抑制试验:适用于门诊患者留取 24 h 尿困难者,方法为晚上 23:00—24:00 顿服地塞米松 1.0 mg,服药日清晨及次日清晨 8:00—9:00 测定血浆皮质醇浓度。正常反应为次日清晨 PF$<1.8~\mu g/dL$(50 nmol/L)为被抑制,皮质醇症患者不被抑制,若$>5~\mu g/dL$(140 nmol/L)可提高诊断皮质醇症的特异性。LDDST 敏感性可达 95% 以上,特异性可达 80%。假阳性见于抑郁、焦虑、强迫症、病态肥胖、嗜酒、糖尿病、雌激素、妊娠等情况。

5.胰岛素诱发低血糖试验

本试验是利用低血糖这种人为刺激来兴奋下丘脑-垂体-肾上腺轴,是了解该轴功能完整性的重要试验。如果这一轴系的任一环节有问题,则有效的低血糖刺激不能使皮质醇分泌增加。正常注射胰岛素后血糖应明显下降,血糖最低值<2.2 mmol/L 为有效刺激。皮质醇症患

者,不论是何种原因,有效的低血糖刺激并不能使血浆皮质醇水平显著上升。这是因为本病的病因是肾上腺皮质分泌自主性增强或异位 ACTH 分泌过量所致,故本试验也是皮质醇症定性诊断的重要方法之一。本试验有一定危险性,应事先准备好高渗葡萄糖,一旦患者于试验中出现低血糖休克表现,应及时静脉推注高渗葡萄糖,以免发生生命危险。

6.血浆 ACTH 测定

血浆 ACTH 测定对于皮质醇症的病因鉴别具有重要意义。血浆 ACTH<1.1 pmol/L(5 pg/mL),提示 ACTH 非依赖性皮质醇症(来源于肾上腺);持续血浆 ACTH>3.3 pmol/L(15 pg/mL),提示 ACTH 依赖性皮质醇症;异位 ACTH 综合征患者血浆 ACTH 常>100 pg/mL。通常采用放射免疫法测定血浆 ACTH 的含量。

7.大剂量地塞米松抑制试验(HDDST)

HDDST 方法同 LDDST,只是地塞米松的服用量从每次 0.5 mg 增至 2 mg 或过夜地塞米松的顿服量由 1 mg 增至 8 mg。服药第 2 天 24 h UFC 和 17-OHCS 或血浆 PF 较服药前 1 日下降 50% 以上为被抑制。库欣病多数被抑制;肾上腺皮质肿瘤患者几乎均不被抑制;异位 ACTH 综合征除支气管类癌外,其余均不被抑制。

8.CRH 兴奋试验

一般用人工合成的羊 $CRH_{1\sim41}$ 100 μg(或 1 μg/kg),静脉注射,测定注射前 30 min 及注射后 0、30、60、90、120 min 血 ACTH 和皮质醇的水平。注射后 ACTH 峰值比基础值增加 50% 以上,血皮质醇峰值比基础值增加 25% 以上为兴奋试验有反应。86% 的库欣病有反应,90% 的异位 ACTH 综合征和 100% 的肾上腺肿瘤无反应。此试验主要用于 ACTH 依赖性皮质醇症的病因鉴别。如同时 HDDST 被抑制,诊断库欣病的特异性可到 98%。

9.岩下窦静脉分段取血测 ACTH

主要用于临床表现、生化检查和辅助检查结果不一致或不明确的 ACTH 依赖性皮质醇症的病因鉴别。方法为:双侧岩下窦静脉插管后,同时在双侧岩下窦和外周静脉抽取基础血样,以及在静脉注射 CRH(100 μg)后第 3、5、10 min 分别取血样用于测定 ACTH,测泌乳素作对照。一方面,血 ACTH 中枢与外周比值超过 2:1 或 CRH 兴奋后比值超过 3:1,则诊断为库欣病;血 ACTH 中枢与外周无明显差别而又大于正常水平时,则为异位 ACTH 综合征。另一方面,双侧岩下窦静脉血 ACTH 比值>1.4,则提示垂体 ACTH 微腺瘤的部位在左侧或右侧,以便在经蝶窦探查微腺瘤未果时可做患侧垂体半切除术。本项检查系有创性检查,操作复杂,有一定的危险性,需在 X 线下进行。

10.24 h 尿 17-酮类固醇(17-KS)

尿 17-KS 反映人体内 C17 为酮基的类固醇激素的含量,即盐皮质激素的水平。库欣病患者尿 17-KS 水平可正常(正常值男性为 6~18 mg/24 h,女性为 4~13 mg/24 h);而异位 ACTH 综合征和肾上腺皮质腺癌时尿 17-KS 常显著高于正常水平。本检查对病因鉴别有一定价值。

11.甲吡酮(美替拉酮)试验

甲吡酮抑制 11β-羟化酶而使 11-脱氧皮质醇转变成皮质醇的过程受阻。正常人用药后血浆皮质醇会降低,皮质醇的前体 11-脱氧皮质醇生成增加,其代谢产物 17-OHCS 从尿中排出增加。血皮质醇的降低使垂体 ACTH 分泌增加,导致 11-脱氧皮质醇进一步增加,但皮质醇的生成仍因 11β-羟化酶的阻断而无增加。垂体性皮质醇症患者对甲吡酮的反应与正常人相似，且反应更大些。肾上腺肿瘤和异位 ACTH 综合征患者皮质醇的合成也可以被甲吡酮抑制，但由于异位肿瘤已大量分泌 ACTH 或肾上腺肿瘤自主性分泌大量皮质醇，使下丘脑和垂体被反馈抑制，当血皮质醇降低时，不能兴奋垂体 ACTH 分泌，血 ACTH 不会比试验前明显升高，同时 24 h 尿 17-OHCS 也无明显变化。本试验主要用于皮质醇症的病因诊断。

12. 垂体定位（蝶鞍 X 线片、CT、MRI）

蝶鞍侧位 X 线摄片和正侧位体层摄片是皮质醇症患者的常规检查。但由于 80% 以上的垂体 ACTH 瘤为微腺瘤，因此蝶鞍片较难发现垂体异常，只有在大腺瘤时才可能在 X 线片上发现蝶鞍体积增大、鞍底双边及鞍背直立等异常征象。CT 检查垂体瘤的发现率明显优于一般 X 线检查，需要做蝶鞍部的 CT 冠状位扫描，以 2 mm 的薄层切片加造影剂增强及矢状位重建等方法检查，能使垂体微腺瘤的发现率提高到 50% 左右，垂体大腺瘤则基本不会漏诊。对鞍区进行局部薄层 MRI 检查可使垂体微腺瘤的发现率高达 90% 以上，扰相梯度序列 MRI 更能增加鞍区肿物的发现率。

13. 肾上腺定位（B 超、CT、MRI、[131]I-标记胆固醇肾上腺皮质扫描）

肾上腺腺瘤直径一般 >2 cm，腺癌体积更大，均在 B 超检出范围，加之 B 超简单易行、价格低廉、无损伤，故常作为首选的初步检查方法，符合率在 80% 左右。CT 检查对肾上腺的分辨率最高，对肾上腺肿瘤的检出率几乎达 100%。对于临床上和实验室检查符合皮质醇症的患者，当 CT 检查未见肾上腺肿瘤，同时双侧肾上腺体积增大、变厚则可诊断为肾上腺皮质增生。但 CT 检查较难明确肾上腺增生的部位。MRI 检查对肾上腺疾病的敏感性与 CT 检查相仿，主要用于肾上腺疾病的分型。[131]I-标记胆固醇肾上腺皮质扫描对肾上腺肿瘤的诊断率也较高。正常肾上腺显影较淡且对称，部分人不显像；皮质腺瘤或腺癌时则腺瘤侧肾上腺放射性浓集，对侧不显像，但部分腺癌病例两侧都不显像；皮质增生时两侧肾上腺显像对称但浓集。本法也适用于手术后残留肾上腺组织、移植的肾上腺组织的测定和寻找迷走的肾上腺组织。但此法需要几天时间，患者接受核素的时间较长，费用高，故其应用不如 CT 检查普遍。以往临床也常用腹膜后充气造影检查显示双侧肾上腺区域的占位性病变，或采用静脉尿路造影通过肾脏是否受压移位反映肾上腺的情况，目前都已较少使用。

14. 异位 ACTH 肿瘤定位（X 线、CT、MRI）

对于垂体影像正常、CRH 兴奋试验无反应和 HDDST 无抑制的 ACTH 依赖性皮质醇症，需怀疑为异位 ACTH 综合征患者，应努力寻找原发肿瘤的位置。异位分泌 ACTH 的肿瘤位于胸腔内的比例最高，故应常规进行胸部正侧位 X 线、胸部 CT 或 MRI 检查等。必要时还应探查腹腔、盆腔等。但 5%～15% 的患者经过仔细检查仍不能发现具体的病因，应密切随访。

15. 鉴别诊断

（1）单纯性肥胖及 2 型糖尿病：可有肥胖、高血压、糖代谢异常、月经紊乱、皮肤白纹等，血尿皮质醇及其代谢产物也可轻度增高，但可被小剂量地塞米松所抑制，皮质醇及 ACTH 昼夜节律正常。

（2）假性库欣综合征：酒精性肝脏损害时，不仅各种症状及激素水平类似本病，且对小剂量地塞米松给药无反应或反应减弱，但戒酒即可恢复。

（3）抑郁症：虽然增高的激素及其代谢物不被小剂量地塞米松所抑制，但无库欣综合征的特征性临床表现。

（四）治疗

皮质醇症的诊断一旦确立，应立即进行治疗。病因不同，治疗方案有很大差别，但针对病因的手术为一线治疗。垂体有腺瘤的库欣病首选显微镜下经鼻经蝶窦行垂体瘤切除术，手术失败或存在手术禁忌证者则行垂体放疗或双侧肾上腺次全切除术或药物治疗；病变部位已确定的异位 ACTH 综合征，需手术切除肿瘤，若无法确定或不能切除时，可按库欣病的原则做肾上腺切除，以减轻症状；肾上腺肿瘤则首选腹腔镜下或开放性肾上腺肿瘤切除术。总之，皮质醇症治疗的目标是：第一，切除任何致病肿瘤；第二，及早控制高皮质醇血症及其并发症；第三，减少永久性内分泌缺陷；第四，避免终身依赖药物治疗。

1.垂体肿瘤切除

适用于由垂体肿瘤所致的双侧肾上腺皮质增生，尤其伴有视神经受压症状的病例更为适宜。由垂体微腺瘤引起的双侧肾上腺皮质增生首选显微镜下经鼻经蝶窦行选择性垂体微腺瘤切除，此法创伤小，不影响垂体功能，而且属病因治疗，故效果好。然而该手术要求的设备条件、经验和技术都比较高，国内能开展此项手术的医院还比较少。目前国内不少医院仍然采取以肾上腺大部分切除或全切加肾上腺组织自体移植为主的治疗方法。垂体手术常常不能彻底切除肿瘤，长期缓解率仅为 50%～60%，复发率为 20%，并可影响垂体其他的内分泌功能。如手术切除不彻底或不能切除者，可作垂体放疗；如出现垂体功能不足者应补充必要量的激素。

2.肾上腺皮质肿瘤切除

适用于肾上腺皮质腺瘤及肾上腺皮质腺癌。对于体积较小的良性腺瘤可选腹腔镜下肾上腺肿瘤切除术；双侧的腺瘤应尽量保留肾上腺，减少激素长期替代；对于体积较大的腺瘤和腺癌可以谨慎采用腹腔镜手术或开放手术。开放性手术多经患侧第 11 肋间切口进行。如不能明确定位，则需经腹部或背部切口探查双侧肾上腺。肾上腺皮质腺瘤切除术效果较好，但肾上腺皮质腺癌者常不能达到根治的目的。由于肿瘤以外的正常肾上腺呈萎缩状态，故术前、术后均应补充皮质激素。术后尚可肌内注射 ACTH，共 2 周，以促进萎缩的皮质功能恢复。术后激素的维持需达 3 个月以上，然后再逐步减量至停服。

3.双侧肾上腺切除

适用于双侧肾上腺皮质增生病例，一般作为治疗 ACTH 依赖性皮质醇症的最后手段。其方法有：①双侧肾上腺全切除。优点是控制病情迅速，并可避免复发；缺点是术后要终身补充皮质激素，术后易发生 Nelson 综合征（垂体肿瘤＋色素沉着）。②一侧肾上腺全切除，另一侧肾上腺次全切除。由于右侧肾上腺紧贴下腔静脉，如有残留或肾上腺增生复发，再次手术十分困难，故一般做右侧肾上腺全切除。左侧残留肾上腺应占全部肾上腺重量的 5% 左右。残留过多，则复发率高；残留过少或残留肾上腺组织血供损伤，则出现肾上腺皮质功能不全或 Nelson 综合征，故术中应注意勿损伤其血供。由于肾上腺血供是呈梳状通向其边缘，故残留的组织应是边缘的一小片组织。有人采用一侧肾上腺全切除加垂体放疗，但常无效或易复发。

在做肾上腺手术时，应注意以下几点：

（1）切口的选择：可经第 11 肋间切口进行，但部分肾上腺皮质腺瘤患者可能误诊为肾上腺皮质增生,术中需更换体位时,则发生困难。患者肥胖,经腹部探查双侧肾上腺较困难,比较合适的是患者全麻下取俯卧位,经背部八字切口,或经第 11 肋间切口探查。一般先探查右侧,如发现右侧肾上腺增生(常为双侧肾上腺增生)或萎缩(左侧肾上腺常有皮质腺瘤),则需再探查左侧肾上腺;如发现右侧肾上腺皮质腺瘤则可做腺瘤摘除,不需再探查左侧。巨大的肾上腺腺癌可选用胸腹联合切口进行手术。腹腔镜手术可采用经腹腔或经后腹腔进路。

(2)皮质激素的补充:皮质醇症患者体内皮质醇分泌处于高水平,术后皮质醇水平骤降易导致急性肾上腺皮质功能不足而发生危象。其临床表现为休克、心率快、呼吸急促、发绀、恶心、呕吐、腹痛、腹泻、高热、昏迷甚至死亡,故于术前、术中和术后均应补充皮质激素以预防。一旦危象发生,应快速静脉补充皮质激素,纠正水、电解质紊乱以及对症处理。情绪波动、感染以及某些手术并发症可诱发危象发生,并有时会混淆诊断(如气胸、出血等),应予注意避免发生。常规补充的皮质激素量虽已超过正常生理分泌量,但由于术前患者皮质醇分泌处于很高的水平,故部分病例仍有发生危象的可能。由于术后危象大多发生于手术后 2 天之内,故可于手术日及术后 2 天再静脉补充氢化可的松 $100\sim200$ mg/d,从而使危象的发生大大减少。如怀疑有危象或有手术并发症,均应加大皮质激素用量。皮质激素的长期维持是醋酸可的松 $25\sim37.5$ mg/d(为正常生理需要量)。腺瘤患者一般需维持 $3\sim6$ 个月后停药,双侧肾上腺全切除者需终生服药。如患者有其他疾病、感染及拔牙等手术时,应增大激素用量。如患者有腹泻及不能进食时,应改成肌内注射用药。患者应随身携带诊断书,随时供医生参考。肾上腺腺瘤及肾上腺大部切除患者在病情稳定后可逐步停药。停药前如需测定体内皮质醇分泌水平,可停服醋酸可的松,改服地塞米松(0.75 mg 地塞米松相当于 25 mg 醋酸可的松)$1\sim2$ 周,再测 24 h 尿 UFC、17-OHCS、17-KS 的排出量。如已接近正常,则可逐步减量停药。如水平极低,则仍继续改服醋酸可的松维持。有学者报道将切除的肾上腺切成小块,埋植在缝匠肌或肠系膜中治疗手术后肾上腺皮质功能低下,获得一定疗效。经放射性核素标记胆固醇扫描证明移植区确有放射性浓集,尿 17-OHCS 排出量也有升高,部分病例可停服或减少皮质激素的维持量。由于肾上腺动脉细小,带血管的自体肾上腺移植有一定困难。

(3)Nelson 综合征的处理:肾上腺全切除后,垂体原有的腺瘤或微腺瘤可继续增大,压迫视神经,引起视力障碍。垂体分泌的促黑色素激素引起全身皮肤黏膜色素沉着,甚至呈古铜色。垂体腺瘤摘除术可以挽救视力,垂体局部放疗可以抑制肿瘤的生长。中医中药对缓解色素沉着也有一定疗效。

4.垂体放疗

作为库欣病的二线治疗,常用于垂体肿瘤手术无效或复发,并且不能再次手术者。缓解率在 83% 左右,20% 病例可获持久疗效,但大多数病例疗效差且易复发。垂体放疗前必须确定肾上腺无肿瘤。

5.药物治疗

药物治疗也是皮质醇症治疗的重要手段,但仅仅是辅助治疗,不良反应大,疗效不肯定。主要用于以下情况:手术前准备;存在手术/放疗禁忌证或不愿手术或其他治疗失败者;不能明确病因的异位 ACTH 综合征;对无法手术切除的肾上腺皮质腺癌做姑息性治疗。常用的药物有两类。

（1）抑制皮质醇生物合成的药物：主要有甲吡酮、酮康唑、氨鲁米特、密妥坦、依托咪酯等。通过抑制皮质醇生物合成途经中某一酶的活性，或阻断合成的某一环节而减少体内皮质醇的生成量。

①甲吡酮（美替拉酮，SU4885）：是 11β-羟化酶抑制药。可抑制 11-脱氧皮质醇转化为皮质醇和抑制 11-脱氧皮质酮转化为皮质酮，从而使皮质醇合成减少。不良反应相对小，主要为头痛、头晕、消化道反应。但作用暂时，只能起缓解症状的作用。一旦皮质醇分泌减少，刺激 ACTH 的分泌作用减弱，可降低其阻断作用。

②酮康唑：本药对碳链酶和 17-羟化酶均有抑制作用，对于严重的高皮质醇症血症需要紧急控制者有效。不良反应主要是肝功能损害。

③氨鲁米特：主要抑制胆固醇合成孕烯醇酮。轻型肾上腺皮质增生症服 $0.75\sim1.0$ g/d，严重者 $1.5\sim2.0$ g/d，$1\sim2$ 周后皮质醇症的临床症状可获得不同程度的缓解。但需密切随访皮质激素水平，必要时应补充小剂量的糖皮质激素和盐皮质激素，以免发生肾上腺皮质功能不足现象。

④密妥坦（邻、对二氯苯二氯甲烷）：除有抑制皮质醇合成的作用外，还可直接作用于肾上腺皮质的正常或肿瘤细胞，使束状带和网状带萎缩坏死，即起到药物性肾上腺切除的作用。适用于已转移和无法根治的功能性或无功能性的皮质癌。但有严重的胃肠道和神经系统不良反应，并可导致急性肾上腺皮质功能不足。

⑤多靶点药物：可能是一种很有希望的治疗用药。

（2）直接作用于下丘脑-垂体水平，抑制 ACTH 释放的药物：主要有赛庚啶、溴隐亭、罗格列酮、奥曲肽、麦卡角林等。

①赛庚啶：是血清素的竞争剂，而血清素可兴奋下丘脑-垂体轴而释放 ACTH，故赛庚啶可抑制垂体分泌 ACTH。适用于双侧肾上腺增生病例的治疗。剂量由 8 mg/d 逐渐增加到 24 mg/d，在双侧肾上腺全切除或次全切除术后皮质功能不足的情况下，服用赛庚啶一方面能补充皮质激素，另一方面能减少垂体瘤的发生机会。

②奥曲肽：是生长抑素的衍生物。有些类癌细胞膜上存在生长抑素受体，因而可以和奥曲肽结合。放射性核素[111]In 标记的奥曲肽不仅在作为示踪剂时有助于分泌 ACTH 类癌的定位，也可对类癌进行治疗。

③麦卡角林：可使 60% 的库欣病高皮质醇症下降，40% 降至正常，30% 以上可长期控制，可抑制 Nelson 综合征 ACTH 的分泌，是治疗库欣病很有希望的药物。

第二节　肾脏疾病

一、急性肾盂肾炎

急性肾盂肾炎是女性的常见病。

（一）病因

急性肾盂肾炎的细菌感染有上行感染和血行感染两种途径。

大多数进入尿路的细菌是肠道细菌,通过尿道进入膀胱,并沿输尿管上行到肾盂,到达肾盂的细菌能进入肾乳头的集合管,进而到达肾皮质。细菌黏附在尿路上皮黏膜对上行感染起了重要作用。革兰氏阴性菌及其内毒素、妊娠和输尿管梗阻能抑制输尿管蠕动,有助于细菌上行。

血行感染比较少见。有时可见口腔的金黄色葡萄球菌血症和念珠菌血症患者继发肾脏感染。上尿路梗阻时,感染机会增加。

上尿路梗阻和反流影响正常尿液排泄,危害尿路黏膜的防御机制,是发生急性肾盂肾炎的重要易感因素。尿液淤滞导致细菌生长,且增强细菌对上皮细胞的黏附能力。

女性糖尿病患者尿路感染的发病率增加,且感染更为严重。糖尿病导致女性急性肾盂肾炎的住院率是男性的 3 倍。妊娠女性出现菌尿的比例为 4%～7%,未治疗者急性肾盂肾炎发病率为 25%～35%。

（二）病理

急性肾盂肾炎可侵犯单侧或双侧肾脏,肾盂肾盏黏膜充血、水肿。于一个或几个肾乳头可见尖端指向肾乳头,基底伸向肾皮质的楔形炎症病灶。病灶内肾小管腔中有脓性分泌物,小管上皮细胞肿胀、坏死、脱落。间质内有白细胞浸润和小脓肿形成。肾小球一般物形态改变。

（三）临床表现

急性肾盂肾炎的泌尿系统症状包括尿频、尿急、尿痛等膀胱刺激征,可伴有腰疼、下腹部疼痛、肋脊角及输尿管点压痛及肾区叩击痛等体征。全身症状包括寒战、发热、头疼、恶心、呕吐等。

（四）诊断

急性肾盂肾炎的诊断主要依靠病史和体征。以下检查有助于诊断:

1.实验室检查

考虑急性肾盂肾炎者,应进行血常规、尿常规和细菌学检查。

（1）血液学检查:血常规呈现以中性粒细胞为主的白细胞增多。血沉快、C 反应蛋白增高。

（2）尿常规检查:尿液中可见大量白细胞,通常呈团块状。在尿沉渣中见到大量的颗粒管型或白细胞管型提示急性肾盂肾炎。可出现红细胞和少量蛋白。

（3）细菌学检查:尿沉渣涂片革兰氏染色可见到致病细菌。为了选择合适的抗生素,应进行尿细菌培养及药物敏感试验。如尿培养菌落数少于 105 CFU/mL 时,尿沉渣涂片革兰氏染色可能为阴性。70%的细菌为革兰氏阴性细菌,其中大肠埃希菌最为常见,其次为变形杆菌、肺炎克雷伯杆菌、产气杆菌和铜绿假单胞菌等。革兰氏阳性细菌约占 20%,常见的是链球菌和葡萄球菌。医院内感染以大肠埃希菌、肺炎克雷伯杆菌、肠杆菌等为多见。常规需氧菌培养没有微生物生长时,应怀疑厌氧菌的感染。有菌血症和败血症表现时,应做血培养。

2.影像学检查

对大多数急性肾盂肾炎病例,临床表现、体征和实验室检查已能得到诊断,影像学检查并非必须。影像学检查有助于发现上尿路梗阻、结石、肿瘤、先天畸形等促进感染的因素。对于可疑梗阻者、复杂的肾盂肾炎病例、抗生素治疗无效的或反复发作的急性肾盂肾炎病例,影像学检查是必要的。影像学检查有助于急性肾盂肾炎和急腹症、肾周围脓肿等疾病的鉴别。

(1)B超检查:可见肾脏肿大,肾皮质髓质界限不清,可见散在的低回声区。可诊断结石,分辨肾积水、肾积脓和肾周脓肿。

(2)X线检查:急性肾盂肾炎患者的腹部平片没有特异性表现,有时可见尿路结石影,如腰大肌影或肾轮廓异常,提示肾胀肿或肾周脓肿;静脉尿路造影经常是经过充分治疗,患者症状消退后进行的,因此大部分急性肾盂肾炎患者排泄性尿路造影是正常的。如果在急性肾盂肾炎期间检查,最常见的影像学异常是肾脏增大,这是广泛肾水肿的结果。炎症反应可以引起肾皮质血管收缩,有时可发现肾盂显影延迟并减弱,偶见输尿管上段和肾盂轻度扩张积水,可能是细菌内毒素抑制输尿管蠕动造成的。急性肾盂肾炎禁忌逆行尿路造影检查。

(3)CT和MRI检查:急性肾盂肾炎患者的CT显示患侧肾外形增大,增强扫描可见楔形低密度区域,从集合系统向肾包膜放散。MRI对肾脏炎症的评估不如CT,但对肾周炎症的诊断有优势。

3.鉴别诊断

急性肾盂肾炎需要与急性膀胱炎、肾脓肿或肾周围炎、急性胰腺炎、急性胆囊炎、肺底部炎症鉴别。急性胰腺炎患者血清淀粉酶增高,尿中不含脓细胞。肺底部肺炎刺激胸膜引起肋缘下疼痛,拍摄胸片可明确诊断。急性胆囊炎疼痛在腹部,伴有右上腹部肌肉紧张和反跳痛,尿中无脓细胞。

4.并发症

急性肾盂肾炎如诊治不及时,可导致菌血症和中毒性休克;如治疗不适当,可引起慢性肾盂肾炎,导致肾衰竭;如引起败血症,可造成对侧肾感染及多发肾皮质脓肿,并可引起多脏器转移性脓肿。

(五)治疗

病情较轻的急性肾盂肾炎患者可以门诊治疗。有明显中毒表现者需留院观察、治疗。上尿路严重梗阻者需使用安全、简单的方法解除梗阻。急性肾盂肾炎的治疗包括全身支持治疗和抗菌药物治疗。

1.全身支持治疗

包括卧床休息、给予足够营养、补充液体、保持体内水电解质平衡。尿量应维持在每日1500 mL以上,利于促进体内毒素排出。

2.抗感染治疗

应用抗生素前,应做尿液沉渣涂片染色、尿细菌培养和抗生素敏感试验。在细菌培养结果尚未得到前,可选用广谱抗生素治疗。尿沉渣涂片革兰氏染色对指导经验性抗生素治疗有所帮助。如为革兰氏阳性球菌,可选用万古霉素;革兰氏阴性杆菌,可选用头孢菌素、广谱青霉素、氨基糖苷类抗生素或复方磺胺甲唑、喹诺酮类合成药物。病情较重者,可联合使用几种抗生素。根据尿液细菌培养和抗生素敏感试验结果,选用有效抗生素,最终需杀灭尿路中的细菌。选择抗生素除对尿路病原菌有效外,还应在肾组织和尿液里能达到杀菌浓度。抗生素的疗效取决于其在尿液中的浓度和持续时间,浓度应维持感染细菌的最小抑菌浓度以上。

抗生素治疗之前,尿液除存在对抗生素敏感的细菌外,还可能存在很低浓度的耐药细菌。应用抗生素后,敏感细菌被消灭,重复尿培养可以发现耐药突变细菌计数很高,即抗生素治疗筛选了耐药突变细菌。尿液中抗生素浓度接近或低于最小抑菌浓度时,最可能发生这种现象。用药剂量不足、依从性不好或液体摄入增加导致尿液稀释,都会导致耐药突变细菌出现。因此,应该选择在尿液中显著超过最小抑菌浓度的药物,足量用药,并注意患者用药的依从性。

有的患者在治疗过程中,原发细菌经治疗后消失,但又产生一种新的细菌,或者细菌本身发生突变,对正在应用的抗菌药物产生耐药性,故应反复进行细菌培养和药物敏感试验,根据结果调整药物。

伴有肾功能不全者,应使用对肾脏毒性小的抗生素。如药物主要从肾脏清除,则应减小剂量。慎用氨基糖苷类抗生素。肾衰竭时,肾脏无法在尿中浓聚抗生素,因而细菌很难被消灭。上尿路梗阻也降低了抗生素在尿液中的浓聚。

抗生素应维持应用到体温正常,全身症状消失,细菌培养阴性后 2 周。若治疗后症状未好转,应考虑并发肾内或肾周围脓肿,需行 B 超或 CT 检查,以明确炎症发展情况。

二、肾脓肿

肾脓肿是化脓性物质积聚并局限肾实质形成的。

(一)病因

过去,大多数肾脓肿是由葡萄球菌血行播散引起。抗生素广泛应用以来,革兰氏阳性菌引起的脓肿逐渐减少,革兰氏阴性菌成为主要的病原菌。尿路上行感染是革兰氏阴性菌引起肾脓肿的主要途径,血行感染并非常见原因。多数革兰氏阴性菌的感染与肾损伤或肾结石有关。与梗阻、结石、妊娠、神经源性膀胱和糖尿病相关的复杂性尿路感染者易发生肾脓肿。有关的复杂性泌尿道感染(UTIs)同样容易使患者得肾脓肿。

(二)临床表现和诊断

综合临床表现、实验室检查和影像学检查可作出诊断。

患者可以表现为发热、寒战、腹部或季肋部痛,也可出现下尿路刺激征。肾区可有叩击痛。

患者的尿液检查多有显著白细胞增多。血培养常为阳性。当脓肿含有革兰氏阴性菌时,尿培养结果通常与脓肿中分离的细菌一致。革兰氏阳性菌常为血行感染,因此,尿液中往往无细菌生长,或培养结果不同于脓肿中分离出来的细菌。

静脉尿路造影对于区分早期肾脓肿和急性肾盂肾炎帮助不大,B 超和 CT 检查对鉴别肾脓肿和其他肾脏感染性疾病很有价值。B 超是发现脓肿的最便捷的方法。在急性期,脓肿的边界不清,内有散在回声,且周围肾实质水肿。脓肿形成后,可见边界清楚的团块,内部形态多样,回声强度取决于脓肿内碎屑的量。CT 检查可极好地显示脓肿的轮廓,脓肿在增强前后都特征性地表现为边界清楚的占位。脓肿早期,CT 显示肾脏增大和圆形低密度区,几天后脓肿周围形成厚壁,增强时显示"指环征",反映了脓肿壁新生的血管。

(三)治疗

肾脓肿的治疗原则是外科引流,静脉应用抗生素是基础治疗。如早期静脉应用抗生素治疗,在密切观察下,直径<3 cm 的脓肿可以保守治疗。B 超引导下穿刺针吸进行细菌培养可以指导用药。对抗生素治疗无反应的小脓肿或直径为 3~5 cm 的脓肿应在 B 超引导下穿刺引流。直径>5 cm 的脓肿应考虑手术切开引流。治疗期间应连续进行 B 超或 CT 检查,直至脓肿消退。疗效不佳者,除应考虑抗生素敏感问题外,还应想到肾脓肿发展到肾周脓肿的可能。

三、肾周脓肿

(一)病因

肾周脓肿多由急性肾皮质脓肿溃破入肾周或其他部位感染经血行性播散形成。伴有结石的肾盂积脓比较容易形成肾周脓肿。糖尿病患者容易发生肾周脓肿。病原菌多为大肠埃希菌、变形杆菌和金黄色葡萄球菌。肾周脓肿穿破 Gerota 筋膜可形成肾旁脓肿。

(二)诊断

肾周脓肿的临床表现与急性肾盂肾炎类似,但发病较为缓慢和隐匿。1/3 以上的患者无发热。约半数患者的腹部或季肋部可触及肿块。

实验室检查可发现血白细胞计数增多、脓尿和血清肌酐增高。血细菌培养的阳性率>尿培养,但仅 40% 的患者能够被确定致病菌。肾周脓肿治疗的最大障碍是诊断的滞后。如治疗得当,急性肾盂肾炎一般 4~5 天后症状好转,肾周脓肿则需要更长时间。因此,诊断急性肾盂肾炎的患者如腹部或季肋部有肿块,或抗生素治疗 4 天后发热不缓解,应考虑肾周脓肿的可能性。

肾周脓肿在 B 超下表现多样,可为整个肾脏被无回声团块占据,也可为肾周脂肪囊强回声混合的强回声团。典型的 X 线影像学特征为腰大肌影消失、肾脏轮廓模糊及肾周包块、膈影增高。产气细菌导致的肾周脓肿,可见肾脏周围出现气泡。CT 对肾周脓肿的诊断有特殊的价值,能够清楚地显示感染灶扩散到肾周组织的路径。

(三)治疗

外科引流是肾周脓肿的主要治疗手段。对无功能肾或感染严重的肾行手术切开引流或肾造口,或在 B 超或 CT 引导下经皮穿刺引流。抗生素能有效地控制败血症,防止感染的扩散,但不能代替引流。可使用两种抗生素,兼顾革兰染色阴性和阳性细菌。应注意肾周脓肿的并发症,如肠瘘。如同时存在肾盂积脓和肾周脓肿,患者情况良好时可同时引流,否则先引流肾周脓肿,当患者情况改善后再行肾造口。

四、肾结核

泌尿生殖系结核是结核分枝杆菌侵犯泌尿、生殖器官引起的慢性特异性感染,是最常见的肺外结核病之一,其中肾结核最为多见。肾结核多发生在 20~40 岁的青壮年,约占 70%。男性较女性为多,约为 2∶1,男性患者 50%~80% 同时伴有生殖系统结核。约 90% 的肾结核为单侧性。

(一)病因

肾结核的病原菌主要是来自肺结核,也可来自骨关节结核、肠结核等其他器官结核。结核分枝杆菌传播至肾脏的途径有 4 种。①血行播散：是最主要的感染途径。结核分枝杆菌从肺部结核病灶侵入血流而播散到肾脏；90％发生在皮质，10％发生在髓质。②尿路感染：是结核分枝杆菌在泌尿系统内的蔓延扩散。为一侧尿路发生结核病变后，结核分枝杆菌由下尿路回流上传至另一侧肾脏。③淋巴感染：为全身的结核病灶或淋巴结核病灶的结核分枝杆菌通过淋巴道播散到肾脏。④直接蔓延：是在肾脏附近的器官如脊柱、肠的结核病灶直接扩散蔓延累及肾脏。

（二）病理特点

临床期肾结核的病理变化为肾小球内的粟粒样结核结节逐渐扩展到肾乳头处溃破，以后累及肾盏黏膜，形成不规则溃疡，病变通过肾盏、肾盂直接向远处蔓延，或结核分枝杆菌由肾脏的淋巴管道扩散至全部肾脏。当肾乳头部结核结节中央的干酪样坏死物质发生液化以后排入肾盂形成结核性空洞，这种空洞可局限在肾脏的一部分亦可波及整个肾脏而成为"结核性脓肾"，这种类型的病理变化在临床上，最为多见。在部分患者中，若机体的抵抗力增强，可使干酪样物质浓缩而不发生液化并引起广泛的纤维组织增生和钙化，临床上称为"自截肾"。在临床上，虽然病变发展到钙化自截阶段，但实际的病理上往往是干酪空洞、纤维萎缩、硬结钙化混合存在，在干酪样物质中还可有结核分枝杆菌存在。

（三）临床表现

肾结核是泌尿外科常见病之一，近年来由于肺结核疫情的增多及结核分枝杆菌耐药菌株的出现，致使肾结核发病率呈逐渐上升趋势，且临床症状不典型病例明显增加，不少肾结核患者因此延误诊治，造成严重后果。肾结核多发于青壮年，起病隐匿，病程缓慢，血源性肾结核从开始侵犯肾小球到出现症状可潜伏 8～10 年。

1.膀胱刺激症状

尿频、尿急和尿痛。75％～85％的患者有此症状。肾结核的尿频症状具有发生最早、进行性加重和消退最晚的特点。严重的膀胱结核，造成膀胱挛缩，由于膀胱容量缩小及黏膜溃疡广泛，排尿次数每昼夜可达百余次，甚至出现假性尿失禁现象。

2.血尿和脓尿

较为常见，有 60％～70％的患者可出现血尿。血尿可为肉眼或镜下血尿，常与尿频、尿痛症状并发，多为终末血尿，多为膀胱结核所致。少数病例可由肾内病变引起全程肉眼血尿。肾结核患者都有不同程度的脓尿，有时尿中有干酪物质，尿浑浊如米汤。

3.腰痛

肾结核一般无明显腰痛。患侧腰痛常在晚期形成结核性脓肾或病变延及肾周时出现。并发对侧肾积水时可出现对侧腰痛。

4.全身症状

多不明显。晚期肾结核或合并其他脏器活动性结核时可出现低热、盗汗、乏力、消瘦及贫血等结核中毒症状。

5.其他症状

约 70％的患者能查见其他器官的结核病。50％患者有肺结核，男性患者多伴有生殖系结核，如附睾结核。晚期肾结核可出现恶心、呕吐、食欲缺乏、贫血、水肿等慢性尿毒症症状。

(四)影像学表现

1.膀胱镜检查

膀胱镜检查对结核性膀胱炎有一定价值。可见膀胱黏膜充血水肿、浅黄色粟粒样结核结节、结核溃疡等,以三角区及患侧输尿管口附近最为明显。如果怀疑结核病变还可行组织活检病理切片检查。当存在膀胱挛缩,膀胱容量明显减少时不宜行膀胱镜检查,容易引起膀胱损伤。

2.放射影像学检查

放射影像学检查在确诊肾结核,明确病变的部位、范围、程度及对侧肾脏情况等方面有决定性意义。传统 IVU 为泌尿系结核首选检查方法,但当肾功能受损时往往不显影;这时常常选用逆行插管造影,但当伴有输尿管结核、瘢痕化等原因时会出现插管不成功。目前,现代非增强 SCT、CTU 和 MRU 是安全可靠、非侵袭性的检查方法,能较好地显示泌尿系统的解剖结构,对结核性“无功能肾”更具诊断价值。从而在泌尿系结核性病变诊断方面逐渐取代传统 IVU 和逆行插管造影。

静脉肾盂造影典型改变如下:①“虫蚀样”改变表明肾盏溃疡的存在;②1 个或 2 个肾盏消失;③输尿管纤维化引起输尿管狭窄,进而引起肾盏扩张;④脓腔与肾盏相通;⑤输尿管 1 处或多处狭窄,继发性扩张、变短引起输尿管僵直;⑥完全性输尿管闭塞引起肾功能丧失和肾自截。

CT 典型表现扩大的肾盂肾盏,空洞钙化和增厚的肾盂及输尿管,晚期可出现“桑葚”形改变;往往可见一侧肾结核引起对侧肾积水。CT 检查还可观察到肾实质的厚度,反映结核破坏的程度,为选择采用肾脏切除还是整形手术保留肾脏提供客观的依据。

3.B 超检查

B 超能帮助诊断肾脏内的结核空洞、肾积水或肾钙化。肾组织明显破坏时,多出现异常波型并伴有肾体积增大。结核性脓肾则在肾区出现液平段。B 超虽然能够发现肾脏异常,但是确诊率低,此种方法对定位诊断较好,但对形态细节显示较少,因而 B 超对结核病变的定性诊断特异性不高。

4.核素肾图检查

在患肾功能减退时,表现为排泄延缓,甚至无功能。对侧肾积水时可出现梗阻性图形。

(五)实验室检查

尿液检查:尿常规为酸性,有少量蛋白及红、白细胞。无菌性脓尿多为肾结核所致,故尿细菌培养阴性时,肾结核的可能性很大。24 h 尿结核分枝杆菌检查是诊断肾结核的重要方法。尿中查到结核分枝杆菌对诊断肾结核有决定性意义。检查方法有浓缩法抗酸染色检查,结核分枝杆菌培养、豚鼠接种及结核菌 PCR 检查。以前者最为常用。如查不出结核菌或查出其他细菌均不能轻易否定泌尿系结核病的诊断。

(六)诊断

肾结核常无特异性症状,因而诊断困难。详细的病史采集,包括了解患者症状演变及治疗经过、了解早期结核感染史、了解原发感染与肾脏继发感染之间的潜伏期等是诊断肾结核的重要步骤。对于按泌尿系感染应用抗生素治疗效果不佳或久治不愈者应考虑泌尿系统结核可能。

部分患者可出现背部、腹部疼痛及血尿、尿频和夜尿次数增多。少数患者也可出现肾绞痛症状。全身症状如发热、体重下降和盗汗较少见。

大多数患者的确诊需要阳性培养结果或活检标本的组织学检查。通过显微镜在尿样中检查抗酸杆菌的方法并不可靠。结核分枝杆菌的生物学活性也只能通过培养来评估。疾病的严重程度判断需要考虑菌量、病变范围和部位,以此决定适当的治疗方案。

（七）治疗

肾结核是全身结核病的一部分,故在治疗上必须既重视全身治疗,又注意局部治疗才能取得良好的疗效。

1.全身治疗

与一般结核病相同,注意休息、加强营养、适当活动、提高免疫力、预防感冒等。

2.抗结核药物治疗

在肾结核的治疗中占重要地位,是必须的。早期病变在药物的治疗下有完全恢复的可能。以下情况可选择非手术治疗:临床前期肾结核;单侧或双侧肾结核属小病灶者;身体其他部位有活动性结核暂不宜手术者;双侧或独肾结核属晚期不宜手术者;同时患有其他严重疾病暂不宜手术者;配合手术治疗,在手术前后应用。

常用的抗结核药物有异烟肼、链霉素、对氨基水杨酸、利福平、卡那霉素、环丝氨酸、乙胺丁醇、乙硫异烟胺、吡嗪酰胺、卷曲霉素等。一般采用 3 种药物联合应用,药物治疗疗程在半年以上。

药物治疗风险及防范如下。

(1)肾结核的药物治疗和肺结核相同,必须贯彻合理化治疗的五项原则,即早期、联用、适量、规律、全程使用敏感药物。对于需要手术治疗的,手术前必须应用抗结核药物,可防止手术促成结核分枝杆菌播散,增加手术的安全性,缩小手术范围,提高治愈率。一般术前用药 2～4周,术后继续用抗结核药物短程化疗。

(2)积极防治药物不良反应。常用的抗结核药物都有各自不同的不良反应,治疗过程中要注意观察、对症处理、必要时更换药物。异烟肼不良反应多为精神兴奋和多发性末梢神经炎,可加服维生素 B_6 预防。利福平可引起消化道反应及皮疹,多无须停药,如发生血小板减少、紫癜,以后应禁用利福平。吡嗪酰胺对肝脏有毒性,多需保肝治疗。乙胺丁醇可引起球后视神经炎,停药后多能恢复,治疗过程中应定期检查视力与辨色力。链霉素因有耳、肾毒性,一般不作为首选药物。

(3)治疗期间的观察和随访。治疗期间应定期做尿常规、结核菌培养、结核分枝杆菌耐药试验及静脉尿路造影,以观察治疗效果。在停止用药后,仍需长期随访,定期检查至少 5 年。

3.手术治疗

肾结核的手术方式包括肾切除术、肾部分切除术等。手术方式的选择取决于病变范围、程度和对药物治疗的反应。

(1)肾切除术:破坏范围较大的单侧肾结核,单侧结核性脓肾、钙化肾,如对侧肾功能良好,均适于肾切除术。两侧肾结核,一侧破坏严重、肾功能明显受损而另一侧病变较轻,足以代偿时,应在抗结核药物配合下切除重侧病肾。

肾切除术的指征：①一侧肾功能由于结核病变而严重破坏或完全丧失，而对侧功能良好，或能负担患肾功能者；②肾结核伴有肾输尿管梗阻、继发感染者；③肾结核合并大出血；④肾结核合并难于控制的高血压；⑤钙化后无功能肾结核；⑥结核分枝杆菌耐药，药物治疗效果不佳者。

治疗风险及防范：肾结核炎症反应明显，多粘连重，不易与周边组织分离，可行包膜下肾切除术。术中要充分显露，减少对脓肾的挤压，避免结核扩散。合并附睾结核的，如患者情况允许，应同时切除附睾。

（2）肾部分切除术：局限在肾脏一级的病灶，经长期药物治疗未见好转，或并发肾盏漏斗部狭窄致尿液引流不畅者，适应肾部分切除术。

肾部分切除术的指征：①早期渗出型肾结核，局限在肾的一部分，虽经长期治疗无进展者；②肾结核的纤维化狭窄发生于肾盏漏斗部，药物难于控制者；③肾脏任何部位的区域性病变，都可做肾部分切除，但要保留肾脏的 1/3～1/2 或以上。

治疗风险：孤立肾病变部分超过肾脏体积 2/5 或残余部分不足以维持肾脏生理功能，同侧输尿管及膀胱已经被结核浸润，均不宜行肾部分切除术。手术前要进行规范化疗，全身性结核得到控制后进行手术。

第三节　输尿管疾病

一、输尿管结石

输尿管结石 90％ 以上是在肾内形成而降入输尿管，输尿管有五个狭窄部：肾盂输尿管连接部、输尿管跨越髂血管分叉处、输尿管与男性输精管或女性阔韧带交叉处、输尿管进入膀胱壁的外缘及输尿管的膀胱壁段，肾结石降入输尿管后，易于停留在上述五个部位。输尿管梗阻性病变，常见的如输尿管狭窄、输尿管口囊肿、输尿管瓣膜等也容易合并结石。

（一）临床表现

输尿管结石和肾结石的症状基本相似。结石的大小与梗阻、血尿和疼痛程度不一定成正比。输尿管结石的临床表现亦根据结石位置的高低和在局部停留的时间长短不同而表现各异。如果结石不活动，又无梗阻和感染，可无自觉症状。不过多数患者有症状，以疼痛和血尿为主。

1.疼痛

输尿管结石出现肾绞痛者占 56％，肾绞痛是由于结石造成输尿管梗阻，使输尿管及肾盂压力增高，以及结石刺激输尿管造成输尿管痉挛。输尿管中上段结石，绞痛位于腰部和上腹部，下段结石疼痛位于下腹部，均向会阴部及股内侧放射；结石位于输尿管膀胱壁段，输尿管下段的平滑肌和膀胱三角相连并直接附着于后尿道，肾绞痛时可伴有尿频、尿急、尿痛；疼痛发作时患者面色苍白、全身冷汗、脉搏快速微弱甚至血压下降，常常伴有恶心、呕吐和腹胀。

2.血尿

血尿为输尿管结石最常见症状之一,可表现为肉眼血尿或镜下血尿,镜下血尿更为常见,血尿与梗阻、结石的大小和疼痛程度不成正比。此症状常因急性发病后患者未排尿或虽排尿但未被患者注意或无肉眼血尿而未被患者述及。活动后血尿可加重,有时有明显的肉眼血尿,如表现为肉眼血尿通常为全程血尿。许多患者是以运动或活动后出现疼痛和血尿为其特点,少数患者只有血尿,而没有疼痛。

3.恶心、呕吐

输尿管结石可伴恶心、呕吐。输尿管结石引起尿路梗阻时,输尿管管腔内压力增高、管壁局部扩张、痉挛和缺血,由于输尿管与肠有共同的神经支配,所以导致恶心与呕吐。

4.局部触痛、叩击痛

局部触痛、叩击痛是输尿管结石的重要体征,尤其是叩击痛。触痛部位与结石部位相吻合,表现为肾区触痛、叩痛或腹部输尿管走行区深压痛。结石与输尿管粘连、固定者体征亦较不明显,输尿管壁内段结石常无触痛。

5.肾积水

输尿管结石有症状者均有不同程度的肾积水,病程长、梗阻重则积水严重,可表现为肾区肿块。

6.感染

输尿管结石可以合并有上尿路的急性或慢性感染,如寒战、发热、腰痛等。

7.少尿或无尿

在孤立肾的输尿管结石阻塞或双侧输尿管阻塞或一侧输尿管结石阻塞使对侧发生反射性无尿等情况,都可发生急性无尿,甚至肾功能不全。

8.尿频、尿急和尿痛

输尿管膀胱壁段结石可引起尿频、尿急和尿痛等症状可能是由于输尿管下段的肌肉和膀胱三角区相连,并且直接附着于后尿道。此症状亦可出现于结石伴发泌尿系感染。

(二)诊断与鉴别诊断

1.诊断方法、依据

(1)病史:详细询问疼痛的诱因、部位、性质和疼痛放射的部位,以及有无血尿、有无恶心呕吐等胃肠道症状、有无排石病史,同时了解患者的生活及饮食习惯,询问有无家族史及结石相关代谢性疾病史。

(2)临床症状、体征:发作时患侧肋脊角可有压痛及叩击痛,患侧输尿管走行区可有压痛,慢性梗阻伴发肾积水的患者可于腹部触及巨大的囊性肿物。但一般无肌紧张,绞痛时可出现较轻的腹肌抵抗感,无反跳痛。

(3)尿常规及尿细菌培养。

①尿常规:送检尿标本应该是新鲜尿液(排出体外后立即送检的尿液)。女性患者留取中段尿液(是指在排尿过程中留取的整个尿流中间一段尿液,这样可以避免女性外阴分泌物对尿液的污染);男性患者留尿前用水洗净龟头,包皮过长者应显露尿道外口留尿。尿石症患者常出现血尿和脓尿。健康人尿液红细胞 $0\sim1$ 个/HP,>3 个/HP 为血尿。健康人尿液白细胞

$0\sim2$ 个/HP,>5 个/HP 为脓尿。尿 pH(测量尿液酸碱度的指标)的测定对尿石症患者也是非常重要的,清晨空腹新鲜尿的 pH 结果最具参考价值。尿酸和胱氨酸结石患者尿 pH 较低,感染结石者较高,含钙结石者处于两者之间。

②尿细菌培养:不作为常规检查,只有出现明显的尿路感染症状(如尿频、尿急和尿痛等症状),和(或)尿常规出现脓尿和血尿,怀疑泌尿结石合并尿路细菌感染时,才做清洁中段尿的细菌培养,对细菌培养阳性者应进行抗菌药物敏感试验,以便合理选择抗菌药物。

(4)B超检查:上段输尿管结石及近膀胱段输尿管结石可显示强光团,后伴声影,患肾可有轻度积水,梗阻时间长,可有重度肾积水。阴性结石 B 超检查也显示强光团伴声影。中段结石由于肠气干扰,B 型超声常不能清楚显示。

(5)腹部 X 线检查(KUB):KUB 95%的结石可以显示,尿酸结石 X 线不显影,借助静脉肾盂造影(IVP)可以协助诊断。IVP 显示结石以上输尿管积水,肾绞痛发作时,患侧肾多不显影,如果梗阻严重,时间长,则肾功能减退,造影剂排泄迟缓或肾脏不显影。输尿管插管在结石部位受阻,结石显示不清时,可行双曝光,阴性结石,可行双重对比造影。

(6)静脉尿路造影:超声和腹部平片来确定结石影,临床上又高度怀疑输尿管结石者,须行静脉肾盂造影,显示结石负影和输尿管梗阻表现。静脉尿路造影主要了解结石的部位和肾功能与有无积水,必要时行大剂量尿路造影及放射性核素肾图检查,均能进一步了解肾功能情况。完全梗阻者显示不清时,可行逆行肾盂造影,此时插管至结石处受阻,注入造影剂可显示结石影像。

(7)CT检查:输尿管内显示致密影,小结石由于 CT 断层的关系,可能漏诊,借助薄层扫描,有助于诊断。

(8)生化检查:酌情测定血钙、磷、肌酐、碱性磷酸酶、尿酸和蛋白,以及 24 h 尿的钙、尿酸、肌酐和草酸含量,了解代谢状态,以判断是否有内分泌或代谢紊乱,是否有高血钙、高血尿酸、高血磷、高尿钙、高尿酸等,必要时做钙负荷实验。

(9)输尿管镜检查:高度怀疑结石而前述检查又不明显证据者可行输尿管镜检查,镜下能见到结石。

2.鉴别诊断

(1)急性阑尾炎:转移性右下腹痛,呈持续性疼痛;输尿管下段结石呈阵发性绞痛,其程度一般比阑尾炎重;阑尾炎有反跳痛、肌紧张,而输尿管结石一般无肌紧张及反跳痛,后位阑尾炎尿中可有红细胞,但量少、较少见,输尿管结石 KUB 可显示有致密影。

(2)急性胆囊炎:疼痛在右上腹,胆囊区压痛明显,可有肌紧张、反跳痛,Murphy 征阳性。尿常规正常,B超检查显示胆囊壁增厚,可探及胆囊内结石,血常规白细胞明显增高,中性增高。肾和输尿管无改变。

(3)右侧卵巢囊肿蒂扭转:亦为突发右下腹痛,右下腹可触及包块,尿常规无异常,超声可探及卵巢包块。

(4)输尿管肿瘤:输尿管阴性结石需与输尿管肿瘤相鉴别,输尿管肿瘤以无痛性全程肉眼血尿为主,患者多以血尿就诊,尿脱落细胞学检查可找到瘤细胞,输尿管结石以疼痛为特点,均为绞痛,肉眼血尿少见,多为镜下血尿。

（5）腹腔淋巴结钙化：钙化阴影密度低，结构不均匀，边缘不光滑，不同时间、体位摄 X 线片，阴影位置发生变化。输尿管插管后摄前后位、斜位 X 线片，致密影不与输尿管导管重叠，则为淋巴结钙化；淋巴结钙化常位于脊柱前缘以前。

（6）盆腔淋巴结钙化：需与下段输尿管结石鉴别，静脉石一般呈圆形，边缘光滑，密度高，中间密度稍低，靠近盆壁，位置固定，输尿管插管后致密影不与输尿管导管重叠。

（三）治疗原则

输尿管结石对身体的主要影响，一是可引起剧烈的肾绞痛；二是引起梗阻致肾积水损害肾功能，合并感染将加重损害。因此，输尿管结石的治疗主要是缓解疼痛、去除结石、解除梗阻。一般情况下，如果发现输尿管结石，应在 2 周内得到有效的治疗。若不治疗，结石长期停留在输尿管中，必定对肾功能产生不利影响。治疗时应根据结石的部位、大小、数目和肾功能等情况，采用不同的取石方法。

1.急诊处理

多数患者初发或再次发作都是以疼痛为首发症状，这也是患者迫切需要解决的问题。

（1）解除痉挛：剧烈的绞痛是输尿管痉挛所致，治疗的根本在于解除平滑肌的痉挛。常用药物有阿托品、山莨菪碱、黄体酮等。

（2）镇痛：一般镇痛药效果不佳，常需用较强镇痛药，应与解痉剂合用，单独应用镇痛药效果差。可采用肌内注射盐酸哌替啶 50 mg，或并用异丙嗪 25 mg，症状无好转时，每 4 h 可重复注射一次；也可采用吗啡 10 mg 并用阿托品 0.5 mg，效果也较好；此外，硝苯地平（心痛定）10 mg 舌下含化，对解除肾绞痛效果明显；吲哚美辛对肾输尿管绞痛效果较好；黄体酮对镇痛及排石治疗都较满意。注意：尽量在确诊后应用前述药物，如在确诊前用药应嘱患者观察排尿，最好过滤，以发现排除的结石，避免给下一步确诊带来麻烦。

2.排石疗法

排石疗法适用于结石直径≤0.4 cm，对侧肾功能良好、在输尿管内停留时间短者可服用中药汤剂、排石冲剂或排石饮液以促进结石排除，配合多饮水、多运动（身体上下震动的运动，如：蹦楼梯、跑步、跳动等）。

3.体外碎石（ESWL）

（1）适应证：适应于输尿管内的任何结石。

（2）禁忌证。

①输尿管结石，结石以下输尿管有严重狭窄或任何原因的输尿管完全梗阻。

②怀孕妇女的输尿管下段结石。

③严重脊柱畸形。

④同泌尿系其他部位结石的禁忌证。

（3）输尿管结石碎石前常规检查。

①与肾结石相同的常规检查。

②对于考虑结石，有临床症状，结石影像不十分清晰，或在输尿管走行区有多处高密度影像，梗阻程度和肾功能情况判断不清的患者，必须行静脉肾盂造影，以便了解肾功能，肾积水程度，排除非输尿管结石影像，如腹腔钙化等。必要时行输尿管逆行插管造影。

（4）输尿管碎石前常规准备。

①与肾结石相同的常规准备。

②输尿管结石碎石前，肠道准备是非常必要的，术前常规应用缓泻剂，术前禁食水，减少肠道内气体和肠内容物，以方便结石定位和避免对冲击波能量的损耗。确诊为膀胱壁段的输尿管结石，碎石前应适量憋尿。

③部分患者给予碎石前静脉补液，增加尿量。

（5）输尿管结石体外冲击波碎石方法和过程。

①常规碎石前无需麻醉：对于下段输尿管可术前肌内注射解痉药，减轻对膀胱的刺激。过度紧张患者，可肌内注射地西泮（安定）10 mg，缓解紧张情绪。

②碎石体位：常规情况下，输尿管上段结石，采取仰卧位，根据情况可向患侧倾斜，接触冲击波源水囊，避免脊柱和肋骨的影响。输尿管下段结石（盆段结石），采用俯卧位。青春期男性和育龄期妇女，要注意性器官的保护。

③冲击波工作电压和冲击次数：输尿管较肾脏不易受到损伤，因此在碎石电压和冲击波次数上可适当增加。以多尼尔小王子碎石机为例，工作电压能级可在 3～5 级，冲击波次数在 2500～3000 次。

④输尿管结石冲击波碎石的要点和注意点。

a.输尿管结石焦点定位，相对于肾结石要复杂多变。在整段输尿管的不同位置，要有定位角度的变化和体位变化。因而碎石前，除有典型临床症状和清晰结石部位患者，必须行静脉肾盂造影。它能帮助了解结石的大小、部位，肾盂积水程度，结石与输尿管壁间隙大小，输尿管通畅情况。在静脉肾盂造影，输尿管不显影，结石密度低，不能准确判断结石部位；在输尿管走行区域有多个高密度影像，输尿管结石腹腔钙化斑，肠内容物无法明确区分时，术前应行输尿管插管。通过插管可将上段结石回推至肾盂，结石在肾盂比较容易击碎，但原则上不强求实施，以免增加输尿管损伤。协助定位，输尿管导管或导管内的导丝在 X 线或 B 超下影像清晰，可以更准确衬托出结石的位置。并且把输尿管外的肠内容物，腹腔钙化斑明确区分，避免治疗损伤。导管可经结石与输尿管壁间隙通过，首先增加了它们之间的间隙，容易使尿液充填，再者可以通过导管向内注水使输尿管结石周围充水，增加间隙，使冲击波能量充分利用。输尿管导管还可作为支架管，使结石移动，帮助碎石后排石。

b.输尿管结石在定位过程中，要充分利用脊柱、肋骨、盆骨及膀胱的体表影像来确定结石位置，变不利因素为有利因素。髂嵴以上输尿管结石患者采取仰卧位，但部分结石常与脊柱、肋骨重叠。我们可采取垫高对侧，使患者倾斜贴紧冲击波源水囊部，通过合适的倾斜角度可避免结石与脊柱、肋骨的重叠。让冲击波源直接聚焦于结石。输尿管结石，结石以上部位积水扩张明显，在定位时可首先选择第一冲击点在结石上端，利于碎石和结石散开。髂嵴以下输尿管结石，采取俯卧位，可以避开盆骨的影响，碎石前膀胱内适当憋尿，有利于结石的定位。

c.肠道本身、肠内容物及气体是结石定位和冲击波能量损耗的重要因素，肠管和肠内容物干扰结石的影像，肠内气体可使冲击波能量损失，影响碎石效果。在碎石前最好让患者禁食或口服缓泻剂。患者在摆放体位和与水囊接触时，通过推压等方法减少肠管的堆积。过度肥胖的患者，由于皮肤表面与结石距离太深，无法把碎石焦点聚焦于结石上，使得无法采取体外冲击波碎石。

d.如果输尿管结石经两次或两次以上体外冲击波碎石后,结石的大小和位置均无明显变化,不应再实施冲击波碎石,否则会使局部黏膜水肿,增加梗阻程度。应选择输尿管镜下钬激光、气压弹道或超声碎石。

e.几种复杂性输尿管结石应根据情况分别对待。

合并感染的输尿管结石:按以往的经验合并感染不适合于行体外冲击波碎石。输尿管梗阻会加重感染或不利于感染的控制。根据患者的情况,在控制感染的同时,给予体外冲击波碎石,解除输尿管梗阻,使尿液引流通畅。如果体外冲击波不能及时解除梗阻,可考虑经皮肾穿刺造口术,择期行输尿管镜下碎石、取石术。

巨输尿管及输尿管开口囊肿合并结石:巨输尿管及输尿管开口囊肿在输尿管开口处都有不同程度的狭窄,使尿液引流不畅,继发输尿管结石或肾结石脱落在此滞留。单独体外碎石效果不佳,巨输尿管症合并结石,碎石一定要成粉末状或先行输尿管镜下输尿管口切开或扩张。输尿管开口囊肿合并结石,应先行膀胱镜下输尿管口囊肿切除术,再行体外冲击波碎石术。

双侧输尿管结石:选择体外冲击波碎石,基本原则是先治疗急性梗阻的一侧;先治疗简单易碎石的一侧;先治疗积水较轻,考虑肾功能较好的一侧。双侧输尿管结石,要在保证肾功能一侧引流通畅的情况下行体外冲击波碎石。如果梗阻严重,应先行一侧输尿管插管,放置双"J"管,这样确保引流通畅,保护肾功能。碎石过程中和碎石后,要密切观察尿量,随时采取其他治疗方法解除梗阻。

(6)输尿管结石体外冲击波碎石后的观察和处理。

①输尿管体外冲击波碎石后,一般会出现肉眼血尿和疼痛并发症,严重者可出现肾绞痛,给予解痉镇痛等对症处理。

②碎石后,注意观察尿液颜色和尿量,尿中是否有结石碎粒。

③碎石后,要多饮水,增加尿量,多活动或蹦跳,在重力作用下,促使结石排出。

④碎石后,合理应用抗生素,预防和治疗感染。肌内注射黄体酮 20 mg,每天 1 次,共 3 次,使输尿管平滑肌松弛,利于排石。口服清热利湿的排石中药,增加尿量,输尿管松弛,蠕动增强,促进结石排出。

二、输尿管畸形

重复输尿管是输尿管先天性畸形中最为常见的一种,其发生率约为0.7%。通常引流自重复肾或附加肾,故将其称为重复肾输尿管畸形,可分为 3 种类型:①不完全性双输尿管(又称 Y形输尿管);②不完全性双输尿管、上输尿管盲端;③完全性双输尿管。可发生于单侧或双侧,单侧多见,左右无差异,女性多于男性。常伴有异位输尿管开口、输尿管口囊肿、肾输尿管积水、结石或感染等。

(一)病因

重复肾输尿管畸形为胚胎期输尿管芽过度分支异常所致。胚胎发育第 4 周时,中肾管背侧发出输尿管芽,迅速生长,近端形成输尿管,远端进入生肾组织,发育成肾盂、肾盏和集合管。如在与生肾组织汇合前过早发出分支,即形成不完全性重复畸形或 Y 形输尿管;如中肾管多发出一输尿管芽,与正常输尿管并列走行,进入生肾组织,即形成完全性重复畸形或双输尿管。重复输尿管多伴有重复肾,重复肾多有共同被膜,多数肾实质仍融合为一体,表面可有一浅沟。重复的上肾盏往往较小、发育不全;下肾盏较大,可有 1 条或 2 条输尿管通向膀胱。完全性重复畸形的 2 条输尿管,膀胱开口遵守 Weigert-meyer 规则,即下肾盂输尿管的膀胱开口部位正常,上肾盂输尿管为异位开口,多在膀胱三角外侧之内下方。临床上很少见有相反情况的。虽然双输尿管都可有反流,但更多发生于下肾段。如有梗阻性病变时,几乎无例外均会影响上肾段。有 10%～15% 重肾双输尿管合并其他泌尿系畸形,如输尿管异位开口,输尿管囊肿。

(二)诊断

1.临床表现

约 60% 患者无明显临床症状,因体检而发现,出现症状多与其并发其他尿路畸形及继发结石、积水或感染有关。

(1)尿路感染:最常见症状。表现为膀胱刺激征、腰痛、发热等,可能与重复输尿管本身及其重复肾易于发生瘀积、梗阻或反流有关,也可能由膀胱输尿管反流或输尿管间反流所致。

(2)肾积水:重复肾远端梗阻可导致肾输尿管严重积水,在腹部可摸到囊性肿块,应与肾囊肿鉴别。

(3)排尿困难:重复肾输尿管畸形常合并输尿管口膨出,当膨出的囊肿增大时,阻塞尿道内口,引起排尿困难。

(4)漏尿:重复肾输尿管畸形常合并输尿管开口异位,当异位输尿管开口位于尿道括约肌以下尿路或膀胱外,可出现漏尿,表现为患者除了正常分次排尿外,内裤常潮湿,漏尿呈点滴状。

(5)腹痛:巨大肾积水合并结石、输尿管反流等,可出现腹痛。

2.影像学检查

(1)B 超:能够发现并发的肾积水、输尿管扩张及输尿管口膨出。

(2)IVU:平片多无异常发现。尿路造影是诊断本病的主要方法,表现为上下肾盂均显影,肾影狭长,一般上位肾盂小,只有 1 个大肾盏,下位肾盂大,有 2～3 个大肾盏,可见重复输尿管影。如果上段肾盂扩张、积水而致肾功能降低不显影时,在造影时出现以下征象提示重复肾,①下段肾盂上方有软组织影;②下段肾盂之上肾盏离肾上极较远;③下段肾盂的肾盏数目较对侧少;④下段肾盂肾盏可因上段肾盂扩张积水压迫而向外下侧移位。

(3)CT:平扫和增强扫描可见单侧或双侧肾脏内相互分离的两个肾盂和与其相连的两条输尿管,延迟扫描,多层螺旋 CT 的最大密度投影(MIP)和多平面重建(MPR)可更好显示双肾盂双输尿管畸形全貌及相邻关系。

(4)MRU:可清楚显示双肾盂双输尿管畸形全貌,转动体位可以显示其形态结构及相邻关系。

(三)鉴别诊断

重复肾输尿管畸形需与肾盏积水、位于肾两极的肾囊肿、输尿管瘘所致的尿液源性囊肿、腹膜后囊性占位及肾脓肿等相鉴别,根据各种影像学方法及病史基本上可以明确鉴别,极少数需手术探查鉴别。下列两种少见病的鉴别。

1.额外肾

在 CT、MRI、DSA 等检查,可明确诊断额外肾所具有的单独肾被膜及另外一套输尿管及血液供应,而双肾盂双输尿管畸形没有。

2.横过异位肾

①一侧肾影缺如;②同侧显示两套完整肾盂肾盏系统;③输尿管可横过中线但膀胱开口部位正常。

(四)治疗

双输尿管如无合并症一般无须治疗,如并发感染而无形态及功能上的改变,可应用抗生素等药物治疗,如上肾段功能存在但伴有膀胱输尿管反流者,则可采用输尿管膀胱再植加抗反流手术。如重肾的上半肾或下半肾因严重病变而丧失功能,则做半肾切除。

第四节　膀胱疾病

一、膀胱癌

膀胱癌是人类常见恶性肿瘤之一。根据美国癌症协会统计,2006 年在美国,膀胱癌在男性中是继前列腺癌、肺癌和直肠癌以后排名第 4 位的恶性肿瘤,占男性恶性肿瘤的5%～10%,在女性中排名第 9 位。我国膀胱癌的发病率也较高,且呈逐年上升趋势,近 15 年平均增长速度为 68.29%。

(一)病因

膀胱癌可发生于任何年龄,甚至发生于儿童,但是主要发病年龄为中年以后。膀胱癌的发生是复杂、多因素、多步骤的病理变化过程,既有内在的遗传因素,又有外在的环境因素。较为明确的两大致病危险因素是吸烟和长期接触工业化学产品。吸烟是目前肯定的膀胱癌致病危险因素,吸烟可使膀胱癌危险率增加 2～4 倍,其危险率与吸烟强度和时间成正比。另一重要的致病危险因素为长期接触工业化学产品,职业因素是最早获知的膀胱癌致病危险因素,约20%的膀胱癌是与职业因素相关,包括从事纺织、染料制造、橡胶化学、药物制剂和杀虫剂生产,油漆、皮革及铝、铁和钢生产。柴油机废气累积也可增加膀胱癌的发生危险。其他可能的致病因素还包括慢性感染(细菌、血吸虫及 HPV 感染等)、应用化疗药物环磷酰胺(潜伏期 6～13 年)、滥用含有非那西汀的镇痛药(10 年以上)、盆腔放疗、长期饮用砷含量高的水和氯消毒水、咖啡及人造甜味剂等。另外,膀胱癌还可能与遗传有关,有家族史者发生膀胱癌的危险性明显增加,遗传性视网膜母细胞瘤患者的膀胱癌发生率也明显升高。对于肌层浸润性膀胱癌,慢性尿路感染、残余尿及长期异物刺激(留置导尿管、结石)与之关系密切,其主要见于鳞状细胞癌和腺癌。

（二）组织病理学

1.膀胱癌的组织学类型

膀胱癌包括尿路上皮细胞癌、鳞状细胞癌和腺癌，其次还有较少见的转移性癌、小细胞癌和癌肉瘤等。其中，膀胱尿路上皮癌最为常见，占膀胱癌的90％以上；膀胱鳞状细胞癌比较少见，占膀胱癌的3％～7％；膀胱腺癌更为少见，占膀胱癌的比例<2％，膀胱腺癌是膀胱外翻患者最常见的癌。

2.膀胱癌的组织学分级

2004年，WHO正式公布了这一新的分级法。肿瘤的分类主要基于光镜下的显微组织特征，相关形态特征的细胞类型和组织构型。此分级法将尿路上皮肿瘤分为低度恶性倾向尿路上皮乳头状肿瘤（PUNLMP）、低分级和高分级尿路上皮癌。

3.膀胱癌的分期

膀胱癌的分期指肿瘤浸润深度及转移情况，是判断膀胱肿瘤预后的最有价值的参数。膀胱癌可分为非肌层浸润性膀胱癌（Tis，Ta，T_1）和肌层浸润性膀胱癌（T_2以上）。局限于黏膜（Ta～Tis）和黏膜下（T_1）的非肌层浸润性膀胱癌（以往称为表浅性膀胱癌）占75％～85％，肌层浸润性膀胱癌占15％～25％。而非肌层浸润性膀胱癌中，70％为Ta期病变，20％为T_1期病变，10％为膀胱原位癌。

（三）诊断

1.症状

血尿是膀胱癌最常见的症状，尤其是间歇性全程无痛性血尿，可表现为肉眼血尿或镜下血尿，血尿出现时间及出血量与肿瘤恶性程度、分期、大小、数目、形态并不一致。

膀胱癌患者亦有以尿频、尿急、尿痛即膀胱刺激征和盆腔疼痛为首发表现的，为膀胱癌另一类常见的症状，常与弥散性原位癌或浸润性膀胱癌有关，而Ta、T_1期肿瘤无此类症状。

其他症状还有输尿管梗阻所致腰胁部疼痛、下肢水肿、盆腔包块、尿潴留。有的患者就诊时即表现为体重减轻、肾功能不全、腹痛或骨痛，均为晚期症状。

2.影像学检查

（1）B超检查：多普勒超声检查可显示肿瘤基底部血流信号，不仅可以发现膀胱癌，还有助于膀胱癌分期，了解有无局部淋巴结转移及周围脏器侵犯，尤其适用于造影剂过敏者。

（2）泌尿系统平片和静脉尿路造影（KUB＋IVU）：泌尿系统平片及静脉尿路造影检查一直被视为膀胱癌患者的常规检查，以期发现并存的上尿路肿瘤。

（3）CT检查：传统CT（平扫＋增强扫描）对诊断膀胱肿瘤有一定价值，可发现较大肿瘤，还可与血块鉴别。尽管螺旋CT分辨率大大提高，但较小肿瘤（如直径<5 mm）和原位癌仍不易被发现，不能了解输尿管情况，分期准确性不高，肿大淋巴结不能区分是转移还是炎症，不能准确区分肿瘤是局限于膀胱还是侵犯到膀胱外，而且既往有肿瘤切除史者可因局部炎症反应所致的假象而造成分期过高。因此，如果膀胱镜发现肿瘤为实质性（无蒂）、有浸润到肌层的可能或了解肝脏有无病变时可进行CT检查。

（4）MRI检查：MRI有助于肿瘤分期。动态MRI在显示是否有尿路上皮癌存在以及肌层侵犯程度方面准确性高于CT或非增强MRI。

在分期方面,应用增强剂行 MRI 检查进行分期,可区分非肌层浸润性肿瘤与肌层浸润性肿瘤以及浸润深度,也可发现正常大小淋巴结有无转移征象。例如,应用铁剂作为增强剂可鉴别淋巴结有无转移:良性增大的淋巴结可吞噬铁剂,在 T_2 加权像上信号强度降低,而淋巴结转移则无此征象。

3.尿脱落细胞学

尿脱落细胞学检查方法简便、无创、特异性高,是膀胱癌诊断和术后随访的主要方法。尿标本的采集一般通过自然排尿,也可以通过膀胱冲洗,这样能得到更多的肿瘤细胞,有利于提高检出率。尿脱落细胞学检测膀胱癌的敏感性为 13%～75%,特异性为 85%～100%。

4.荧光原位杂交(FISH)

采用荧光标记的核酸探针检测 3、7、17、9p21 号染色体上的着丝点,以确定染色体有无与膀胱癌相关的非整倍体,检测膀胱癌的敏感性和特异性分别为 70%～86% 和 66%～93%,与BTA、NMP22 相比,特异性较高,FISH 比膀胱镜能够更早地发现膀胱癌复发。

5.膀胱镜检查和活检

目前膀胱镜检查仍然是诊断膀胱癌最可靠的方法。通过膀胱镜检查可以发现膀胱是否有肿瘤,明确肿瘤数目、大小、形态和部位,并且可以对肿瘤和可疑病变部位进行活检以明确病理诊断。如有条件,建议使用软性膀胱镜检查,与硬性膀胱镜相比,软性膀胱镜检查具有损伤小、视野无盲区、检查体位舒适等优点。

6.诊断性经尿道电切术(TUR)

诊断性经尿道电切术(TUR)作为诊断膀胱癌的首选方法,已逐渐被采纳。如果影像学检查发现膀胱内有肿瘤病变,并且没有明显的膀胱肌层浸润征象,可以酌情省略膀胱镜检查,在麻醉下直接行诊断性 TUR,这样可以达到两个目的,一是切除肿瘤;二是对肿瘤标本进行组织学检查以明确病理诊断、肿瘤分级和分期,为进一步治疗以及判断预后提供依据。

(四)治疗

1.非肌层浸润性膀胱癌的治疗

非肌层浸润性膀胱癌或表浅性膀胱癌占全部膀胱肿瘤的 75%～85%,根据复发风险及预后的不同,非肌层浸润性膀胱癌可分为以下 3 组。①低危非肌层浸润膀胱尿路上皮癌:单发、T_a、G_1(低级别尿路上皮癌)、直径<3 cm(注:必须同时具备以上条件才是低危非肌层浸润性膀胱癌)。②中危非肌层浸润膀胱尿路上皮癌:除以上 2 类的其他情况,包括肿瘤多发、T_a～T_1、G_1～G_2(低级别尿路上皮癌)、直径>3 cm 等。③高危非肌层浸润膀胱尿路上皮癌:多发或高复发、T_1、G_3(高级别尿路上皮癌)、Tis。

(1)手术治疗。

①经尿道膀胱肿瘤切除术:经尿道膀胱肿瘤切除术(TUR-BT)既是非肌层浸润性膀胱癌的重要诊断方法,同时也是主要的治疗手段。膀胱肿瘤的确切病理分级、分期都需要借助首次TUR-BT 后的病理结果获得。经尿道膀胱肿瘤切除术有 2 个目的,一是切除肉眼可见的全部肿瘤,二是切除组织进行病理分级和分期。TUR-BT 术应将肿瘤完全切除直至露出正常的膀胱壁肌层。肿瘤切除后,建议进行基底部组织活检,便于病理分期和下一步治疗方案的确定。有报道 T_1 期膀胱癌术后 2～6 周再次行 TUR-BT,可以降低术后复发概率。

②经尿道激光手术：激光手术可以凝固，也可以汽化，其疗效及复发率与经尿道手术相近。但术前需进行肿瘤活检以便进行病理诊断。激光手术对于肿瘤分期有困难，一般适合于乳头状低级别尿路上皮癌，以及病史为低级别、低分期的尿路上皮癌。目前临床上常用的激光有钬激光和绿激光等。

③光动力学治疗：光动力学治疗（PDT）是利用膀胱镜将激光与光敏剂相结合的治疗方法。肿瘤细胞摄取光敏剂后，在激光作用下产生单态氧，使肿瘤细胞变性坏死。膀胱原位癌、控制膀胱肿瘤出血、肿瘤多次复发、不能耐受手术治疗等情况可以选择此疗法。治疗风险及防范如下。

闭孔神经反射及处理：部分肿瘤好发于膀胱侧壁，同时闭孔神经通过盆腔时与膀胱侧壁相连，电切时电流刺激闭孔神经，常出现突发性大腿内收肌群收缩的神经反射，是膀胱穿孔的主要原因。一般 TUR-BT 手术采用的腰麻或硬膜外麻醉不能防止闭孔神经反射的发生，若将手术区受刺激部位的闭孔神经远端加以阻滞，可以有效阻滞其受到刺激后引起的兴奋传导，减弱或避免闭孔神经反射的发生。同时在切除膀胱侧壁肿瘤时，应警惕闭孔神经反射的发生，膀胱不要充盈过多，采用最小有效的切割电流进行切割，肿瘤较小时，改用电凝摧毁肿瘤。手术时电切环稍伸出电切镜鞘，进行短促电切，以便发生闭孔反射时及时回收电切环。

膀胱肿瘤复发的再次电切：有学者认为首次 TUR-BT 时往往有 9％～49％ 的肿瘤分期被低估，而再次电切可以纠正分期错误，亦可发现残存肿瘤。建议在首次电切后 2～6 周行再次电切，主要是经此间隔时间后，首次电切导致的炎症已消退。

（2）术后辅助治疗。

①术后膀胱灌注化疗：TUR-BT 术后有 10％～67％ 的患者会在 12 个月内复发，术后 5 年内有 24％～84％ 的患者复发，非肌层浸润性膀胱癌 TUR-BT 术后复发有 2 个高峰期，分别为术后的 100～200 天和术后的 600 天。建议所有的非肌层浸润性膀胱癌患者术后均进行辅助性膀胱灌注治疗。

TUR-BT 术后即刻膀胱灌注化疗：TUR-BT 术后 24 h 内完成表柔比星或丝裂霉素等膀胱灌注化疗可以使肿瘤复发率降低 40％，因此推荐所有的非肌层浸润性膀胱癌患者 TUR-BT 术后 24 h 内均进行膀胱灌注化疗，TUR-BT 术后即刻膀胱灌注化疗对单发和多发膀胱癌均有效。

术后早期膀胱灌注化疗及维持膀胱灌注化疗：对于中危和高危的非肌层浸润性膀胱癌，术后 24 h 内即刻膀胱灌注治疗后，建议继续膀胱灌注化疗，每周 1 次，共 4～8 周，随后进行膀胱维持灌注化疗，每个月 1 次，共 6～12 个月。

灌注药物治疗风险及防范：膀胱灌注治疗的不良反应与药物剂量和灌注频率有关。膀胱灌注治疗主要用于减少膀胱肿瘤的复发，没有证据显示其能预防肿瘤进展。化疗药物对肿瘤细胞的杀伤作用都遵循一级动力学原理，即只能杀死（伤）大部分肿瘤细胞，而不是全部，故对相对高危的膀胱肿瘤患者，推荐采用维持膀胱灌注化疗的方案。另外，对于术中有膀胱穿孔，或多发膀胱肿瘤手术创面大的患者，为避免化疗药物吸收带来的不良反应，也不主张行即刻膀胱灌注化疗。若灌注期间出现严重的膀胱刺激症状时，应延迟或停止灌注治疗，以免继发膀胱挛缩。

②术后膀胱灌注免疫治疗。

卡介苗(BCG)：BCG 的确切作用机制尚不清楚，多数研究认为是通过免疫反应介导的。BCG 适合于高危非肌层浸润性膀胱癌的治疗，可以预防膀胱肿瘤的进展。BCG 治疗一般采用 6 周灌注诱导免疫应答，再加 3 周的灌注强化以维持良好的免疫反应。BCG 灌注用于治疗高危非肌层浸润膀胱尿路上皮癌时，一般采用常规剂量(120～150 mg)；BCG 用于预防非肌层浸润膀胱尿路上皮癌复发时，一般采用低剂量(60～75 mg)。研究发现采用 1/4 剂量(30～40 mg)BCG 灌注治疗中危非肌层浸润膀胱尿路上皮癌时，其疗效与全剂量疗效相同，不良反应却明显降低。

BCG 药物治疗风险及防范：BCG 不能改变低危非肌层浸润性膀胱癌的病程，而且由于 BCG 灌注的不良反应发生率较高，对于低危非肌层浸润膀胱尿路上皮癌不建议行 BCG 灌注治疗。BCG 膀胱灌注的主要不良反应为膀胱刺激症状和全身流感样症状，少见的不良反应包括结核败血症、前列腺炎、附睾炎、肝炎等。因此，TUR-BT 术后膀胱有开放创面或有肉眼血尿等情况下，不能进行 BCG 膀胱灌注。

免疫调节药：一些免疫调节药与化疗药物一样可以预防膀胱肿瘤的复发，包括干扰素、白介素等。

③复发肿瘤的灌注治疗：膀胱肿瘤复发后，一般建议再次 TUR-BT 治疗。依照 TUR-BT 术后分级及分期，按上述方案重新进行膀胱灌注治疗。对频繁复发和多发者，建议行 BCG 灌注治疗。

④膀胱原位癌的治疗：膀胱原位癌的治疗方案是行彻底的 TUR-BT 术，术后行 BCG 膀胱灌注治疗。BCG 灌注每周 1 次，每 6 周为 1 个周期，1 个周期后有 70% 完全缓解。休息 6 周后，进行膀胱镜检和尿脱落细胞学检查，结果阳性者再进行 1 个周期，共 6 周的灌注治疗。

2.肌层浸润性膀胱癌的治疗

(1)根治性膀胱切除术：根治性膀胱切除术同时行盆腔淋巴结清扫术，是肌层浸润性膀胱癌的标准治疗，是提高浸润性膀胱癌患者生存率、避免局部复发和远处转移的有效治疗方法。该手术需要根据肿瘤的病理类型、分期、分级、肿瘤发生部位、有无累及邻近器官等情况，结合患者的全身状况进行选择。

①根治性膀胱切除术的指征：根治性膀胱切除术的基本手术指征为 T_2～T_{4a}、N_0～N_x、M_0 浸润性膀胱癌，其他指征还包括高危非肌层浸润性膀胱癌 T_1 G_3 肿瘤、BCG 治疗无效的 Tis、反复复发的非肌层浸润性膀胱癌、非手术治疗无法控制的广泛乳头状病变等，以及保留膀胱手术后非手术治疗无效或肿瘤复发者和膀胱非尿路上皮癌。

②根治性膀胱切除术的生存率：根治性膀胱切除术围术期的病死率为 1.8%～2.5%，主要死亡原因有心血管并发症、败血症、肺栓塞、肝衰竭和大出血。患者的总体 5 年生存率为 54.5%～68%，10 年生存率为 66%；若淋巴结阴性，T_2 期的 5 年和 10 年生存率分别为 89% 和 78%，T_{3a} 期为 87% 和 76%，T_{3b} 期为 62% 和 61%，T_4 期为 50% 和 45%；淋巴结阳性患者的 5 年和 10 年生存率只有 35% 和 34%。

治疗风险及防范：根治性膀胱切除术的手术范围包括膀胱及周围脂肪组织、输尿管远端，并行盆腔淋巴结清扫术；男性应包括前列腺、精囊，女性应包括子宫、附件和阴道前壁。如果肿瘤累及男性前列腺部尿道或女性膀胱颈部,则需考虑施行全尿道切除。国内有学者认为若肿瘤累及前列腺、膀胱颈、三角区,或多发肿瘤、原位癌,应行全尿道切除术。对于性功能正常的年龄较轻的男性患者,术中对周围神经血管的保护可以使50%以上患者的性功能不受影响,但术后需严密随访肿瘤复发情况及PSA变化情况,并且患者的长期转归有待进一步证实。淋巴结清扫不仅是一种治疗手段,而且为预后判断提供重要的信息。目前主要有局部淋巴结清扫、常规淋巴结清扫和扩大淋巴结清扫3种。有学者认为扩大淋巴结清扫对患者有益,可以提高术后的5年生存率,但该方法仍存在争议。阳性淋巴结手术中切除淋巴结的比例(淋巴结密度)可能是淋巴结阳性高危患者的重要预后指标之一。

(2)保留膀胱的手术:对于身体条件不能耐受根治性膀胱切除术,或不愿接受根治性膀胱切除术的浸润性膀胱癌患者,可以考虑行保留膀胱的手术。施行保留膀胱手术的患者需经过细致选择,对肿瘤性质、浸润深度进行评估,正确选择保留膀胱的手术方式,并辅以术后放疗和化疗,且术后需进行密切随访。

浸润性膀胱癌保留膀胱的手术方式有2种:经尿道膀胱肿瘤切除术(TUR-BT)和膀胱部分切除术。对于多数保留膀胱的浸润性膀胱癌患者,可通过经尿道途径切除肿瘤。但对于部分患者应考虑行膀胱部分切除术,如肿瘤位于膀胱憩室内、输尿管开口周围或肿瘤位于经尿道手术操作盲区的患者,有严重尿道狭窄和无法承受截石位的患者。近来有学者认为对于T_2期患者,初次TUR-BT术后4～6周,再次行TUR-BT并结合化疗与放疗有助于保全膀胱。

浸润性膀胱癌患者施行保留膀胱手术的5年生存率为58.5%～69%,T_2期的3年生存率为61.2%,T_3期的3年生存率为49.1%。

3.尿流改道术

尿流改道术有多种方法可选,包括不可控尿流改道、可控尿流改道、膀胱重建等。手术方式的选择需要根据患者的具体情况,如年龄、伴发病、预期寿命、盆腔手术及放疗史等,并结合患者的要求及术者经验认真选择。泌尿外科医师应与患者充分沟通,术前应告知患者有几种可选择的手术方式,意见一致后再决定手术方式。保护肾功能、提高患者生活质量是治疗的最终目标。神经衰弱、精神病、预期寿命短、肝或肾功能受损的患者对于有复杂操作的尿流改道术属于禁忌证。

(1)不可控尿流改道:回肠膀胱术是一种简单、安全、有效的术式。乙状结肠膀胱术对于有原发性肠道疾病或严重放射性盆腔炎和不愿意接受可控性膀胱术的患者,可作为回肠膀胱术的替代术式。横结肠膀胱术对于进行过盆腔放疗或输尿管短的患者可选用。输尿管皮肤造口术适用于预期寿命短、有远处转移、姑息性膀胱全切、肠道疾病无法利用肠管进行尿流改道或全身状态不能耐受其他手术者。

治疗风险及防范:不可控尿流改道手术主要缺点是需腹壁造口、终身佩戴集尿袋。经过长期随访,患者出现肾功能损害约为27%,造口并发症发生率约为24%,输尿管回肠吻合口并发症发生率约为14%,病死率约为1.0%。因此,伴有短肠综合征、小肠炎性疾病、回肠受到广泛射线照射的患者不适于此术式。

(2)可控尿流改道。

①可控贮尿囊:在无原位新膀胱术适应证的情况下,可控贮尿囊为一种可选术式。可控贮

尿囊必须满足肠道去管重建成高容量低压贮尿囊、抗反流和控尿、能自行插管导尿的原则。在多种术式中值得推荐的是使用缩窄的末段回肠作输出道的回结肠贮尿囊,使用原位阑尾作输出道的回结肠贮尿囊以及去带盲升结肠贮尿囊。可控贮尿囊适用于以下患者:预期寿命较长、能耐受复杂手术;双侧肾脏功能良好可保证电解质平衡及废物排泄;无上尿路感染;肠道未发现病变;能自行导尿。

治疗风险及防范:主要缺点是需要腹壁造口。随访发现该术式早、晚期并发症发生率分别为 12% 和 37%。晚期并发症主要有输尿管狭窄或梗阻、尿失禁、导尿困难和尿路结石,代谢并发症也比较常见。正确的病例选择、术前指导以及选用合适的肠段和早期治疗,可以减少大多数患者的这些并发症。

②利用肛门控制尿液术式:利用肛门括约肌控制尿液术式的包括尿粪合流术,如输尿管乙状结肠吻合术,输尿管结肠、结肠直肠吻合术;尿粪分流术,如直肠膀胱术,直肠膀胱、结肠腹壁造口术。输尿管乙状结肠吻合术由于易出现逆行感染、高氯性酸中毒、肾功能受损和恶变等并发症,现已很少用,但这种术式的改良可以减少并发症的发生,所以还被一些治疗中心选择应用。采用肛门括约肌控制尿液术式的患者肛门括约肌功能必须良好。

(3)膀胱重建或原位新膀胱:原位新膀胱术由于患者术后生活质量高,近 10 年内已被很多的治疗中心作为尿流改道的首选术式。此术式主要优点是不需要腹壁造口,患者可以通过腹压或间歇清洁导尿排空尿液。

原位新膀胱主要包括回肠原位新膀胱术、回结肠原位新膀胱术、去带回盲升结肠原位新膀胱术。一些学者认为回肠收缩性少、顺应性高,可达到好的控尿率,黏膜萎缩使尿液成分重吸收减少,手术操作不甚复杂,比利用其他肠道行原位新膀胱术更为优越。乙状结肠原位新膀胱术易形成憩室和有癌变的危险,因此,不适合作为长期的尿流改道,在其他改道术失败时可选用。

治疗风险及防范:原位膀胱重建的患者主要治疗风险是夜间尿失禁和需要间歇性的自我导尿。早期很少发生尿潴留,但长期随访发现有 50% 的患者出现尿潴留。早、晚期并发症发生率分别为 20%~30% 和 30%,主要由输尿管与肠道或新膀胱与尿道吻合口引起。另一缺点是尿道肿瘤复发,为 4%~5%,如膀胱内存在多发原位癌或侵犯前列腺尿道则复发率高达 35%,建议术前男性患者常规行前列腺尿道组织活检,女性行膀胱颈活检,或者术中行冷冻切片检查,术后应定期行尿道镜检和尿脱落细胞学检查。原位新膀胱的先决条件是完整无损的尿道和外括约肌功能良好,术中尿道切缘阴性。前列腺尿道有侵犯、膀胱多发原位癌、骨盆淋巴结转移、高剂量术前放疗、复杂的尿道狭窄,以及不能忍受长期尿失禁的患者为原位新膀胱术的禁忌证。

(4)腹腔镜手术:腹腔镜手术已应用于多种尿流改道术。现多采用在腹腔镜下行膀胱切除术后通过小切口在腹腔外行尿流改道术。目前的技术条件下是否有必要完全在腹腔镜下完成尿流改道仍存在争议。腹腔镜下尿流改道方式选择原则与开放性手术基本相同。腹腔镜下膀胱全切-尿流改道术可在熟练掌握腹腔镜技术、掌握严格的适应证,并且在患者的意愿下选择。

4.膀胱癌的化疗与放疗

(1)膀胱癌的化疗:肌层浸润性膀胱癌行根治性膀胱切除术后,高达 50% 的患者会出现转移，5年生存率为36%～54%。对于T_3～T_4和（或）$N+M_0$膀胱癌高危患者，5年生存率仅为25%～35%。膀胱癌对含顺铂的化疗方案比较敏感，总有效率为40%～75%，其中12%～20%的患者局部病灶获得完全缓解，有10%～20%的患者可获得长期生存。

①新辅助化疗：对于可手术的T_2～T_{4a}期患者，术前可行新辅助化疗。新辅助化疗的主要目的是控制局部病变，使肿瘤降期，降低手术难度和消除微转移灶，提高术后远期生存率。新辅助化疗后，患者病死率可下降12%～14%，5年生存率提高5%～7%，远处转移率降低5%，对于T_3～T_{4a}患者，其生存率提高可能更明显。

②辅助化疗：对于临床T_2或T_3期患者，根治性膀胱切除术后病理若显示淋巴结阳性或为pT_3，术前未行新辅助化疗者术后可采用辅助化疗。膀胱部分切除患者术后病理若显示淋巴结阳性或切缘阳性或为pT_3，术后亦可采用辅助化疗。辅助化疗可以推迟疾病进展，预防复发，但各项对于辅助化疗的研究由于样本量小、统计及方法学混乱，因此结果备受争议。

③对于临床T_{4a}及T_{4b}患者，若CT显示淋巴结阴性或发现不正常淋巴结经活检阴性，可行化疗或化疗＋放疗，或手术＋化疗（仅限于选择性cT_{4a}患者）。CT显示有肿大淋巴结经活检阳性的，则行化疗或化疗＋放疗。

④转移性膀胱癌应常规行全身系统化疗，尤其是无法切除、弥散性转移、可测量的转移病灶。身体状况不宜或不愿意接受根治性膀胱切除术者也可行全身系统化疗＋放疗。

⑤动脉导管化疗是通过对双侧髂内动脉灌注化疗药物达到对局部肿瘤病灶的治疗作用，对局部肿瘤效果较全身化疗好，常用于新辅助化疗。化疗药物可选用MTX/CDDP或单用CDDP或5-FU＋ADM＋CDDP＋MMC等。

⑥化疗方案如下。

GC（吉西他滨和顺铂）方案：此联合化疗方案被认为是目前标准一线治疗方案，可被更多患者选用。吉西他滨800～1000 mg/m² 第1、8、15天静脉滴注，顺铂70 mg/m² 第2天静脉滴注，每3～4周重复，共2～6个周期。

MVAC（甲氨蝶呤、长春碱、多柔比星、顺铂）方案：是传统上膀胱尿路上皮癌标准一线治疗方案。甲氨蝶呤30 mg/m² 第1、15、22天静脉滴注，长春碱3 mg/m² 第2、15、22天静脉滴注，多柔比星30 mg/m² 第2天静脉滴注，顺铂70 mg/m² 第2天静脉滴注，每4周重复，共2～6个周期。

其他化疗方案：TC（紫杉醇和顺铂）方案、TCa（紫杉醇和卡铂）方案、DC（多西紫杉醇和顺铂）3周方案、GT（吉西他滨和紫杉醇）方案，以及CMV（甲氨蝶呤联合长春碱和顺铂）方案和CAP（环磷酰胺联合多柔比星和顺铂）方案。

（2）膀胱癌的放疗：肌层浸润性膀胱癌患者在某些情况下，为了保留膀胱不愿意接受根治性膀胱切除术，或患者全身条件不能耐受根治性膀胱切除手术，或根治性手术已不能彻底切除肿瘤以及肿瘤已不能切除时，可选用膀胱放疗或化疗＋放疗。但对于肌层浸润性膀胱癌，单纯放疗患者的总生存期短于根治性膀胱切除术。

①根治性放疗：膀胱外照射方法包括常规外照射、三维适形放疗及调强适形放疗。单纯放疗靶区剂量通常为60～66 Gy，每天剂量通常为118～2 Gy，整个疗程不超过6～7周。目前常用的放疗日程有以下几种。50～55 Gy，分25～28次完成（>4周）；64～66 Gy，分32～

33 次完成(>6.5 周)。放疗的局部控制率为 30%~50%,肌层浸润性膀胱癌患者 5 年总的生存率为 40%~60%,肿瘤特异生存率为 35%~40%,局部复发率约为 30%。

临床研究显示,基于顺铂的联合放化疗的反应率为 60%~80%,5 年生存率为 50%~60%,有 50% 的患者可能保留膀胱,但目前尚缺乏长期的随机研究结果。一项大规模的 Ⅱ 期临床研究提示联合放化疗与单纯放疗相比能提高保留膀胱的可能性。对于保留膀胱的患者应密切随访,出现复发时应积极行补救性的膀胱根治性切除术。

欧洲文献报道,T_1/T_2 期小肿瘤患者可通过膀胱切开(行或未行膀胱部分切除)显露肿瘤后置入放射性碘、铱、钽或铯行组织内近距离照射,再联合外照射和保留膀胱的手术,从而达到治疗目的。根据肿瘤分期不同,5 年生存率可达 60%~80%。

②辅助性放疗:根治性膀胱切除术前放疗无明显优越性。有膀胱全切或膀胱部分切除手术未切净的残存肿瘤或术后病理切缘阳性者,可行术后辅助放疗。

③姑息性放疗:通过短程放疗[7 Gy×3 d;(3~3.5)Gy×10 d]可减轻因膀胱肿瘤巨大造成无法控制的症状,如血尿、尿急、疼痛等。但这种治疗可增加急性肠道并发症的危险,包括腹泻和腹部痉挛疼痛。

二、膀胱炎

膀胱炎是膀胱黏膜发生的感染,常伴有尿道炎,统称为下尿路感染。

(一)病因
细菌多由尿道外口逆行进入膀胱,因此女性多发,病原菌以大肠杆菌和葡萄球菌多见。

(二)病理
急性膀胱炎时,黏膜弥散性充血水肿,呈深红色。黏膜下多发性点状出血或淤血,偶见表浅溃疡,表面有脓液和坏死组织。组织学见黏膜水肿脱落,毛细血管扩张,白细胞浸润。

慢性膀胱炎黏膜苍白,粗糙增厚,组织学见黏膜固有层和肌层有成纤维细胞,小圆形细胞和浆细胞浸润。

(三)诊断
(1)急性膀胱炎可突发尿频、尿急、尿痛,可有终末血尿,膀胱区有压痛。慢性膀胱炎有轻度的膀胱刺激症状,但经常反复发作。

(2)尿内有白细胞和红细胞。

(3)尿培养可明确病原菌,并做药物敏感试验。

(四)鉴别诊断

1.急性肾盂肾炎
除膀胱刺激征外,还有寒战、高热和肾区叩痛。

2.结核性膀胱炎
慢性病程,抗菌药物疗效不佳,尿液中可找到抗酸杆菌,尿路造影显示患侧肾脏有结核病变。

3.间质性膀胱炎
尿液清晰,无白细胞,无细菌,膀胱充盈时有剧痛。

4.腺性膀胱炎

靠膀胱镜检和活检鉴别。

（五）治疗

（1）急性期应卧床休息，大量饮水。

（2）使用抗菌药物。急性膀胱炎可用单次剂量或 3 日疗程；慢性膀胱炎还需解除梗阻，控制原发病等治疗。

（3）碱化尿液：服用枸橼酸合剂。

（4）使用解痉药物，如颠茄合剂或普鲁本辛。

（六）疗效标准及预后

急性膀胱炎经及时和适当治疗后，都能迅速治愈；慢性膀胱炎如能清除原发病灶，解除梗阻，并对症治疗，大多能获得治愈，但需较长时间，且易复发。

第五节　前列腺疾病

一、前列腺增生

年龄的增长及有功能的睾丸是前列腺增生（BPH）发生的风险因素。但 BPH 发生的具体机制尚不明确，可能是由于上皮和间质细胞的增殖和细胞凋亡的平衡性破坏引起。

前列腺增生导致后尿道延长、受压变形、狭窄和尿道阻力增加，引起膀胱高压并出现相关排尿期症状。随着膀胱压力的增加，出现膀胱逼尿肌代偿性肥厚、逼尿肌不稳定并引起相关储尿期症状。如梗阻长期未能解除，逼尿肌则失去代偿能力。继发于 BPH 的上尿路改变，如肾积水及肾功能损害的主要原因是膀胱高压所致尿潴留以及输尿管反流。

（一）临床表现

BPH 为一种缓慢进展的前列腺良性疾病，其临床症状随着患者年龄的增长而进行性加重，可分为尿路刺激症状、梗阻症状及并发症。刺激性症状表现为尿频（排尿间隔＜2 h）、尿急、夜尿次数增加等；梗阻症状包括排尿费力、尿线细慢、尿流中断、尿不尽感等。

并发症包括充盈性尿失禁、急性尿潴留、血尿、膀胱结石、泌尿系感染、上尿路积水、肾功能损害等。

1.问诊要点

BPH 在临床上主要表现有膀胱刺激症状、梗阻症状及相关合并症。以下尿路症状为主诉就诊的 50 岁以上男性患者，首先应该考虑 BPH 的可能。问诊要点包括：①下尿路症状的特点、持续时间及其伴随症状；②手术史、外伤史，尤其是盆腔手术或外伤史；③既往史和性传播疾病、糖尿病、神经系统疾病；④药物史，可了解患者目前或近期是否服用了影响膀胱出口功能的药物；⑤患者的一般状况；⑥国际前列腺症状评分（I-PSS）；⑦生活质量评分（QOL）。

2.体格检查

前列腺增生的体格检查要注意两方面：一是与前列腺癌的鉴别；二是除前列腺外有无全身

其他系统的合并症状,如膀胱充盈情况、有无慢性尿潴留、有无肾功能不全的体征等。

注意事项:直肠指检(DRE)下尿路症状患者行直肠指检非常重要,需在膀胱排空后进行。DRE 可以了解前列腺的大小、形态、质地、有无结节及压痛、中央沟是否变浅或消失以及肛门括约肌张力情况。

3.辅助检查

前列腺增生的诊断通过各项辅助检查可很快明确,但对一些前列腺增生合并有神经源性膀胱的患者和长期膀胱出口梗阻引起膀胱逼尿肌功能丧失的患者,术前明确膀胱逼尿肌功能情况尤其必要,对于术后达到预期疗效具有一定的作用。

(1)首选辅助检查。

①尿常规:尿常规可以确定下尿路症状患者是否有血尿、蛋白尿、脓尿及尿糖等。

②血清 PSA:血清 PSA 可以作为前列腺癌穿刺活检的指征。

PSA 检查注意事项:血清 PSA 作为一项危险因素可以预测 BPH 的临床进展。但前列腺癌、BPH、前列腺炎都可能使血清 PSA 升高。因此,血清 PSA 不是前列腺癌特有的。另外,泌尿系感染、前列腺穿刺、急性尿潴留、留置导尿、直肠指检及前列腺按摩也可以影响血清 PSA 值。

③B 超检查:可以了解前列腺形态、大小、有无异常回声、突入膀胱的程度,以及残余尿量。经直肠超声(TRUS)还可以精确测定前列腺体积(计算公式为 0.52×前后径×左右径×上下径)。另外,经腹部超声检查可以了解泌尿系(肾、输尿管)有无积水、扩张、结石或占位性病变。

④尿流率检查:尿流率有两项主要指标(参数),最大尿流率和平均尿流率,其中最大尿流率更为重要。

注意事项:最大尿流率减低不能区分梗阻和逼尿肌收缩力减低,还需结合其他检查,必要时行尿动力学检查。

⑤血肌酐:BPH 导致的膀胱出口梗阻可以引起肾功能损害,如已发生肾积水、输尿管扩张反流等病变,怀疑肾功能不全时建议选择此检查。

(2)可选择的辅助检查。

①静脉尿路造影(IVU):如果下尿路症状患者同时伴有反复泌尿系感染、镜下或肉眼血尿、怀疑肾积水或者输尿管扩张反流、泌尿系结石应行静脉肾盂造影检查。

风险防范:当患者肾功能不全时禁止行静脉尿路造影检查。必要时利用核素肾图代替静脉尿路造影检查肾功能以及上尿路的引流情况。

②尿动力学检查:通过压力—流率函数曲线图和 A-G 图来分析逼尿肌功能以及判断是否存在膀胱出口梗阻。

注意事项:对引起膀胱出口梗阻的原因有疑问或需要对膀胱功能进行评估时建议行此项检查,结合其他相关检查以除外神经系统病变或糖尿病所致神经源性膀胱的可能。

③尿道膀胱镜检查:怀疑 BPH 患者合并尿道狭窄、膀胱内占位性病变时建议行此项检查。

通过尿道膀胱镜检查可了解前列腺增大所致的尿道或膀胱颈梗阻特点、膀胱颈后唇抬高所致的梗阻、膀胱小梁及憩室的形成、膀胱结石、残余尿量测定、膀胱肿瘤、尿道狭窄的部位和程度。

（二）诊断要点及风险防范

BPH 在临床上主要表现有膀胱刺激症状、梗阻症状及相关合并症。各种症状可先后出现或在整个病程中进行性发展。其诊断需要根据症状、体格检查,尤其是直肠指检、影像学检查、尿动力学检查及内镜检查等综合判断。

1.LUTS 症状加重主要通过 I-PSS 评分的方法来评价

BPH 患者的 I-PSS 评分逐年增加,年平均增幅为 0.29～2 分。

2.最大尿流率进行性下降

尿流率是评判 BPH 临床进展性的客观指标之一,但其对膀胱颈部出口梗阻的诊断缺乏特异性。患者的最大尿流率呈持续下降,平均每年下降达 2%。

3.BPH 相关并发症的发生

急性尿潴留、反复血尿、复发性尿路感染、结石产生以及肾功能损害等为 BPH 进展的表现,其中急性尿潴留和肾功能损害为主要指标。

在 BPH 导致的严重并发症中,急性尿潴留发生率最高。急性尿潴留的发生是膀胱功能失代偿的主要表现。

（三）鉴别诊断

1.神经源性膀胱功能障碍

患者一般有较长的神经系统病变的病史,排尿功能障碍的根本原因为膀胱逼尿肌与尿道括约肌的病变,通过尿流动力学可以与 BPH 鉴别。

2.糖尿病周围神经病变

患者具有明确的糖尿病病史,在其排尿功能障碍的同时合并有排便功能障碍的表现,尿流动力学检查可明确诊断。

3.膀胱颈纤维性挛缩

该类患者的临床表现可有下尿路梗阻症状,明确诊断需行尿道膀胱镜检查。

4.前列腺癌

患者的临床表现多不典型,对有前列腺结节、PSA 值升高的患者,依靠前列腺穿刺活检以明确诊断。

5.前列腺炎

患者多为青年患者,以下尿路刺激症状为主,日间尿频明显,前列腺体积正常,非手术治疗可取得明显疗效。

6.包茎、尿道狭窄

该类患者通过查体或膀胱尿道镜检查可与 BPH 鉴别。

（四）治疗

由于患者的耐受程度不同,下尿路症状及其所致生活质量的下降是患者寻求治疗的主要原因。因此,下尿路症状以及生活质量的下降程度是治疗措施选择的重要依据。

1.观察等待

观察等待是一种非药物、非手术的治疗措施,包括患者教育、生活方式指导、随访等。

风险防范:BPH其发展过程较难预测,经过长时间的随访,BPH患者中只有少数可能出现尿潴留、肾功能不全、膀胱结石等并发症。因此,观察等待可以是一种合适的处理方式,特别是患者生活质量尚未受到下尿路症状明显影响的时候。

2.药物治疗

BPH患者药物治疗的短期目标是缓解患者的下尿路症状,长期目标是延缓疾病的临床进展,预防并发症的发生。在减少药物治疗不良反应的同时保持患者较高的生活质量是BPH药物治疗的总体目标。

(1)α受体阻滞药。

①临床疗效:α受体阻滞药治疗后48 h即可出现症状改善,但采用I-PSS评估症状改善应在用药4~6周或以后进行。连续使用α受体阻滞药1个月无明显症状改善则不应继续使用。α受体阻滞药长期使用能够维持稳定的疗效。

注意事项:BPH患者的基线前列腺体积和血清PSA水平不影响α受体阻滞药的疗效,同时α受体阻滞药也不影响前列腺体积和血清PSA水平。

②α受体阻滞药治疗急性尿潴留:急性尿潴留BPH患者接受α受体阻滞药治疗后成功拔除尿管的机会明显增高。常见不良反应包括头晕、头痛、无力、困倦、直立性低血压、逆行射精等,直立性低血压更容易发生于老年及高血压患者中。

(2)5α-还原酶抑制药。

①临床疗效:缩小前列腺体积达20%~30%,改善患者的症状评分约15%,提高尿流率1.3~1.6 mL/s,并能将BPH患者发生急性尿潴留和手术干预需要的风险降低50%左右。非那雄胺对前列腺体积较大和(或)血清PSA水平较高的患者治疗效果更好。使用非那雄胺6个月后获得最大疗效。连续药物治疗6年疗效持续稳定。非那雄胺能降低BPH患者血尿的发生率。经尿道前列腺电切术前应用非那雄胺(5 mg/d,4周以上)能减少前列腺体积较大BPH患者手术中的出血量。

②不良反应:非那雄胺最常见的不良反应包括勃起功能障碍、射精异常、性欲低下和其他,如男性乳房女性化、乳腺痛等。

③注意事项:非那雄胺影响血清PSA水平,它能降低血清PSA的水平,服用非那雄胺每天5 mg持续1年可使PSA水平减低50%。对于应用非那雄胺的患者,将其血清PSA水平加倍后,不影响其对前列腺癌的检测效能。

(3)联合治疗:联合治疗是指联合应用α受体阻滞药和5α-还原酶抑制药治疗BPH。

(4)中药和植物制剂:植物制剂,如普适泰等在缓解BPH相关下尿路症状方面获得了一定的临床疗效,在国内外取得了较广泛的临床应用。

3.外科治疗

当BPH导致以下并发症时,建议采用外科治疗:①反复尿潴留(至少在1次拔管后不能排尿或2次尿潴留);②反复血尿,5α-还原酶抑制药治疗无效;③反复泌尿系感染;④膀胱结石;⑤继发性上尿路积水(伴或不伴肾功能损害),BPH患者合并膀胱大憩室、腹股沟疝、严重的痔疝或脱肛,临床判断不解除下尿路梗阻难以达到治疗效果者,应当考虑外科治疗。

风险防范:残余尿量的测定对 BPH 所致下尿路梗阻程度具有一定的参考价值,但因其重复测量的不稳定性、个体间的差异以及不能鉴别下尿路梗阻和膀胱收缩无力等因素,目前认为不能确定可以作为手术指征的残余尿量上限。但残余尿明显增多以致充溢性尿失禁的 BPH 患者应当考虑外科治疗。

外科治疗方式的选择应当综合考虑医生个人经验、患者的意见、前列腺的大小以及患者的伴发疾病和全身状况。

外科治疗方式:BPH 的外科治疗包括一般手术治疗、激光治疗以及其他治疗方式。BPH 治疗效果主要反映在患者主观症状(如 I-PSS 评分)和客观指标(如最大尿流率)的改变。治疗方法的评价则应考虑治疗效果、并发症以及社会经济条件等综合因素。

(1)一般手术:经典的外科手术方法有经尿道前列腺电切术(TURP)、经尿道前列腺切开术(TUIP)以及开放性前列腺摘除术。目前 TURP 仍是 BPH 治疗的"金标准"。各种外科手术方法的治疗效果与 TURP 接近或相似,但适用范围和并发症有所差别。作为 TURP 或 TUIP 的替代治疗手段,经尿道前列腺汽化术(TUVP)和经尿道前列腺等离子双极电切术(TUPKP)目前也应用于外科治疗。所有上述各种治疗手段均能够改善 BPH 患者 70% 以上的下尿路症状。

①TURP:主要适用于治疗前列腺体积在 80 mL 以下的 BPH 患者,技术熟练的术者可适当放宽对前列腺体积的限制。

并发症:因冲洗液吸收过多导致的血容量扩张及稀释性低钠血症(经尿道电切综合征,TUR-syndrome),危险因素有术中出血多、手术时间长和前列腺体积大等。TURP 手术时间延长,经尿道电切综合征的发生风险明显增加。术后各种并发症的发生率:尿失禁为 1%～2.2%,逆行射精为 65%～70%,膀胱颈挛缩约 4%,尿道狭窄约 3.8%。

②TUIP:适用于前列腺体积<30 mL,且无中叶增生的患者。TUIP 治疗后患者下尿路症状的改善程度与 TURP 相似。

并发症:与 TURP 相比,并发症更少、出血及需要输血危险性降低、逆行射精发生率低、手术时间及住院时间缩短,但远期复发率较 TURP 高。

③开放性前列腺摘除术:主要适用于前列腺体积>80 mL 的患者,特别是合并膀胱结石或合并膀胱憩室需一并手术者。常用术式有耻骨上前列腺摘除术和耻骨后前列腺摘除术。

④TUVP:适用于凝血功能较差和前列腺体积较小的 BPH 患者。是 TUIP 或 TURP 外的另外一种选择,与 TURP 比较止血效果更好,远期并发症与 TURP 相似。

⑤TUPKP:是使用等离子双极电切系统,并以与单极 TURP 相似的方式进行经尿道前列腺切除手术。采用生理盐水为术中冲洗液。术中出血及 TURS 发生减少。

(2)激光治疗:前列腺激光治疗是通过组织汽化或组织凝固性坏死后的迟发性组织脱落达到解除梗阻的目的。疗效肯定的方式有经尿道钬激光前列腺剜除术、经尿道前列腺激光汽化术、经尿道前列腺激光凝固术等。

①经尿道钬激光前列腺剜除术(HoLEP):HoYAG 激光所产生的峰值能量可导致前列腺组织的汽化和前列腺组织的精确和有效的切除。HoLEP 术后留置导尿时间短。

并发症:术后排尿困难是最常见的并发症,发生率约为 10%。75%～80% 的患者出现逆行射精。

②经尿道激光汽化术:与前列腺汽化术相似,用激光能量汽化前列腺组织,以达到外科治疗的目的。

风险防范:短期 I-PSS 评分、尿流率、QOL 指数的改善与 TURP 相当。术后尿潴留而需要导尿的发生率高于 TURP。术后无病理组织。

③经尿道激光凝固术:是治疗 BPH 的有效手术方法。

风险防范:光纤尖端与前列腺组织之间保持约 2 mm 的距离,能量密度足够凝固组织,但不会汽化组织。被凝固的组织最终会坏死、脱落,从而减轻梗阻。优点在于其操作简单,出血风险以及水吸收率低。

4.其他治疗

(1)经尿道微波热疗(TUMT):可部分缓解 BPH 患者的下尿路症状。

适用于药物治疗无效(或不愿意长期服药)而又不愿意接受手术的患者,以及伴反复尿潴留而又不能接受外科手术的高危患者。

(2)经尿道针刺消融术(TUNA):是一种简单安全的治疗方法。

适用于不能接受外科手术的高危患者,对一般患者不推荐作为一线治疗方法。

(3)前列腺支架:是通过内镜放置在前列腺部尿道的金属(或聚亚氨酯)装置。可以缓解 BPH 所致下尿路症状。

仅适用于伴反复尿潴留又不能接受外科手术的高危患者,作为导尿的一种替代治疗方法。常见并发症有支架移位、钙化,支架闭塞、感染、慢性疼痛等。

二、前列腺结石

发生在前列腺腺泡内的结石称前列腺结石,常见于 50 岁以上的老年人,结石小而多发,表面光滑,少数患者前列腺结石较大,直径可达数厘米,有时局部组织因炎症形成溃疡,有部分结石破入前列腺尿道,前列腺结石可能与前列腺的慢性炎症、前列腺液的潴留、代谢紊乱等因素有关,绝大多数前列腺结石伴有前列腺增生或前列腺慢性炎,偶有前列腺癌和结核病变。

(一)临床表现

本病表现不一,部分无症状,所以有"静石"之称。前列腺结石如有症状,则常由并发的前列腺增生、尿道狭窄及慢性前列腺炎所引起。如尿道狭窄及前列腺增生可有排尿困难、尿线无力、尿滴沥和尿频等。后尿道炎及尿路感染可有尿频、尿急和尿痛,有时有血尿,或终末血尿。有些患者有尿道分泌物排出或排尿终末时血尿,患者有时自行排出小结石或在前列腺按摩时排出小结石,排出的结石易于和尿路结石混淆。慢性前列腺炎的症状如尿频、尿急、尿痛、排尿不尽感、血尿、尿道滴白。伴腰骶部、阴囊、阴茎、耻骨、股部和肛门部或会阴部疼痛,或伴有性功能障碍、射精时疼痛、血精和阴茎异常勃起,排便时有肛门痛。发生感染而形成急性前列腺炎或前列腺脓肿者出现发热、寒战、白细胞数增多等全身症状与严重的局部症状,如尿潴留,会阴及直肠部疼痛等,前列腺压痛明显。前列腺脓肿如不及时治疗可向会阴、直肠或尿道浸润。

由于前列腺结石内常储存细菌,结石的间断排菌也是慢性前列腺炎反复发作和尿路感染反复发作的根源。另外,前列腺结石中的细菌还可躲藏在盐类和钙质的外壳内,不易被抗生素杀灭,因此结石又是慢性前列腺炎不易治愈和反复发作的原因之一。结石可引起慢性炎性反应,白细胞浸润,腺泡充满碎屑和脱落上皮,腺泡可扩张,腺腔的大小和形状可改变,腺泡间及结石周围的前列腺基质呈纤维化。较大的结石可占据前列腺整个腺腔,仅剩下少量腺体组织。前列腺结石多发生在前列腺腺管远端部分,后叶及前列腺尿道周围区少见。故在增生的前列腺组织中,很少见到结石。结石可黏附于腺瘤表面和变薄的腺组织上,故有时在前列腺增生经耻骨上切除的前列腺标本上可发现结石。

(二)诊断与鉴别诊断

1.诊断

(1)病史:有前列腺疾病史,如前列腺增生、炎性反应、结核、肿瘤等。

(2)症状:有尿频、尿急、尿痛、排尿困难等泌尿系症状,腰骶部、阴囊、阴茎、耻骨、股部和肛门部或会阴部疼痛。射精时疼痛、血精和阴茎异常勃起,排便时有肛门痛。亦可有性功能紊乱的表现,如性欲减退、阳痿、早泄等。

(3)检查。

①直肠指检:直肠指检时可无异常发现,70%患者前列腺增大、变硬,但较活动,前列腺表面光滑、边缘清楚。18%～22%患者前列腺表面呈结节状,有的局部可坚硬如石。前列腺结石较大时可触及结石和结节;如有多个结石占据腺腔大部,则触摸时可有结石摩擦音或捻发音。

②膀胱尿道镜检查:可见尿道前列腺部肿胀,有时当通过尿道前列腺部时有摩擦感,小结石可凸进尿道,可见到结石自前列腺管口向尿道内突出或见结石阻塞尿道。

③前列腺 X 线检查:通常可见到三种前列腺结石的 X 线表现。a.弥散型:多发性小前列腺结石,前列腺内弥散性致密阴影,结石弥散地分布于前列腺内;b.环型:结石圆形,并可清楚地辨认出结石的中心部分,为孤立性结石或整个前列腺被结石所占据;c.马蹄型:结石存在于前列腺两侧,形状酷似马蹄。总之,X 线平片可观察到结石的存在、数量、大小与部位等全部情况。

④膀胱尿道造影:该项检查对诊断前列腺结石有帮助,还对诊断前列腺增生症和尿道梗阻有帮助。

⑤超声检查:三维直肠内超声检查,前列腺结石的声像图具有所有结石的共性,为一致密强回声像图特征,发生于内腺。前列腺结石的超声像图表现可分:内腺中散在或簇集尿道旁及内腺后缘三型。前列腺腺体内散在强回声,大块结石可有声影,弧形排列的结石可见弧形光带,有或无声影。有报道采用经腹探查前列腺结石(63 例)的声像图表现:a.具有一般结石的特点,前列腺结石常呈单个或多个小的圆形、类圆形强光点,或强光团、光斑,其后多伴有声影(亦有不伴声影者),强光团及光点多呈弧形或条形排列;b.结石多分布在前列腺中部或两个侧叶,在尿道旁也常有结石回声;c.单纯前列腺结石者,前列腺的外形、大小及轮廓包膜常无异常改变。

⑥实验室检查:尿常规可有镜下血尿,伴发感染时可有白细胞及脓球;伴有前列腺增生时PSA 可正常或轻度升高;伴有慢性前列腺炎时,显微镜检前列腺按摩液(EPS)见大量白细胞和

含有脂肪的巨噬细胞,前列腺分泌物细菌培养可了解致病菌或解脲支原体和衣原体及药敏情况。

⑦CT、MRI 检查:对前列腺结石的诊断有一定的意义。

2.鉴别诊断

(1)与前列腺癌的鉴别:直肠指检时可发现前列腺固定,坚硬如石,无噼啪响声,结节间组织硬度异常,酸性磷酸酶、前列腺特异性抗原(PSA)明显升高,X 线检查可发现骨性变化或骨质破坏的转移征象,但无结石阴影。三维直肠超声检查及针穿活检可鉴别。前列腺活体组织检查可找到癌细胞。

(2)与前列腺结核的鉴别:结核患者常为青年,往往波及一侧或双侧精囊,常伴有附睾结核,当结核钙化时,X 线片上亦可出现不透光的阴影。但它常合并有泌尿系结核和附睾结核的症状,如尿频、尿急等膀胱刺激征,附睾肿大变硬,呈不规则结节状,输精管呈串珠状硬结改变,前列腺液或精液做结核分枝杆菌涂片或培养可以为阳性,前列腺活体组织检查可发现结核病变。

(3)与前列腺增生症的鉴别:本病常合并有前列腺结石,单纯前列腺增生症多发于老年男性。直肠检查可扪及增生的前列腺,表面光滑,质地中等,有韧性,中央沟消失或变浅,X 线检查无结石阴影,B 超检查亦可显示增生的前列腺。

(4)与前列腺炎的鉴别:前列腺炎有尿频尿急排尿不尽感,尿末流出白色黏液伴腰骶部、会阴部或阴茎根部疼痛不适等,有的伴性功能紊乱。显微镜检前列腺按摩液(EPS)见大量白细胞和含有脂肪的巨噬细胞,前列腺分泌物细菌培养可了解致病菌或解脲支原体和衣原体及药敏情况。直肠指检,部分前列腺有小的硬结,无结石摩擦感。局部 X 线检查无结石阴影。但前列腺炎症可出现钙化斑,做骨盆 X 线检查可鉴别。直肠 B 超检查慢性前列腺声像图上显示前列腺体积增大不明显,包膜增厚或不规则,回声不均匀,呈斑点状强回声。

(5)与非特异性肉芽肿性前列腺炎的鉴别:有学者认为非特异性肉芽肿性前列腺炎是一种特殊类型的前列腺炎,其中有非嗜酸性类型和嗜酸性类型,后一种很少见,非嗜酸性肉芽肿性前列腺炎的发生系由于前列腺导管和腺泡破裂后,前列腺液进入前列腺间质内而引起的局部异物反应。嗜酸性肉芽肿性前列腺炎则几乎只发生在变态反应的患者中,特别是支气管哮喘或身体其他变态反应性疾病者,所以又称为前列腺变态反应性肉芽肿。两种类型所引起的前列腺组织学变化为前列腺组织内大量淋巴细胞、浆细胞、单核细胞浸润,如系变态反应因素引起,尚可发现大量嗜酸性粒细胞浸润,最终形成肉芽肿性结节,此病起病较为急骤,表现为尿频、尿急、尿痛及排尿困难,严重者可引起急性尿潴留。同时可伴有发热或高热及会阴、直肠部不适,偶有血尿。直肠指检可见前列腺增大,质地变硬,并有硬结形成,尿培养常为阴性,但可能有大肠埃希菌生长,B 超检查可见前列腺轻度增大,包膜完整对称,内部回声可有小的低回声区或低回声结节,声像图表现与前列腺癌相似。

(6)与尿道前列腺段结石的鉴别:有学者认为主要有以下几点。

①前列腺结石:绝大部分患者为中老年人(55 岁以上),主要临床表现为尿频、排尿困难、尿后滴沥,夜尿次数增多等。声像图表现大致分三种类型:a.小结石型:前列腺内可探及一个或多个小强光点回声,一般直径为 0.2～0.5 cm,后方多无明显声影,强光点位置可位于腺内或

腺周;b.半圆弧型:结石在前列腺内,外腺交接处,排列呈半弧形状,后方一般伴声影,一般亦有前列腺轻、中度肿大;c.较大结石型:前列腺内可探及较大强光团回声,后方伴声影直径 0.5 cm以上,前列腺轻、中、重度增生。

②尿道前列腺段结石:任何年龄均可发生,一般以中青年为多。主要表现为尿急、尿频、尿痛、排尿困难、血尿、尿闭等,患者一般曾有上尿路结石病史。声像图表现:前列腺一般显示正常大小,包膜光滑、尿道前列腺段可探及较大强光团回声,一般直径＞0.6 cm,后方伴声影,位置位于尿道部。

(三)治疗原则

1.积极治疗

对原发病及并发症伴有前列腺增生、慢性前列腺炎、上尿路结石、膀胱结石者,应积极治疗上述疾病。前列腺结石可引起腺管阻塞、感染而并发加重慢性前列腺炎。当结石伴有炎症及化脓时,则感染加重,以至前列腺周围反复感染。一旦严重感染时,可形成脓肿,甚至穿破,造成会阴、直肠、膀胱、尿道瘘管。因此在治疗前列腺结石时,控制感染尤其重要,而清热解毒中药对控制感染也有良好的效果。有人对前列腺结石和前列腺组织分别进行培养:将前列腺结石压碎后做培养,发现有大量细菌生长;而将压碎的前列腺组织做培养,却无生长。其原因是结石常作为感染核心,储存细菌,使抑菌的抗生素不易进入核心,于是尿路感染形成,反复发生细菌尿。

2.无症状的前列腺结石

可暂不治疗,对有感染和梗阻等明显临床症状者,可非手术治疗,非手术治疗的主要目的是为手术治疗创造条件。

3.对有严重症状而需做手术治疗者

可依据结石的数目、大小、位置、患者年龄和全身情况及并发症,选择合适病情的手术方法,进行治疗。临床上手术治疗方法有以下几种:

(1)经尿道切除前列腺和结石:前几年很盛行采用经尿道电灼切除前列腺和结石。该方法可缓解症状也可切除较小结石。但很难清除所有结石。经手术后复发率也很高。该方法适用于年轻患者,因可避免造成性功能障碍;它也被推荐于年老体弱难以承受手术风险的患者。近年来发展起来的 TURP 或 TUVP 也可应用于切除前列腺和结石。

(2)会阴部前列腺切开摘石术:这适用于摘除单个较大结石病例,因并发症较多,采用者甚少。

(3)经会阴行全前列腺连同结石切除术:为最彻底手术方法,适用于结石多及年龄大无须考虑保存性功能和能很好承受手术风险的患者。此术的缺点是易造成性功能障碍、尿失禁,手术危险性较大,因而在手术前应慎重考虑。

(4)耻骨上经膀胱前列腺并结石摘除术:适用于大而多发结石伴前列腺增生者,但有前列腺周围炎者,手术可能遇到困难。对未并发前列腺增生的前列腺结石病例,一般可采用经尿道的前列腺和结石切除术。此术方法简单,危险性小,对年轻需要保存性功能者和老年体弱者尤为适用。合并有轻度前列腺增生的病例亦可采用此方法,将增生的前列腺和结石一并摘除,此种手术方法一般可缓解症状,但难以保证将全部结石摘除。因此在手术后,应行 X 线复查,看有否结石遗留。若前列腺并发感染和纤维组织增生,使前列腺包膜和腺体牢固粘连,不易分离,则以采用前列腺切除术为宜。一般的前列腺结石,特别是大的单个结石,易采用会阴或耻骨后切口行前列腺切开摘石术,但术后的复发率较高,结石易在腺体的空腔内重新形成,结石合并前列腺增生则可经尿道做前列腺切除,但很难保证将全部的结石取尽,因此,在切除前列腺时尽量同时刮除结石,否则会重新形成新的结石。大多数前列腺结石患者,结石可能位于前列腺包膜的邻近处,故而单纯的前列腺切除术不能将全部结石清除,切除范围要达到真包膜层,才能将结石全部除净。

参考文献

[1]宋茂民,王磊.外科疾病学[M].北京:高等教育出版社,2017.

[2]吴金术.肝胆胰外科案例分析[M].北京:科学出版社,2017.

[3]丛文铭.肝胆肿瘤外科病理学[M].北京:人民卫生出版社,2015.

[4]谭永琼,谬安鹊,叶辉.图解普外科手术配合[M].北京:科学出版社,2015.

[5]张洪义.肝胆外科腹腔镜手术并发症预防与处理策略[M].北京:人民卫生出版社,2015.

[6]李荣祥,张志伟.腹部外科手术技巧[M].北京:人民卫生出版社,2015.

[7]艾玉峰,柳大烈.面部轮廓整形美容外科学[M].浙江:浙江科学技术出版社,2015.

[8]张歌.激光美容临床治疗手册[M].河南:河南科学技术出版社,2016.

[9]年北平,查元坤,薛瑞.美容外科学专业知识解读[M].北京:科学出版社,2018.

[10]韩秀萍.医学美容技术[M].上海:东华大学出版社,2016.

[11]贾杰.肝病相关性疾病[M].北京:科学出版社,2015.

[12]池肇春.实用临床肝病学(第2版)[M].北京:人民军医出版社,2015.

[13]汤礼军,田伏洲,戴睿武.肝胆外科微创手术学[M].四川:四川科学技术出版社,2013.

[14]董家鸿.肝脏移植手术图解[M].上海:上海科技教育出版社,2013.

[15]曹立瀛,刘四清,等.肝胆外科急症与重症诊疗学[M].北京:科学技术文献出版社,2013.

[16]戴显伟.肝胆胰肿瘤外科[M].北京:人民卫生出版社,2013.

[17]陈孝平,汪建平.外科学[M].北京:人民卫生出版社,2014.

[18]何蕾,张文智.肝胆外科重症监护手册[M].北京:人民军医出版社,2012.

[19]赵玉沛,陈孝平.外科学[M].北京:人民卫生出版社,2015.

[20]房林,陈磊,黄毅祥.甲状腺疾病外科学[M].北京:军事医学科学出版社,2015.

[21]Fry L,Brake A,Heskett CA,LeBeau G,De Stefano FA,Alkiswani AR,Lei C,Le K,
Peterson J,Ebersole K.Endovascular Management of Pediatric Traumatic Intracranial
Pseudoaneurysms:A Systematic Review and Case Series[J].World Neurosurg.2023
Aug;176:213-226.

[22]Gouvea Bogossian E,Battaglini D,Fratino S,Minini A,Gianni G,Fiore M,Robba C,
Taccone FS.The Role of Brain Tissue Oxygenation Monitoring in the Management of
Subarachnoid Hemorrhage:A Scoping Review[J].Neurocrit Care.2023 Aug;39(1):
229-240.

[23]Somiya D,Sakamoto Y,Maeda K,Takasu S,Takemoto M,Choo J,Ikezawa M,Sago F,

Doba K,Ikeda A.Ruptured proximal middle cerebral artery traumatic pseudoaneurysm treated with bypass-assisted trapping surgery：A case report［J］.Surg Neurol Int.2023 Jul 28；14：263.

［24］Partyka C,Lawrie K,Bliss J.Clinical outcomes of traumatic pneumothoraces undergoing conservative management following detection by prehospital physicians［J］.Injury.2023 Sep；54（9）：110886.

［25］Tong C,Miao Q,Zheng J,Wu J.A novel nomogram for predicting the decision to delayed extubation after thoracoscopic lung cancer surgery［J］.Ann Med.2023 Dec；55（1）：800-807.

［26］Salvato I,Ricciardi L,Nucera F,Nigro A,Dal Col J,Monaco F,Caramori G,Stellato C. RNA-Binding Proteins as a Molecular Link between COPD and Lung Cancer［J］.COPD. 2023 Dec；20（1）：18-30.

［27］Treitschke S,Weidele K,Varadarajan AR,Feliciello G,Warfsmann J,Vorbeck S,Polzer B,Botteron C,Hoffmann M,Dechand V,Mederer T,Weber F,Werner-Klein M,Robold T,Hofmann HS,Werno C,Klein CA.Ex vivo expansion of lung cancer-derived disseminated cancer cells from lymph nodes identifies cells associated with metastatic progression［J］.Int J Cancer.2023 Nov 15；153（10）：1854-1867.

［28］Kawano K,Takenaka M,Kawano R,Katoh T,Nishi K,Kwon CI,Kudo M.Sliding tube-assisted ERCP in a patient who underwent double tract reconstruction anatomy after proximal gastrectomy［J］.Endoscopy.2023 Dec；55（S 01）：E990-E992.

［29］Piazza G，Lázaro-Fontanet E，Cotton A，Godat S，Galasso D.Endoscopic ultrasound-guided modification of surgical anatomy（from Roux-en-Y gastrectomy to Billroth II-like anatomy）for endoscopic treatment of malignant biliary stenosis［J］.Endoscopy.2023 Dec；55（S 01）：E827-E828.

［30］Ikeda Y,Okuda T,Suzuki N,Oomori G,Yamada S,Minami S.Over-the-wire technique in ERCP for common bile duct stone after total gastrectomy with jejunal interposition［J］. Endoscopy.2023 Dec；55（S 01）：E668-E669.

图书在版编目（CIP）数据

外科常见疾病临床诊治概要 / 吴浩等主编. —长沙：
中南大学出版社，2023.8

ISBN 978-7-5487-5489-3

Ⅰ．①外… Ⅱ．①吴… Ⅲ．①外科—常见病—诊疗
Ⅳ．①R6

中国国家版本馆 CIP 数据核字（2023）第 145326 号

外科常见疾病临床诊治概要
WAIKE CHANGJIAN JIBING LINCHUANG ZHENZHI GAIYAO

吴浩　黄为　高陈　徐宏博　主编

□**责任编辑**	陈　娜	
□**责任印制**	唐　曦	
□**出版发行**	中南大学出版社	
	社址：长沙市麓山南路	邮编：410083
	发行科电话：0731-88876770	传真：0731-88710482
□**印　　装**	长沙创峰印务有限公司	

□**开　　本**	787 mm×1092 mm 1/16	□**印张** 18.75	□**字数** 449 千字	
□**版　　次**	2023 年 8 月第 1 版	□**印次** 2023 年 8 月第 1 次印刷		
□**书　　号**	ISBN 978-7-5487-5489-3			
□**定　　价**	89.00 元